前　言

近年来,基础医学和临床医学发展带来的临床诊断方法和治疗技术的变革促进了护理学的发展,而护理学的发展又促进了临床诊疗技术的进步。例如,对疾病的病因与发病机制的进一步认识,成为临床护理工作者对患者和社会人群进行健康教育和健康指导的理论依据;电子监护系统(如监护室的建设、危重患者监护与抢救技术)的完善,促进了重症监护护理学的发展;血液净化治疗中大量临床观察及护理资料的积累,为血液净化技术的改进提供了依据;器官移植和干细胞移植围术期护理流程的形成,是器官移植和干细胞移植成功的关键因素之一。

与此同时,临床护理科研的开展也丰富了护理学的知识体系,例如,对患者的求医行为和治疗依从性的研究,探讨了患者的行为方式与治疗效果及预后之间的关系;对各种严重疾病或功能性残疾患者的病情、功能状况、需求、心理状态、应对方式、生活质量、社会支持等的研究,增进了护士对患者生理、心理、社会等方面的理解,同时据此探讨有效的护理干预;对临床专科护理及护理技术方面的研究和经验总结,为临床护理水平和护理质量的提高展示了良好的前景。

为了促进护理工作标准化、规范化,让护理工作者在实施临床护理的过程中有预见性地观察和操作,预防或及早处理并发症,提高护理水平,我们特组织在临床有数十年经验的护理团队,结合国内外最新资料并融合学科发展的新理念、新技术、新观点,编写了《精编护理学研究与护理管理》一书。

本书力求反映近年来护理学最新研究成果,为临床护理工作者提供专业、权威的参考导向,因此重点围绕临床实际工作需求,对具体护理工作内容展开叙述,同时融入护理难点解析和护理新要求;并对护理管理进行补充说明,以提升护理质量。本书结构合理,框架清晰,内容由浅入深,具有很高的临床参考价值,适合临床基层护理工作者和护理专业师生参考阅读。

本书虽几经修改和反复斟酌,但由于编写时间紧张、编者水平有限,书中难免有不足之处,希望广大读者提出宝贵意见,以期进一步完善。

《精编护理学研究与护理管理》编委会

2022 年 11 月

目　录

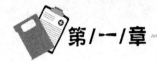

第／一／章

护 理 管 理

第一节　护理组织管理

一、医院护理管理体系

二级和二级以上的医院应设护理部,实行院长(或副院长)领导下的护理部主任负责制。三级医院实行护理部主任科-护士长-护士长三级管理;二级医院实行总护士长-护士长二级管理。医院应当通过公开竞聘,选拔符合条件的护理人员从事各级护理管理工作。

三级护理管理组织结构:300张病床以上有条件的三级医院设专职护理副院长,可兼任护理部主任,另设副主任1~2名,可设干事1名;500张病床以上的三级医院设护理部主任1名,副主任1~3名,病区、门急诊、手术部根据工作任务及范围可设科护士长及护士长。

二级护理管理组织结构:二级医院设总护士长1名,可设干事1名。病房、门急诊、手术部、消毒供应中心设护士长。

护理部根据护理活动的要求设置相关委员会,如护理质量持续改进委员会(即质量管理组,包括门急诊组、病房组、危重症组、手术部组、消毒供应中心组、专科护理小组等)、教学及继续医学教育委员会、安全管理委员会、科研委员会等。各委员会要根据其工作特点制定职责范围、工作内容、工作程序以及考核标准等。

二、护理部管理职能

护理管理职能是实现管理目标的重要保证,是通过护理管理者运用管理职能对管理对象施加影响和进行控制的过程。

(一)计划职能

计划是护理管理职能中最基本的职能,是管理的重要环节。计划能使决策具体化,使管理者在工作前有充分的准备。计划要通过科学的预测、权衡客观需要和主观可能,针对未来一段时间内要达到的目标和有待解决的问题去进行组织安排,制定实施方案,合理使用人力、财力、物力和时间,确保目标的完成和问题的解决。

(二)组织职能

组织是实施管理的手段,是为了实现目标,对人们的活动进行合理的分工和组合、合理的配

备和使用资源。在管理中必须通过组织管理对管理中的各要素和人们在管理中的相互关系进行合理、有效的组织,才能保证计划的落实和目标的实现。组织工作主要有以下内容。

(1)按照目标要求合理地建立组织机构和人员配备。

(2)按照业务性质进行分工,确定各部门的职责范围。

(3)确定各级管理人员的职责和权力。

(4)为了保证目标实施和工作顺利进行,须制定有效的规章制度,包括考核、晋升、奖惩等制度。

(5)建立信息沟通渠道,及时反馈各部门的信息。

(6)对各级护理人员进行培训。

(三)领导职能

领导是一个对组织(或群体)内的部门或个人的行为施加影响,以引导实现组织目标的过程。领导的本质是处理人际关系,通过沟通联络等方式影响组织或群体中的每一个成员,促使大家统一认识,使他们自觉地和有信心地为实现组织目标而努力奋斗。领导者要为下属提供发挥自身潜能的机会,协调好组织成员的个人需要与组织效率之间的关系。

(四)控制职能

控制是对实现计划目标的各种活动及规定的标准进行检查、监督和调节。即发现偏差时及时采取有效的纠正措施,使工作按原定计划进行。各种活动是由各要素有机地组成并且有着极为复杂的内部联系和外部联系,尽管在制订计划时尽可能地做到全面、细致、周密的考虑,制定出切实可行的方案,但在管理过程中还会出现预料不到的情况,同时各种活动要素及其相互间也会存在一些事先预测不到的变异。因此,在计划实施的过程中,一旦发生偏差就需要通过控制职能进行调节,必要时可调整计划,确保目标的实现。控制的基本步骤如下。

1.确定标准

标准是衡量成效的依据,是体现各项工作计划方案的预期效果和达标依据。

2.衡量成效

将实际情况与预期目标相比较,通过检查获取大量信息,以了解计划执行的进度和目标实施过程中的偏差。

3.纠正偏差

偏差是指实际工作状态与目标标准的离度。纠正偏差主要是对已经或可能发生的偏差及时采取纠正和防范措施,如调整计划、修改指标、更换人员或改变措施等方法,以保证目标的实现。

(王　敏)

第二节　门诊护理管理

一、门诊护士服务规范

(一)护士仪表

(1)护士仪表端庄文雅,淡妆上岗,给人以亲切、纯洁、文明的形象。

(2)工作衣帽干净、整洁,勤换洗,正确佩戴胸牌(左上方)。

(3)头发保持清洁、整齐,短发前不遮眉,后不过领,长发需盘起。

(4)保持手部清洁,不留长指甲,不涂指甲油。

(5)穿护理部、门诊部统一发放的白色鞋子和肤色袜子,并保持鞋子、袜子清洁无破损,不穿高跟鞋、响声鞋。

(6)饰物:上班期间除项链、耳钉外,不佩戴其他首饰。

(7)外出期间着便装,不穿工作服进食堂就餐或出入其他公共场所。

(二)文明服务规范

(1)仪表端庄、整洁,符合医院职业要求,挂胸牌上岗。准时到岗,不擅离工作岗位,不聚堆聊天,专心工作。

(2)接待患者态度亲切,服务热心。有问必答,首句普通话,首问负责制,主动服务,语言规范。

(3)预检护士熟悉普通、专科、专家门诊出诊时间,为患者提供正确的预检服务。

(4)巡回护士站立服务,根据就诊患者人数,及时进行引导和疏导服务,并保持两次候诊秩序良好。

(5)对政策照顾对象,按政策要求予以照顾就诊。

(6)对老、弱、残、孕等行动不便患者提供迎诊服务及搀扶服务和陪诊服务。

(7)各楼层免费提供饮用水和一次性水杯,并实行其他便民服务措施。

(8)发现问题主动联系相关部门,尽可能为患者提供方便,帮助解决问题,不推卸责任,不推诿患者,构建和谐医患关系。

(9)尊重患者的人格与权利,尊重其隐私,保守医密。

(10)注重自我修养,树立为患者服务意识,展现良好的医德、医风和精益求精的职业风范。

(11)开展健康教育,以不同形式:讲座、咨询等。

(12)接待患者和服务对象时,使用礼貌用语,语言坦诚亲切,带有安慰性的讨论,电话热线等,为患者提供健康教育服务。

(三)护士礼貌用语

(1)护士与人交谈时要保持稳定情绪和平和心态,做到自然大方。

(2)牢记和熟练运用服务用语"十声九字",不对患者使用"四语"。①"十声":问候声、欢迎声、致谢声、征询声、应答声、称赞声、评价声、祝贺声、道歉声、送别声。②"九字":您好、欢迎、谢谢、对不起。③"四语":蔑视语、烦躁语、否定语、斗气语。

二、门诊护理工作质量标准

(1)护士岗位要求:仪表端庄,挂胸牌上岗,准时到岗,不擅离岗位。

(2)对患者态度亲切,服务热情,不生硬、不推诿。

(3)主动服务,语言规范,有问必答,首句普通话,首问负责制,无患者投诉。

(4)患者就诊服务流程为预检、挂号、候诊、就诊。

(5)预检护士挂号前10分钟开始预检。护士熟悉普通、专科、专家门诊时间。正确分诊,做到"一问、二看、三检查、四分诊、五请示、六登记"。对传染病患者及时分诊隔离。

(6)巡回护士站立服务,根据就诊人数,及时进行疏导,并根据工作安排,进行健康教育。

（7）候诊区环境整洁，就诊秩序良好，有两次候诊流程。

（8）各诊室内环境整洁，秩序良好，单人诊室内一医一患；多人诊室内诊台、诊察床有遮隔设施、诊察床单位整洁，患者使用后及时更换。

（9）治疗室清洁、整洁，物品放置有序，标识清楚，严格按《医院消毒隔离质量标准》工作。医用垃圾分类正确。

（10）各楼层有"便民服务措施"，对政策照顾对象按政策照顾就诊。对病重、老、弱、残、孕和行动不便者提供迎诊服务、陪诊服务和搀扶服务。免费提供饮用水和一次性水杯。

三、门诊预检分诊管理

（1）预检护士由资深护士担任，同时具有高度的责任心。严格遵守卫生管理法律、法规和有关规定，认真执行临床技术操作规范以及有关工作制度。

（2）患者来院就诊，预检护士严格按照"一看、二问、三检查、四分诊、五请示、六登记"原则，正确分诊。

（3）根据《中华人民共和国传染病防治法》有关规定，预检护士对来就诊患者预先进行有关传染病方面的甄别、检查与分流。发现传染病或疑似传染病患者，通知专科医师到场鉴别，排除者到相应普通科就诊；疑似者发放口罩、隔离衣等保护用具，专人护送到特定门诊，并对接诊区进行消毒处理。由特定门诊预检护士按要求通知医务处、防保科、门诊办公室，并做好传染病登记工作。

（4）如遇患者病情突变急需抢救时，预检护士立即联系医师就地抢救；同时联系急诊，待病情许可，由专人护送至急诊。

（5）遇突发事件，预检护士立即通知医务处、护理部、门诊办公室，按相关流程启动应急预案。

四、发热门诊管理

（1）在门诊部和急诊室设立预检分诊处，在醒目处悬挂清晰的发热预检标识。急诊室预检工作实行 24 小时值班制，做好患者信息登记。经预检查出的发热患者，由预检处的工作人员陪送到发热门诊。

（2）发热门诊相对独立，并有明显标识，配有专用诊室、留观室、抢救设施、治疗室、放射线摄片机、检验室、厕所。

（3）发热门诊设有双通道，工作人员和患者从不同路径出入发热门诊。有明确的清洁、半污染和污染区划分，设置有效屏障，安装非接触式洗手装置。

（4）医师和护士须经过专业培训，合格后方可上岗。

（5）医务人员须准时上岗，24 小时均按排班表落实。不擅自离岗，不以任何理由延误开诊。如确有特殊情况，必须提前一天向医务部及门诊部请假，由医务部安排其他人员。

（6）坚持首诊负责制，对每个发热患者必须首先进行详细的流行病学资料收集及认真检查，根据流行病学资料、症状和体征、实验室检查和肺部影像学检查综合判断进行临床诊断，避免漏诊。

（7）严格执行疫情报告制度，一旦出现可疑患者，在第一时间内进行隔离观察、治疗（一人一室一消毒），并立即向医务科报告。遇有疑难病症，及时会诊，以免延误病情。

（8）确诊或疑似病例，必须立即按程序上报，6 小时内报当地疾病控制中心，并同时填写传染

图书在版编目（CIP）数据

精编护理学研究与护理管理／王慧等主编． -- 哈尔滨：黑龙江科学技术出版社，2023.2
ISBN 978-7-5719-1793-7

Ⅰ．①精… Ⅱ．①王… Ⅲ．①护理学 Ⅳ．①R47

中国国家版本馆CIP数据核字（2023）第029030号

精编护理学研究与护理管理
JINGBIAN HULIXUE YANJIU YU HULI GUANLI

主　　编	王　慧　黄珍珍　王迎春　王　晓　孙　青　李　静　储　蕴
责任编辑	陈兆红
封面设计	宗　宁
出　　版	黑龙江科学技术出版社
	地址：哈尔滨市南岗区公安街70-2号　邮编：150007
	电话：（0451）53642106　传真：（0451）53642143
	网址：www.lkcbs.cn
发　　行	全国新华书店
印　　刷	黑龙江龙江传媒有限责任公司
开　　本	787 mm×1092 mm　1/16
印　　张	22
字　　数	554千字
版　　次	2023年2月第1版
印　　次	2023年2月第1次印刷
书　　号	ISBN 978-7-5719-1793-7
定　　价	238.00元

精编护理学研究与护理管理

主编 王 慧 黄珍珍 王迎春 王 晓
孙 青 李 静 储 蕴

黑龙江科学技术出版社
HEILONGJIANG SCIENCE AND TECHNOLOGY PRESS

U0338963

编委会

主　编

王　慧（山东省聊城市中医医院）

黄珍珍（菏泽市第四人民医院）

王迎春（滨州市中医医院）

王　晓（聊城市茌平区人民医院）

孙　青（高唐县人民医院）

李　静（昌乐县人民医院）

储　蕴（锦州医科大学附属第一医院）

副主编

周文秀（山东省滕州市官桥镇卫生院）

王　敏（济宁市第二人民医院）

崔茹洁（常州市儿童医院）

史盼盼（河南中医药大学人民医院/郑州人民医院）

潘年英（剑河县妇幼保健院）

高素丽（海阳市人民医院）

病疫情报告卡,不得延误或漏报。

(9)严格执行交接班制度,并做好患者信息登记以及转运交接记录。

(10)医务人员在岗时做好个人防护,接触患者(含疑似患者)后,及时更换全套防护物品。

(11)进入发热门诊就诊患者应在医务人员指导下做好相应防护。

(12)诊室保证通风良好和独立的空调系统,每天常规进行空气消毒、定时消毒地面、物品表面。患者离去后立即进行终末消毒处理。

(13)医务人员防护、设备消毒、污染物品处理等,按卫生部(现卫健委)统一文件执行。

五、肠道门诊管理

(1)认真学习《中华人民共和国传染病防治法》及有关肠道传染病业务知识,按要求完成培训。

(2)认真填写门诊日志。对前来就诊的腹泻患者建立肠道门诊卡,并逐例按腹泻患者专册登记项目要求登记,每天核对。专卡、专册、登记册保存 3 年。

(3)做好肠道传染病的登记工作。按规定时间向防保科报出传染病报告卡,并做好交接记录。疑似或确诊甲类传染病立即电话报告防保科。

(4)每月填写"肠道门诊月报表"交防保科、卫生防疫站,并留存一份。

(5)肠道门诊对就诊患者认真询问腹泻病史、流行病史及进行必须体征、粪常规检查,做到"有泻必采,有样必检"。对 6 种可疑对象进行霍乱弧菌培养。对确诊或疑似细菌性痢疾病者及重点职业(幼托儿童保育员、饮食从业人员、水上作业人员、与粪便接触从业人员)腹泻患者需进行细菌性痢疾培养。

(6)发现食物中毒、集体性腹泻(3 例以上,含 3 例)病例立即电话报告卫生防疫站和卫生监督所。

(7)加强肠道门诊日常消毒隔离工作,严格按"消毒隔离规范""肠道门诊医院感染管理制度"执行,防止医院内感染发生。对患者呕吐物、粪便和"检后标本",以及被污染物品、场所及废弃物应立即进行相应消毒隔离处理。对重症腹泻患者立即隔离,防止疾病蔓延、扩散。

六、门诊换药室、治疗室管理

(1)换药室、治疗室的布局合理,清洁区、污染区分区明确,标志清楚。

(2)环境清洁、干燥,有专用清洁工具,每天 2 次清洁地面。如有脓、血、体液污染,及时用 2 000 mg/L 含氯消毒液擦拭消毒。

(3)护士按各自岗位职责工作,无关人员不得入内。

(4)严格执行无菌技术操作规程,每次操作前后洗手。各种治疗、护理及换药操作按清洁伤口、感染伤口分区域进行,无菌物品必须一人一用,换药时要戴手套。

(5)无菌物品按消毒日期前后顺序使用,摆放整齐,有效期为 2 周,梅雨季节为 1 周。使用后的器械、换药用具等物品,统一送供应室处理。置于无菌罐中的消毒物品(棉球、纱布等)一经打开,使用时间最长不超过 24 小时,提倡使用小包装。疑似过期或污染的无菌物品需重新消毒,不得使用。

(6)治疗车上物品应摆放有序,上层为清洁区、下层为污染区。车上应备有快速手消毒液或消毒手套。

(7)破伤风、气性坏疽、铜绿假单胞菌、传染性等特殊伤口应在特殊感染换药室进行。使用一次性换药器具。换药后敷料及换药器具放入带有警示标识的双层黄色垃圾袋,换药室进行紫外线空气消毒,地面用2 000 mg/L含氯消毒液擦拭。

(8)污染敷料和使用过的一次性医疗废弃物丢入黄色垃圾袋,由专人收取、处理并交接登记。

(9)换药室、治疗室每天紫外线进行空气消毒,做好记录。

(10)每天开窗通风,保持空气流通。

七、入院处管理

入院处是医院的一个特殊窗口,是住院患者必经的中间环节,与医院其他部门有着纵横交错的联系。为确保患者的合法权利,提高入院处的服务质量,制订下列管理规范。

(一)常规工作规范

(1)每天上班即与各病区办公室护士或护士长联系当天出院情况,了解床位调整,确定收治床位。按流程为已有确定床位的患者办理全套入院手续。

(2)接受患者入院登记,填写入院须知(兼入院通知单)并交给患者。对于要办理特殊手续患者作重点指导。

(3)普通患者住院采取预约制,按照时间先后顺序处理;在入院通知单上告知住院需等待以及办理入院时所需要携带的相关证件和日常生活必需品;对急诊或有紧急需求患者,优先安排入院。

(4)按照当天床位情况,尽早安排。及时通知患者入院,使患者有较充裕的准备时间。

(5)热情接待登记患者,如无床位,做好解释工作,帮助患者了解入院手续。

(6)热情接待患者的查询(来电、来人),耐心听取患者倾诉。对患者及家属提出的疑问耐心解释,做到有问必答。

(7)加强与各科医师及病区护士联系,根据登记患者的男女比例及时调整床位。

(8)每天整理各科入院登记卡,对于登记时间较长的入院登记卡要定期处理、清理。

(二)办理登记流程

(1)患者首先在门诊或急诊挂号、就诊。

(2)医师评估者疾病后,对于符合收治标准的患者开具入院登记卡,入院处按相关规定安排入院。

(3)核对医师在入院登记卡上填写的基本信息、科别、疾病诊断、医师签名、入院前相关内容告知等。项目无遗漏,由患者或其家属签名确认,并在入院卡上填写联系电话。

(4)入院处工作人员收下住院卡,认真填写入院须知(兼入院通知单),交给患者,并告知患者相关内容:等候入院电话通知,办理入院手续时带好相关证件、预付款、物品。

(三)办理入院流程

(1)患者接到电话通知后,持入院通知单到入院处办理入院手续,同时出示门诊就医磁卡(医保卡)、门诊病历本,患者本人必须到院。

(2)入院处收回入院通知单,电脑登录患者信息(姓名、性别、诊断及病区等),复印患者本次入院的门诊病历,并置于住院病历中。

(3)患者到财务窗口交住院预付款,并正确填写入院凭证上的基本信息(姓名、现住址、联系电话、联系人姓名等)。

（4）患者须出示身份证（医保卡）、入院登记卡、入院凭证，由工作人员电脑输入上述详细信息并打印病案首页、床头卡及腕带。

（5）完成入院登记手续，按照相关规定使患者安全进入病区。如行动不便、病情较重或沟通困难，由入院处工作人员护送至病区，并与病区护士做好交接手续。

八、特需门诊管理

特需门诊是医院为满足患者特殊需求而开设的门诊。除了具备普通门诊的功能之外，更着重为患者提供优质的一条龙服务，减少就诊中间环节，缩短候诊时间。挂号、就诊、交费、取药等环节均有专人指引、陪伴，过程相对快捷、方便，为患者提供更温馨、舒适的就诊服务。

（一）严格的专家准入条件

特需门诊专家应是副高级以上卫生技术职称并经医院聘任的有长期临床工作经验的医师。医院建立专家准入制，由门诊办公室和所属科室双重审核，根据专业特长、学术成就、科研成果及同行认可，确认专家资格，方可准入。

（二）特需门诊的规范管理

1.环境管理

特需门诊要有较好的环境，候诊时应有较大的空间。环境布置要人性化，候诊室有鲜花、盆景、软硬候诊椅、饮水机、一次性水杯、中央空调，并设有健康教育栏和多媒体健康宣教；专家介绍栏展出专家照片、简历，公开专家技术职称、专业特长及诊治范围，有利于患者择医，为患者创造一个温馨的就医环境。

2.诊室管理

开设独立的、符合有关规定的诊室，严格一医一患，制订具体的接诊时间，由专人负责各诊室的管理。

3.挂号管理

特需门诊的挂号由电脑统一进行，登记姓名、性别、年龄、地址、就诊时间、科别等，防止专家号被倒卖，损害患者利益。同时，开展实名制预约挂号服务，可以定人、定时，使患者有计划就诊。

4.专家管理

（1）要求专家保证出诊时间，请假需提前3个工作日。严格执行工作制度及医疗质量控制标准，做到首诊负责制，合理检查与用药，杜绝人情方、大处方。对就诊人数实行定额管理，以保证特需门诊的诊疗质量。

（2）对违反相应规定的医务人员严肃处理，以保证患者权利。

5.护理人员管理

仪表端庄、举止优美；资深护士业务能力强，具有全科知识，准确分诊；及时解决各类问题，发现和化解矛盾，合理安排就诊，保证就诊的有序进行。

九、门诊患者及家属健康教育规划

门诊健康教育是通过有计划、有组织、有系统的信息传播和行为干预，促使患者及家属自觉地采纳有益于健康的行为和生活方式，消除或减轻影响健康的危险因素，预防疾病、促进健康、提高生活质量。

（一）门诊健康教育的目的

通过健康教育稳定患者情绪，维持良好医疗程序。同时让患者获得卫生保健知识，树立健康观念，自愿采纳有利于健康的行为和生活方式。

（二）门诊健康教育的服务对象

门诊患者及家属。

（三）门诊健康教育的策略

（1）因人、因病实施健康教育，并将健康教育伴随医疗活动的全过程。在就诊过程中，护士随时与患者进行交谈，针对不同需求，进行必要而简短的解释、说明、指导、安慰。

（2）健康教育内容精炼、形式多样，具有针对性和普遍性。

（四）门诊健康教育的形式

1.语言教育方法

健康咨询、专题讲座、小组座谈。

2.文字教育方法

卫生标语、卫生传单、卫生小册子、卫生报刊、卫生墙报、卫生专栏、卫生宣传画。

3.形象化教育方法

图片、照片、标本、模型、示范、演示等。

4.电化教育方法

广播、投影、多媒体等。

（五）门诊健康教育的方法

1.接诊教育

在分诊过程中通过与患者交流，了解心理、识别病情的轻重缓急，安排患者就诊科室。

2.候诊教育

护士对候诊患者进行健康知识宣教，设置固定的健康教育课程，内容以常见病、多发病、流行病的防治知识为主，形式多样、内容精炼、语言通俗易懂。通过健康教育安定患者情绪，向患者及家属传播卫生科学常识及自我保健措施。

（王　敏）

第三节　病区护理管理

一、病区的设置和布局

每个病区设有病室、危重病室、抢救室、治疗室、护士办公室、医师办公室、配膳室、盥洗室、浴室、库房、洗涤间、厕所及医护休息室和示教室等。有条件时应设置学习室、娱乐室、会客室和健身室。

二、病区的环境管理

医院的物理环境有以下几方面。

(一)空间

为了保证患者有适当的活动空间,以及方便治疗和护理,病床之间的距离不得少于 1 m。床与床之间应有围帘,必要时进行遮挡,保护患者隐私。

(二)室温

一般来说,保持 18~20 ℃的室温较为适宜。新生儿及老年人,维持室温在 22~24 ℃为宜。

(三)湿度

湿度为空气中含水分的程度,一般指相对湿度。病室湿度一般以 50%~60%为宜。湿度过高或过低时,均对患者不利。

(四)光线

病室采光分为自然光源及人工光源两种。充足的光线有利于观察患者、进行诊疗和护理工作。普通病室除有吊灯外,还应有床头灯、地灯装置,既能保证患者自用和夜间巡视时进行工作,又不影响患者的睡眠。此外,还应备有一定数量的鹅颈灯,以适应不同角度的照明,为特殊诊疗提供方便。

(五)音响

音响是指声音存在的情况。根据世界卫生组织(WHO)规定噪声的标准,白天医院较为理想的噪声强度应维持在 35~45 dB。护理人员在说话、行走和工作时尽量做到"四轻",同时要向患者及家属宣传保持病室安静的重要性,共同为患者创造一个良好的休养环境。在杜绝噪声的同时,也应避免绝对的寂静。

(六)通风

通风换气可使室内空气与外界空气交换,增加氧含量,降低二氧化碳在空气中的浓度,以保持室内空气新鲜,通风还能调节室内的温度和湿度,刺激皮肤血液循环,促进汗液的蒸发和热的散失,增加患者的舒适感。一般情况下,开窗通风 30 分钟即可达到置换室内空气的目的。通风时注意保护遮挡患者,避免直接吹风导致感冒,冬季通风时要注意保暖。

(七)装饰

病室布置应以简洁美观为主,有条件的医院可以根据各病室的不同需求来设计和配备不同颜色,并应用各式图画、各种颜色的窗帘、被单等来布置病室,这样不仅使人感觉身心舒适,还可产生特殊的治疗效果。一般病室上方墙壁可涂白色,下方可涂浅蓝色。病室的走廊可适当摆放一些绿色植物、花卉盆景等以美化病室环境,增添生机。

医院是社会的一个组成部分,也是就诊患者集中的场所。患者住院后对接触的人员、院规、陈设、声音及气味等会感到陌生和不习惯,以致产生一些不良的心理反应。所以,认真评估患者心理、社会方面的需求并予以满足,帮助患者建立和维持良好的人际关系,消除其不良的心理反应,使其尽快适应医院的社会文化环境是护士的基本职责之一。

医院常见不安全因素包括:物理性损伤、化学性损伤、生物性损伤、心理性损伤、医源性损伤等,护士需随时对威胁患者安全的环境保持警觉,并及时给予妥善处理。

(王 敏)

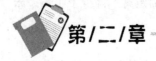

第/二/章

临床护理技术

第一节　休息与睡眠护理

休息与睡眠是人类最基本的生理需要。良好的休息和睡眠如同充分的营养和适度的运动一样,对保持和促进健康起着重要作用。作为护士,必须了解睡眠的分期、影响睡眠的因素及患者的睡眠习惯,切实解决患者的睡眠问题,帮助患者达到可能的最佳睡眠状态。

一、休息

休息是指在一段时间内,通过相对地减少机体活动,使身心放松,处于一种没有紧张和焦虑的松弛状态。休息包括身体和心理两方面的放松,通过休息,可以减轻疲劳和缓解精神紧张。

(一)休息的意义和方式

1.休息的意义

对健康人来说,充足的休息是维持机体身心健康的必要条件;对患者来说,充足的休息是促进疾病康复的重要措施。休息对维护健康具有重要的意义,具体表现为:①休息可以减轻或消除疲劳,缓解精神紧张和压力。②休息可以维持机体生理调节的规律性。③休息可以促进机体正常的生长发育。④休息可以减少能量的消耗。⑤休息可以促进蛋白质的合成及组织修复。

2.休息的方式

休息的方式是因人而异的,取决于个体的年龄、健康状况、工作性质和生活方式等因素。对不同的人而言,休息有着不同的含义。例如,对从事脑力劳动的人而言,他的休息方式可以是散步、打球、游泳等;而对于从事这些活动的运动员来讲,他的休息反而是读书、看报、听音乐。无论采取何种方式,只要达到缓解疲劳、减轻压力、促进身心舒适和精力恢复的目的,就是有效的休息。在休息的各种形式中,睡眠是最常见也是最重要的一种。

(二)休息的条件

要想得到充足的休息,应满足以下三个条件,即充足的睡眠、生理上的舒适和心理上的放松。

1.充足的睡眠

休息的最基本的先决条件是充足的睡眠。充足的睡眠可以促进个体精力和体力的恢复。虽然每个人所需要的睡眠时间有较大的区别,但都有最低限度的睡眠时数,满足了一定的睡眠时数,才能得到充足的休息。护理人员要尽量使患者有足够的睡眠时间和建立良好的睡眠习惯。

2.生理上的舒适

生理上的舒适也就是身体放松,是保证有效休息的前提。因此,在休息之前必须将患者身体上的不适降至最低程度。护理人员应为患者提供各种舒适服务,包括祛除或控制疼痛、提供舒适的体位或姿势、协助患者搞好个人卫生、保持适宜的温湿度、调节睡眠时所需要的光线等。

3.心理上的放松

要得到良好的休息,必须有效地控制和减少紧张和焦虑,心理上才能得到放松。患者由于生病、住院时个体无法满足社会上、职业上或个人角色在义务上的需要,加之住院时对医院环境及医务人员感到陌生,对自身疾病的担忧等,常常会出现紧张和焦虑。因此,护理人员应耐心与患者沟通,恰当地运用知识和技能,提供及时、准确的服务,尽量满足患者的各种需要,才能帮助患者减少紧张和焦虑。

二、睡眠

睡眠是各种休息中最自然、最重要的方式。人的一生中有 1/3 的时间要用在睡眠上。任何人都需要睡眠,通过睡眠可以使人的精力和体力得到恢复,可以保持良好的觉醒状态,这样人才能精力充沛地从事劳动或其他活动。睡眠对于维持人的健康,尤其是促进疾病的康复,具有重要的意义。

(一)睡眠的定义

现代医学界普遍认为睡眠是一种主动过程,是一种知觉的特殊状态。睡眠时,人脑并没有停止工作,只是换了模式,虽然对周围环境的反应能力降低,但并未完全消失。通过睡眠,人的精力和体力得到恢复,睡眠后可保持良好的觉醒状态。

由此,可将睡眠定义为周期性发生的持续一定时间的知觉的特殊状态,具有不同的时相,睡眠时可相对地不做出反应。

(二)睡眠原理

睡眠是与较长时间的觉醒交替循环的生理过程。目前认为,睡眠由睡眠中枢控制。睡眠中枢位于脑干尾端,它向上传导冲动,作用于大脑皮质(也称上行抑制系统),与控制觉醒状态的脑干网状结构上行激动系统的作用相拮抗,引起睡眠和脑电波同步化,从而调节睡眠与觉醒的相互转化。

(三)睡眠分期

通过脑电图(EEG)测量大脑皮质的电活动,眼电图(EOG)测量眼睛的运动,肌电图(EMG)测量肌肉的状况,发现睡眠的不同阶段脑、眼睛、肌肉的活动处于不同的水平。正常的睡眠周期可分为两个相互交替的不同时相状态,即慢波睡眠和快波睡眠。成人进入睡眠后,首先是慢波睡眠,持续 80～120 分钟后转入快波睡眠,维持 20～30 分钟后,又转入慢波睡眠。整个睡眠过程中有四或五次交替,越接近睡眠的后期,快波睡眠持续时间越长。两种睡眠时相状态均可直接转为觉醒状态,但在觉醒状态下,一般只能进入慢波睡眠,而不能进入快波睡眠。

1.慢波睡眠(slow wave sleep,SWS)

脑电波呈现同步化慢波时相,伴有慢眼球运动,肌肉松弛但仍有一定张力,亦称正相睡眠(orthodox sleep,OS)或非快速眼球运动睡眠(non-rapid eye movement sleep,NREM sleep)。在这段睡眠期间,大脑的活动下降到最低,使得人体能够得到完全的舒缓。此阶段又可分为四期。

(1)第Ⅰ期:为入睡期,是所有睡眠时相中睡得最浅的一期,常被认为是清醒与睡眠的过渡阶段,仅维持几分钟,很容易被唤醒。此期眼球有着缓慢的运动,生理活动开始减少,同时生命体征和新陈代谢逐渐减缓,在此阶段的人们仍然认为自己是清醒的。

(2)第Ⅱ期:为浅睡期。此阶段的人们已经进入无意识阶段,不过仍可听到声音,仍然容易被唤醒。此期持续 10～20 分钟,眼球不再运动,机体功能继续变慢,肌肉逐渐放松,脑电图偶尔会产生较快的宽大的梭状波。

(3)第Ⅲ期:为中度睡眠期。持续 15～30 分钟。此期肌肉完全放松,心搏缓慢,血压下降,但仍保持正常,难以唤醒并且身体很少移动,脑电图显示梭状波与 δ 波(大而低频的慢波)交替出现。

(4)第Ⅳ期:为深度睡眠期。持续 15～30 分钟。全身松弛,无任何活动,极难唤醒,生命体征比觉醒时明显下降,体内生长激素大量分泌,人体组织愈合加快,遗尿和梦游可能发生,脑电波为慢而高的 δ 波。

2.快波睡眠(fast wave sleep,FWS)

快波睡眠亦称异相睡眠(paradoxical sleep,PS)或快速眼球运动睡眠(rapid eye movement sleep,REM sleep)。此期的睡眠特点是眼球转动很快,脑电波活跃,与觉醒时很难区分。其表现与慢波睡眠相比,是各种感觉功能进一步减退,唤醒阈值提高,极难唤醒,同时骨骼肌张力消失,肌肉几乎完全松弛。此外,这一阶段还会有间断的阵发性表现,如眼球快速运动、部分躯体抽动,同时有心排血量增加、血压上升、心率加快、呼吸加快而不规则等交感神经兴奋的表现。多数在醒来后能够回忆的生动、逼真的梦境都是在此期发生的。

睡眠中的一些时相对人体具有特殊的意义,如在 NREM 第Ⅳ期的睡眠中,机体会释放大量的生长激素来修复和更新上皮细胞和某些特殊细胞,如脑细胞,故慢波睡眠有利于促进生长和体力的恢复。而 REM 睡眠则对于学习记忆和精力恢复似乎很重要。因为在快波睡眠中,脑耗氧量增加,脑血流量增多,且脑内蛋白质合成加快,有利于建立新的突触联系,可加快幼儿神经系统成熟。同时快波睡眠对保持精神和情绪上的平衡最为重要。因为这一时期的梦境都是生动的、充满感情色彩的,此梦境可减轻、缓解精神压力,使人将忧虑的事情从记忆中消除。非快速眼球运动睡眠与快速眼球运动睡眠的比较见表 2-1。

表 2-1 非快速眼球运动睡眠与快速眼球运动睡眠的比较

项目	非快速眼球运动睡眠	快速眼球运动睡眠
脑电图	(1)第Ⅰ期:低电压 α 节律 8～12 次/秒 (2)第Ⅱ期:宽大的梭状波 14～16 次/秒 (3)第Ⅲ期:梭状波与 δ 波交替 (4)第Ⅳ期:慢而高的 δ 波 1～2 次/秒	去同步化快波
眼球运动	慢的眼球转动或没有	阵发性的眼球快速运动
生理变化	(1)呼吸、心率减慢且规则 (2)血压、体温下降 (3)肌肉渐松弛 (4)感觉功能减退	(1)感觉功能进一步减退 (2)肌张力进一步减弱 (3)有间断的阵发性表现:心排血量增加,血压升高,呼吸加快且不规则,心率加快

续表

项目	非快速眼球运动睡眠	快速眼球运动睡眠
合成代谢	人体组织愈合加快	脑内蛋白质合成加快
生长激素	分泌增加	分泌减少
其他	第Ⅳ期发生夜尿和梦游	做梦且为充满感情色彩、稀奇古怪的梦
恢复	有利于个体体力的恢复	有利于个体精力的恢复

(四)睡眠周期

对大多数成人而言,睡眠是每24小时循环一次的周期性程序。一旦入睡,成人平均每晚经历4～6个完整的睡眠周期,每个睡眠周期由不同的睡眠时相构成,分别是 NREM 睡眠的4个时相和 REM 睡眠,持续60～120分钟,平均为90分钟。睡眠周期各时相按一定的顺序重复出现。这一模式总是从 NREM 第Ⅰ期开始,依次经过第Ⅱ期、第Ⅲ期、第Ⅳ期之后,返回 NREM 的第Ⅲ期然后到第Ⅱ期,再进入 REM 期,当 REM 期完成后,再回到 NREM 的第Ⅱ期(图2-1),如此周而复始。在睡眠时相周期的任一阶段醒而复睡时,都需要从头开始依次经过各期。

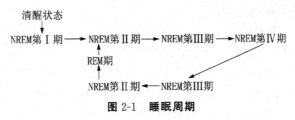

图 2-1 睡眠周期

在睡眠周期中,每一时相所占的时间比例随睡眠的进行而有所改变。一般刚入睡时,个体进入睡眠周期约90分钟后才进入 REM 睡眠,随睡眠周期的进展,NREM 第Ⅲ、Ⅳ时相缩短,REM 阶段时间延长。在最后一个睡眠周期中,REM 睡眠可达到60分钟。因此,大部分 NREM 睡眠发生在上半夜,REM 睡眠则多在下半夜。

(五)影响睡眠的因素

1.生理因素

(1)年龄:通常人睡眠的需要量与其年龄成反比,但有个体差异。新生儿期每天睡眠时间最长,可达16～20小时,成人7～8小时。

(2)疲劳:适度的疲劳,有助于入睡,但过度的精力耗竭反而会使入睡发生困难。

(3)昼夜节律:"睡眠-觉醒"周期具有生物钟式的节律性,如果长时间频繁地夜间工作或航空时差,就会造成该节律失调,从而影响入睡及睡眠质量。

(4)内分泌变化:妇女月经前期和月经期常出现嗜睡现象,绝经期妇女常失眠,与内分泌变化有关。

(5)寝前习惯:睡前的一些行为习惯,如看报纸杂志、听音乐、喝牛奶、洗热水澡或泡脚等,如果突然改变或被阻碍进行时,可能使睡眠发生障碍。

(6)食物因素:含有较多 L-色氨酸的食物,如肉类、乳制品和豆类都能促进入睡,缩短入睡时间,是天然的催眠剂;少量饮酒能促进放松和睡眠,但大量饮酒会干扰睡眠,使睡眠变浅;含有咖啡因的浓茶、咖啡及可乐饮用后使人兴奋,即使入睡也容易中途醒来,且总睡眠时间缩短。

2.病理因素

(1)疾病影响:几乎所有疾病都会影响睡眠。如各种原因引起的疼痛未能及时缓解时严重影响睡眠,精神分裂症、强迫性神经症等患者常处于过度觉醒状态。生病的人需要更多时间的睡眠来促进机体康复,却往往因为多种症状困扰或特殊的治疗限制而无法获得正常的睡眠。

(2)身体不适:身体的舒适是获得休息与安睡的先决条件,饥饿、腹胀、呼吸困难、憋闷、身体不洁、皮肤瘙痒、体位不适等都是常见的影响睡眠的原因。

3.环境因素

睡眠环境影响睡眠状况,适宜的温湿度、安静、整洁、舒适、空气清新的环境常可增进睡眠,反之则会对睡眠产生干扰。

4.心理因素

焦虑不安、强烈的情绪反应(如恐惧、悲哀、激动、喜悦)、家庭或人际关系紧张等常常影响患者的睡眠。

5.其他

食物摄入多少、体育锻炼情况、某些药物等也会影响睡眠形态。

(六)促进睡眠的护理措施

1.增进舒适

人们在感觉舒适和放松时才能入睡。为了使患者放松,对于一些遭受病痛折磨的患者采用有效镇痛的方法;做好就寝前的晚间护理,如协助患者洗漱、排便;帮助患者处于正确的睡眠姿势,妥善安置身体各部位的导管、引流管,以及牵引、固定等特殊治疗措施。

2.环境控制

人们睡眠时需要的环境条件包括适宜的室温和通风、最低限度的声音、舒适的床和适当的照明。一般冬季室温 $18 \sim 22$ ℃、夏季 25 ℃左右、湿度以 $50\% \sim 60\%$ 为宜;根据患者需要,睡前开窗通风,清除病房内异味,使空气清新;保持病区尽可能地安静,尽量减少晚间交谈;提供清洁、干燥的卧具和舒适的枕头、被服;夜间调节住院单元的灯光。

3.重视心理护理

多与患者沟通交流,找出影响患者休息与睡眠的心理社会因素,通过鼓励倾诉、正确指导,消除患者紧张和焦虑情绪,恢复平静、稳定的状态,提高休息和睡眠质量。

4.建立休息和睡眠周期

针对患者的不同情况,帮助患者建立适宜的休息和睡眠周期。患者入院后,原有的休息和睡眠规律被打乱,护士应在患者醒时进行评估、治疗和常规护理工作,避免因一些非必需任务而唤醒患者,同时鼓励患者合理安排日间活动,适当锻炼。

5.尊重患者的睡眠习惯

病情允许的情况下,护理人员应尽可能根据患者就寝前的一些个人习惯,选择如提供温热饮料,允许短时间的阅读、听音乐,协助沐浴或泡脚等方式促进睡眠。

6.健康教育

使患者了解睡眠对健康与康复的重要作用,心、身放松的重要意义和一些促进睡眠的常用技巧。与患者一起讨论有关休息和睡眠的知识,分析困扰患者睡眠的因素,针对具体情况给予相应指导,帮助患者建立有规律的生活方式,养成良好的睡眠习惯。

(李　静)

第二节 生命体征观察与护理

生命体征是体温、脉搏、呼吸及血压的总称,是机体生命活动的客观反映,是评价生命活动状态的重要依据,也是护士评估患者身心状态的基本资料。

正常情况下,生命体征在一定范围内相对稳定,相互之间保持内在联系;当机体患病时,生命体征可发生不同程度的变化。护士通过对生命体征的观察,可以了解机体重要脏器的功能状态,了解疾病的发生、发展、转归,并为疾病预防、诊断、治疗和护理提供依据;同时,可以发现患者现存的或潜在的健康问题,以正确制订护理计划。因此,生命体征的测量及护理是临床护理工作的重要内容之一,也是护士应掌握的基本技能。

一、体温

体温由三大营养物质氧化分解而产生。50%以上迅速转化为热能,50%贮存于 ATP 内,供机体利用,最终仍转化为热能散发到体外。正常人体的温度是由大脑皮质和丘脑下部体温调节中枢所调节(下丘脑前区为散热中枢,下丘脑后区为产热中枢),并通过神经、体液因素调节产热和散热过程,保持产热与散热的动态平衡,所以正常人有相对恒定的体温。

(一)正常体温及生理性变化

1.正常体温

通常说的体温是指机体内部的温度,即胸腔、腹腔、中枢神经的温度,又称体核温度,较高且稳定。皮肤温度称体壳温度。临床上通常用口温、肛温、腋温来代替体温。在这 3 个部位测得的温度接近身体内部的温度,且测量较为方便。3 个部位测得的温度略有不同,口腔温度居中,直肠温度较高,腋下温度较低。同时在 3 个部位进行测量,其温度差一般不超过 1 ℃。这是由于血液在不断地流动,将热量很快地由温度较高处带往温度较低处,因而机体各部的温度一般差异不大。

体温的正常值不是一个具体的点,而是一个范围。机体各部位由于代谢率的不同,温度略有差异,常以口腔、直肠、腋下的平均温度为标准,个体体温可以较正常的平均温度增减 0.3~0.6 ℃,健康成人的平均温度波动范围见表 2-2。

表 2-2 健康成人不同部位温度的波动范围

部位	波动范围
口腔	36.2~37.0 ℃
直肠	36.5~37.5 ℃
腋窝	36.0~36.7 ℃

2.生理性变化

人的体温在一些因素的影响下,会出现生理性的变化,但这种体温的变化,往往是在正常范围内或是一闪而过的。

(1)时间:人的体温 24 小时内的变动在 0.5~1.5 ℃,一般清晨 2~6 时体温最低,下午

2～8 时体温最高。这种昼夜的节律波动,可能与人体活动代谢的相应周期性变化有关。如长期从事夜间工作的人员,可出现夜间体温上升、日间体温下降的现象。

(2)年龄:新生儿因体温调节中枢尚未发育完全,调节体温的能力差,体温易受环境温度影响而变化;儿童由于代谢率高,体温可略高于成人;老年人代谢率较低,血液循环变慢,加上活动量减少,因此体温偏低。

(3)性别:一般来说,女性比男性有较厚的皮下脂肪层,维持体热能力强,故女性体温较男性高约0.3 ℃。并且女性的基础体温随月经周期出现规律变化,即月经来潮后逐渐下降,至排卵后,体温又逐渐上升。这种体温的规律性变化与血中孕激素及其代谢产物的变化相吻合。

(4)环境温度:在寒冷或炎热的环境下,机体的散热受到明显的抑制或加强,体温可暂时性的降低或升高。另外,气流、个体暴露的范围大小亦影响个体的体温。

(5)活动:任何需要耗力的活动,都使肌肉代谢增强、产热增加,可以使体温暂时性上升1～2 ℃。

(6)饮食:进食的冷热可以暂时性地影响口腔温度,进食后,由于食物的特殊动力作用,可以使体温暂时性地升高 0.3 ℃左右。

另外,强烈的情绪反应、冷热的应用以及个体的体温调节机制都对体温有影响,在测量体温的过程中要加以注意并能够做出解释。

3.产热与散热

(1)产热过程:机体产热过程是细胞新陈代谢的过程。人体通过化学方式产热,即食物氧化、骨骼肌运动、交感神经兴奋、甲状腺素分泌增多,以及体温升高均可提高新陈代谢率,而增加产热量。

(2)散热过程:机体通过物理方式进行散热。机体大部分的热量通过皮肤的辐射、传导、对流、蒸发来散热;一小部分的热量通过呼吸、尿、粪便而散发于体外。

当外界温度等于或高于皮肤温度时,蒸发就是人体唯一的散热形式。

1)辐射:是热由一个物体表面通过电磁波的形式传至另一个与它不接触物体表面的一种形式。在低温环境中,它是主要的散热方式,安静时的辐射散热所占的百分比较大,可达总热量的60%。其散热量的多少与所接触物质的导热性能、接触面积和温差大小有关。

2)传导:是机体的热量直接传给同它接触的温度较低的物体的一种散热方法。

3)对流:是传导散热的特殊形式。是指通过气体或液体的流动来交换热量的一种散热方法。

4)蒸发:由液态转变不气态,同时带走大量热量的一种散热方法。

(二)异常体温的观察

人体最高的耐受热为 40.6～41.4 ℃,低于 34 ℃或高于 43 ℃,则极少存活。升高超过41 ℃,可引起永久性的脑损伤;高热持续在 42 ℃以上 24 小时常导致休克及严重并发症。所以对于体温过高或过低者应密切观察病情变化,不能有丝毫的松懈。

1.体温过高

体温过高又称发热,是由于各种原因使下丘脑体温调节中枢的调定点上移,产热增加而散热减少,导致体温升高超过正常范围。

(1)原因:①感染性如病毒、细菌、真菌、螺旋体、立克次体、支原体、寄生虫等感染引起的发热,最多见。②非感染性如无菌性坏死物质的吸收引起的吸收热、变态反应性发热等。

(2)以口腔温度为例,按照发热的高低将发热分为如下几类。低热:37.5～37.9 ℃。中等热:

38.0～38.9 ℃。高热:39.0～40.9 ℃。超高热:41 ℃及以上。

(3)发热过程:发热的过程常依疾病在体内的发展情况而定,一般分为 3 个阶段。①体温上升期:特点是产热大于散热。主要表现:皮肤苍白、干燥无汗,患者畏寒、疲乏,体温升高,有时伴寒战。方式:骤升和渐升。骤升指体温在数小时内升至高峰,如肺炎球菌导致的肺炎;渐升指体温在数小时内逐渐上升,数天内达到高峰,如伤寒。②高热持续期:特点是产热和散热在较高水平上趋于平衡。主要表现:体温居高不下,皮肤潮红,呼吸加深加快,脉搏增快并有头痛、食欲缺乏、恶心、呕吐、口干、尿量减少等症状,甚至惊厥、谵妄。③体温下降期:特点是散热增加,产热趋于正常,体温逐渐恢复至正常水平。主要表现:大量出汗、皮肤潮湿、温度降低。老年人易出现血压下降、脉搏细速、四肢厥冷等循环衰竭的症状。方式:骤降和渐降。骤降指体温在数小时内降至正常,如大叶性肺炎、疟疾;渐降指体温在数天内降至正常,如伤寒、风湿热。

(4)热型:将不同时间测得的体温绘制在体温单上,互相连接就构成体温曲线。各种体温曲线形状称为热型。有些发热性疾病有特殊的热型,通过观察体温曲线可协助诊断。但需注意,药物的应用可使热型变得不典型。常见的热型如下。①稽留热:体温持续在 39～40 ℃,达数天或数周,24 小时波动范围不超过 1 ℃。常见于大叶性肺炎、伤寒等急性感染性疾病的极期。②弛张热:体温多在 39 ℃以上,24 小时体温波动幅度可超过 2 ℃,但最低温度仍高于正常水平。常见于化脓性感染、败血症、浸润性肺结核等疾病。③间歇热:体温骤然升高达高峰后,持续数小时又迅速降至正常,经过一天或数天间歇后,体温又突然升高,如此有规律地反复发作,常见于疟疾。④不规则热:发热不规律,持续时间不定。常见于流行性感冒、肿瘤等疾病引起的发热。

2.体温过低

体温过低是指由于各种原因引起的产热减少或散热增加,导致体温低于正常范围,称为体温过低。当体温低于 35 ℃时,称为体温不升。体温过低的原因如下。

(1)体温调节中枢发育未成熟:如早产儿、新生儿。

(2)疾病或创伤:见于失血性休克、极度衰竭等患者。

(3)药物中毒。

(三)体温异常的护理

1.体温过高

降温措施有物理降温、药物降温及针刺降温。

(1)观察病情:加强对生命体征的观察,定时测量体温,一般每天测温 4 次,高热患者应每 4 小时测温 1 次,待体温恢复正常 3 天后,改为每天 1～2 次,同时观察脉搏、呼吸、血压、意识状态的变化;及时了解有关各种检查结果及治疗护理后病情好转还是恶化。

(2)饮食护理:①补充高蛋白、高热量、高维生素、易消化的流质或半流质饮食,如粥、鸡蛋羹、面片汤、青菜、新鲜果汁等。②多饮水,每天补充液量 3 000 mL,必要时给予静脉点滴,以保证入量。

由于高热时,热量消耗增加,全身代谢率加快,蛋白质、维生素的消耗量增加,水分丢失增多,同时消化液分泌减少,胃肠蠕动减弱,所以宜及时补充水分和营养。

(3)使患者舒适:①安置舒适的体位让患者卧床休息,同时调整室温和避免噪声。②口腔护理:每天早、晚刷牙,饭前、饭后漱口,不能自理者,可行特殊口腔护理。由于发热患者唾液分泌减少,口腔黏膜干燥,机体抵抗力下降,极易引起口腔炎、口腔溃疡,因此口腔护理可预防口腔及咽部细菌繁殖。③皮肤护理:发热患者退热期出汗较多,此时应及时擦干汗液并更换衣裤和床单等,以保持皮肤的清洁和干燥,防止皮肤继发性感染。

(4)心理调护:注意患者的心理状态,对体温的变化给予合理的解释,以缓解患者紧张和焦虑的情绪。

2.体温过低

(1)保暖:①给患者加盖衣被、毛毯、电热毯等或放置热水袋,注意小儿、老人、昏迷者,热水袋温度不宜过高,以防烫伤。②暖箱:适用于体重低于 2 500 g,胎龄不足 35 周的早产儿、低体重儿。

(2)给予热饮。

(3)监测生命体征:每小时测体温 1 次,直至恢复正常且保持稳定,同时观察脉搏、呼吸、血压、意识的变化。

(4)设法提高室温:以 22~24 ℃为宜。

(5)积极宣教:教会患者避免导致体温过低的因素。

(四)测量体温的技术

1.体温计的种类及构造

(1)水银体温计:水银体温计又称玻璃体温计,是最常用的最普通的体温计。它是一种外标刻度为红线的真空玻璃毛细管。其刻度范围为 35~42 ℃,每小格 0.1 ℃,在 37 ℃刻度处以红线标记,以示醒目。体温计一端贮存水银,当水银遇热膨胀后沿毛细管上升;因毛细管下端和水银槽之间有一凹陷,所以水银柱遇冷不致下降,以便检视温度。

根据测量部位的不同可将体温计分为口表、肛表、腋表。口表的水银端呈圆柱形,较细长;肛表的水银端呈梨形,较粗短,适合插入肛门;腋表的水银端呈扁平鸭嘴形。临床上口表可代替腋表使用。

(2)其他:如电子体温计、感温胶片、可弃式化学体温计等。

2.测体温的方法

(1)目的:通过测量体温,了解患者的一般情况及疾病的发生,发展规律,为诊断、预防、治疗提供依据。

(2)用物准备:①测温盘内备体温计(水银柱甩至 35 ℃以下)、秒表、纱布、笔、记录本。②若测肛温,另备润滑油、棉签、手套、卫生纸、屏风。

(3)操作步骤:①洗手、戴口罩,备齐用物,携至床旁。②核对患者并解释目的。③协助患者取舒适卧位。④测体温:根据病情选择合适的测温方法。测腋温:擦干汗液,将体温计放在患者腋窝,紧贴皮肤屈肘臂过胸,夹紧体温计。测量 10 分钟后,取出体温计用纱布擦拭。测口温法:嘱患者张口,将口表汞柱端放于舌下热窝。嘱患者闭嘴用鼻呼吸,勿用牙咬体温计。测量时间 3~5 分钟。嘱患者张口,取出口表,用纱布擦拭。测肛温法:协助患者取合适卧位,露出臀部。润滑肛表前端,戴手套用手垫卫生纸分开臀部,轻轻插入肛表 3~4 cm。测量时间 3~5 分钟。用卫生纸擦拭肛表。检视读数,放体温计盒内,记录。⑤整理床单位。⑥洗手,绘制体温于体温单上。⑦消毒用过的体温计。

(4)注意事项:①测温前应注意有无影响体温波动的因素存在,如 30 分钟内有无进食、剧烈活动、冷热敷、坐浴等。②体温值如与病情不符,应重复测量。③腋下有创伤、手术或消瘦夹不紧体温计者不宜测腋温;腹泻、肛门手术、心肌梗死的患者禁测肛温;精神异常、昏迷、婴幼儿等不能合作者及口鼻疾病或张口呼吸者禁测口温;进热食或面颊部热敷者,应间隔 30 分钟后再测口温。

④对小儿、重症患者测温时,护士应守护在旁。⑤测口温时,如不慎咬破体温计,应:立即清除玻璃碎屑,以免损伤口腔黏膜;口服蛋清或牛奶,以保护消化道黏膜并延缓汞的吸收;病情允许者,进粗纤维食物,以加快汞的排出。

3.体温计的消毒与检查

(1)体温计的消毒:为防止测体温引起的交叉感染,保证体温计清洁,用过的体温计应消毒。先将体温计分类浸泡于含氯消毒液内 30 分钟后取出,再用冷开水冲洗擦干,放入清洁容器中备用。集体测温后的体温计,用后全部浸泡于消毒液中。①5 分钟后取出清水冲净,擦干后放入另一消毒液容器中进行第二次浸泡,半小时后取出清水冲净,擦干后放入清洁容器中备用。②消毒液的容器及清洁体温计的容器每周进行 2 次高压蒸汽灭菌消毒,消毒液每天更换 1 次,若有污染随时消毒。③传染病患者应设专人体温计,单独消毒。

(2)体温计的检查:在使用新的体温计前,或定期消毒体温计后,应对体温计进行校对,以检查其准确性。将全部体温计的水银柱甩至 35 ℃以下,同一时间放入已测好的 40 ℃水内,3 分钟后取出检视。若体温计之间相差0.2 ℃以上或体温计上有裂痕者,取出不用。

二、脉搏

(一)正常脉搏及生理性变化

1.正常脉搏

随着心脏节律性收缩和舒张,动脉内的压力也发生周期性的波动,这种周期性的压力变化可引起动脉血管发生扩张与回缩的搏动,这种搏动在浅表的动脉可触摸到,临床简称为脉搏。正常人的脉搏节律均匀、规则,间隔时间相等,每搏强弱相同且有一定的弹性,每分钟搏动的次数为60～100 次(即脉率)。脉搏通常与心率一致,是心率的指标。

2.生理性变化

脉率受许多生理性因素影响而发生一定范围的波动。

(1)年龄:一般新生儿、幼儿的脉率较成人快。

(2)性别:同龄女性比男性快。

(3)情绪:兴奋、恐惧、发怒时脉率增快,忧郁时则慢。

(4)活动:一般人运动、进食后脉率会加快;休息、禁食则相反。

(5)药物:兴奋剂可使脉搏增快,镇静剂、洋地黄类药物可使脉搏减慢。

(二)异常脉搏的观察

1.脉率异常

(1)速脉:成人脉率在安静状态下大于 100 次/分,又称为心动过速。见于高热、甲状腺功能亢进(甲亢,由于代谢率增加而使脉率增快)、贫血或失血等患者。正常人可有窦性心动过速,为一过性的生理现象。

(2)缓脉:成人脉率在安静状态下低于 60 次/分,又称心动过缓。颅内压增高、病窦综合征、二度以上房室传导阻滞,或服用某些药物如地高辛、普尼拉明、利血平、普萘洛尔等可出现缓脉。正常人可有生理性窦性心动过缓,多见于运动员。

2.脉律异常

脉搏的搏动不规则,间隔时间时长时短,称为脉律异常。

(1)间歇脉:在一系列正常均匀的脉搏中出现一次提前而较弱的脉搏,其后有一较正常延长的间歇(即代偿性间歇),亦称期前收缩。见于各种心脏病或洋地黄中毒的患者;正常人在过度疲劳、精神兴奋、体位改变时也偶尔出现间歇脉。

(2)脉搏短绌:同一单位时间内脉率少于心率。绌脉是由于心肌收缩力强弱不等,有些心排血量少的搏动可发出心音,但不能引起周围血管搏动,导致脉率少于心率。特点:脉律完全不规则,心率快慢不一、心音强弱不等。多见于心房纤颤者。

3.强弱异常

(1)洪脉:当心排血量增加,血管充盈度和脉压较大时,脉搏强大有力,称洪脉。见于高热、甲状腺功能亢进、主动脉关闭不全等患者;运动后、情绪激动时也常触到洪脉。

(2)细脉:当心排血量减少,动脉充盈度降低时,脉搏细弱无力,扪之如细丝,称细脉或丝脉。见于大出血、主动脉瓣狭窄和休克、全身衰竭的患者,是一种危险的脉象。

(3)交替脉:节律正常而强弱交替时出现的脉搏,称为交替脉。交替脉是左心衰竭的重要体征。常见于高血压性心脏病、急性心肌梗死、主动脉关闭不全等患者。

(4)水冲脉:脉搏骤起骤落,有如洪水冲涌,故名水冲脉,主要见于主动脉关闭不全、动脉导管未闭、甲亢、严重贫血患者,检查方法是将患者前臂抬高过头,检查者用手紧握患者手腕掌面,可明显感知。

(5)奇脉:在吸气时脉搏明显减弱或消失为奇脉。其产生主要与吸气时,左心室的搏出量减少有关。常见于心包腔积液、缩窄性心包炎等患者,是心包压塞的重要体征之一。

4.动脉壁异常

由于动脉壁弹性减弱,动脉变得迂曲不光滑,有条索感,如按在琴弦上,多见于动脉硬化的患者。

(三)测量脉搏的技术

1.部位

临床上常在靠近骨骼的动脉测量脉搏。最常用最方便的是桡动脉,患者也乐于接受。其次为颞动脉、颈动脉、肱动脉、腘动脉、足背动脉和股动脉等。如怀疑患者心搏骤停或休克时,应选择大动脉为诊脉点,如颈动脉、股动脉。

2.测脉搏的方法

(1)目的:通过测量脉搏,可间接了解心脏的情况,观察相关疾病发生、发展规律,为诊断、治疗提供依据。

(2)准备:治疗盘内备带秒钟的表、笔、记录本及听诊器。

(3)操作步骤:①洗手、戴口罩,备齐用物,携至床旁。②核对患者,解释目的。③协助患者取坐位或半坐卧位,手臂放在舒适位置,腕部伸展。④以示指、中指、无名指的指端按在桡动脉表面,压力大小以能清楚地触及脉搏为宜,注意脉律,强弱动脉壁的弹性。⑤一般情况下所测得的数值乘以2,心脏病患者、脉率异常者、危重患者则应以1分钟记录。⑥协助患者取舒适体位。⑦将脉搏绘制在体温单上。

(4)注意事项:①诊脉前患者应保持安静,剧烈运动后应休息20分钟后再测。②偏瘫患者应选择健侧肢体测量。③脉搏细、弱难以测量时,用听诊器测心率。④脉搏短绌的患者,应由2名护士同时测量,一人听心率,另一人测脉率,一人发出"开始""停止"的口令,记数1分钟,以分数式记录:心率/脉率,若心率每分钟120次,脉率90次,即应写成120/90次/分。

三、呼吸

(一)正常呼吸及生理变化

1.正常呼吸的观察

在安静状态下,正常成人的呼吸频率为16~20次/分。正常呼吸表现为节律规则,均匀无声且不费力。

2.生理性变化

(1)年龄:一般年龄越小,呼吸频率越快,小儿比成年人稍快,老年人稍慢。

(2)性别:同龄的女性呼吸频率比男性稍快。

(3)运动:运动后呼吸加深加快,休息和睡眠时减慢。

(4)情绪:强烈的情绪变化会刺激呼吸中枢,导致呼吸加快或屏气。如恐惧、愤怒、紧张等都可引起呼吸加快。

(5)其他:环境温度过高或海拔增加,均会使呼吸加深加快,呼吸的频率和深浅度还可受意识控制。

(二)异常呼吸的评估及护理

1.异常呼吸的评估

(1)频率异常。①呼吸过速:在安静状态下,成人呼吸频率超过24次/分,称为呼吸过速或气促。见于高热、疼痛、甲亢、缺氧等患者,因血液中二氧化碳积聚,血氧不足,可刺激呼吸中枢,使呼吸加快。发热时,体温每升高1 ℃,每分钟呼吸增加3~4次。②呼吸过缓:在安静状态下,成人呼吸频率少于10次/分,称为呼吸过缓。常见于呼吸中枢抑制的疾病,如颅内压增高、麻醉剂及安眠药过量等患者。

(2)节律异常。

1)潮式呼吸:又称陈-施呼吸是一种周期性的呼吸异常,周期为0.5~2.0分钟,需观察较长时间才能发现。特点表现为开始时呼吸浅慢,以后逐渐加深加快,又逐渐由深快变为浅慢,然后呼吸暂停5~30秒后,再重复上述状态的呼吸,如此周而复始,呼吸运动呈潮水涨落样,故称潮式呼吸(图2-2)。发生机制:当呼吸中枢兴奋性减弱或高度缺氧时,呼吸减弱至暂停,血中二氧化碳增高到一定程度时,通过颈动脉和主动脉的化学感受器反射性地刺激呼吸中枢,使呼吸恢复。随着呼吸的由弱到强,二氧化碳不断排出,使其分压降低,呼吸中枢又失去有效的刺激,呼吸再次减弱至暂停,从而形成了周期性呼吸。常见于中枢神经系统疾病,如脑炎、颅内压增高、酸中毒、巴比妥中毒等患者。

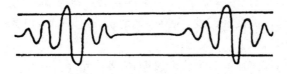

图 2-2 潮式呼吸

2)间断呼吸:又称毕奥呼吸,表现为呼吸和呼吸暂停现象交替出现的呼吸。特点是有规律地呼吸几次后,突然暂停呼吸,间隔时间长短不同,随后又开始呼吸,然后反复交替出现(图2-3)。其发生机制同潮式呼吸,是呼吸中枢兴奋性显著降低的表现,但比潮式呼吸更为严重,多在呼吸停止前出现,预后不佳。常见于颅内病变、呼吸中枢衰竭等患者。

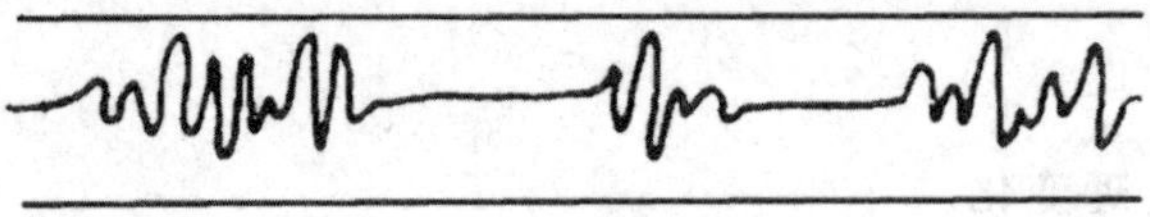

图 2-3　间断呼吸

（3）深浅度异常。①深度呼吸：又称库斯莫呼吸，是一种深而规则的大呼吸。见于尿毒症、糖尿病等引起的代谢性酸中毒等患者。②浮浅性呼吸：是一种浅表而不规则的呼吸。有时呈叹息样，见于呼吸肌麻痹或濒死的患者。

（4）音响异常。①蝉鸣样呼吸：吸气时有一种高音调的音响，声音似蝉鸣，称为蝉鸣样呼吸。其发生机制多由于声带附近有阻塞，使空气进入发生困难所致。见于喉头水肿、痉挛、喉头有异物等患者。②鼾声呼吸：呼气时发出粗糙的呼声。其发生机制由于气管或支气管内有较多的分泌物蓄积，多见于深昏迷等患者。

（5）呼吸困难是指呼吸频率、节律和深浅度都有异常。呼吸困难的患者主观上表现空气不足、呼吸费力；客观上表现用力呼吸、张口耸肩、鼻翼翕动、发绀，辅助呼吸肌也参与呼吸运动，在呼吸频率、节律、深浅度上出现异常改变，根据临床表现可分为如下 3 种。

1）吸气性呼吸困难：是由于上呼吸道部分梗阻，使得气体进入肺部不畅，肺内负压极度增高所致，患者感觉吸气费力，吸气时间显著长于呼气时间，辅助呼吸肌收缩增强，出现明显的三凹征（胸骨上窝、锁骨上窝和肋间隙及腹上角凹陷）。多见于喉头水肿或气管、喉头有异物等患者。

2）呼气性呼吸困难：是由于下呼吸道部分梗阻，使得气体呼出肺部不畅所致，患者呼气费力，呼气时间显著长于吸气时间，多见于支气管哮喘和阻塞性肺气肿患者。

3）混合性呼吸困难：呼气和吸气均感费力，呼吸的频率加快而表浅。多见于重症肺炎、大片肺不张或肺纤维化的患者。

（6）形态异常。①胸式呼吸渐弱，腹式呼吸增强：正常女性以胸式呼吸为主。当胸部或肺有疾病或手术时均使胸式呼吸渐弱，腹式呼吸增强。②腹式呼吸渐弱，胸式呼吸增强：正常男性及儿童以腹式呼吸为主。当有腹部疾病时，如腹膜炎、腹部巨大肿瘤、大量腹水等，使膈肌下降，腹式呼吸渐弱，胸式呼吸增强。

2.异常呼吸的护理

（1）观察：密切观察呼吸状态及相关症状、体征的变化。

（2）吸氧：酌情给予氧气吸入，必要时可用呼吸机辅助呼吸。

（3）心理护理：根据患者的反应，有针对性地对患者做好患者的心理护理，合理解释及安慰患者，以消除患者的紧张、恐惧心理，有安全感，主动配合治疗和护理。

（4）卧床休息：调节室内温度和湿度，保持空气清新，禁止吸烟；根据病情安置舒适体位，以保证患者的休息，减少耗氧量。

（5）保持呼吸道通畅：及时清除呼吸道分泌物，必要时给予吸痰。

（6）给药治疗：根据医嘱给药治疗，注意观察疗效及不良反应。

（7）健康教育：讲解有效咳嗽和正确呼吸方法，指导患者戒烟。

（三）呼吸测量技术

1.目的

（1）测量患者每分钟的呼吸次数。

(2)协助临床诊断,为预防、治疗、护理提供依据。

(3)观察呼吸的变化,了解患者疾病的发生、发展规律。

2.评估

(1)患者的病情、治疗情况及合作程度。

(2)患者在 30 分钟内有无活动、情绪激动等影响呼吸的因素存在。

3.操作前准备

(1)用物准备:有秒针的表、记录本和笔。

(2)患者准备:情绪稳定,保持自然的呼吸状态。

(3)护士准备:着装整洁,修剪指甲,洗手,戴口罩。

(4)环境准备:安静、整洁、光线充足。

4.操作步骤

操作步骤见表 2-3。

表 2-3　呼吸测量技术操作步骤

流程	步骤	要点说明
1.核对	携用物到床旁,核对床号、姓名	＊确定患者
2.取体位	测量脉搏后,护士仍保持诊脉手势	＊分散患者的注意力
3.测量呼吸	(1)观察患者胸部或腹部的起伏(一起一伏为一次呼吸),一般情况测 30 秒,将所测数值乘以 2 即为呼吸频率,如患者呼吸不规则或婴儿应测 1 分钟 (2)如患者呼吸微弱不易观察时,可用少许棉花放于患者鼻孔前,观察棉花纤维被吹动的次数,计数 1 分钟	＊男性多为腹式呼吸,女性多为胸式呼吸,同时应观察呼吸的节律、深浅度、音响及呼吸困难的症状
4.记录	记录呼吸值:次/分,洗手	

5.注意事项

测量患者呼吸时,患者应处于自然呼吸的状态,以保证测量数值的准确性。

四、血压

血压是指血液在血管内流动时对血管壁的侧压力。一般指动脉血压,如无特别注明均指肱动脉的血压。当心脏收缩时,主动脉压急剧升高,至收缩中期达最高值,此时的动脉血压称收缩压。当心室舒张时,主动脉压下降,至心舒末期达动脉血压的最低值,此时的动脉血压称舒张压。

(一)正常血压及生理性变化

1.正常血压

在安静状态下,正常成人的血压范围为:(12.0～18.5)/(8.0～11.9)kPa,脉压为4.0～5.3 kPa。血压的计量单位,过去多用 mmHg(毫米汞柱),后改用国际统一单位 kPa(千帕斯卡)。目前仍用 mmHg(毫米汞柱)。两者换算公式:1 kPa＝7.5 mmHg、1 mmHg＝0.133 kPa。

2.生理性变化

在各种生理情况下,动脉血压可发生各种变化,影响血压的生理因素有以下几种。

(1)年龄:随着年龄的增长血压逐渐增高,以收缩压增高较显著。儿童血压的计算公式为:

$$收缩压＝80＋年龄×2$$
$$舒张压＝收缩压×2/3$$

(2)性别:青春期前的男女血压差别不显著。成年男子的血压比女性高 0.7 kPa(5 mmHg);绝经期后的女性血压又逐渐升高,与男性差不多。

(3)昼夜和睡眠:血压在上午 8～10 小时达全天最高峰,之后逐渐降低;午饭后又逐渐升高,下午 4～6 小时出现全天次高值,然后又逐渐降低;至入睡后 2 小时,血压降至全天最低值;早晨醒来又迅速升高。睡眠欠佳时,血压稍增高。

(4)环境:寒冷时血管收缩,血压升高;气温高时血管扩张,血压下降。

(5)部位:一般右上肢血压常高于左上肢,下肢血压高于上肢。

(6)情绪:紧张、恐惧、兴奋及疼痛均可引起血压增高。

(7)体重:血压正常的人发生高血压的危险性与体重增加呈正比。

(8)其他:吸烟、劳累、饮酒、药物等都对血压有一定的影响。

(二)异常血压的观察

1.高血压

目前基本上采用 1999 年世界卫生组织(WHO)和国际抗高血压联盟(ISH)高血压治疗指南的高血压定义:在未服抗高血压药的情况下,成人收缩压≥18.7 kPa(140 mmHg)和/或舒张压≥12.0 kPa(90 mmHg)者。95%的患者为病因不明的原发性高血压,多见于动脉硬化、肾炎、颅内压增高等,最易受损的部位是心、脑、肾、视网膜。

2.低血压

一般认为血压低于正常范围且有明显的血容量不足表现如脉搏细速、心悸、头晕等,即可诊断为低血压。常见于休克、大出血等。

3.脉压异常

脉压增大多见于主动脉瓣关闭不全、主动脉硬化等;脉压减小多见于心包积液、缩窄性心包炎等。

(三)血压的测量

1.血压计的种类和构造

(1)水银血压计:分立式和台式两种,其基本结构都包括输气球、调节空气的阀门、袖带、能充水银的玻璃管、水银槽几部分。袖带的长度和宽度应符合标准:宽度比被测肢体的直径宽20%,长度应能包绕整个肢体。充水银的玻璃管上标有刻度,范围为 0～40.0 kPa(30～300 mmHg),每小格表示 0.3 kPa(2 mmHg);玻璃管上端和大气相通,下端和水银槽相通。当输气球送入空气后,水银由玻璃管底部上升,水银柱顶端的中央凸起可指出压力的刻度。水银血压计测得的数值相当准确。

(2)弹簧表式血压计:由一袖带与有刻度[2.7～4.0 kPa(20～30 mmHg)]的圆盘表相连而成,表上的指针指示压力。此种血压计携带方便,但欠准确。

(3)电子血压计:袖带内有一换能器,可将信号经数字处理,在显示屏上直接显示收缩压、舒张压和脉搏的数值。此种血压计操作方便,清晰直观,不需听诊器,使用方便、简单,但欠准确。

2.测血压的方法

(1)目的:通过测量血压,了解循环系统的功能状况,为诊断、治疗提供依据。

(2)准备:听诊器、血压计、记录纸、笔。

　　(3)操作步骤:①测量前,让患者休息片刻,以消除活动或紧张因素对血压的影响;检查血压计,如袖带的宽窄是否适合患者、玻璃管有无裂缝、橡胶管和输气球是否漏气等。②向患者解释,以取得合作。患者取坐位或仰卧,被侧肢体的肘臂伸直、掌心向上、肱动脉与心脏在同一水平。坐位时,肱动脉平第 4 软骨;卧位时,肱动脉平腋中线。如手臂低于心脏水平,血压会偏高;手臂高于心脏水平,血压会偏低。③放平血压计于上臂旁,打开水银槽开关,将袖带平整地缠于上臂中部,袖带的松紧以能放入一指为宜,袖带下缘距肘窝 2～3 cm。如测下肢血压,袖带下缘距腘窝 3～5 cm,将听诊器胸件置于腘动脉搏动处,记录时注明下肢血压。④戴上听诊器,关闭输气球气门,触及肱动脉搏动。易地听诊器胸件放在肱动脉搏动最明显的地方,但勿塞入袖带内,以一手稍加固定。⑤挤压输气球囊打气至肱动脉搏动音消失,水银柱又升高 2.7～4.0 kPa(20～30 mmHg)后,以每秒 0.5 kPa(4 mmHg)左右的速度放气,使水银柱缓慢下降,视线与水银柱所指刻度平行。⑥在听诊器中听到第一声动脉音时,水银柱所指刻度即为收缩压;当搏动音突然变弱或消失时,水银柱所指的刻度即为舒张压。当变音与消失音之间有差异时,或危重者应记录两个读数。⑦测量后,驱尽袖带内的空气,解开袖带。安置患者于舒适卧位。⑧将血压计右倾 45°,关闭气门,气球放在固定的位置,以免压碎玻璃管;关闭血压计盒盖。⑨用分数式,即收缩压/舒张压 mmHg 记录测得的血压值,如 14.7/9.3 kPa(110/70 mmHg)。

　　(4)注意事项:①测血压前,要求安静休息 20～30 分钟,如运动、情绪激动、吸烟、进食等可导致血压偏高。②血压计要定期检查和校正,以保证其准确性,切勿倒置或震动。③打气不可过猛、过高,如水银柱里出现气泡,应调节或检修,不可带着气泡测量。④降至"0",稍等片刻再行第二次测量。⑤对偏瘫、一侧肢体外伤或手术后患者,应在健侧手臂上测量。⑥排除影响血压值的外界因素,如袖带太窄、袖带过松、放气速度太慢测得的血压值偏高,反之则血压值偏低。⑦长期测血压应做到四定,即定部位、定体位、定血压计、定时间。

(王　慧)

第三节　无菌技术

　　无菌技术是医疗护理操作中防止发生感染和交叉感染的一项重要的基本操作,执行无菌技术可以减少以至杜绝患者因诊断、治疗和护理所引起的意外感染。因此,医务人员必须加强无菌操作的观念,正确熟练地掌握无菌技术,严密遵守操作规程,以保证患者的安全,防止医源性感染。

一、相关概念

(一)无菌技术

无菌技术是指在医疗、护理操作过程中防止一切微生物侵入人体和防止无菌物品、无菌区域被污染的操作技术。

(二)无菌物品

无菌物品是指经过物理或化学方法灭菌后保持无菌状态的物品。

(三)非无菌区

非无菌区是指未经过灭菌处理或虽经过灭菌处理但又被污染的区域。

二、无菌技术操作原则

(一)环境清洁

操作区域要宽敞,无菌操作前 30 分钟通风,停止清扫工作,减少走动,防止尘埃飞扬。

(二)工作人员准备

修剪指甲,洗手,戴好帽子、口罩(4～8 小时更换,一次性的少于 4 小时更换),必要时穿无菌衣,戴无菌手套。

(三)物品妥善保管

(1)无菌物品与非无菌物品应分别放置。

(2)无菌物品须存放在无菌容器或无菌包内。

(3)无菌包外注明物名、时间,按有效期先后安放。

(4)未被污染下保存期 7～14 天。

(5)过期或受潮均应重新灭菌。

(四)取无菌物注意事项

(1)面向无菌区域,用无菌钳钳取,手臂须保持在腰部水平以上,注意不可跨越无菌区。

(2)无菌物品一经取出,即使未使用,也不可放回。

(3)未经消毒的用物不可触及无菌物品。

(五)操作时要保持无菌

不可面对无菌区讲话、咳嗽、打喷嚏,疑有无菌物品被污染,不可使用。

(六)一人一物

一套无菌物品,仅供一人使用,防止交叉感染。

三、无菌技术基本操作

无菌技术及操作规程是根据科学原则制定的,任何一个环节都不可违反,每个医务人员都必须遵守,以保证患者的安全。

(一)取用无菌物持钳法

使用无菌物持钳取用和传递无菌物品,以维持无菌物品及无菌区的无菌状态。

1.类别

(1)三叉钳:夹取较重物品,如盆、盒、瓶、罐等,不能夹取细的物品。

(2)卵圆钳:夹取镊、剪、刀、治疗碗及盘等,不能夹取较重物品。

(3)镊子:夹取棉球、棉签、针、注射器等。

2.无菌持物钳(镊)的使用法

(1)无菌持物钳(镊)应浸泡在盛有消毒溶液的无菌广口容器内,液面需超过轴节以上 2～3 cm 或镊子 1/2 处。容器底部应垫无菌纱布,容器口上加盖。每个容器内只能放一把无菌持物钳(镊)(图 2-4)。

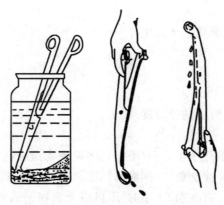

A 正确 B 不正确

图 2-4 无菌持物钳(镊)的使用

（2）取放无菌持物钳(镊)时，尖端闭合，不可触及容器口缘及溶液面以上的容器内壁。手指不可触摸浸泡部位。使用时保持尖端向下，不可倒转向上，以免消毒液倒流污染尖端。用后立即放回容器内，并将轴节打开。如取远处无菌物品时，无菌持物钳(镊)应连同容器移至无菌物品旁使用。

（3）无菌持物钳(镊)不能触碰未经灭菌的物品，也不可用于换药或消毒皮肤。如被污染或可疑污染时，应重新消毒灭菌。

（4）无菌持物钳(镊)及其浸泡容器，每周消毒灭菌 1 次，并更换消毒溶液及纱布。外科病室每周 2 次，手术室、门诊换药室或其他使用较多的部门，应每天灭菌 1 次。

（5）不能用无菌持物钳夹取油纱布，因黏于钳端的油污可形成保护层，影响消毒液渗透而降低消毒效果。

(二)无菌容器的使用法

无菌容器用以保存无菌物品，使其处于无菌状态以备使用(图 2-5)。

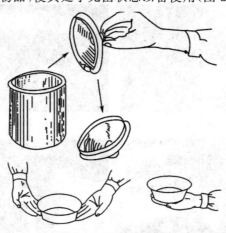

图 2-5 无菌容器使用

（1）取无菌容器内的物品，打开时将盖内面(无菌面)向上置于稳妥处或内面向下拿在手中，手不可触及容器壁的内面，取后即将容器盖盖严，避免容器内无菌物品在空气中暴露过久。

（2）取无菌容器应托住容器底部，手指不可触及容器边缘及内面。

(三)取用无菌溶液法

目的是维持无菌溶液在无菌状态下使用。

1.核对

药名、剂量、浓度、有效期。

2.检查

有无裂缝、瓶盖有无松动、溶液的澄清度、质量。

3.倒用密封瓶溶液法

擦净瓶外灰尘,用启瓶器撬开铝盖,用双手拇指将橡胶塞边缘向上翻起,再用示指和中指套住橡胶塞拉出,先倒出少量溶液冲洗瓶口,倒液时标签朝上,倒后立即将橡胶塞塞好,常规消毒后将塞翻下,记录开瓶日期、时间,有效期24小时,不可将无菌物品或非无菌物品伸入无菌溶液内蘸取或直接接触瓶口倒液,以免污染瓶内的溶液,已倒出的溶液不可再倒回瓶内(图2-6)。

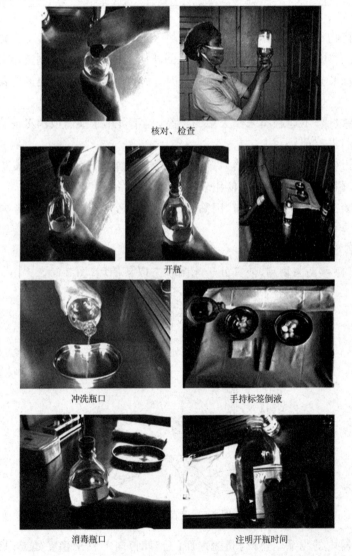

核对、检查

开瓶

冲洗瓶口　　　　　　手持标签倒液

消毒瓶口　　　　　　注明开瓶时间

图 2-6　无菌溶液的取用

4.倒用烧瓶液法

先检查后解系带,倒液同密封法。

(四)无菌包使用法

目的是保持无菌包内无菌物品处于无菌状态,以备使用。

1.包扎法

将物品放在包布中央,最后一角折盖后用化学指示胶带粘贴,封包胶带上可书写记录,或用带包扎"＋"。

2.开包法

(1)三查:名称、日期、化学指示胶带。

(2)撕开粘贴或解开系带,系带卷放在包布边下,先外角再两角,后内角,注意手不可触及内面,放在事先备好的无菌区域内,将包布按原折痕包起,将带以"一"字形包扎,记录,24小时有效(图2-7)。

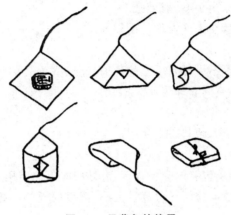

图2-7　无菌包的使用

3.小包打开法

托在手上打开,另一手将包布四角抓住,稳妥地将包内物品放入无菌区域内。

4.一次性无菌物品

注射器或输液条,敷料或导管。

(五)铺无菌盘法

目的是维持无菌物品处于无菌状态,以备使用。

将无菌治疗巾铺在清洁、干燥的治疗盘内,使其内面为无菌区,可放置无菌物品,以供治疗和护理操作使用。有效期限不超过4小时。

(1)无菌治疗巾的折叠法:将双层棉布治疗巾横折2次,再向内对折,将开口边分别向外翻折对齐。

(2)无菌治疗巾的铺法:手持治疗巾两开口外角呈双层展开,由远端向近端铺于治疗盘内。两手捏住治疗巾上层下边两外角向上呈扇形折叠三层,内面向外。

(3)取所需无菌物品放入无菌区内,覆盖上层无菌巾,使上、下层边缘对齐,多余部分向上反折。

(六)戴、脱无菌手套法

目的是防止患者在手术与治疗过程中受到感染,处理无菌物品过程中确保物品无菌(图2-8)。

29

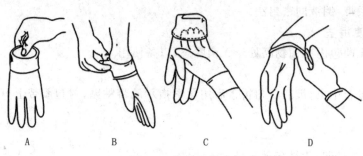

图 2-8　戴脱无菌手套

（1）洗净擦干双手，核对号码及日期。

（2）打开手套袋，取出滑石粉擦双手。

（3）掀起手套袋开口处，取出手套，对准戴上。

（4）双手调手套位置，扣套在工作衣袖外面。

（5）脱手套，外面翻转脱下。

（6）注意：①未戴手套的手不可触及手套的外面；②已戴手套的手不可触及未戴手套的手或另一手套内面；③发现手套有破洞立即更换。

（七）取用消毒棉签法

目的是保持无菌棉签处于无菌状态下使用。

1.无菌棉签使用法

（1）检查棉签有效作用期及包装的完整程度，有破损时不能使用。

（2）左手握棉签棍端，右手捏住塑料包装袋上部，依靠棉棍的支撑向后稍用力撕开前面的包装袋。

（3）将包装袋抽后折盖左手示指，以中指压住。

（4）右手拇指顶出所用棉签并取出。

2.复合碘医用消毒棉签使用法

（1）取复合碘医用消毒棉签 1 包，检查有效期，注明开启时间。

（2）将包内消毒棉签推至包的右下端，并分离 1 根留置包内左侧。

（3）左手拇、示指持复合碘医用消毒棉签包的窗口缘，右手拇指、示指捏住窗翼，揭开窗口。

（4）将窗翼拉向右下方，以左手拇指按压窗翼，固定窗盖。

（5）右手从包的后方将包左上角向后反折，夹于左手示指与中指之间，露出棉签手柄部。

（6）以右手取出棉签。

（7）松开左手拇指和中指，拇指顺势将窗口封好，放回盘内备用。

（王　慧）

30

第四节 头臂外固定支具护理

一、头臂外固定支具概述

(一)目的
(1)固定患肢,保持患肢内收屈肘贴胸位,限制肘关节的活动。
(2)固定头颈部,避免头部过伸。
(3)限制患者头颈部和患肢的活动,防止神经吻合口撕裂。
(4)防止患肢因不自主运动、外力及其他原因对神经造成的牵拉和影响。

(二)适应证
(1)膈神经移位术后的固定及康复治疗。
(2)健侧 C_7 移位术后的固定及康复治疗。

(三)禁忌证
(1)患处有外伤或对塑料过敏者。
(2)智力极为低下、缺乏自主活动能力者。
(3)不配合治疗者。
(4)有精神疾病者。
(5)严重、广泛的肌肉瘫痪或肌无力者。

(四)并发症
(1)皮肤破溃。
(2)呼吸受限。

(五)人员资格
(1)具有专业护士执业资格证书的护士。
(2)经过"头臂外固定支具护理指南"培训合格的护士。

(六)评估要点
(1)评估患者的意识情况。
(2)评估患肢局部皮肤情况。
(3)评估头臂外固定支具的尺寸。

(七)组成
(1)总体分为三大块,为上肢固定托、支撑头颅架及固定连接带。
(2)上肢固定托上有三个固定连接带。①1 号连接带:在前臂固定托最上端。②2 号连接带:在上臂固定托肘关节处。③3 号连接带:在上臂固定托腕关节处。

(八)宣教要点
(1)告知患者佩戴头臂外固定支具的目的、时间。
(2)告知患者佩戴头臂外固定支具时伴有疼痛、摩擦皮肤等明显不舒适感时应及时通知医护人员。

31

(3)患者需 24 小时佩戴头臂外固定支具,不可随意拆除。

(4)头臂外固定支具佩戴的时间应严格遵医嘱,一般为 4～6 周。

二、头臂外固定支具使用流程

头臂外固定支具使用流程见表 2-4。

表 2-4　头臂外固定支具使用流程

序号	使用流程	依据
1	术前 3 天遵医嘱联系支具室,根据患者情况选择合适的支具(图 2-9～图 2-11)	头臂外固定支具尺寸的调整需要充足的时间
2	患者坐位进行试戴	坐位试戴有利于操作的进行
3	评估患者是否有固定的压迫点或者局部疼痛,呼吸受限明显,如有不适,联系支具室进行修改,再进行试戴,至完全合适为止	适合的支具保证治疗效果、增加舒适度、减少并发症的发生
4	平卧时,用宽吊带将患肢吊起,力度以刚能抵消支具的重力为宜,受限患者感觉支具不压迫胸廓即可	减轻对胸部的压迫可减少呼吸
5	对患者进行健康宣教	有效的宣教可提高护理效果

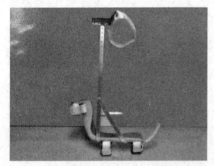

图 2-9　头臂外固定支具

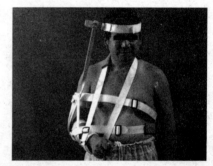

图 2-10　患者术前试戴头臂外固定支具正面图

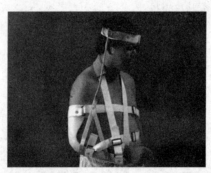

图 2-11　患者术前试戴头臂外固定支具侧面图

(一)佩戴过程

(1)将患肢放入支具槽内,评估大小是否合适,边缘是否有压迫,槽内是否有凹凸不平的地方。

(2)嘱患者用健侧手托住支具,1 号连接带绕过对侧腋下,绕回固定点;2 号连接带绕过健侧肩,绕回固定点;3 号连接带绕过患侧肩,绕回固定点。

(3)用支撑头颅架上的尼龙粘扣固定头部。

(二)注意事项

(1)佩戴时应先固定手臂,再固定头部。

(2)必要时,在患者清醒时,可将头部固定带子松开,以减少对前额部皮肤的压迫。

(3)密切注意患者的主诉以及生命体征,切忌因松紧度以及支具对胸部的压迫而造成患者出现呼吸受限等不适症状。

(4)密切观察患者皮肤状况,切忌出现因佩戴支具而使皮肤破损情况。

(王　慧)

第五节　烤灯护理

一、烤灯概述

(一)目的

(1)改善局部血液循环。

(2)促进肿胀消退。

(3)降低肌张力,缓解肌紧张。

(4)镇痛。

(二)适应证

(1)断肢(指)再植术后治疗。

(2)动脉损伤,周围血管循环障碍。

(3)亚急性及慢性软组织损伤(24小时后)。

(4)关节炎、关节痛、浅表性神经炎、神经痛。

(5)冻疮、关节功能障碍。

(三)禁忌证

(1)出血倾向患者。

(2)高热患者。

(3)活动性结核患者。

(4)严重动脉硬化患者。

(5)代偿不全的心脏病患者。

(6)温热感觉障碍患者。

(四)人员资格

(1)具有专业护士执业资格证书的护士。

(2)经过"烤灯护理指南"培训合格的护士。

(五)评估要点

(1)评估患者的意识情况。

(2)评估照射区皮肤感觉情况。

(3)评估照射区域血运情况。

(六)宣教要点

(1)向患者讲解烤灯治疗的目的。

(2)告知患者及其家属勿自行关掉烤灯。

(3)告知患者及其家属勿随意调节烤灯距离。

(4)告知患者不得移动患肢,以免引起烫伤。

(5)如患肢有水疱、破溃等情况需及时通知医护人员。

(6)烤灯使用时间:①断指(肢)再植、上下肢动脉损伤、周围血管循环障碍患者手术后烤灯持续照射 7～10 天。②其他患者每次 20～40 分钟,每天 1～2 次,10～20 次为 1 个疗程。

二、烤灯的使用流程

(一)使用流程

具体参见表 2-5。

表 2-5　烤灯的使用流程

序号	使用流程	依据
1	服装整齐,洗手,戴口罩	预防交叉感染
2	评估患者	掌握患者情况是因人施护的基础
3	检查烤灯的性能是否完好,准备一块无菌治疗巾,两个别针,一个看护垫,一个软枕。将用物放在治疗车上,推至患者床旁(图 2-12)	有效的准备可保证治疗的顺利进行
4	向患者宣教相关内容	有效的宣教可提高治疗效果
5	协助患者取舒适体位,将患肢放置于垫好看护垫的软枕上	患肢的抬高有利于肿胀的消退
6	将治疗巾折叠成约 10 cm 宽的长条巾,横跨患肢两侧,并用别针进行固定	固定好患肢,以防患肢移动烫伤皮肤
7	烤灯置于患侧,烤灯与照射区皮肤垂直距离为 40～60 cm	过近容易烫伤皮肤;过远没有治疗效果
8	打开烤灯开关,护理人员用手放置于照射部位表面感受温度,以有舒适热感为宜	过热容易烫伤皮肤
9	请患者复述宣教相关内容	有效的宣教可提高治疗效果
10	护士经常巡视病房,询问患者不适主诉	及时发现并解决问题

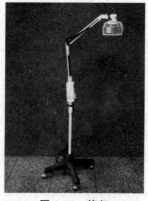

图 2-12　烤灯

（二）注意事项

(1)遵医嘱使用 60～100 W 的烤灯。

(2)烤灯避免直接照射眼部,必要时在眼部用无菌纱布遮挡。

(3)烤灯宜置患部斜上方或旁侧,以防灯头或灯罩脱落。

（王　慧）

第六节　颈腕吊带护理

一、颈腕吊带概述

（一）目的

(1)悬吊患肢,减轻肿胀。

(2)保护患肢。

（二）适应证

手部及前臂疾病。

（三）禁忌证

(1)颈椎损伤者。

(2)患肢有外固定架者。

(3)肘关节有外固定者。

（四）人员资格

(1)具有专业护士执业资格证书的护士。

(2)经过"颈腕吊带护理指南"培训合格的护士。

（五）评估要点

(1)评估患者受教育水平及整体机体状况。

(2)评估患肢的末端血运、渗血、伤口引流情况。

(3)评估患者颈部情况。

（六）宣教要点

(1)告知患者使用颈腕吊带的目的、时间,并向其演示颈腕吊带的佩戴方法。

(2)告知患者平卧时撤除颈腕吊带,避免熟睡时颈腕吊带压迫颈部。

二、颈腕吊带使用流程

（一）使用流程

具体参见表表 2-6。

表 2-6 颈腕吊带使用流程

序号	使用流程	依据
1	服装整洁,洗手,戴口罩	预防交叉感染
2	评估患者	掌握患者情况,保证安全
3	检查颈腕吊带结构是否完好,各连接处是否稳固	完好的颈腕吊带可以保证好的治疗效果
4	向患者宣教相关内容	有效的宣教可提高护理效果
5	患者坐位或立位,将颈腕吊带悬挂胸前,协助患者将忠肢放置于颈腕吊带	保持患者舒适托内
6	将吊带放在衣服领子外面,无衣领时颈部要用一棉垫衬托	颈腕吊带直接接触颈部皮肤可能会引起皮肤的破损
7	根据患者情况调节颈腕吊带的长度,使患肢平心脏(图 2-13)	患肢过高患者感觉不舒适,过低患肢容易水肿
8	请患者复述宣教相关内容	有效的宣教可提高护理效果
9	如有不适及时通知护士	出现问题及时处理,保证安全

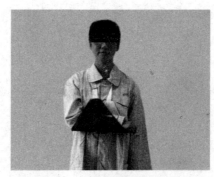

图 2-13 使用颈腕吊带患者

(二)注意事项

(1)伤口留置引流的患者要妥善放置引流瓶、袋,勿打折、脱出引流管,将引流瓶、袋低于伤口放置,保证有效引流。

(2)患肢有石膏外固定的患者要密切观察末端血运情况。

(王 慧)

第七节 弹性支具护理

一、弹性支具概述

(一)目的

(1)应用弹簧和橡皮筋的外力作用于手指关节,防止关节畸形。

(2)矫正或控制僵硬关节及丧失主动活动的关节,以增加或替代关节活动。

(3)矫正畸形或抑制并发症及恢复关节正常活动范围。

(4)肌腱移植术后早期进行有保护下的功能锻炼。

（二）适应证

(1)手部软组织或关节囊挛缩。

(2)肌腱修复术后早期功能锻炼。

（三）禁忌证

(1)患处有外伤或对塑料过敏者。

(2)不配合治疗者。

(3)有精神疾病者。

（四）人员资格

(1)具有专业护士执业资格证书的护士。

(2)经过"弹性支具护理指南"培训合格的护士。

（五）评估要点

(1)评估患者的受教育水平及整体机体状况。

(2)评估弹性支具的尺寸。

(3)评估患指血运、感觉、活动情况。

（六）宣教要点

(1)告知患者佩戴弹性支具的目的、时间。

(2)除睡眠、外出时不佩戴之外,每天佩戴时间不得低于 6～8 小时,每佩戴 30 分钟休息 5～10 分钟。

(3)指导患者佩戴时间从 5 分钟开始,逐渐增加佩戴时间,直至 30 分钟。

(4)佩戴期间,可主动屈、伸活动手指,次数及频率无规定,量力而行。

(5)佩戴时间一般不短于两个月。

(6)肌腱修复术后第 3 天开始佩戴弹性支具。

(7)告知佩戴弹性支具时伴有疼痛等明显不舒适感应及时报告护士与医师。

(8)应保持皮肤干燥,皮肤表面若有张力性水疱出现,应及时就医,以免发生皮肤溃烂。

二、弹性支具使用流程

（一）使用流程

具体参见表 2-7。

表 2-7 弹性支具使用流程

序号	使用流程	依据
1	服装整齐,洗手,戴口罩	预防交叉感染
2	术前 3 天遵医嘱联系支具室,根据患者情况选择合适的支具(图 2-14、图 2-15)	支具尺寸的调整需要有充足的时间
3	评估患者	掌握患者全身情况,确保安全
4	向患者宣教相关内容	有效宣教可提高护理效果
5	护士站在患侧,将患肢穿戴进弹性支具的支具托中,将需要牵引的患指佩戴至橡皮筋末端的指托内	防止支具位置佩戴不当,影响手术效果
6	请患者复述宣教相关内容	有效宣教可提高护理效果
7	如有不适及时通知护士	及时发现问题及时处理

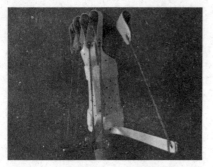

图 2-14　伸肌腱损伤患者佩戴弹性支具

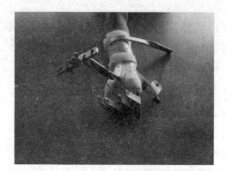

图 2-15　屈肌腱损伤患者佩戴弹性支具

(二)注意事项

(1)牵引力度的选择以佩戴支具 30 分钟手指远端变紫为宜。

(2)根据患者病情的变化随时调整支具的弹性大小。

(3)在操作过程中,应指导患者逐步掌握训练,不可急于求成。

(4)密切观察患指血运情况,防止因牵引力过强引起患指缺血坏死。

(5)佩戴弹性支具时应注意支具边缘是否光滑,以防刺伤皮肤。

(6)不可将支具接近 50 ℃以上的地方,比如热水、暖气片等,避免支具变形。

(王　慧)

第八节　肩外展支具护理

一、肩外展支具概述

(一)目的

(1)固定患肢,保持患肢肩关节外展 120°,肘关节屈曲 90°,腕关节中立位。

(2)固定肩部,避免肩部内收。

(3)防止伤口撕裂。

(4)防止因不自主运动、外力及其他原因对软组织造成的牵拉和影响。

(二)适应证

肩外展功能重建术后。

(三)禁忌证

(1)对塑料过敏者。

(2)智力极为低下、缺乏自主活动能力者。

(3)不配合治疗者。

(4)有精神疾病者。

(四)并发症

(1)皮肤破溃。

（2）呼吸受限。

（五）人员资格

（1）具有专业护士执业资格证书的护士。

（2）经过"肩外展支具护理指南"培训合格的护士。

（六）评估要点

（1）评估患者的意识情况。

（2）评估患肢局部皮肤情况。

（3）评估肩外展支具的尺寸。

（七）宣教要点

（1）告知患者佩戴肩外展支具的目的、时间。

（2）告知患者佩戴肩外展支具时伴有疼痛、摩擦皮肤等明显不舒适感时应及时通知医护人员。

（3）患者需 24 小时佩戴肩外展支具，不可随意拆除。

（4）肩外展支具佩戴的时间应严格遵医嘱，一般为 4～6 周。

二、肩外展支具使用流程

（一）使用流程

具体参见表 2-8。

表 2-8　肩外展支具使用流程

序号	使用流程	依据
1	术前三天遵医嘱联系支具室，根据患者情况选择合适的支具（图 2-16、图 2-17）	支具尺寸的调整需要有充足的时间
2	患者坐位进行试戴	坐位试戴有利于操作的进行
3	询问患者是否有固定的压迫点或者局部疼痛，呼吸受限明显，如有上述症状，通知支具室进行修改，再进行试戴，至完全合适为止	大小合适的支具可减少并发症的发生
4	平卧时，可将胸部的粘扣松开 1 cm	减轻对胸部的压迫可减少呼吸受限
5	对患者进行健康宣教	有效的宣教可提高护理效果

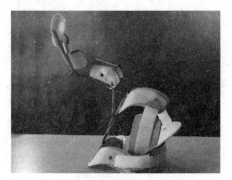

图 2-16　肩外展支具

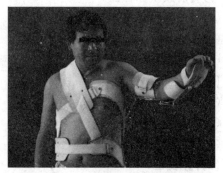

图 2-17　患者术前试戴肩外展支具

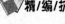

(二)注意事项

(1)在肩外展支具佩戴期间应注意观察肩部、肘部及胸腹处有无皮肤压迫,避免皮肤磨损,关节及骨隆突处皮肤预防压疮。

(2)在操作过程中,应指导患者逐步掌握训练,不可急于求成。对肢体力量较差或年迈体弱的患者,要加强保护。

(3)肩外展固定架佩戴时间应严格遵守医师的指导。

(王　慧)

第九节　负压封闭引流护理

一、负压封闭引流(VSD)概述

(一)目的

(1)全方位引流,减少机体组织对毒素和坏死组织的重吸收。

(2)阻止外部细菌进入创面,保证了创面内和皮肤的水蒸气正常透出,将开放创面变为闭合创面。

(3)促进局部血液循环,刺激肉芽生长,加快创面愈合时间。

(二)适应证

(1)肢体的离断伤。

(2)肢体软组织大面积撕脱伤、套脱伤。

(3)肢体感染创面的引流。

(4)开放性骨折合并软组织缺损。

(5)肌腱外露或骨外露。

(6)慢性骨髓炎合并创面经久不愈合。

(7)骨筋膜室综合征。

(8)糖尿病性溃疡。

(9)压疮。

(10)植皮后对植皮区的保护。

(三)禁忌证

(1)有活动性出血的伤口。

(2)癌性溃疡伤口。

(3)疑似厌氧菌感染的伤口。

(四)并发症

(1)引流管堵塞。

(2)创面薄膜密封不严。

(3)创面大出血。

(4)创面厌氧菌感染。

(五)人员资格

(1)具有专业护士执业资格证书的护士。

(2)经过"负压封闭引流护理指南"培训合格的护士。

(六)使用时间

(1)一次负压封闭引流可维持有效引流5～7天,一般在7天后拔除或更换。

(2)对于组织床血供较差、面积较大的创口,如手部、足部应行VSD法1～2次,时间应在7～15天。

(3)对于大面积骨外露、肌腱外露、内置物外露,考虑到周围肉芽爬行速度,一般行VSD法3～4次,时间达15～30天。临床中还需依照具体情况而定。

(4)对污染比较严重的创面,如碾挫伤、霰弹枪击伤等,一般行VSD术2～3次,时间可能长达15～20天。

(5)植皮后用VSD法加压打包,负压状态需要维持12～15天。

(七)评估要点

(1)评估患者病情、创面状况及配合情况。

(2)评估患者有无心悸、脉速、血压下降、高热、膜下积血等症状。

(3)评估压力表负压值是否在正常范围内。

(4)评估VSD敷料是否塌陷、管型是否存在、贴膜是否密封严密、有无漏气。

(八)宣教要点

(1)告知患者负压引流的目的、方法。

(2)告知患者保持负压引流瓶有效引流,应低于伤口水平面40～60 cm,勿折叠、扭曲、脱出引流管路。

二、负压封闭引流使用流程

(一)使用流程

具体参见表2-9。

表 2-9　负压封闭引流使用流程

序号	使用流程	依据
1	服装整洁,洗手,戴口罩	预防交叉感染
2	评估患者	全面掌握患者情况,保证安全
3	向患者宣教相关内容	有效的宣教可提高护理效果
4	准备用物:引流瓶1个,压力表1个,连接管1个,500 mL生理盐水1瓶。并检查压力表的性能	有效的用物准备可保证治疗护理的顺利进行
5	将500 mL生理盐水倒入引流瓶内	生理盐水稀释引流液,利于倾倒
6	将VSD引流管与引流瓶连接,并接遵负压源,调节负压值在0.02～0.06 MPa之间,并观察引流是否通畅,管型是否存在等	有效地吸引是引流通畅的保证
7	请患者复述宣教相关内容	有效的宣教可提高护理效果
8	发现异常随时报告医师,给予及时处理	及时发现问题及时处理

(二)注意事项

(1)VSD持续吸引的患者,应列入交接班的项目。

(2)定时观察患者有无心悸、脉速、血压下降、膜下积血等症状,如出现及时通知值班医师。

(3)定时测量生命体征,听取患者主诉,观察患者有无高热、患肢有无肿胀、疼痛有无加剧,如出现立即通知医师拆除VSD,给予伤口换药,做涂片。

(4)定时观察压力表负压值是否在正常范围内。

(5)定时检查VSD敷料是否塌陷、管型是否存在。

(6)定时检查贴膜密封是否严密,有无漏气。

(王　慧)

第三章

消化内镜护理

第一节　纤维胃镜检查技术及护理

一、概述

消化内镜包括食管镜、胃镜、十二指肠镜、小肠镜、结肠镜、直肠镜、胆道镜、腹腔镜、母子镜、超声内镜、放大内镜、胶囊内镜等。硬式腔镜时代以前，临床上主要用于诊断消化管、消化腔的疾病。1939年Grafood报道了首例经食管镜注射硬化剂治疗食管静脉曲张大出血止血成功。1946年开展了腹腔镜下腹腔粘连带松解术。但由于硬式腔镜痛苦较大，意外较多，未能推广。自1957年纤维内镜问世后，开启了内镜发展、应用的新纪元，纤维内镜可以观察到人体内几乎所有腔隙管道，胃肠镜下微创手术治疗便迅速推广；随着电视内镜、电子内镜的开发，需要多人协作的复杂性治疗相继开展，如乳头括约肌切开取石术、取放支架，母子内镜的操作等，从而带动了先进的专用治疗器械的开发，使治疗内镜更安全、操作更容易、疗效更好。因此，目前消化内镜不仅可用于诊断疾病，还可用于微创治疗，使原本外科手术治疗的疾病，如食管狭窄支架放置术、良性息肉的切除术、肠套叠及乙状结肠扭转复位术、梗阻性化脓性胆管炎的鼻胆管外引流及乳头括约肌切开取石术等，相继由腔镜取代了传统的开腹手术。

随着内镜技术的不断发展，消化内镜检查及治疗已成为消化系统疾病诊治必不可少的手段。内镜作为一种侵入人体腔的仪器，由于其结构复杂，材料特殊，价格昂贵，使用频率高，因此，要求从事内镜工作的医护人员应遵循内镜的消毒、保养、维护、故障排除等程序，以减少或避免因维护与保养不当造成的内镜损伤。因胆道镜、腹腔镜手术由普通外科医师开展，故本章不予介绍。由于内镜技术发展迅猛，种类繁多，由于篇幅有限，本章选取了临床常用的纤维胃镜、电子胃镜、十二指肠镜、结肠镜、超声内镜、胶囊内镜重点叙述。

为了提高消化道疾病的诊断水平，医学界的先驱者们早在18世纪后期即开始考虑研制内镜。自1795年德国学者Bozzini用金属导管制成直肠镜以来，经历了硬式内镜、软式内镜、胃内照相机、纤维内镜等阶段。而照明则从原始的烛光，乙醇＋松节油燃油灯及电灯的反射光照明，内镜前端微型电灯泡照明及现代的经光导纤维传导的冷光照明。

纤维胃镜开发后，其临床应用亦越来越广泛，除了在硬式内镜时代的直接观察病变进行诊断,检查中采集分泌物进行微生物学检验和用活检钳钳取活组织进行病理组织学诊断外,还可用于黏膜剥离活检、全瘤活检、细胞学检查、黏膜染色等以协助诊断。由于纤维胃镜检查盲区少,痛苦小,视野清晰,安全性高等优点,胃镜下开展的微创治疗迅速推广,如内镜下止血、摘除息肉、上消化道狭窄的扩张、食管胃内异物的取出、上消化道穿孔的封闭等,目前消化系内镜已进入治疗内镜时代。

由于纤维胃镜是精密仪器,加之在临床的应用日益广泛,如果维护与保养不当,容易造成内镜的损伤,从而影响其使用寿命。因此,每一位从事内镜工作的医护人员不但应掌握内镜的使用、消毒、维护、保养及发生故障后的处理方法,还应在临床实际工作中爱惜内镜并认真执行操作规程。

二、基本结构及原理

(一)基本结构

一套完整的纤维胃镜由光学系统及机械系统构成,光学系统包括导光、导像系统;机械系统包括弯曲及调节系统、注水注气系统和吸引活检通道。

1.前端部

即内镜的头部,包括下面结构。

(1)导像窗:亦称观察窗,接收图像供观察,由物镜、导像束的前端和窗玻璃组成。窗玻璃起密封保护作用,避免物镜和导像束受水和污物沾染。观察窗在前端与内镜纵轴垂直,为前视式胃镜。

(2)导光窗:亦称照明窗,由导光束前端传入冷光作照明用,前面有窗玻璃密封,导光窗视内镜型号不同可有1~2个。

(3)送气送水孔:为送气送水出口,送气使空腔脏器扩张,便于观察,送水喷嘴对准导像窗,可清洁观察窗,使视野清晰。

(4)活检吸引孔:又称钳道管,一般只有一个镜孔,这是活检器械、手术器械或检查器械的伸出孔,此孔可兼作吸引用。手术式胃镜也即双管道胃镜,有两个镜孔,可伸出两种器械,便于进行胃镜手术。

2.弯曲部

即前端可控弯曲部,利用弯曲旋钮能控制前端向上、下、左、右弯曲,便于胃镜在消化管内腔进入及观察,减少或基本上消除盲区,使检查更为方便全面。

3.镜身

即内镜插入部,外包软管,由聚乙烯或聚氯酯制成的塑料管及金属软管组成,内装导光束、导像束、活检及吸引管道、送气送水管和弯角牵引钢丝等。

4.操作部

胃镜操作部虽然随厂家设计不同,一般均由如下部件组成。

(1)目镜:供操作者观察及摄影。

(2)屈光调节环:调节物像的焦点。

(3)活检阀:插入活检钳及各种手术器械时腔内气体不致泄漏。

(4)吸引钮:通过负压吸引器可清腔内气体及水。

(5)注气注水钮:轻轻按下可送气,全部按下可送水。

(6)弯角钮:又称角度钮,转动弯角钮使弯曲部随意作不同方向弯曲,便于观察。弯角钮有大、小两个,旋转大弯角钮,胃镜弯曲部可做上、下弯曲,旋转小弯角钮,胃镜弯曲部可做左、右弯曲。

(7)固定钮:可使弯曲部固定在所需位置。

5.万能导索及光源插头

万能导索是胃镜和光源装置的耦合连接部分,它在操作部与镜身相接,它的光源插头与光源装置相接,亦称连接部。除光束外,其内并有送气送水管及吸引管,摄影用的同步自动闪光装置亦通过这部分与导光纤维相接,故称万能导索。其具有如下装置。

(1)导光管:是导光束与光源连接杆,由光源灯泡发出的光,聚光于导光管端,强冷光通过导光束传递到前端的导光窗射出,作照明用。

(2)送气送水管:连接于光源内电磁气泵管道上,受操作部的注气、注水钮控制。

(3)同步闪光插头:内有导线通于操作部的目镜旁,在摄影时使用相机与光源内同步闪光装置相连可自动曝光。

(4)连接圈:又称O形圈,用于固定插入光源部分。

(5)注气注水嘴:外接贮水瓶,供注水时应用。

(6)S导线接头:与高频电发生器的S导线相接,作电外科时如产生电流,能通过此接头使电流回路,保证患者和操作者的安全。

(7)吸引嘴:接负压吸引器,按操作部的吸引钮可吸引腔内气、水及颗粒较小的组织碎屑及食物残渣。

(二)纤维胃镜的导光导像原理

光在透明可曲的光导纤维中传导,由纤维或纤维束的一端传到另一端,是纤维胃镜导光导像的基本原理。

当光线经一个介质传到另一个介质时,在界面上可看到反射和折射现象,如果入射光线不折射到第二介质中,而是完全反射回原介质,称此现象为全反射。纤维胃镜就是应用全反射特性的光导纤维组成的,光学纤维的导光导像基本原理就是利用这种全反射现象。纤维导光束和导像束是由拉成极细的玻璃纤维组成的,每根玻璃纤维直径只有十几微米或相当于发丝的1/10,每一根光导纤维只能传递一个像元或光点,要传递一定范围的图像和光束需要一定数量单根光学纤维捆扎在一起,组成导光束和导像束,一般纤维胃镜导光、导像束有20 000~50 000根纤维,玻璃纤维愈细,数目愈多,导像愈清楚,分辨力愈高,光能传递愈大。

为了达到纤维束全反射的目的,目前玻璃纤维均用燧石作核心纤维,其外涂以一层冕玻璃,称被覆层,被覆层解决了光的绝缘问题,因为燧石玻璃的折射率高于冕玻璃,因此照射在燧石玻璃内表面的光线全被反射到对侧内表面,冕玻璃作为被覆层,解决了所谓的绝缘问题,使光不泄漏,经过反复的全反射,光线由纤维的另一端射出。导光纤维断裂,光的传导便中断,如断裂的数目越多,则导出的光亮度便越弱,视野则越昏暗。

导像束的传导要求较导光束高,当玻璃纤维弯曲时,反射角发生变化,但光线仍以全反射的方式传导,要将光学图像的形态和位置,毫不失真地由一端传到另一端,要求玻璃纤维两端的排列次序完全相同,首尾正确对应。所有数万光点从一端传到另一端,每根纤维之间排列愈紧密,两端愈整齐,传导图像的光亮度愈大,分辨率愈高,图像愈清晰;如果光纤玻璃断裂,此处的光线传导阻断,则出现黑点,光亮度下降,图像的清晰度亦下降;黑点愈多,光亮度下降愈多,图像暗而且黑点多。导像的原理,除了纤维导像束外,尚有一系列的物镜和目镜组成一导像系统,使物像能无误地传到目镜。

三、适应证及禁忌证

(一)适应证

(1)有上消化道症状,需做检查以确诊者。

(2)不明原因上消化道出血者。

(3)疑有上消化道肿瘤者。

(4)X 线钡餐检查发现病变,但不能确定其性质者。

(5)反复或持续出现上消化道症状和/或粪便隐血阳性,尤其是年老者。

(6)需随诊的病变,如溃疡病、萎缩性胃炎、息肉病等。

(7)胃、十二指肠溃疡手术或药物治疗后随访。

(8)需内镜治疗者。

(二)禁忌证

(1)严重心脏病。

(2)严重肺部疾病。

(3)上消化道大出血生命体征不稳者。

(4)精神不正常,不能配合检查者。

(5)咽部急性炎症者。

(6)明显主动脉瘤。

(7)腐蚀性食管炎急性期。

(8)疑有胃肠穿孔者。

(9)严重食管静脉曲张。

(10)明显出血性疾病。

(11)活动性肝炎。

(12)全身衰竭者。

四、操作流程

(一)操作前准备

1.评估患者并解释

(1)评估患者:年龄、性别、病情、意识、治疗及是否装有心脏起搏器等情况,活动能力及合作程度。

(2)向患者解释胃镜检查的目的、方法、注意事项及配合要点。

2.患者准备

(1)了解胃镜检查的目的、方法、注意事项及配合要点。

(2)检查前禁食禁饮 6 小时,保证空腹状态。

(3)愿意合作,取左侧卧位,头微曲,下肢屈曲。

(4)解开衣领或领带,宽松裤带。

(5)如患者装有活动义齿,应将其取出置于冷水中浸泡。

（6）常规口服咽部麻醉祛泡药。

3.护士自身准备

衣帽整洁,修剪指甲,洗手,戴口罩,系围裙,戴手套及袖套,必要时戴防护目镜。

4.用物准备

完整的纤维胃镜标准套,包括纤维胃镜、冷光源、注水瓶、吸引器、内镜台车、弯盘、牙垫、治疗巾、活检钳、滤纸条、玻片、细胞刷、标本固定瓶和/或缸、乳胶手套、生理盐水、祛泡剂、麻醉霜或2%利多卡因、各种规格的注射器、干净纱布块、纸巾等。备有氧气、急救物品车,车内包括吸氧面罩、吸氧管、简易球囊呼吸器、复苏药物及局部止血药物等。

5.环境准备

调节室温,关闭门窗及照明灯,拉上遮光窗帘。

6.设备检查及调试

（1）在使用前,把胃镜与光源、吸引器、注水瓶连接好,注水瓶内装有 1/2～2/3 的蒸馏水或冷开水。

（2）检查胃镜插入管表面有无凹陷及凸出的地方,检查内部是否松弛,有无异常。①检查内镜弯曲功能:旋转各角度钮,看弯曲部是否能圆滑地弯曲;查看角度钮是否能使角度钮的转动停下来;检查弯曲部的外皮是否有细微孔洞、破损及其他不正常。②检查光学系统:用沾了 70% 乙醇溶液的干净纱布,擦拭电气接点和镜头的所有表面;把导光端插入光源插座;调整调焦环,使胃镜能清晰对焦,直到能清晰地看到约 15 mm 的物体。③检查管道系统:确认钳道管通过钳子通畅。

（3）一切连接妥善后,将冷光源的电源插头插入电源插座中,开启冷光源的电源开关,可见光从胃镜先端射出,并听到气泵转动的声音,证明光源工作正常。注意在胃镜各部没接好之前,不能打开光源的开关,防止损伤胃镜或造成操作者的身体伤害。

（4）用一大口杯装 1/2 杯水,将胃镜先端置入水中,用示指轻轻堵住送气送水按钮,检查送气送水功能。

（5）将胃镜先端置入盛水的杯中,按下吸引按钮,踩下吸引器脚踏开关,观察吸引功能是否正常。

（二）操作步骤

1.核对

核对患者姓名、性别、年龄、送检科室是否与申请单一致。

要点与说明:确认患者。

2.摆体位

协助患者取左侧卧位,躺于诊查床上,在患者头下放一治疗巾,弯盘置于治疗巾上,嘱患者张口咬住牙垫。

要点与说明:防止口水污染检查床及患者衣物。注意枕头与肩同高,以利于顺利插镜。防止咬坏胃镜镜身。

3.插镜配合

左手扶住患者头部,右手握住镜身前端,将胃镜弯曲部轻度弯曲成适应人口咽部的弯曲形状,再将镜子头端送入口咽部,顺着咽后壁轻柔地送至喉部食管入口处。

要点与说明:以双人插镜法为例。操作时动作要轻柔,速度不要过快。

4.送镜配合

嘱患者做吞咽动作,食管入口开启,顺势将镜头送入食管、胃、十二指肠降部,送镜时,持镜的手要靠近牙垫。

要点与说明:送镜勿过快,以免医师尚未观察清楚就伤及食管占位性病变或血管性病变。速度不要过快,以减轻咽喉部的刺激。

5.退镜配合

紧握住镜身,与操作者保持一定的抵抗力,使镜身呈一直线,慢慢退镜,至咽喉部约 15 cm,快速将镜退出。

要点与说明:以防镜子移动或滑出。速不宜过快,以防遗漏病灶。防止分泌物进入气管。

6.观察

病情与患者反映。

要点与说明:观察有无恶心、呕吐,观察呼吸、心率、血压、血氧饱和度的变化,观察有无发绀、呼吸困难等。

7.用物处理

备用。

8.洗手记录

记录检查结果、消毒时间、患者反映。

(三)注意事项

(1)如为单人插镜法,由医师独立完成。操作时,护士位于患者头侧或医师旁,注意保持患者头部位置不动,患者在插镜有恶心反应时,护士一手固定患者头部,一手扶住牙垫,以防牙垫脱出。

(2)胃镜检查过程中,要嘱患者不要吞咽唾液,以免呛咳,让唾液流入盘内或用吸引管将其吸出。

(3)当镜头通过幽门,进入十二指肠降段,反转镜身观察胃角及胃底时可引起患者较明显不适及恶心呕吐症状,此时护士要适时作些解释工作,嘱患者深呼吸,肌肉放松。

(4)对于特别紧张、普通插镜法屡屡失败的患者,可采用指压插镜法。

(5)术中发现病变组织需钳取活组织送病理检查时,护士要熟练配合活检术及标本处理。

五、常见并发症及处理

胃镜检查为一侵入性操作,因患者自身因素、操作者因素及设备等原因均可造成一些并发症。近年来,由于内镜医师操作技术的普遍提高、胃镜性能的改善及无痛胃镜的应用,胃镜检查所致的并发症已不多见,特别是严重并发症,如心脏意外、消化道穿孔、严重感染(吸入性肺炎、菌血症)等已非常少见。但一般的并发症,如插镜困难、咽喉部擦伤、上消化道出血、贲门部黏膜撕裂等较常见,因此应对此有充分的认识和足够的重视,及早发现,及时处理。

(一)插镜困难

1.发生原因

(1)操作者对上消化道解剖与生理欠熟悉,操作技术欠熟练,镜头未能对准食管入口,镜子进入梨状隐窝或气管。

(2)由于患者过度紧张,或食管有阻塞性病变者,使食管入口处的环咽肌痉挛。

(3)过度使用角度钮,使镜子在咽喉部打弯。

(4)患者烦躁不安,不能配合。

2.临床表现

胃镜进入梨状隐窝后出现插镜阻力大,视野中一片红,看不到任何结构;镜头送入气管时,患者有呛咳,严重时出现口唇发绀、躁动、血氧饱和度下降,镜下可看到环形的气管壁;镜子在咽喉部打弯,术者可看到镜身,患者有明显的痛苦不适;最后导致插镜不成功。

3.预防及处理

(1)对于清醒患者,插镜前向其解释病情,耐心讲解胃镜检查的意义,以得到其合作。对于烦躁不合作的患者,可适当使用镇静药。

(2)培训医护人员熟练掌握专业知识及专科操作技能。

(3)插胃镜动作要轻柔、快捷,将胃镜的弯曲部轻度弯曲成适应人的口咽部的弯曲形状,顺着咽后壁轻柔地送入约15 cm(喉部食管入口处),嘱患者做吞咽动作,食管入口开启,顺势将镜头送进食管。

(4)如镜子进入梨状隐窝,切不可盲目用力送镜,以免损伤梨状隐窝,甚至穿孔。此时应将胃镜退后至看清口咽部的结构后,对准食管入口处插入胃镜。

(5)如镜头送入气管,一旦患者发生呛咳,立即把胃镜退出,重新进镜。

(6)如镜子在咽喉部打弯,应把角度钮放松,慢慢把镜子退出重新插入。

(7)对于紧张型患者,可反复向患者做解释工作,尽量取得配合。如仍插镜困难,可退镜让患者休息片刻再插。如仍不能成功,而又必须检查者,可在镇静药物辅助下再次试插。

(8)对于食管有阻塞性病变者,可在目视下帮助确定位置协助入镜,并可及时发现高位阻塞性病变,如仍不能插入,可改用其他方法试插。

(二)咽喉部擦伤

1.发生原因

(1)由于患者紧张、恐惧、不合作或操作者技术欠熟练加上胃镜质地较大较硬,导致插入困难。强行插入损伤咽喉部黏膜。

(2)操作者动作粗暴或反复插镜损伤咽喉部黏膜。

(3)胃镜插入前未充分润滑,造成咽喉部黏膜损伤。

(4)患者因不能耐受插胃镜所带来的不适或患者不合作,出现剧烈呕吐或强行拔镜。

2.临床表现

患者感咽喉部疼痛或不适,吞咽时有异物感或障碍。

3.预防及处理

(1)对于清醒患者,插镜前向其解释病情,耐心讲解胃镜检查的意义及配合。对于烦躁不合作的患者,可适当使用镇静药。

(2)插管前用润滑油充分润滑胃镜,操作时动作尽量轻柔,争取一次插镜成功,避免多次插镜。

(3)改进胃镜插入方法。①二步插镜法:对初学者或镜端较粗、柔软性欠佳者,插镜时可分两步来做,即入镜至口咽转弯处时让患者咽一下,帮助镜子进入咽部;至喉部时,再咽一次进入食管。有时可借患者作呕时食管入口张开或嘱患者深吸一口气呼出时食管入口松弛,顺势将胃镜送入食管。②指压插镜法:用于特别紧张、普通插镜法屡屡失败的患者。具体方法是先将牙垫套入胃镜插入部,操作者右手呈执笔状抓住镜身前端处,左手示指、中指伸入患者张大的口中,向下压住舌根部,右手送镜从左手中指、示指之间位置正中部插入。到达喉部,借其呕吐反射时迅速插进食管。注意操作时伸入口腔中的手指位置要固定好,不要乱动。镜子进入食管后,左手指不能马上退出,而应先用右手将已套在镜身上的牙垫送入口中,置于上、下牙之间后左手指才能从患者口中退出,嘱患者咬住牙垫。这种插镜法具有准确度高、入镜迅速的优点。

(4)对呕吐剧烈者,操作者可以双手拇指按压患者双侧内关穴3~5分钟,由重到轻,然后插入胃镜;另可嘱其深呼吸,暂停插管让患者休息;或选用适当的镇静药或阿托品肌内注射,10分钟后再试行插镜。

(5)发生咽喉部擦伤者,可用混合液咽部喷雾法治疗,即用2%甲硝唑15 mL、2%利多卡因5 mL、地塞米松5 mg的混合液,加入喷雾器内,向咽部喷雾4次,2~3 mL,每天3次。

(三)上消化道出血

1.发生原因

(1)插镜创伤。

(2)患者剧烈呕吐造成食管黏膜撕裂。

(3)烦躁、不合作的患者,反复、强行插镜引起食管、胃黏膜出血。

2.临床表现

吸出液呈淡红色或鲜红色,清醒患者主诉胃部不适、胃痛,严重者脉搏细弱、四肢冰凉、血压下降、呕血、黑便等。

3.预防及处理

(1)插管动作要轻柔,快捷。患者出现剧烈恶心、呕吐时,暂停插镜,让患者休息片刻,待恶心、呕吐缓解后再缓缓将镜头送入,切勿强行插镜。

(2)做好心理疏导,尽可能消除患者过度紧张的情绪,积极配合检查,必要时适当加用镇静药。

(3)如发现吸出液混有血液应暂停继续胃镜检查,退镜检查出血原因及部位,经胃镜活检孔注入止血药,如冰生理盐水加去甲肾上腺素8 mg冲洗胃腔以促进止血,亦可根据引起出血的原因,采取不同的胃镜下介入治疗方法,如钛夹止血;生物蛋白胶喷洒止血;注射止血合剂止血等。静脉滴注制酸药及止血药。

(4)大量出血时应及时输血,以补充血容量。

(5)如上述措施无效,出血不止者可考虑选择性血管造影,采用吸收性明胶海绵栓塞出血血管;内科治疗无效者,行外科手术治疗。

(四)贲门部黏膜撕裂

1.发生原因

(1)插镜时患者剧烈呕吐造成贲门黏膜撕裂。

(2)食管下段狭窄、贲门失弛缓症、食管静脉曲张患者,在插镜时易在贲门部打弯打折,强行插镜。

2.临床表现

患者感胸骨后疼痛或不适,呕吐出新鲜血液或暗红色凝血块。

3.预防及处理

(1)插镜前详细询问患者的病史,及时向检查医师反馈。

(2)患者出现剧烈恶心、呕吐时,暂停插镜,让患者休息片刻,待恶心、呕吐缓解后再缓缓将镜头送入,切勿强行插镜。

(3)插镜动作要轻柔,进入食管后遇有阻力,不能强行插镜,先将镜子后退,看清楚后再插镜。

(4)已发生贲门黏膜撕裂者,根据撕裂的情况,可选择胃镜下微创治疗,如钛夹封闭术、带膜金属支架置入术等,再使用制酸、止血、抗感染治疗;如撕裂创面过大,则送外科手术治疗。

六、常见故障及排除方法

胃镜在长期使用的过程中,难免会出现一些故障。但胃镜护士(或技师)由于技术、材料及设备限制,只能对如下一些常见故障进行处理。除此之外的其他修理,要及时送往厂家特约维修中心维修。

(一)胃镜与光源连接不适

1.故障原因

所用的胃镜型号与光源不配套。

2.故障排除方法

(1)将胃镜输出插座环旋转至合适位置。

(2)使用厂家提供的转接器。

(二)图像与亮度问题

1.故障原因

(1)没有图像:在使用胃镜电视时有时会出现。

(2)图像模糊:①目镜焦点调节环没调节好;②透镜表面不干净;③摄影凸缘移位等。

(3)图像过亮或过暗:①导光窗玻璃或导光束端被污染,如胃肠道的分泌物、真菌等;②光源所用灯泡规格与要求不符,灯泡使用过久,安装有问题;③导光纤维老化或大量折断。

2.故障排除方法

(1)如果没有图像:①检查各电源开关是否打开;②检查胃镜电视转接头或胃镜电缆是否装好;③检查光源灯泡是否点亮;④检查主机视频信号与监视器连线是否连接好;⑤检查监视器的模式是否正确;⑥连接有胃镜图像的打印机时,检查打印机开关是否打开。

(2)为了使图像不失真,可调节焦点环,用辅助注水冲洗物镜;用蘸有清洁剂的拭镜纸擦拭目镜、物镜表面污物。如经上述处理后仍不见效,用漏水检测器检查是否有渗漏现象(只限于防水型胃镜),如有问题应立即停止使用,送专业维修站修理。

(3)导光窗玻璃被污染,可用蘸乙醇的纱布擦去前端部导光窗污物;导光束端被污染,则需送专业维修站修理。灯泡有问题,则按要求正确更换与使用光源规格一致的灯泡即可解决。导光纤维老化或大量折断,需送维修站更换导光束。

(三)操作部调节旋钮故障

1.故障原因

调节前端部弯曲角度与规定角度相差过大,可能为长期使用后内部牵拉钢丝过长。

2.故障排除方法

如不影响操作,不予处理。如调节费力,要检查锁钮是否处于自由活动位置上。如以上检查没有问题,则可能是内部机械故障,应停止使用,送专业维修站修理。如果影响操作,亦需送维修站修理。

(四)吸引故障

1.故障原因

(1)吸引器故障:胃镜检查吸引不畅,主要发生在普通负压吸引器,常见原因如下。①各部连接不当;②排污瓶盖未盖紧;③脚踏开关接触不良;④吸引管老化、有裂口、成锐角打折等;⑤排污瓶内污水过满,进入吸引器的电机内,引起线圈短路,吸引器失灵损坏。

(2)胃镜内吸引管道堵塞。

(3)活检管阀开口漏气。

2.故障排除方法

(1)如吸引器故障,针对引起故障的不同原因进行排除:①检查各管道的连接是否正确,吸引管是否接错;②检查排污瓶盖是否盖紧,如无盖紧,则将瓶盖拧紧;③打开脚踏开关检查,如已损坏,则打开踏板焊接导线;④更换胶管;⑤排污瓶内的污水盛至2/3及时倒掉,如吸引器已失灵损坏,需送至专门维修部门修理。

(2)在吸引器没有问题的前提下,检查胃镜内吸引管道是否堵塞,如被堵,应卸下吸引按钮,用管道清洗刷来洗涤全部吸引管道,并在吸引按钮胶阀上涂些专用硅油后重新安装好。

(3)经上述处理仍不见效,再检查活检管阀有无磨损和安装是否正确,如磨损较严重或安装不正确,应予重新更换或安装。

(五)送气/送水故障

1.故障原因

(1)气/水送不出或送出量少,此时气/水管道可能被堵塞。

(2)送气/注水钮按压不灵活。

(3)胃镜只送气不送水。

2.故障排除方法

(1)遇到气/水送不出或送出量少这种情况,应反复按压送气/送水钮,如堵塞不严重,此即可解决问题。如堵塞过于严重,将前端浸在清水或75%乙醇溶液中数分钟后,再按压下送气/送水钮并堵住送水接头的情况下,用大型注射器从导光缆连接部送气管口用力进行注水,则可能冲通。用此法无效时,则要送专业维修站。

(2)如送气/注水钮按压不灵活,则卸下按钮洗涤清洁后涂些专用硅油,重新安装好即可。

(3)如胃镜只送气不送水,应检查送水瓶盖是否盖紧,与胃镜连接是否有问题,送水瓶内的水以装到2/3瓶高为宜。

(六)附件操作故障

1.故障原因

(1)附件不能通过活检通道:①胃镜前端高度弯曲时,插入的某些器械不能顺利通过管道;②管道内有异物阻塞时;③使用附件与胃镜型号不适合。

(2)抬钳器不动或动作不灵活:①可能是抬钳钢丝被拉断;②抬钳器轴、钢丝管被分泌物污染。

(3)活检钳开闭不灵活。

(4)摄片的质量出现问题。

2.故障排除方法

(1)胃镜前端高度弯曲时,应将前端取直先通过器械,再弯曲前端,送达到病变部位;如管道内有异物阻塞时,用管道清洗刷清洗活检管道即可疏通,如上述方法无效,则重新选择适当的附件;附件与胃镜型号不适合,亦可更换合适的附件解决问题。

(2)抬钳钢丝被拉断,需送维修站维修;抬钳器轴、钢丝管被分泌物污染,可用清水或75%乙醇溶液浸泡清洁后轻轻操作抬钳器,使之动作灵活并滴少量硅油润滑。

(3)虽然每次活检钳使用后都清洗消毒并滴硅油保存,但有时仍开闭不灵活,此时需把活检钳前端浸泡在过氧化氢或75%乙醇溶液内数分钟,以便清除残留污垢,使开闭动作灵活。

(4)对于摄片质量出现的问题,应检查所用的胶片是否与胃镜摄影的要求相符合,光源的曝光指数及相机的快门速度是否合适,胶片是否过期,胃镜及相机接触点是否有问题。

七、设备管理与维护

为了延长胃镜和附件的使用寿命,必须注意胃镜和附件的保养和保管,设置专人管理,建立贵重仪器使用与保养记录本。

(一)安全使用

(1)非专业人员不许拆开设备检查。在使用该设备时,注意勿用有腐蚀性液体涂抹镜子,否则可能导致镜子外皮损坏。

(2)使用胃镜前,从镜柜取出镜子时,要一手握住胃镜的操作部和导索接头部,一手握住胃镜的先端部,两手之间距离略宽过双肩的距离。握操作部和接头部的手注意一要握住该部的硬性部分,不能握其软性部分,否则因软性部分承受不住操作部和接头部的重负发生弯曲,造成玻璃纤维的折断;二要注意用一手指隔开操作部和接头部,避免两部的凸起部分互相碰撞,伤及胃镜外皮导致胃镜漏水。

(3)检查胃镜弯曲功能时,旋转各角度钮不要用力过猛,以免损坏角度钮。

(4)连接冷光源时,要一手握住胃镜的接头部,一手固定冷光源,将胃镜接头部对准冷光源的内镜插座插入,避免未对准插口强行插入,引起胃镜接头部的损坏。待O形圈全部插入后,胃镜才能与冷光源紧密连接。

(5)在插入注水管接头时,要一手扶住胃镜接头部,一手插入注水管接头,单手插入容易因用力不均损伤胃镜接头部。

(6)在胃镜各部没接好之前,不要开光源的开关,防止损伤胃镜或造成操作者的身体伤害。

(7)在进行胃镜检查前,必须让患者咬住牙垫。在胃镜检查过程中,如为单人插镜法,护士位于患者头侧或医师旁固定牙垫,防止在插镜患者有恶心、呕吐反应时牙垫脱出,咬坏镜身。对于意识不清、烦躁不安、小儿、不合作者,可在镇静或全身麻醉下进行胃镜检查。

(8)如需给患者取活检,在活检钳尚未送出胃镜先端时,钳瓣始终保持关闭状态,不能做张开的动作,否则会损伤内镜钳道管。

(二)清洁消毒

胃镜作为一种侵入人体腔内的仪器,使用中不采取适当的预防性措施,确实可以引起交叉感染。污染的器械可通过3条途径引起感染:①病原体在受检者间传播。②患者的感染传播给工作人员。③栖居于内镜及其附件的条件致病菌传入。为了防止因内镜检查引起的医源性感染,确保内镜检查治疗的安全性,我国消化内镜学会于1997年制订了消化内镜(含附件)的消毒试行方案。2004年卫生部(现卫健委)公布了《内镜清洗消毒技术操作规范》,使国内内镜消毒工作有了规范。内镜的清洁消毒方法目前有完全人工消化内镜清洗消毒方法、人工控制消化内镜清洗消毒方法、消化内镜自动洗消机法等,本节主要介绍完全人工浸泡法。

每天检查前应先将要使用的胃镜在消毒液中浸泡 20 分钟,为保证内镜管道的消毒效果,要拔去注水注气按钮,换上专用活塞,以保持连续注气状态;去除活检孔阀门,装上专用阀门,用注射器反复抽吸 2~3 次,使活检孔道内充满消毒液。洗净镜身及管道内的消毒液后,分别用消毒纱布和 75% 乙醇纱布擦拭镜身后备用。每次使用胃镜检查后,护士立即接过胃镜,然后按下述步骤进行清洁消毒。

1.擦净与水洗

用纱布擦去附着的黏液,放入清洗槽内进行充分清洗。方法为去除活检孔阀门,在流水下清洗镜身并抽吸活检孔道,再用洗洁刷刷洗活检孔道 2~3 次。为保证活检管道能充分刷洗,洗刷中必须两头见刷头,水洗时间不得少于 3 分钟。

2.酶洗液洗涤

洗刷程序同清洗槽,槽内酶洗液需每天更换(8 mL 多酶+1 000 mL 清水)。使用酶洗可预防有机物和蛋白质凝固,避免注水注气孔道堵塞和内镜表面发黄、结痂,从而增强内镜消毒效果。

3.水洗

同样擦洗镜身和抽吸活检孔道,清除残留酶洗液。

4.浸泡消毒

清洗后将胃镜放入消毒槽内,按规定时间将胃镜在消毒液(目前世界各地使用最广的内镜消毒剂仍为戊二醛)中浸泡 10 分钟。

5.洁净水洗

去除残留消毒液,洗毕以消毒纱布擦干镜身,再以 75% 乙醇纱布擦拭后备用。如行治疗性内镜手术(如注射硬化剂、息肉摘除等),要求用灭菌用水冲洗活检孔道,用量不少于 300 mL。

6.胃镜检查结束后的终末消毒方法

清洗消毒过程同上,但胃镜浸泡时间不短于 30 分钟。

(三)日常维护

(1)胃镜每次使用后要严格清洗、消毒、干燥,要确认胃镜上完全没有水滴。特别是要认真擦净先端部、各镜片和电气接点上的水分。擦拭先端部的物镜、导光窗时,一定要多加小心,不能用硬布擦拭,应使用拭镜纸擦拭。擦净后,用拭镜纸蘸硅蜡或镜头清洁剂,轻轻擦拭镜头表面,使镜片清洁明亮。

(2)送气/送水按钮及吸引按钮在清洗、消毒、干燥后,涂上硅油,再安装在胃镜上。

(3)有抬钳器的胃镜,要特别注意抬钳器、抬举钢丝及管道的保养。

(4)附件在清洗消毒后,要彻底擦干,有管道的附件都应将管道中的水吹干。拆开清洗消毒的附件,安装时要小心,不要过快,避免打折和扭曲。像活检钳这样前端带开合关节的附件,其关节处还应涂上医用硅油或防锈油。

(5)不常用的胃镜要定期进行消毒与保养,重点检查镜面是否有污物或霉点,各牵引钢丝活动是否灵活,器械管道是否干燥,根据需要一般可隔周或每个月 1 次,南方梅雨季节一定要隔周1 次(方法同上)。

(6)建立内镜维修登记册,为确保使用安全和延长设备寿命,发现问题及时修理。每半年或1 年由维修站进行一次彻底检查维修。

(四)保管要求

(1)选择清洁、干燥、通风好、温度适宜的地方保管。要避开阳光直射、高温、潮湿和 X 线照射的地方。气候潮湿区域,存放胃镜的房间应备有除湿机。

(2)胃镜尽量以拉直的状态进行保管。将角度钮放到自由位,松开角度钮锁。存放胃镜的方式有卧式和悬挂式两种,卧式镜柜如不够大,需弯曲保管,其弯曲半径要大于搬运箱中的保管状态;悬挂式保管时,光源接头部较重,要将光源接头部托起,以免损伤导光纤维。

(3)不要用搬运箱保管胃镜。胃镜搬运箱只是为了运输而设计的。因箱内潮湿、阴暗、不透气。在这种环境中进行常规保管,有可能使胃镜发霉,导光纤维老化而使胃镜发黑。

(4)附件要尽量采用放开保管(悬挂或平放),若不得不进行弯曲时,盘卷直径不要少于 20 cm。

(5)胃镜需要送维修中心修理时,要使用原有的搬运箱。长途运输纤维镜要将 ETO 帽(通气帽)安在通气接头上。

八、使用期限

该设备在正常使用情况下,使用期限为 10 年。具体使用期限见设备使用说明书。

(黄珍珍)

第二节 电子胃镜检查技术及护理

一、发展史

正当纤维内镜不断改进并向治疗内镜迅速发展过程中,1983 年美国 Welch Allyn 公司又发明了电子内镜并用于临床。电子内镜系在纤维内镜的前端将光纤导像束换上微型摄像电荷耦合器件(charge coupled divice,CCD),经过光电信号转换,于监视器屏幕上显示彩色图像。由于CCD 的像素超过 30 000,配套高分辨率的监视器(电视机),图像非常清晰,色泽逼真,且可供多人共同观察、会诊,又可同步照相和录像,深受内镜工作者的欢迎。但由于该公司早期生产的电子内镜其镜身的硬度和机件性能逊色于纤维内镜,加之售后服务未能跟上,1986 年当 Olympus 电子内镜以及继后的 Pentax 双画面电子内镜输入中国,以其优异的性能优势,迫使 Welch Allyn 公司退出中国市场。目前国内引进较多的有 Olympus、Pentax 电子内镜,近几年来,日本Fujinon 宽屏幕、高分辨电子内镜亦进入中国。

由于电子内镜价格昂贵,国内基层医院难以推广应用。近年来,Fujinon 和 Olympus 都开发了简易电子内镜,价格低廉而图像却优于纤维内镜的电视摄像系统。再加之随着电子元件性能的提高,生产成本的下降,电子内镜的售价日趋低廉,以其超越纤维内镜的多种提高诊断的功能,记录、分析、存储功能等优势,预测电子内镜将逐步取代纤维内镜。

二、基本结构及原理

(一)电子胃镜的基本结构

一套完整的电子胃镜设备包括电子内镜、图像处理中心、冷光源和电视监视器。电子内镜由操作部、插入部、万能导索及连接部组成;图像处理中心将电子内镜传入的光电信号转变成图像信号,并将其在电视监视器上显示出来。

1.操作部

操作部的结构及功能与纤维内镜相似,包括活检阀、吸引钮、注气注水钮、弯角钮及弯角固定钮。操作部无目镜而有4个遥控开关与图像处理中心联系,每个控制开关的功能在图像处理中心选择。

2.先端部

先端部包括CCD、钳道管开口、送气送水喷嘴及导光纤维终端。如EVIS-200有两条导光束,EVIS-100只有一条导光束。

3.插入部

包括两束导光纤维、两束视频信号线的CCD电缆、送气管、注水管、弯角钮钢丝和活检管道。这些管道和导索的外面包以金属网样外衣,金属外衣的外层再包以聚酯外衣。

4.弯曲部

转动角度钮,弯曲部可向上、下、左、右方向弯曲,最大角度可达上180°～210°,下180°,左160°,右160°。

5.电子处理部

包括导光纤维束和视频信号线,视频信号线与电子内镜先端部的CCD相连,与导光纤维束一起经插入部及操作部,由电子内镜电缆与光源及图像处理中心耦合。此外,送气、注水管也包在其中。

6.连接部

电子内镜连接部除有光源插头、送气接头、吸引管接头、注水瓶接口外,还有视频线接头。

7.送气送水系统及吸引活检系统

电子内镜的送气送水及吸引活检孔道设计与纤维镜相同,电子内镜光源内亦装有电磁气泵与送气送水管道相通,内镜与光源接头处有吸引嘴与负压吸引器相接。

(二)电子胃镜的传光传像原理

与纤维内镜相似,其照明仍用玻璃纤维导光束,但其传像则以电子内镜前端所装的电荷耦合器件或电感耦合器件即CCD所代替。CCD属于固体摄像管器件,相当于电子摄像管的真空管,但其具有把图像光信号变成电信号在监视器上表达的功能,因此,CCD代替了纤维内镜的导像束,称为电子内镜。

CCD的结构由光敏部分、转换部分和输出电路3个部分组成,受光部分由能把光信号变成电信号的二极管组成,这些二极管之间是绝缘的,一个独立的二极管叫一个像素,二极管有传像传色的功能,有多少二极管就有多少像素,二极管愈多,则像素愈多,图像愈清晰。

电子内镜对彩色图像接收的处理,有顺次方式及同时方式两种。顺次方式是于光源装置的灯光前加20～30 r/s旋转的红、绿、蓝(RGB)三原色滤光片,使用黑白CCD束捕捉RGB的依次信号,通过记忆装置变换成同时信号,在内镜的前端部形成高品质的图像。同时方式则在CCD的成像镜前镶嵌彩色的管状滤光片,使用彩色管状滤光CCD。顺次方式分辨率高,颜色再现性好,可制成细径镜子。缺点是被照物体移动度大时,可以引起套色不准,出现彩条现象。同时方式最大的特点是可以使用纤维内镜光源,可以使用1/205秒的高速快门,故对运动较快的部位不会出现套色不准。缺点是颜色再现能力差,可出现伪色,分辨率低。目前EVIS-200系列消化内镜,其摄像方式均用顺次方式。

三、适应证及禁忌证

见纤维胃镜。

四、操作流程

(一)操作前准备

1.评估患者并解释

(1)评估患者:年龄、性别、病情、意识、治疗及是否装有心脏起搏器等情况,活动能力及合作程度。

(2)向患者解释胃镜检查的目的、方法、注意事项及配合要点。

2.患者准备

(1)了解胃镜检查的目的、方法、注意事项及配合要点。

(2)愿意合作,取左侧卧位,头微曲,下肢屈曲。

(3)解开衣领或领带,宽松裤带。

(4)如患者装有活动义齿,应将其取出置于冷水中浸泡。

(5)常规口服咽部麻醉祛泡剂。

3.护士自身准备

衣帽整洁,修剪指甲,洗手,戴口罩,系围裙,戴手套及袖套,必要时戴防护目镜。

4.用物准备

完整的电子胃镜标准套,包括主机、操作键盘、电子胃镜、监视器、冷光源、吸引器、内镜台车;有条件者配备图像记录和打印系统。弯盘、牙垫、治疗巾、活检钳、滤纸条、玻片、细胞刷、标本固定瓶和/或缸、乳胶手套、生理盐水、祛泡剂、麻醉霜或2%利多卡因、各种规格的注射器、干净纱布块、纸巾等。备有氧气、急救物品车,车内包括吸氧面罩、吸氧管、简易球囊呼吸器、复苏药物及局部止血药物等。

5.环境准备

调节室温,关闭门窗及照明灯,拉上遮光窗帘。

6.设备检查及调试

(1)在使用前,把胃镜与冷光源、吸引器、注水瓶连接好,注水瓶内装有1/2～2/3的蒸馏水或冷开水。

(2)连接:①连接主机和监视器,将RGB连接线的一端接到主机后面板的RGB接口的"OUT"接口上,另一端接到监视器后面的RGB接口的"IN"接口上;②连接键盘和主机,将键盘的连接线插头插入主机后面板上的"?"插口上;③连接主机和冷光源;④连接主机和图像记录及打印系统,将Y/C连接线的一头接到主机后面板的Y/C接口的"OUT"接口上,另一端接到打印机后面Y/C接口的"IN"接口上;⑤连接主机和图像记录手控装置,此线接好后,可完成通过内镜操纵部的手控按钮控制图像摄影工作。

(3)一切连接好后,将冷光源的电源插头插入电源插座中,开启冷光源的电源开关,可见光从胃镜先端射出,并听到气泵转动的声音,证明光源工作正常。注意在胃镜各部没接好之前,不能打开光源的开关,防止损伤胃镜或造成操作者的身体伤害。

(4)做白平衡调节。打开光源,见到光从胃镜头端传出后,将胃镜头端对准内镜台车上附带的白色塑料帽2~3分钟,电子内镜会自动进行白色平衡。白色是所有色彩的基本色,只有白色是纯白了,其他色彩才有可比的基础,因而电子内镜都设有白平衡系统。

(5)用一大口杯装1/2杯水,将胃镜先端置入水中,用示指轻轻塞住送气送水按钮,检查送气送水功能。

(6)将胃镜先端置入盛水杯中,按下吸引按钮,踩下吸引器脚踏开关,观察吸引功能是否正常。

(二)操作步骤

电子胃镜检查操作,见纤维胃镜。此处介绍取活检时的配合操作步骤。

1.核对

核对患者姓名、性别、年龄、送检科室是否与申请单一致。

要点与说明:确认患者。

2.检查活检钳

右手持活检钳把手,来回推拉把手滑杆,左手握住活检钳的先端,观察活检钳瓣是否开闭灵活,关闭时钳瓣是否能完全闭拢。

要点与说明:活检钳必须是经过消毒处理过的干净钳。一切正常,方可使用。如果发现有不正常出,应该立即更换一把。

3.送入活检钳配合

右手握住活检钳把手,左手用一块乙醇溶液纱布包住活检钳末端10 cm处,在活检钳处于关闭状态下将活检钳递与术者。术者接住活检钳末端,将其插入胃镜活检通道。

要点与说明:将金属套管绕成一个大圈握在手中,以便于操作,防止套管拖到地上污染套管。送钳过程中,始终保持活检钳金属套管垂直于钳道管口,避免套管成锐角打折而损坏活检钳套管。

4.取活检配合

活检钳送出内镜先端后,根据意思指令张开或关闭活检钳钳取组织。

要点与说明:活检钳未送出内镜先端时,不能做张开的动作,以免损坏内镜钳管。钳取标本时,不能突然过度用力,防止损坏钳子里面的牵引钢丝或拉脱钳瓣开口的焊接点。如果遇到某些癌肿组织较硬,钳取时关闭速度要慢才能取到大块组织。

5.退活检钳配合

在钳取组织后,右手往外拔出钳子,左手用乙醇溶液纱布贴住活检孔,既擦去钳子身上的黏液血迹,又可初步消毒。

要点与说明:活检钳前端有一个焊接点连接前后两部分,该焊点易折弯、折断,操作时注意保护该处,防止受损。防止胃液溅至术者。

6.留取活检组织

活检钳取出后张开钳瓣在滤纸上轻轻一夹,钳取的组织便附在滤纸上,将多块组织一起放入盛有10%溶液的小瓶中,写上想姓名、取样部位,并填写病理检查申请单送检。

要点与说明:不同部位钳取的活检组织应分别放入不同的小瓶中。小瓶要给予编号。申请单上要注明不同编号组织的活检部位。

7.观察

病情与患者反映。

要点与说明:观察有无恶心、呕吐,观察呼吸、心率、血压、血氧饱和度的变化,观察有无发绀、呼吸困难等。

8.用物处理

备用。

9.洗手记录

记录检查结果、患者反映等。

五、常见并发症及处理

见纤维胃镜。

六、常见故障及排除方法

内镜常见故障的排除一般来说由内镜厂家的技术人员来完成,然而,许多有经验的内镜工作者都知道,掌握这些知识对于内镜诊疗技术的开展是非常重要的,通过对内镜的结构原理的认识,一方面,可以尽量减少内镜故障的发生,在故障出现时也可以尽快进行处理,减少维修服务的环节和时间,从而提高使用效率;另一方面,在真正出现故障时可以理解维修的内容及服务的概念,缩短维修周期。设备的故障如人类的疾病一样,有病因,也有它的处理方法。下面以最常见的日本 Olympus 电子内镜为例,介绍使用和维护过程中常见的故障及排除方法。

(一)喷嘴堵塞

1.故障原因

(1)在使用、运送或清洗的过程中内镜的先端部不小心与硬物相碰撞,外力则可能会作用于喷嘴,从而导致喷嘴变形、内腔狭窄甚至堵塞。

(2)内镜使用后没有立即进行床侧清洗、反复送水及送气等有效的维护措施,使检查过程中进入到喷嘴的黏液、组织碎片、血液等滞留在喷嘴腔内没有得到及时的清理,干结淤积,长期如此最终导致喷嘴堵塞。

(3)使用内有杂质、污物的冲洗管等附件对内镜管道进行加压冲洗,将杂质、污物冲入内镜管道内,最终淤积在最狭窄的喷嘴内部导致堵塞。

(4)在戊二醛浸泡前没有用酶液将附着在内镜管道内的体液和血液彻底分解、洗净,当使用戊二醛浸泡时,残留在内镜管道内的体液或血液中的蛋白质在喷嘴内部结晶,导致堵塞。

(5)使用纱布来回擦拭内镜镜面,当逆着喷嘴开口方向进行擦拭的时候容易将棉纱塞入喷嘴,导致堵塞。

(6)喷嘴堵塞后用针挑喷嘴或自行拆卸喷嘴,使喷嘴内部腔道变形或损坏,导致堵塞,这是非常危险的行为。

2.故障排除方法

(1)在操作、运送、清洗和保存内镜的时候注意保护好内镜的先端部,避免与内镜台车、检查床、清洁台或其他任何硬物相碰撞。注意拿镜子的时候运用标准的持镜手法,保护好内镜的先端部,避免镜身下垂的时候晃动碰到硬物。悬挂保持内镜时注意避免挂镜柜门挤压内镜。

(2)在出血量较大的情况下,血液容易倒流入喷嘴内形成堵塞,因此在操作过程中不时地少量送水送气,一则随时检查喷嘴的通畅程度,二则避免血液倒流入喷嘴内凝固。

(3)勿使用污染的内镜清洗附件,如刷毛脱落的清洗刷,内有杂质的冲洗管等,在清洗前检查清洗附件。

(4)使用标准的内镜清洗程序,使用符合标准的酶液进行标准冲洗可将体液和血液中的蛋白质很好地分解,避免在戊二醛浸泡程序中蛋白质形成无法去除的结晶堵塞喷嘴。

(5)顺着喷嘴的方向擦拭镜面,切勿逆着喷嘴的方向进行擦拭。

(6)通常在喷嘴有少许堵塞时,通过检测进行判断。将内镜先端部放入带有刻度的量杯中,持续送水 1 分钟,如果出水量超过 30 mL,则喷嘴的堵塞情况尚不严重,而低于此数值就可以认为已经堵塞并需要进行处理。

(7)喷嘴堵塞后的处理:将水气管道注满浓度较高的酶液,其浓度为正常浓度的 2~3 倍,将内镜浸泡在 40 ℃左右的酶液中 2~3 小时,然后进行全管道灌流加压冲洗。如果喷嘴通畅了,就可以继续使用。如果堵塞是突然形成的,则不宜强行进行加压冲洗内管道,否则容易造成管道内部接头爆裂。如上述方法仍无法解决喷嘴堵塞的问题,则需通知厂家的工程技术人员进行处理。

(二)附件插入困难

1.故障原因

(1)内镜在体内处于大角度弯曲的状态下时是很难插入附件的,如胃镜反转观察胃角的时候。

(2)当内镜的插入部遭受不正常的外力挤压或弯折角度过大的时候,可能会使内部的活检管道受折。活检管道是用特殊的硬塑料制成,一旦受折则无法恢复原来的形状。

(3)没有经过酶洗的管道内部蛋白质结晶阻碍了附件的顺利通过。

(4)附件的插入部受折或其他原因导致的损坏,都可导致插入困难。

2.故障排除方法

(1)在操作、运送、清洗和保存内镜的时候注意保护好内镜,避免过度弯曲内镜,以防内镜的活检管道受折。

(2)内镜必须正确地清洗消毒,避免杂质淤积,酶洗可避免活检管道内蛋白质结晶,保证通畅的附件通道。如因未经酶洗造成的内镜活检管道堵塞,可将活检管道内注满浓度较高的酶液,其浓度为正常浓度的 2~3 倍,将内镜浸泡在 40 ℃左右的酶液中 2~3 小时,然后进行全管道灌流加压冲洗,使活检管道通畅。

(3)如果附件已经损坏,切忌勉强插入,以免对内镜造成损害,一旦发现,立即更换正常的附件。

(4)插入附件时要细心,动作轻柔,当内镜处于大角度弯曲状态时,须将镜身取直后,再插入附件进行操作。

(三)内镜漏水

内镜漏水是常见的故障,也是最为危险的故障。漏水可导致电子内镜短路,烧毁严重者导致医疗事故。因此,要针对引起漏水的原因,采取有效的处理方法。

1.故障原因

(1)弯曲部橡皮套漏水:①术中没有使用口垫或口垫脱落,或因口垫的质量问题;②保养不良,如内镜长期放置于内镜的包装箱内,使弯曲橡皮老化;如使用非厂家指定消毒剂导致弯曲橡皮被腐蚀等;③内镜与尖锐的硬物放置在一起被扎伤;④若挂镜子的台车或贮存柜是金属铁板喷漆制成,当表层的漆部分掉落,会产生尖锐的毛刺损伤内镜;⑤内镜先端部受到敲击导致脆弱的弯曲橡皮套破裂漏水;⑥在消毒以及放置内镜入有盖的容器时,不小心会夹住内镜造成损坏。

(2)活检管道漏水:①使用破旧的清洗刷,损坏管道;②使用不配套的附件,如使用较大的附件鲁莽插入活检管道导致管道破裂;③不正确使用附件,如在管道内张开活检钳,将注射针头露出管鞘或其他不规范的操作导致管道破损;④使用设计不当或损坏的带针活检钳;⑤使用设计不良的注射针;⑥使用激光、微波、热探头时,探针的温度尚未降低就撤回,造成钳子管道烧坏。

(3)其他部位漏水:①先端部受外力碰撞导致镜头破裂漏水;②插入管被挤压;③浸泡时忘了盖防水盖;④老化的插入外管长期操作或受不规则力弯折时可能导致皱褶。

2.故障排除方法

(1)进行胃镜检查前,必须先使用口垫,术中注意保护,防止口垫脱落,建议使用有固定带的口垫。

(2)内镜保存在干燥的环境,勿使用带臭氧消毒的镜柜;严格遵循清洗消毒规程,每次操作结束后清洗之前进行测漏。

(3)在清洗之前必须盖上防水盖。

(4)轻拿轻放,保护内镜的先端部,使用正确的持镜手法。

(5)使用质量好与内镜匹配性好的内镜附件,在挑选附件前把好质量关。

(6)正确维护治疗附件,使用前检查是否已经损坏,一旦发现有损坏,立即更换新附件。

(7)如因浸泡清洗时忘了盖上防水盖引起的漏水,则要根据浸泡清洗时间的长短来处理,如内镜刚浸泡清洗就发现未盖防水盖,马上捞出内镜,立即用内镜吹干机将所有管道吹干,再测漏,如无漏水,则可继续使用;如浸泡清洗时间过长,仍要马上捞出内镜,立即用内镜吹干机将所有管道吹干,必须通知专门维修部门修理。如弯曲部橡皮套、活检管道、外力造成先端部漏水,则需送至专门维修部门修理或通知厂家的工程技术人员进行处理。

七、设备管理与维护

由于内镜是精密设备,维护与维修的难度大,对零部件的材料要求高,导致维护成本与维修成本较大多数设备要昂贵,故日常维护和使用方法关系着消化内镜科室的设备使用效率和维护成本的高低。

(一)安全使用

(1)非专业人员不许拆开设备检查。在使用该设备时,注意勿用有腐蚀性液体涂抹镜子,否则可能导致镜子外皮损坏。

(2)使用胃镜前,从镜柜取出镜子时,要一手握住胃镜的操作部和导索接头部,一手握住胃镜的先端部,两手之间距离略宽过双肩的距离。握操作部和接头部的手注意一要握住该部的硬性部分,不能握其软性部分,否则因软性部分承受不住操作部和接头部的重负发生弯曲,造成玻璃纤维的折断;要注意用一手指隔开操作部和接头部,避免两部的凸起部分互相碰撞,伤及胃镜外皮导致胃镜漏水。

(3)检查胃镜弯曲功能时,旋转各角度钮不要用力过猛,以免损坏角度钮。

(4)连接冷光源时,要一手握住胃镜的接头部,一手固定冷光源,将胃镜接头部对准冷光源的内镜插座插入,避免未对准插口强行插入,引起胃镜接头部的损坏。待 O 形圈全部插入后,胃镜才能与冷光源紧密连接。

(5)在插入注水管接头时,要一手扶住胃镜接头部,一手插入注水管接头,单手插入容易因用力不均损伤胃镜接头部。

（6）在胃镜各部没接好之前，不要打开光源的开关，防止损伤胃镜或造成操作者的身体伤害。

（7）在进行胃镜检查前，必须让患者咬住牙垫。在胃镜检查过程中，如为单人插镜法，护士位于患者头侧或医师旁固定牙垫，防止在插镜患者有恶心、呕吐反应时牙垫脱出，咬坏镜身。对于意识不清、烦躁不安、小儿、不合作者，可在镇静或全身麻醉下进行胃镜检查。

（8）如需给患者取活检，在活检钳尚未送出胃镜先端时，钳瓣始终保持关闭状态，不能做张开的动作，否则会损伤内镜钳道管。

（二）清洁消毒

电子胃镜在临床应用非常广泛，故其消毒就显得非常重要。本文重点介绍全自动内镜洗消机法。

全自动的概念，就是要按照卫生部（现卫健委）所规定的全浸泡五部法。将做完检查后胃镜放在水槽中并盖防水帽，让蒸馏水冲洗镜子外部，同时用软纱布擦洗掉镜子上的黏液及组织，然后测漏。

（1）把镜子按消毒机的槽子结构自然弯曲摆放好，将消毒机 3 条接管和测漏头接在镜子上（如需测漏时）。消毒 Olympus 的镜子时，3 个接头分别接在送气管，吸引连接器和钳子口，同时把全管路冲洗器接在镜子上，盖上机盖，打开电源，按"启动"开关，消毒开始。清洗消毒的全过程需要 18 分钟。

（2）如需在机上测漏，则可打开正面的小门。开启测漏电源，观察是否有气泡，连续 30 秒～1 分钟，如有气泡立即按主板上的"启动/暂停"键，然后按一下排气开关，等 30 秒～1 分钟后，把镜子取出，拧开测漏开关，取出镜子待修。如没有气泡，按一下排气开关，继续消毒。待设定的时间到后，机器有声音报警，液晶屏连续闪烁，提示消毒完毕。戴上干净的手套把镜子取出，用高压气枪吹干。

（3）如果是当天最后一次消毒，可按正面板上"乙醇消毒"键，再按"确认"键，此时机器会对镜子管腔进行乙醇消毒 2 分钟。如果需要吹干，再按一下正面板上的"吹干"键，再按"确认"，此时机器会对管腔吹干 6 分钟。

（4）消毒 Fujinon 镜子时，消毒机的两条管接在专用的接头上，再把此接头接在镜子的吸引管口和送水送气管口。消毒机另一条管接在镜子的活检孔道口上，同时把光电连接头连接好防水帽后放在槽内的中间突出部位，避免全浸泡在水中，其他操作与上面一致。

（5）消毒机的全过程需要 18 分钟，除消毒时间 10 分钟外，其他的时间各为 2 分钟，如需要进行调整，可在正面的面板设置。

（三）日常维护

（1）见纤维胃镜的保养。

（2）某些情况下内镜需要灭菌，只能采用低温灭菌的方式，而有些环氧乙烷设备要求 55 ℃的灭菌温度时，内镜仍然可能耐受该温度，但不能长期在该温度下灭菌，尤其是弯曲橡皮会老化，建议使用频率为低于每周 3 次。

（3）送气/送水按钮、吸引按钮要根据按钮的类型对其进行保养：通常按钮可分为无硅油型和硅油型两种。无硅油型按钮千万不能使用硅油，否则会导致按钮橡胶圈过于润滑，在内镜操作中很容易弹出，长时间上硅油还会导致按钮橡胶老化；硅油型的按钮应该经常用硅油给予润滑，但是一定要注意两点：首先在上硅油时保持按钮的清洁和干燥，上硅油时用棉签将硅油均匀地涂抹在橡胶和金属上,通常硅油瓶上应有涂抹部位的指示,涂抹的量不要太多,通常送气/送水和吸引两个按钮以一滴为宜,一般使用 20～30 例可以重新再上一次硅油。其次,在涂抹硅油后,可以立即将按钮安装在内镜中使用,但是,在不使用时,必须将按钮拆下,不能长时间放在内镜中,因为硅油可以使按钮上的密封橡胶圈膨胀,如果长时间没有空间给予伸展,则密封圈容易变形而导致内镜操作困难。因此,日常存放时,应该把按钮拿出放在小的器皿中,拥有两种不同按钮时也应该将它们分开放置。

(四)保管要求

(1)见纤维胃镜的保管。

(2)内镜保管时的环境温度要求在 10～40 ℃,温度过低时,内镜插入管会变硬,低于 -10 ℃ 时会造成部分零件损坏。因此,应安装空调以保证内镜的使用。

(3)内镜对气压的要求是 70.0～106.0 kPa(525～795 mmHg),平原地区无需做任何处理,而高原地区就需要进行放气操作,但也只需安装时操作,将内外气压导通达到平衡即可。

八、使用期限

该设备在正常使用情况下,使用期限为 10 年。具体使用期限,见设备使用说明书。

(黄珍珍)

第三节 结肠镜检查技术及护理

一、基本结构及原理

(一)结肠镜的基本结构
结肠镜的基本结构与胃镜基本相同,主要区别是管径较胃镜粗,长度较胃镜长。

(二)结肠镜的传光传像原理
结肠镜的传光传像原理与胃镜相同。

二、适应证及禁忌证

(一)适应证
结肠镜检查的适应范围广泛,凡是大肠病变及回肠末端的病变均是结肠镜检查的适应证。

(1)不明原因的下消化道出血。

(2)不明原因的慢性腹泻。

(3)不明原因的低位肠梗阻。

(4)疑大肠或回肠末端的肿瘤。

(5)大肠息肉、肿瘤、出血等病变需做肠镜下治疗。

(6)结肠术后及结肠镜治疗术后需定期复查肠镜者。

(7)大肠癌普查者。

(二)禁忌证

绝对禁忌证较少,多属于相对禁忌证。

(1)妊娠。

(2)急性腹膜炎。

(3)疑有急性肠穿孔者。

(4)大肠炎症急性活动期。

(5)急性憩室炎。

(6)近期心肌梗死或心力衰竭者。

(7)肠道大出血血压不稳者。

(8)高热、身体极度衰竭者。

三、操作流程

(一)操作前准备

1.评估患者并解释

(1)评估患者:年龄、性别、病情、意识、治疗及是否装有心脏起搏器等情况,活动能力及合作程度。

(2)解释结肠镜检查的目的、方法、注意事项及配合要点。

2.患者准备

(1)了解结肠镜检查的目的、方法、注意事项及配合要点。

(2)根据所选择的泻药,采取检查前一天晚或检查当天服泻药清洁肠道。

(3)检查前服泻药后禁食。

(4)穿检查裤(后裆开洞长裤),宽松裤带。

(5)愿意合作,取左侧卧位,下肢屈曲。

3.护士自身准备

衣帽整洁,修剪指甲,洗手,戴口罩,系围裙,戴手套及袖套,必要时戴防护目镜。

4.用物准备

完整的结肠镜标准套,包括纤维/电子结肠镜、冷光源、注水瓶、吸引器、内镜台车;弯盘、治疗巾、2%利多卡因棉球、润滑剂、活检钳、滤纸条、玻片、细胞刷、标本固定瓶和/或缸、乳胶手套、生理盐水、各种规格的注射器、干净纱布块、纸巾等。备有氧气、急救物品车,车内包括吸氧面罩、吸氧管、简易球囊呼吸器、复苏药物及局部止血药物等。

5.环境准备

调节室温,关闭门窗及照明灯,拉上遮光窗帘。

6.设备检查及调试

(1)在使用前,把结肠镜与光源、吸引器、注水瓶连接好,注水瓶内装有1/2～2/3的蒸馏水或冷开水。

(2)检查结肠镜插入管表面有无凹陷及凸出的地方,检查内部是否松弛,有无异常。

(3)检查内镜弯曲功能:①旋转各角度钮,看弯曲部是否能圆滑地弯曲;②查看角度钮是否能使角度钮的转动停下来;③检查弯曲部的外皮是否有细微孔洞、破损及其他不正常。

(4)检查光学系统:①用蘸了70%乙醇溶液的干净纱布,擦拭电气接点和镜头的所有表面;②把导光端插入光源插座;③调整调焦环,使结肠镜能清晰对焦,直到能清晰地看到约15 mm的物体。检查管道系统,确认钳道管通过钳子通畅。

(5)一切连接好后,将冷光源的电源插头插入电源插座中,开启冷光源的电源开关,可见光从结肠镜先端射出,并听到气泵转动的声音,证明光源工作正常。

(6)用一大口杯装 1/2 杯水,将结肠镜先端置入水中,用示指轻轻塞住送气送水按钮,检查送气送水功能。

(7)将结肠镜先端置入盛水之杯中,按下吸引按钮,踩下吸引器脚踏开关,观察吸引功能是否正常。

(二)操作步骤

1.核对

核对患者姓名、性别、年龄、送检科室是否与申请单一致。

要点与说明:确认患者。

2.摆体位

协助患者取左侧卧位,躺于床上,在患者腰部以下放一治疗巾,弯盘置于治疗巾上。

要点与说明:防止粪水污染检查床及患者衣物。每例检查完后均应更换干净治疗巾。

3.插镜配合

取出 2% 利多卡因棉球,先在肛门口涂些润滑剂,然后用左手拇指与示指、中指分开肛周皮肤,暴露肛门,右手持镜,握持在弯脚部距镜头数厘米处,将镜头侧放在肛门口,用示指将镜头压入肛门,然后稍向腹侧方向插入。

要点与说明:以双人插镜法为例。操作时动作要轻柔,速度不要过快。

4.送镜配合

插入后注意观察电视监视器上的图像,根据术者的指令进境或退镜。

要点与说明:握持部不能距离镜头太远。插入方向不能垂直。当结肠镜通过乙状结肠、脾曲、肝曲困难时或进境时内镜打弯结襻时需请助手做手法帮助进境。

5.退镜配合

紧握住镜身,与操作者保持一定抵抗力,使镜身呈一条直线,慢慢退镜,至肛门处则快速将镜退出。

要点与说明:以防镜子移动或滑出。速度不宜过快,以防遗漏病灶。防止粪水污染检查床。

6.观察

病情与患者反映。

要点与说明:观察患者的面部表情,观察有无腹痛、腹胀,观察呼吸、心率、血压、血氧饱和度的变化,观察镜身有无新鲜血液等。

7.用物处理

备用。

8.洗手记录

记录检查结果、消毒时间、患者反映。

(三)注意事项

(1)如为单人插镜法,则由医师独立完成。操作时,护士主要负责观察患者的反应,随时向医师报告。

(2)结肠镜检查过程中,要嘱患者腹胀时不要憋气,做深呼吸,肌肉放松。

（3）当内镜打弯结襻时，需要用手法帮助进镜。主要手法是在患者腹壁加压，顶住镜身使其不致打弯结襻，顺利通过弯曲部。

（4）对于特别紧张、普通插镜法屡屡失败的患者，术前可适当给予解痉止痛药物，必要时行无痛肠镜检查。

（5）术中发现病变组织需钳取活组织送病理检查时，护士要熟练配合活检术及标本处理。

（6）如因不明原因下消化道出血需进行急诊结肠镜检查时，不需服用泻药，因用泻药可能加重出血。可采用高位清洁灌肠，如用温开水 800～1 000 mL 灌肠，直到排出清水为止。

四、常见并发症及处理

结肠镜检查为一侵入性操作，因患者自身因素、操作者因素及设备等原因均可造成一些并发症。近年来，由于内镜医师操作技术的普遍提高、结肠镜性能的改善及无痛肠镜的应用，结肠镜检查所致的并发症已不多见，特别是严重并发症，如心脏意外、消化道穿孔、严重感染等已非常少见。但一般的并发症，如插镜困难、肠道黏膜损伤、下消化道出血等较常见，因此要予以重视，做到早发现，早处理。

（一）插镜困难

1.发生原因

（1）操作者对下消化道解剖与生理欠熟悉，操作技术欠熟练，当结肠镜在通过乙状结肠、脾曲、肝曲困难时或进镜时内镜打弯结襻时，不会解襻。

（2）由于患者过度紧张，或肠管内有阻塞性病变者，使结肠镜插入困难。

（3）患者烦躁不安，不能配合。

（4）患有结核性腹膜炎、腹部外科手术后等引起的肠粘连，导致插镜困难。

2.临床表现

结肠镜在肠管内打弯结襻，插入受阻，结肠镜检查不成功。

3.预防及处理

（1）对于清醒患者，插镜前向其解释病情，耐心讲解结肠镜检查的意义，以得到其合作。对于烦躁不合作的患者，可适当使用镇静药。必要时行无痛肠镜检查。

（2）培训医护人员熟练掌握专业知识及专科操作技能。

（3）插镜动作要轻柔，插镜过程中注意观察电视监视器上的图像，根据术者的指令进镜或退镜。

（4）如镜子通过乙状结肠、脾曲、肝曲困难时或进镜时内镜打弯结襻时，切不可盲目用力送镜，以免损伤结肠黏膜，甚至穿孔。此时应将结肠镜往后退，拉直镜子，看清腔道后再插入结肠镜。如仍插入困难，再让助手在患者腹壁加压，顶住镜身，使其不致打弯结襻，顺利通过弯曲部。

（5）对于肠扭转和肠套叠复位者行结肠镜检查，最好在 X 线监视下进行。

（二）肠道黏膜损伤

1.发生原因

（1）由于患者紧张、恐惧、不合作或操作者技术欠熟练加上结肠镜质地较大较硬，导致插入困难。强行插入造成结肠黏膜损伤。

（2）操作者动作粗暴或反复插镜造成结肠黏膜损伤。

（3）结肠镜插入前未充分润滑，引起了肠道的摩擦，造成结肠黏膜损伤。

（4）患者因不能耐受插结肠镜所带来的不适或患者不合作，强行拔镜而致结肠黏膜损伤。

2.临床表现

肛门疼痛，排便时加剧，伴局部压痛；损伤严重时，患者主诉腹部疼痛，可见肛门外出血或粪便带血丝，甚至排便困难。

3.预防及处理

（1）插镜前，向患者详细解释检查的目的、意义及检查方法，使之接受并配合操作。对于烦躁不合作的患者，可适当使用镇静药。必要时行无痛肠镜检查。

（2）插镜前常规用润滑油充分润滑结肠镜，以减少插镜时的摩擦力；操作时顺应肠道解剖结构，手法轻柔，进入要缓慢，忌强行插入，不要反复插镜。

（3）改进结肠镜进镜方法，采用辅助手法帮助进镜。

（4）对于肛门疼痛和已发生肠出血者，遵医嘱予以止痛、保护肠黏膜、止血等对症治疗。

(三)下消化道出血

1.发生原因

（1）插镜创伤。

（2）患者有痔疮、肛门或直肠畸形、凝血机制障碍等异常，插镜时增加了肛门的机械损伤。

（3）造成肠黏膜损伤原因，如损伤严重者，导致下消化道出血。

2.临床表现

肛门滴血或排便带有血丝、凝血块，严重者脉搏细弱、四肢冰凉、血压下降、黑便等。

3.预防及处理

（1）全面评估患者全身心状况，有无禁忌证。

（2）插镜动作要轻柔，忌暴力。患者出现腹痛、腹胀时，暂停插镜，让患者休息片刻，嘱其张口深呼吸，适当退镜、拉镜，待患者上述症状缓解后再缓缓将镜头送入，切勿强行插镜。

（3）做好心理疏导，尽可能消除患者过度紧张的情绪，积极配合检查，必要时适当加用镇静药。

（4）如发现吸出液混有血液应暂停继续结肠镜检查，退镜检查出血原因及部位，经结肠镜活检孔注入止血药，如冰生理盐水加去甲肾上腺素 8 mg 冲洗肠腔以促进止血，亦可根据引起出血的原因，采取不同的结肠镜下介入治疗方法，如钛夹止血；生物蛋白胶喷洒止血；注射止血合剂止血等。静脉滴注制酸药及止血药。

（5）大量出血时应及时输血，以补充血容量。

（6）如上述措施无效，出血不止者可考虑选择性血管造影，采用吸收性明胶海绵栓塞出血血管；内科治疗无效者，行外科手术治疗。

五、常见故障及排除方法

结肠镜在长期使用的过程中，难免会出现一些故障。由于出现的故障与胃镜基本相同，在此不再赘述，见纤维胃镜、电子胃镜的常见故障及排除方法。

六、设备管理与维护

为了延长结肠镜和附件的使用寿命，必须注意结肠镜和附件的保养和保管，设置专人管理，建立贵重仪器使用与保养记录本。由于结肠镜的管理与维护与胃镜基本相同。

七、使用期限

该设备在正常使用情况下,使用期限为 10 年。具体使用期限,见设备使用说明书。

(黄珍珍)

第四节　双气囊电子小肠镜技术及护理

双气囊电子小肠镜技术(double-balloon video endoscopy,DBE)与胃镜检查相似,但小肠镜比胃镜更长,可以看到 50～110 cm 的空肠,是诊断小肠病变的重要检查手段。

一、目的

诊断及治疗小肠疾病。

二、适应证

(1)原因不明的消化道(小肠)出血及缺铁性贫血。
(2)疑小肠肿瘤或增生性病变。
(3)小肠吸收不良综合征。
(4)手术时协助外科医师进行小肠检查。
(5)怀疑小肠克罗恩病或肠结核。
(6)不明原因腹泻或蛋白丢失。
(7)小肠内异物。
(8)已确证的小肠病变治疗后复查。
(9)相关检查提示小肠存在器质性病变可能者。

三、禁忌证

(1)严重心肺功能异常者。
(2)有高度麻醉风险者。
(3)相关实验室检查明显异常,在指标纠正前(严重贫血、血浆清蛋白严重低下者)。
(4)完全性小肠梗阻无法完成肠道准备者。
(5)多次腹部手术史者,腹腔广泛粘连。
(6)低龄儿童、无法配合检查者。
(7)其他高风险状态或病变者(如中度以上食管胃底静脉曲张、大量腹水等)。
(8)孕妇。

四、评估

(1)评估患者心理、对疾病的认知程度,肝肾功能及心电图、凝血功能,排除严重心肺疾病。
(2)评估内镜治疗室环境,包括光线、温度、通风等。

五、操作准备

(一)物品准备

双气囊电子小肠镜、外套管、气囊、气泵、活检钳、黏膜下注射针、钛夹、墨汁、ICG、造影剂、EUS 设备及治疗性附件、润滑剂、牙垫、治疗巾、纱布,监护仪、治疗车等监护抢救设备及药品。

(二)环境准备

内镜治疗室安静、整洁、温度适宜。

(三)护士准备

着装整齐,洗净双手,戴口罩、手套。

(四)患者准备

经口进镜的患者,禁食禁水 12 小时以上,肠道准备与结肠镜检查相同。术前安抚患者,取得患者同意配合,给患者使用镇静剂及解痉剂。

六、操作程序

(1)安装内镜、双气囊外套管,连接气泵。

(2)内镜置入小肠:将外套管套在小肠镜身上,将内镜头部进入至十二指肠水平段后,先将小肠镜头气囊充气。将外套管滑插至内镜前部后将外套管气囊充气。

(3)气囊放气:缓慢拉直内镜和外套管,接着将内镜头端气囊放气,协助操作者将内镜缓慢向深部插入。反复以上操作,推进内镜至回肠中段或空回肠交界区。

(4)当内镜抵达相应部位后即用黏膜下注射针向黏膜内注射 1% 靛胭脂 0.5 mL 数点,作为下次检查区域标记。

(5)X 线透视观察:可根据需要从钳子管道中注入 30% 泛影葡胺,在 X 线透视下了解内镜的位置、肠腔的狭窄及扩张情况、内镜与末端回肠的距离。

(6)整个操作过程护士协助医师进镜,并按照医师要求给药,操作气泵、观察患者呼吸、循环、意识状态。

(7)整理处置:清洁内镜及附属器械用物等。

(8)拔镜后,嘱患者保持左侧卧位休息,吐出牙垫,清洁口鼻腔。观察 3 小时,如有腹痛、恶心、呕吐等不适症状,及时报告医师处理。检查后当天不要进食产气食物,次日可进普食或根据医嘱进食。

(9)洗手,记录。

(黄珍珍)

第五节　无痛内镜技术及护理

无痛内镜技术是指在静脉麻醉或清醒镇静状态下实施胃镜和结肠镜检查,使整个检查在不知不觉中完成,具有良好的安全性和舒适性。目前多采用清醒镇静的方法,在镇静药物的诱导下使患者能忍受持续保护性反应而导致的不适,以减轻患者的焦虑及恐惧心理,提高痛阈,但患者仍保持语言交流能力和浅感觉,可配合医师的操作。无痛内镜克服了传统内镜操作过程中患者紧张、恶心、腹胀等缺点,消除患者紧张、恐惧的情绪,提高对检查的耐受性;胃肠蠕动减少,便于医师发现细微病变;减少了患者因痛苦躁动引起的机械性损伤的发生及因紧张、恐惧和不合作而产生的心脑血管意外。护士应严格掌握各种药物的正确使用、注意术中的监测及并发症的及时发现与处理,密切配合医师完成检查,确保患者安全。

一、适应证

(1)有内镜检查适应证但恐惧常规内镜检查者。

(2)呕吐剧烈或其他原因难以承受常规内镜检查者。

(3)必须行内镜检查但伴有其他疾病者,如伴有癫痫史、小儿、高血压、轻度冠心病、陈旧性心肌梗死、精神病等不能合作者。

(4)内镜操作时间长、操作复杂者,如内镜下取异物等。

二、禁忌证

(1)生命处于休克等危重症者。

(2)严重肺部疾病,如 COPD、睡眠呼吸暂停;严重肺心病、急性上呼吸道感染、支气管炎及哮喘病。

(3)腐蚀性食管炎、胃炎、胃潴留。

(4)中度以上的心功能障碍者、急性心肌梗死、急性脑梗死、脑出血、严重的高血压者。

(5)急剧恶化的结肠炎症(肠道及肛门急性炎症、缺血性肠炎等)、急性腹膜炎等。

(6)怀疑有胃肠穿孔者、肠瘘、腹膜炎及有广泛严重的肠粘连者。

(7)极度衰弱,不能耐受术前肠道准备及检查者。

(8)肝性脑病(包括亚临床期肝性脑病)。

(9)严重的肝肾功能障碍者。

(10)妊娠期妇女和哺乳期妇女。

(11)重症肌无力、青光眼、前列腺增生症有尿潴留史者。

(12)严重过敏体质,对异丙酚、咪达唑仑、芬太尼、东莨菪碱、脂类局麻药物过敏及忌用者。

(13)严重鼻鼾症及过度肥胖者宜慎重。

(14)心动过缓者慎重。

三、术前准备

(一)器械准备

(1)内镜及主机。

(2)常规内镜检查所需的物品(同常规胃肠镜检查)。

(3)镇静麻醉所需设备:麻醉机、呼吸机、心电监护仪、简易呼吸球囊、中心负压吸引、中心吸氧装置等。

(4)必备急救器材:抢救车(包括气管切开包、静脉切开包等)、血压计、听诊器、专科特殊抢救设备等。

(5)急救药品:肾上腺素、去甲肾上腺素、阿托品、地塞米松等。

(6)基础治疗盘(包括镊子、碘伏、棉签等)。

(7)各种型号注射器、输液器、输血器。

(8)镇静药物:主要包括苯二氮䓬类抗焦虑药和阿片类镇痛药。在镇静内镜检查中,一般都采取某几种药物联合应用,因为联合用药可以发挥协同作用,达到更好的镇静效果,但是这也增加了呼吸抑制和低血压等不良事件的发生。因此在用药类型和剂量选择时应因人而异,在联合用药时适当减量。在镇静期间需追加药物时,应与上次给药时间有充分的间隔,以保证药物起效。

(二)患者准备

镇静剂在内镜操作中,既要减轻患者操作中的痛苦,又要保证操作安全。因此,除按常规内镜检查准备外,还要注意以下方面。

(1)仔细询问患者病史,了解重要脏器功能状况、既往镇静麻醉史、药物过敏史、目前用药、烟酒史等。体格检查包括生命体征、心肺听诊和肺通气功能评估。

(2)向患者说明检查的目的和大致过程,解除患者焦虑和恐惧心理,取得合作,签署检查和麻醉知情同意书。

(3)完善术前准备:如心电图、胸片等。

(4)除内镜检查常规术前准备外,检查当天禁食 8 小时,禁水 4 小时。

(5)建立一条静脉通道,维持到操作结束和患者不再有心肺功能不全的风险时。

(6)协助患者取左侧卧位,常规鼻导管给氧,行心电监护,监测血压、脉搏、平均动脉压、心电波形及血氧饱和度。由麻醉医师缓慢注射药物。

四、术中护理配合

(一)患者护理

(1)病情监测:观察患者意识、心率、血氧饱和度、皮肤温度和觉醒的程度等变化,在镇静操作前、中、后做好记录。①意识状态:镇静内镜检查需等患者睫毛反射消失后开始进镜。检查中,护士应常规监测患者对语言刺激的反应能力,除儿童、智力障碍者和不能合作者(这些患者应考虑予以深度镇静)。同时,注意观察患者的"肢体语言"(如发白的指关节开始放松、肩下垂、面部肌肉放松、面色安详等)也有利于判断是否达到松弛和无焦虑状态。一旦患者只对疼痛刺激发生躲闪反应时,提示镇静程度过深,有必要使用拮抗药对抗药物反应。②呼吸状况:镇静内镜的主要并发症是呼吸抑制。因此,镇静内镜检查中对呼吸状况的监测尤为重要。呼吸抑制的主要表现是低通气,护士在检查中要注意观察患者的自主呼吸运动或者呼吸音听诊,一旦发现患者呼吸异常或血氧饱和度下降,可指导患者深呼吸,并吸氧,同时通知术者并配合处理。③循环变化:镇静内镜过程中循环系统的并发症包括高血压、低血压、心律失常等。护士应严密观察患者的血压及心电图情况,如有异常应及时通知术者并配合处理。检查中早期发生心率、血压的改变有利于及早发现和干预阻止心血管的不良事件。血氧饱和度的监测有利于及时发现低氧血症,避免由此带来的心肌缺血和严重心律失常,降低了心搏骤停的危险性。

(2)对有恶心呕吐反应的患者,给予异丙嗪注射液 25 mg 静脉滴注。

(3)由于患者在检查中处于无意识状态,因此护士应特别注意防止患者坠床。

(4)将患者的头部向左侧固定,下颌向前托起,以保持呼吸道通畅。

(5)妥善固定牙垫以免滑脱而咬坏仪器。

(二)治疗过程中的配合

镇静内镜的医护配合同常规内镜检查的配合。

1.无痛胃镜及经口小肠镜

患者咽喉部均喷洒2%利多卡因2~3次,行咽部麻醉或给予利多卡因凝胶口服。静脉缓慢注射阿托品0.25~0.50 mg,芬太尼0.03~0.05 mg,继而静脉注射异丙酚1~2 mg/kg(速度20~30 mg/10 s),待其肌肉松弛,睫毛反射消失后停止用药,开始插镜检查。根据检查时间的长短及患者反应,酌情加用异丙酚和阿托品。

2.无痛肠镜及经肛小肠镜

先小剂量静脉注射芬太尼0.5 μg/kg,后将丙泊酚以低于40 mg/10 s的速度缓慢静脉注射,患者睫毛反射消失,进入睡眠状态,全身肌肉松弛后,术者开始操作,术中根据检查时间的长短及患者反应(如出现肢体不自主运动),酌情加用丙泊酚,最小剂量50 mg,最大剂量280 mg,退镜时一般不需要加剂量。

五、术后护理

(一)患者护理

(1)每10分钟监测一次意识状态、生命体征及血氧饱和度,直到基本恢复正常。

(2)因使用了镇静剂及麻醉剂,检查结束后不应急于起身,应该保持侧卧位休息,直到完全清醒,如有呛咳可用吸引器吸除口、鼻腔分泌物。

(3)胃镜检查后宜进食清淡、温凉、半流质饮食1天,勿食过热食物,24小时内禁食辛辣食物,12小时内不得饮酒。肠镜检查后当天不要进食产气食物,如牛奶、豆浆等。

(4)注意观察有无出现并发症如出血、穿孔、腹部不适等。

(5)门诊的患者需在内镜室观察1小时,神志清楚、生命体征恢复至术前或接近术前水平、能正确应答、无腹痛、恶心呕吐等不适可回家,需有家属陪同。个别有特殊病情的患者需留院观察。

(二)器械及附件处理

内镜的处理按内镜清洗消毒规范进行处理。

六、并发症及防治

(一)低氧血症

其原因除与丙泊酚和咪达唑仑本身药物作用外,可能与舌根后坠、咽部肌肉松弛阻塞呼吸道及检查过程中注气过多,引起肠肌上抬和肺压迫,导致肺通气不足有关。处理:立即托起下颌,增加氧流量至5~6 L/min及面罩吸氧。

预防:严格掌握适应证,遇高龄、肥胖、短颈、肺功能较差的患者时,要尽量托起下颌,使其头部略向后仰10°~20°,以保持呼吸道通畅,防止舌根后坠等阻塞呼吸道。同时,要加大给氧流量,避免操作过程中注气过多。

(二)低血压

其原因除与药物本身作用外,也与用药量偏大且推注速度较快有关。处理:①血压下降>30%以上者,予以麻黄碱10 mg静脉推注。②心率明显减慢,低于60次/分者,予以阿托品0.5 mg静脉推注。

预防:严格掌握给药速度和给药剂量,若以手控给药时,最好将药用生理盐水稀释后缓慢匀速静脉推注,可有效预防注射过快和用药量偏大引起的循环抑制并发症;有条件时,建议靶控输注给药,能更准确地调控血药浓度,从而降低不良反应。

(三)误吸

误吸的主要原因为麻醉深度不够以及液体或咽部分泌物误入气管。处理:增加丙泊酚首剂用药量;口腔及咽喉部有分泌物时快速去除。

预防:增加首剂用药量,待药物作用充分后再进镜;及时抽吸口腔和咽部分泌物;有胃潴留和检查前6小时内有进食、饮水者列为禁忌。

(四)心律失常

心率减慢在无痛内镜检查中较为常见,可能与迷走神经反射有关。处理:一般只要暂停操作即可恢复。如心率减慢<60次/分者,静脉注射阿托品0.5~1.0 mg后心率恢复正常。发生心动过速一般为麻醉剂量不足所致,如心率>100次/分时,可追加异丙酚剂量。出现频发性室性期前收缩用利多卡因静脉注射。

(五)眩晕、头痛、嗜睡

麻醉苏醒后部分患者出现头晕、头痛、嗜睡及步态不稳。主要与药物在人体代谢的个体差异有关,也与异丙酚引起血压下降脑供血不足有关。多见于高血压、平素不胜酒力的患者和女性患者,绝大多数经卧床或端坐休息后缓解。

(六)注射部位疼痛

异丙酚为脂肪乳剂,浓度高,刺激性强,静脉推注时有胀痛、刺痛、酸痛等不适。处理:注射部位疼痛一般持续时间短且能忍受,麻醉后疼痛会消失,无需特别处理。如在穿刺时将穿刺针放于血管中央,避免针头贴住血管壁,或选择较大静脉注药可减轻疼痛。

七、注意事项

(1)检查前全面评估,严格掌握适应证与禁忌证,充分与患者沟通,解除其顾虑。

(2)术后2小时需有人陪护,24小时内不得驾驶机动车辆、进行机械操作和从事高空作业,以防意外。

(3)选择镇静麻醉药物时,注意药物类型和剂量应因人而异,在联合用药时适当减量。在镇静期间需追加药物时,应与上次给药时间有充分的间隔,以保证药物起效。

(4)给药时应通过缓慢增加药物剂量来达到理想的镇静/镇痛程度,比单纯一次给药效果更理想。根据患者的体表面积、年龄、体重和伴随病,从小剂量开始给药。

(5)应用异丙酚镇静时,该药物使诱导全身麻醉和呼吸暂停的风险增加,必须由受过专业训练的麻醉医师来应用。

(6)门诊患者严格把握离院指征,注意患者安全。

(7)其他同常规胃肠镜检查。

(黄珍珍)

第六节 内镜隧道技术及护理

消化内镜隧道技术是一项全新的技术,在隧道技术中,通过在消化道的黏膜层与固有肌层之间建立一条黏膜下隧道来进一步实施各种内镜下干预,如环形肌切开术治疗贲门失弛缓症、切除黏膜下肿瘤、通过隧道进入胸腔和腹腔进行内镜下诊治。充分的术前准备、熟练的术中配合是手术成功的关键,护理人员应掌握每个器械的正确使用及每一个手术步骤,娴熟地与术者配合,确保手术的顺利开展及患者的安全。

一、隧道技术的应用领域

(一)黏膜层疾病的治疗
如经内镜隧道式黏膜下剥离术等。

(二)肌层相关病变的治疗
如黏膜下隧道内镜肿瘤切除术、经口内镜括约肌切开术等。

(三)诊断与治疗
胃肠道腔外疾病如淋巴结切除、肿瘤切除、经人体自然腔道内镜手术等。

二、隧道技术的优点

(一)保证人体结构的完整
将消化道由1层变成了2层,尽可能将操作的入口、途径、目标位置放在同一个腔隙内。利用黏膜层或固有肌层隔离消化道与人体的其他腔隙,避免气体和消化液进入其他间隙。

(二)符合未来腔镜手术原则
(1)遵循腔隙完整原则。

(2)在有菌与无菌条件下,以无菌条件为首选。

(3)在有化学刺激与无化学刺激条件下,以无化学刺激为首选。

(4)在有自然腔道与无自然腔道条件下,以有自然腔道为首选,自然腔道的选择,应该首先符合第(2)、(3)条原则。

(5)在人口与手术部位距离方面,在遵循上述原则的同时,遵循就近原则。

(6)具有良好的预防与止血技术,并有候补措施能够保证几乎100%的止血率。

(7)具有熟练预防与封闭腔隙间相互贯通的技术,保证能够恢复人体原有腔隙的完整与闭合状态。

(8)遵循肿瘤完整切除与防止转移原则。

三、适应证

(一)黏膜层病变
食管长环周病变;食管、贲门、胃底体小弯横径在2 cm以上的病变。

(二)固有肌层病变

直径<2.5 cm 的食管、贲门固有肌层肿瘤,未经外科手术的 Ling Ⅰ 型、Ling Ⅱa 型、Ling Ⅱb 型原发性贲门失弛缓症。

(三)相对适应证

1.黏膜层病变

食管、贲门、胃底体小弯横径<2 cm 的病变。

2.固有肌层病变

横径在 2.5~3.5 cm 的食管、贲门固有肌层肿瘤;未经外科手术的 Ling Ⅱc 型、Ling Ⅲ 型原发性贲门失弛缓症。

四、禁忌证

(1)常规内镜检查禁忌者。

(2)建立隧道部位有大面积瘢痕形成或存在吻合口瘘者。

(3)相对禁忌证。①黏膜层病变:食管、贲门、胃底体小弯病变内有明显瘢痕形成者。②固有肌层病变:固有肌层肿瘤,但没有建立隧道的余地或肿瘤与上皮层粘连不能分离者;肿瘤横径在 3.5 cm 以上,肿瘤不能经隧道完整取出者;外科手术后原发性贲门失弛缓症者。

五、术前准备

(一)器械准备

(1)内镜常规使用带辅助送水的内镜,如无辅助送水内镜,可使用具有喷水功能的切开刀。

(2)送气装置常规使用 CO_2。

(3)高频电发生器参数设定根据功率输出及个人习惯设定。

(4)附件各种型号的注射针、各种切开刀、止血钳、钛夹等。

(5)黏膜下注射液。①生理盐水+肾上腺素+亚甲蓝:生理盐水 250 mL+肾上腺素 1 mg+亚甲蓝 0.1~0.4 mL。②甘油果糖+肾上腺素+亚甲蓝:甘油果糖 250 mL+肾上腺素 1 mg+亚甲蓝 0.1~0.4 mL。

(6)其他同内镜下黏膜剥离术。

(二)患者准备

禁食禁水 12 小时以上,测定凝血功能。术前安抚患者,取的患者同意配合。

六、黏膜层疾病的隧道治疗技术

经内镜隧道式黏膜下剥离术(endoscopic submucosal dissection through tunnel,ESDTT)是利用隧道技术改良内镜下黏膜剥离术操作过程,从病变口侧至肛侧建立黏膜下隧道来辅助完整切除病变。先行黏膜下注射,依次切开病变上、下缘,从上缘黏膜下开始剥离,建立一条黏膜与固有肌层之间的通道,直达下缘开口,然后沿隧道两侧剥离病变黏膜,逐步切除病变。这种方法一方面弥补了常规内镜下黏膜剥离术环周切开后,注射液被吸收或外渗消失快、黏膜下注射抬举征不明显、剥离困难、剥离时间长等缺陷;另一方面,透明帽进入隧道后充气,帽端钝性分离加快了手术进程,同时下端开口,避免隧道内过度充气、浆膜穿孔的发生。经内镜隧道式黏膜下剥离术的应用改变了经典内镜下黏膜剥离术操作方法,从环周标记注射环周切开剥离的方式转变为环周标记注射-肛侧开口-口侧开口建立隧道切开隧道侧边的方式。在经内镜隧道式黏膜下剥离术操作过程中,隧道建立前先从病变肛侧开口,这样一方面病变肛侧开口可以作为隧道建立过程中的终点,避免过度剥离;另一方面可以降低隧道内压力,避免过多充气后气体存留导致黏膜过多被钝性分离。在隧道建立后的侧边切开过程中,经典内镜下黏膜剥离术操作方法是边注射边剥离,而经内镜隧道式黏膜下剥离术借助于两侧组织的相互牵连,一方面减少了注射,缩短了相应的操作时间,另一方面可以借助于重力因素,从高到低分别切除侧边。与内镜下黏膜剥离术比较,经内镜隧道式黏膜下剥离术用时更短,剥离速度更快,更易达到肿瘤的根治性切除。

七、肌层相关病变的隧道治疗技术

随着内镜下黏膜剥离术的进步,其应用范围不断扩大,对起源于黏膜肌层、黏膜下层、固有肌层的黏膜下肿瘤(submucosal tumor,SMT),可行内镜下黏膜挖除(endoscopic submucosal excavation,ESE)术。内镜下黏膜挖除术具体步骤如下。①标记:用 HOOK 刀或氩气刀紧靠病灶边缘进行电凝标记。②黏膜下注射:将 0.5 mL 亚甲蓝、1 mL。肾上腺素和 100 mL 生理盐水混合配制的溶液,在病灶边缘标记点进行多点黏膜下注射。③环形切开:用 HOOK 刀沿病灶边缘标记点切开病灶远侧黏膜。④挖除病灶:在直视下用 HOOK 刀沿病灶四周进行剥离、挖除病灶、病灶及其上附着黏膜一起挖除,挖除过程中可行多次黏膜下注射。⑤创面处理:残留的人造溃疡面,可用热活检钳电凝、氩离子血浆凝固术凝固;胃肠穿孔可用钛夹闭合创面。

黏膜下良性肿瘤,如平滑肌瘤、脂肪瘤,常常包膜光滑.黏膜层和浆膜层均完整,没有浸润。这种起源于黏膜固有肌层的黏膜下肿瘤可选择行黏膜下隧道内镜肿瘤切除术。具体步骤:①氩气标记肿瘤位置。②建立黏膜下隧道暴露肿瘤。在黏膜下肿瘤近端 5 cm 处纵行切开黏膜 2 cm,逐层剥离黏膜及黏膜下层建立隧道至肿瘤远端 1～2 cm,保证足够的手术操作空间。③在直视下剥离肿瘤,需保留肿瘤包膜完整,同时避免伤及食管黏膜、浆膜(肿瘤完整切除防止播种转移)。④取出肿瘤后用钛夹关闭黏膜入口。黏膜下隧道内镜肿瘤切除术保存瘤体表面的黏膜,同时实现全瘤切除,胃肠道漏和继发感染发生率低。

经口内镜括约肌切开术为一种微创的治疗贲门失弛缓症的手术方法。主要步骤:①食管黏膜层切开(又称开窗)。距胃食管连接 10 cm 处,氩气纵行标记 3 个点,黏膜下注射甘油果糖靛胭脂,黏膜抬举良好,针状刀纵行切开 1～2 cm,开窗,即切开黏膜层暴露黏膜下层。②黏膜剥离建立黏膜下隧道。沿食管黏膜下层,用 IT 刀、钩刀自上而下剥离,边剥离边进行黏膜下注射,必要时用 Co-grasper 止血,建立黏膜下隧道至胃食管结合部(gastroesophageal junction,GEJ)下方胃底约 2 cm。③环形肌切开。在胃镜直视下应用 IT 刀切开环形肌 8～10 cm,其中食管部 6～8 cm,延伸至胃壁约 2 cm。切开过程中由上到下、由浅而深切断所有环状肌束,尽可能保留纵形肌束,避免透明帽顶裂纵形肌。④钛夹关闭黏膜层切口。用甲硝唑冲洗创面,多枚钛夹对缝黏膜层切口。经口内镜括约肌切开术建立隧道较黏膜下隧道内镜肿瘤切除术长,隧道内环形肌全程切开,而黏膜下隧道内镜肿瘤切除术隧道仅为通往病变的通道,这样可以避免破坏病变表面的黏膜,两者术后均用钛夹关闭黏膜入口,保护手术创面,能降低穿孔、感染等并发症的发生率。

八、术后护理

(一)患者护理

(1)撤去弯盘、擦去患者颜面部分泌物,嘱患者休息片刻,待无不良感觉时再起身。

（2）嘱患者回病房后卧床休息，监测生命体征、神志、肠鸣音；遵医嘱给予制酸、保护胃黏膜、止血、补液等处理。

（3）术后禁食水 48～72 小时。

（4）嘱患者定期胃镜下随诊 1～12 个月。

（二）器械及附件处理

（1）内镜同胃肠镜检查术后处理。

（2）附件：一次性耗材，毁形后按医疗垃圾处理。其他附件按消毒规范处理。

九、并发症及防治

（一）气体相关并发症

包括气胸、皮下气肿、纵隔积气及腹腔积气等。多数患者可自行缓解，少数气胸或腹腔积气者需要引流处置。术后应及时复查 X 线片，了解有无气胸、气腹等并发症，给予迅速处理。

（二）隧道黏膜穿孔

较常见。可以在隧道内喷洒纤维蛋白胶或用止血夹夹闭。术中对较大的血管进行预凝固处理，对创面的出血及时电凝止血。

（三）感染

包括隧道内感染、纵隔感染、腹腔感染等。应充分做好术前准备，防止术中食物反流导致误吸。术后加强饮食管理，一般由流质饮食逐步过渡到普通饮食。

（四）其他

如迟发性出血、胸腔积液、食管狭窄、溃疡和胃食管反流病、隧道入口裂开等。

十、注意事项

（1）建立隧道的主要目的就是要保持其完整性，因此在隧道建立之初，就要确定使用隧道的哪侧壁做屏障。如果要切除黏膜，则要保持固有肌层的完整性，以免造成损害，若发生破裂要及时处理。如果要对固有肌层进行手术，以及穿破固有肌层进行固有肌层以外的手术，则要保护黏膜层的完整，这样隧道技术才能起到应有的作用。

（2）其他同内镜下黏膜剥离术。

（黄珍珍）

第七节　内镜下消化道狭窄扩张术及护理

炎症、肿瘤、外来压迫等原因可导致消化道部分轻度狭窄或中、重度狭窄，从而造成消化道梗阻或不完全梗阻。目前，内镜下治疗消化道狭窄的主要方法有扩张术、切开术、消化道支架置放术、凝固疗法、注射疗法、光动力学疗法及冷冻疗法等。本节主要介绍内镜下扩张治疗的护理配合。

一、食管贲门狭窄扩张术

内镜下食管贲门狭窄扩张术用于治疗各种原因引起的食管贲门狭窄。扩张的主要方法有探条扩张术、球囊(气囊或水囊)扩张术。具体的手术方法主要取决于狭窄的性质、严重程度和患者的具体情况。护士应熟悉操作步骤,与术者配合默契;送入扩张器时动作要轻柔、准确,扩张时准确记录每次扩张的时间,以确保扩张的效果。

(一)适应证

1.食管、贲门急性梗阻

(1)良性病变所致梗阻:贲门失弛缓症、腐蚀性食管炎。

(2)恶性病变所致梗阻:食管、贲门肿瘤。

2.食管、贲门慢性梗阻

(1)良性病变所致梗阻:反流性食管炎、腐蚀性食管炎、食管术后吻合口炎等炎性狭窄;食管或贲门术后吻合口瘢痕、食管溃疡瘢痕、食管烧伤后瘢痕等瘢痕狭窄;食管蹼、膜或环,Schatzki环等先天性异常;贲门失弛缓症、弥漫性食管痉挛等食管动力性障碍;食管平滑肌瘤等良性肿瘤。

(2)恶性病变所致梗阻:食管癌、贲门癌等恶性肿瘤。

(二)禁忌证

(1)不能合作者。

(2)合并严重心肺疾病或其他严重病症者。

(3)严重衰竭无法耐受手术者。

(4)局部炎症、水肿严重者。

(5)狭窄部位过高或狭窄严重,引导钢丝无法通过者。

(三)术前准备

1.器械准备

(1)根据狭窄的程度选择孔道大小合适的内镜。

(2)探条式扩张器:包括非钢丝引导的扩张器和钢丝引导的扩张器。最常用的是 Maloney 扩张器和 Savary 扩张器。

(3)引导钢丝:检查引导钢丝是否平直,如有折痕、成角,应事先整理使钢丝平直。

(4)球囊(气囊或水囊)扩张器:分为钢丝引导和非钢丝引导两种,最常用的是 RigiflexOTW 和 Rigiflex TTS 扩张器。每一个球囊先接注射器注气,检查球囊是否有漏气。

(5)球囊扩张专用压力枪、测压表和注射器。

(6)生理盐水。

(7)X 线透视机。

(8)水溶性润滑剂。

(9)其他同常规胃镜检查。

2.患者准备

(1)向患者及家属解释扩张治疗的意义及可能出现的并发症,以取得患者及家属的配合,并签署手术同意书。

(2)行必要的上消化道钡餐造影、胃镜检查及组织检查,以明确狭窄的部位、长度、特点及病因等。

(3)调整抗凝血药物治疗,做血常规、血型、凝血功能和肝、肾功能等化验检查。必要时行心肺功能检查,心肺功能较差者术前予以纠正。

(4)术前 24~36 小时开始进流食,手术当天至少禁食 12 小时,保证食管无食物残留,防止术中误吸。如果食管腔内有残留食物,则需延长禁食时间,也可通过持续胃肠减压或胃镜吸引、冲洗使食管清洁。

(5)术前 30 分钟肌内注射地西泮 10 mg、山莨菪碱 10 mg。

(6)术前对患者咽喉部表面进行麻醉(同常规胃镜检查)。

(7)不能配合操作的患者,可在全麻下进行手术,以防发生意外。

(四)术中护理配合

1.患者护理

(1)同常规胃镜检查护理。

(2)在手术过程中,保持患者体位不变,固定好牙垫,嘱患者放松全身,缓慢做深呼吸;如口腔有分泌物,嘱患者让其沿口角自然流出,不宜吞咽,以防引起呛咳或窒息。

(3)扩张会使狭窄的黏膜撕裂,患者可出现不同程度的胸痛,术中应严密观察患者的意识、面色、生命体征以及疼痛的情况。如发现患者意识及生命体征出现异常或患者对疼痛难忍、置入的探条式扩张器遇到阻力时,应立即停止扩张,不可强行通过,以免因扩张过度致使狭窄口黏膜撕裂过深而导致出血或穿孔等严重并发症。

2.治疗过程中的配合

(1)探条扩张术:①术者插入胃镜进行常规胃镜检查,观察狭窄情况,估计狭窄部直径及所需扩张器的型号,测量狭窄部远端至门齿的距离。②将引导钢丝经胃镜活检孔道送入胃内,越过狭窄部位,在透视下或胃镜直视下使引导钢丝的弹簧帽端抵达胃底或胃体部。术者退镜,护士送引导钢丝,两者的速度应保持一致,保证引导钢丝在胃内且不打弯。术者固定引导钢丝,使引导钢丝不从口中滑出。③术者拔出胃镜后,护士持稳引导钢丝。根据狭窄情况先选择较细的探条进行扩张,将引导钢丝穿入扩张器中心管道内,沿引导钢丝送入扩张器,待有阻力感后慢慢于透视下将扩张器的扩张部(即圆柱形部分)通过狭窄口送到狭窄部远端,推进时要注意固定引导钢丝,不要使引导钢丝插入太深。停留 3 分钟左右,退出扩张器。退出探条时注意均匀向外抽,但要时时向前送引导钢丝,不要让引导钢丝随探条一同退出,注意保持引导钢丝的位置固定不变。④依次增加扩张器的直径,使狭窄部分逐渐被扩开。扩张完毕后,扩张器连同引导钢丝一起退出。⑤术者再次插入胃镜检查,观察狭窄部黏膜撕裂情况,如出血较多,可用去甲肾上腺素止血或其他方法止血。

(2)OTW 球囊导管扩张术:①手术前两个步骤同探条扩张术。②根据患者狭窄部位情况选用直径30 mm、35 mm 或 40 mm 的球囊扩张器,先将球囊内空气抽空,锁住导管尾部三通接头通球囊的通道,在球囊外涂以润滑油便于插入。将球囊装置的中央孔道套入引导钢丝,在透视下或内镜直视下确定球囊中央位于狭窄部中央。③接带压力计的注射器向球囊内注气或注水,在 X 线或内镜监视下进行扩张,扩张压力一般为 20~40 kPa,维持 1 分钟,放气,再注气、放气,反复2~3 次;扩张期间应注意患者的反应,如有异常应立即停止注气。扩张完毕后,扩张器连同引导钢丝一起退出。④最后一个步骤同探条扩张术。

(3)TTS 球囊导管扩张术的配合:①手术步骤的第一步同探条扩张术。②护士将 TTS 球囊外涂润滑油,抽尽球囊内空气,递给术者,经内镜活检孔道插入直到导管先端露出在视野内。③选较细的一根球囊导管,将导管插入狭窄部位的中央有孔处,术者缓缓向前推进导管,至阻力突然消失,说明球囊导管已越过病变部位,按照术前已测定好的每一球囊的注气量,用带压力计的注射器向球囊中注气,注意压力变化不能超出术前测定的压力太多,否则球囊容易破裂;充气

2分钟,放气;再充气、放气;反复多次后,抽尽球囊中的空气,将球囊从活检孔道中退出;换稍粗一级的球囊导管如上法扩张,如此一直扩张到20～25 mm球囊。④术者再次插入胃镜检查,观察狭窄部黏膜撕裂情况,如出血较多,可用去甲肾上腺素止血或其他方法止血。

(五)术后护理

1.患者护理

(1)术后卧床休息24小时,避免用力咳嗽。注意观察患者生命体征情况,观察患者有无胸痛、咳嗽、发热、呼吸困难、皮下气肿、呕血及黑便等不适,出现异常及时处理。

(2)扩张治疗术后禁食6小时,6小时后无特殊不适可进食温凉流质食物1～2天,再进半流质食物,以后逐步过渡到普食。避免暴饮暴食,减少油腻食物。餐后2小时或睡眠时应抬高床头15°～30°,防止食物反流。

(3)术后常规应用止血药、制酸剂、黏膜保护剂、抗生素3～5天。

(4)其他护理同胃镜检查护理常规。

(5)指导患者定期随访疗效,观察有无反流性食管炎、狭窄再形成等远期并发症。效果不佳者1～2个月后可重复治疗。

2.器械及附件处理

(1)内镜处理:同胃镜检查。

(2)探条处理:探条不能高压蒸汽消毒,只能用2%戊二醛溶液浸泡消毒。清洗、浸泡时探条应保持平直,不能弯曲,探条中央管道应用清洗刷清洗干净,再接专用钝针头,接注射器或高压水枪注水冲洗。消毒后放回原装箱内保存,探条的先端必须插回厂家配置的保护用硬钢丝,以免探条的先端变形、折损。

(3)球囊导管为一次性使用物品,禁止重复使用。

(六)并发症及防治

1.出血

在扩张之后可发生出血,多数可自行停止,极少数出血不止者可行内镜止血。

2.穿孔

对小的穿孔可先采取保守治疗,立即禁食,给予肠道外营养,给予抗生素治疗;如穿孔较大,应立即行外科手术治疗。

3.胃食管反流

应避免平卧位,穿着宽松的衣服,应用制酸剂,促进胃动力等。

4.吸入性肺炎

需应用抗生素治疗。

5.继发感染

可发生菌血症或败血症,需应用抗生素治疗。

(七)注意事项

(1)治疗前全面评估患者,掌握适应证、禁忌证,选择合适的治疗方法。充分沟通,解除患者的顾虑。

(2)治疗前至少禁食12小时,保持食管清洁。如果食管腔内有残留食物者则需延长禁食时间,也可通过持续胃肠减压或胃镜吸引、冲洗使食管清洁。

(3)行Savary扩张器扩张的患者必要时需安排在X线机的检查台上,利用X线机对引导钢丝进行定位。护士应与术者配合密切,退镜和送引导钢丝的速度要一致,保留引导钢丝在胃腔内不打弯,直到内镜完全退出。当扩张器经过引导钢丝时,护士应在插入引导钢丝时保持引导钢丝的末端盘绕和拉紧,不允许向前或向后滑动,并注意引导钢丝的标记。

(4)探条扩张时,推进探条应注意缓慢往外抽拉固定引导钢丝,防止引导钢丝插入过深;退探条时要用力均匀往前送引导钢丝,勿使引导钢丝同时被带出体外。使用球囊(气囊或水囊)扩张时,术前需测定球囊注气量及压力。

(5)操作时护士应与术者密切配合,谨慎操作,用力适度,遇有阻力勿强行通过以免发生意外或损坏器械。

(6)手术中密切观察患者的面色、呼吸、脉搏及疼痛等变化,发现异常及时处理。术后注意有无出血、穿孔、感染等并发症,发现异常及时报告医师处理。

(7)治疗后合理安排膳食,告知患者进食宜少量多餐,细嚼慢咽,避免暴饮暴食,少进油腻食物或刺激性强的食物,如浓茶、咖啡、酒等,以免胃酸增多引起反流症状。

(8)检查结束,及时清理设备及用物,定期检查设备性能,如有故障及时报告、维修。

(9)指导患者定期复诊,出现严重不适,应立即来院就诊。

二、结肠扩张术

结肠扩张术用于治疗各种原因引起的大肠狭窄。大肠狭窄可分为良性狭窄和恶性狭窄。良性狭窄常见于炎症性疾病、术后吻合口狭窄及外伤等;恶性狭窄常见于结/直肠肿瘤及盆/腹腔肿瘤压迫等。良性狭窄可行内镜下球囊扩张术治疗,恶性狭窄可于扩张术后行金属支架置放术解除肠梗阻。

(一)适应证

(1)结/直肠良、恶性肿瘤术后吻合口狭窄。

(2)结/直肠炎性狭窄、溃疡性结肠炎、克罗恩病、结核、血吸虫病肉芽肿、性病淋巴肉芽肿、放线菌病、肠粘连。

(3)放射性肠炎,烧伤,具有腐蚀性的药物、栓剂的损伤引起的肠腔狭窄。

(4)置放金属支架前扩张肠腔,结/直肠狭窄手术前解除梗阻。

(二)禁忌证

(1)梗阻肠管已坏死穿孔,有瘘管和深溃疡,有较大憩室。

(2)重度内痔出血,狭窄部位有严重炎症、出血。

(3)严重心肺功能衰竭,凝血功能障碍,有严重出血倾向。

(4)不能合作者。

(三)术前准备

1.器械准备

(1)肠镜治疗孔道直径达 3.7 mm 和 4.2 mm 的治疗内镜。

(2)扩张导管、球囊导管。

(3)导丝。

(4)球囊扩张专用压力枪、测压表和注射器。

(5)泛影葡胺、生理盐水。

(6)润滑剂。

(7)吸引器、X线透视机。

(8)其他物品同普通结肠镜检查。

2.患者准备

(1)向患者及家属解释扩张治疗的意义及可能出现的并发症,取得患者及家属的配合,并签署手术同意书。

(2)术前行钡剂造影、结肠镜检查,重度狭窄者行泛影葡胺造影,以明确狭窄的部位、程度及特点等。

(3)至少术前3天停服影响凝血功能的药物,行血常规、血型、凝血功能和肝、肾功能等化验检查。必要时行心肺功能检查,心肺功能较差者术前予以纠正。

(4)肠道准备、术前用药同肠镜检查,禁用甘露醇准备肠道。

(四)术中护理配合

1.患者护理

同结肠镜检查。

2.治疗过程中的配合

(1)OTW球囊导管扩张术的配合:①术者插入肠镜观察肠道狭窄情况。②自内镜钳道管口插入引导钢丝,将引导钢丝的前端越过狭窄段放置在远端,在X线下定位,明确狭窄部位病变后,退出内镜,保留引导钢丝。此时护士应与术者密切配合,术者退镜,护士送引导钢丝,两者的速度应一致,保证引导钢丝留在肠腔内而又不会打弯,直到内镜完全退出。术者固定引导钢丝,不让引导钢丝从口中滑出。③将球囊内空气抽尽,锁住导管尾部三通接头通球囊的通道,在球囊外涂以硅油便于插入。④引导钢丝尾部插入球囊导管先端孔中,沿引导钢丝送入球囊导管。在透视下可见球囊两端的标志,接带压力计的注射器向球囊中注气,如球囊中部成腰,说明球囊位置正确;如果成腰偏高或偏低,应调整球囊位置再注气,一般球囊压力达到40 kPa,维持1分钟,放气;再注气、放气,反复2~3次;扩张期间应注意患者的反应,如有异常应立即停止注气。⑤术者将球囊导管和引导钢丝一起退出;护士接过球囊导管和引导钢丝立即用清水冲洗干净,留待进一步清洗消毒。⑥如遇术后采用吻合器铁钉的吻合口狭窄,在做球囊扩张时,尽量不要让球囊导管前后移动,防止损伤球囊。⑦内镜能顺利通过扩张后的狭窄段的远端,仔细观察有无肿瘤和其他病变,必要时协助取活检。如出血较多可行内镜下止血术。

(2)TTS球囊导管扩张术的配合:①同OTW球囊导管扩张术。②将TTS球囊导管外涂润滑剂,抽空球囊内空气,递给术者,经内镜钳道管插入直到导管先端露出(在视野内);注意阻力大时不可强行用力,应检查是否将球囊中的空气完全抽空。③选较细的一条球囊导管,将导管插入狭窄部位的中央有孔处,术者缓缓向前推进导管至阻力突然消失,说明球囊导管已越过病变部位,按照术前已测定的每一球囊的注气量,用带压力计的注射器向球囊中注气,注意压力变化不能超出术前测定压力太多,否则球囊容易破裂;充气2分钟、放气、再充气、再放气,反复多次后,抽空球囊中的空气,将球囊从钳道管中退出;换稍粗一级的球囊导管如上法扩张;如此一直扩张到20~25 mm球囊。④术者用水冲净使视野清晰后,进镜观察,注意扩张部位损伤,如出血多,护士配合术者行内镜下止血。

(五)术后护理

1.患者护理

(1)术后卧床休息24小时。注意观察患者腹部体征,观察患者有无腹痛、发热、便血等不适,出现异常及时处理。

（2）术后禁食 1～2 天,如无不适可进流质饮食,次日可进半流质饮食,以后逐步增加饮食中的固体含量,进少渣饮食。

（3）术后常规应用抗生素 3～5 天。

（4）其他护理同结肠镜检查护理常规。

（5）指导患者定期随访疗效,为防止术后再狭窄,指导患者术后 2 周再次行扩张治疗。

2.器械及附件处理

（1）内镜处理同结肠镜检查。

（2）球囊导管为一次性使用物品,用后弃之。

（3）引导钢丝清洗消毒后备用。

(六)并发症及防治

1.出血

在扩张之后可发生出血,多数可自行停止,极少数出血不止者可行内镜止血。

2.穿孔

对小的穿孔可先采取保守治疗,立即禁食,肠道外营养,给予抗生素治疗;如穿孔较大,应立即行外科手术治疗。

3.感染

需应用抗生素治疗。

(七)注意事项

（1）按要求做好肠道准备,保证肠道清洁。

（2）术中密切观察患者的面色、呼吸、脉搏、腹胀、腹痛等情况;术后注意有无腹胀、腹痛、发热及黑便等情况,发现异常及时通告医师。

（3）术中操作应轻柔、少量注气,在插入引导钢丝和球囊导管的过程中如遇阻力过大,不可强行用力,压力泵应缓慢逐渐加压。

（4）其他同食管贲门扩张术。

（黄珍珍）

第八节　经皮内镜下胃造瘘术及护理

经皮内镜下胃造瘘术(percutaneous endoscopic gastrostomy,PEG)是指在内镜引导下经腹部皮肤穿刺放置造瘘管,直接给予胃肠营养支持的一种内镜下治疗技术。对于不能经口进食的患者,留置鼻胃管是临床常用的治疗方法,但长期留置鼻胃管容易导致吸入性肺炎,同时鼻腔、咽喉、食管长期受压易发生局部黏膜糜烂、出血等并发症。经皮内镜下胃造瘘术能建立肠内营养支持治疗,有效地改善各种不能经口进食患者的营养状况,提高生活质量,操作简单安全,也能较好地解决留置鼻胃管注食所引发的并发症问题。护士应积极掌握其适应证及置管后注意事项,术中顺利配合术者操作,以达到满意的治疗效果。

一、适应证

(1)食管广泛瘢痕形成者。

(2)严重的胆外漏需将胆汁引流回胃肠道者。

(3)各种中枢神经系统疾病或全身性疾病导致的吞咽障碍：①脑血管意外，脑肿瘤，脑干炎症、变形或咽肌麻痹。②系统性硬化、重症肌无力。③完全不能进食的神经性厌食或神经性呕吐。④意识障碍、痴呆。

(4)耳鼻喉科肿瘤(咽部、喉部、口腔)。

(5)颌面部肿瘤。

(6)气管切开，同时需行经皮内镜下胃造瘘术者。

二、禁忌证

(1)严重的凝血功能障碍者。

(2)完全性口、咽、食管、幽门梗阻者。

(3)大量腹水者。

(4)胃前壁有巨大溃疡、肿瘤或穿刺部位腹壁广泛损伤，皮肤感染者。

(5)器官变异或胃大部切除术后残胃极小者。

(6)胃张力缺乏或不全麻痹者。

三、术前准备

(一)器械准备

(1)前视或前斜视治疗胃镜：胃镜的安装与检查同常规胃镜检查。

(2)牵拉式置管法：备 3 号粗丝线或引导钢丝 150 cm、16 号套管穿刺针、造瘘管等。

(3)直接置管法：备 18 号穿刺针、16 F 或 18 F 特制套有塑料外鞘的中空扩张器、12 F 或 14 F 的 Foley 球囊造瘘管、长 40 cm 的 J 形引导钢丝。

(4)1％利多卡因、生理盐水、注射器、润滑剂、抗生素软膏。

(5)手术切开包：消毒剂、棉签、无菌洞巾、无菌敷料、无菌止血钳和剪刀等。

(6)圈套器。

(7)两个吸引装置。

(8)必要时备齐急救药品，确保各种抢救及检查仪器性能良好。

(9)其他物品同常规胃镜检查。

(二)患者准备

(1)向患者及家属讲明手术的目的和风险性，取得患者及家属同意后，签署手术同意书。

(2)术前评估患者身体状况。检查血常规、出凝血时间、肝功能等。凝血功能障碍者禁忌。

(3)了解患者过敏史及用药情况，如近期正在服用阿司匹林、NSAIDs 类和抗血小板凝集药物，应停药至少 7 天后才可行经皮内镜下胃造瘘术。

(4)做好心理护理。清醒患者置管前向患者解释经皮内镜下胃造瘘术的目的、方法及注意事项，告之术中可能出现恶心、腹痛、腹胀等不适，可以通过深呼吸缓解，以消除其紧张、恐惧心理。

(5)术前禁食 12 小时，禁水 4 小时。

（6）建立静脉通道,术前 1 小时给予静脉滴注抗生素预防感染。术前 30 分钟肌内注射地西泮 10 mg、山莨菪碱 10 mg。

（7）其他同常规胃镜检查护理。

四、术中护理配合

（一）患者护理

（1）给予持续低流量吸氧,有效提高其血氧饱和度,减少心肺意外的发生。

（2）根据术者指令协助患者调整体位,保证患者安全,防止坠床。

（3）术中注意观察患者神志、面色、生命体征变化,如有异常,立即停止手术,并做对症处理。

（4）由于患者是在局部麻醉下接受手术,术中处于清醒状态,随时了解和安慰患者,消除其紧张情绪。

（5）及时清理口咽分泌物,保持呼吸道通畅,防止误吸。

（二）治疗过程中的配合

1.牵拉式置管法

（1）体表定位:协助患者取左侧卧位,术者插入胃镜后取平卧位,抬高头部 15°～30°并左转,双腿伸直。向胃内注气使胃前壁与腹壁紧密接触。将室内灯光调暗,观察胃镜在腹壁的透光点,胃镜下可见到胃前壁压迹,即确定该处为造瘘部位。助手在腹壁透光处用手按压此点,术者在内镜直视下可见胃腔内被按压的隆起,指导助手选定体表经皮内镜下胃造瘘术最佳穿刺位置,一般在左上腹左肋缘下 4～8 cm 处。术者固定胃镜并持续注气,保持胃腔张力。护士将圈套器经胃镜活检孔插入胃腔内并张开置于胃内被按压的隆起处。

（2）局部麻醉:助手消毒穿刺点皮肤,铺无菌巾。抽 1% 利多卡因在腹壁各层注入。

（3）助手于穿刺部位皮肤做小切口至皮下,再钝性分离浅筋膜至肌膜下。

（4）助手将经皮内镜下胃造瘘术套管穿刺针经皮肤切口垂直刺入胃腔的圈套器内,退出针芯,沿套管将长 150 cm 的粗丝线或导丝插入胃腔。圈套器套紧粗丝线或导丝后,连同胃镜一起退出口腔外,使粗丝线或导丝一端在口腔外,一端在腹壁外。

（5）术者将口端粗丝线或导丝与造瘘管尾部扎紧,将造瘘管外涂抹润滑油。助手缓慢牵拉腹壁外粗丝线或导丝,将造瘘管经口、咽喉、食管、胃和腹壁拉出腹壁外。

（6）再次插入胃镜,观察造瘘管头端是否紧贴胃壁,确认后退镜。用皮肤垫盘固定锁紧造瘘管,于造瘘管距腹壁 20 cm 处剪断,装上 Y 形管。

2.直接置管法

（1）体表定位、麻醉同牵拉置管法。

（2）术者插入胃镜,向胃内注气使胃前壁与腹壁紧密接触。助手用 18 号穿刺针在确定好的腹壁穿刺点处垂直穿刺入胃内,拔出针芯,将 J 形导丝头端由针管插入胃腔。

（3）助手拔出穿刺针,沿导丝切开皮肤至肌膜,根据扩张器的直径确定皮肤切口的大小。将特制套有外鞘的中空扩张器在导丝引导下旋转进入胃腔内。拔出扩张器,保留外鞘于胃腔内。

（4）将 Foley 球囊造瘘管通过外鞘插入胃腔,向球囊内注气或注水,使其充分扩张。向外牵拉造瘘管,使扩大的球囊壁紧贴胃黏膜,拔出外鞘。固定腹壁外造瘘管,锁紧或缝于皮肤上,剪去多余造瘘管,装上Y形管。

五、术后护理

(一)患者护理

(1)术后患者保持头背部抬高或取侧卧位,防止误吸。

(2)术后注意观察患者有无发热、呼吸困难等表现,发现异常及时报告医师处理。遵医嘱应用抗生素及止血剂。

(3)经皮内镜下胃造瘘术喂饲护理:①经皮内镜下胃造瘘术术后24小时禁食、禁水。24小时后先从造瘘口注入50 mL生理盐水,4小时后再注入50 mL,如无不适,可给予营养液。②每次喂饲量为100～300 mL,由低浓度到高浓度,由慢到快。喂饲时,清醒患者取坐位或半卧位,昏迷患者抬高床头30°,以防止食物反流和吸入性肺炎。每次注入食物或药物后,应用50 mL。温水冲管,以防堵塞。③每次喂饲前应用50 mL。注射器抽吸,以检查食物潴留情况。如果食物潴留超过50 mL,应停止食物注入,并且报告医师。④尽量不经营养管给片剂药物,必要时需研碎溶解后输注。

(4)造瘘管周围皮肤护理:①术后24小时内密切观察穿刺口周围敷料,如有脓性或血性分泌物污染应及时更换。②注意观察造瘘口周围皮肤的情况,注意有无红、肿、热、痛以及胃内容物渗漏。③保持造瘘管周围清洁,可以用肥皂和清水清洗。保持敷料清洁、干燥直到造瘘管周围切口闭合为止。如造瘘管周围切口闭合,无分泌物排出,可撤掉敷料。④保持造瘘口周围皮肤清洁、干燥,防止感染。⑤每天用2%碘伏液消毒造瘘口2次,无菌纱布遮盖,胶布固定。

(5)造瘘管的护理:①妥善固定造瘘管,注意保持造瘘管的适当松紧度,过松易于出现胃内容物沿管侧向腹壁流出,过紧则易造成局部缺血,进而出现红肿,甚至局部坏死等情况。②保持造瘘管通畅,每次灌注营养液后用温开水冲洗导管,如需喂饲药物,必须充分捣碎溶解后方可注入,并用温开水冲洗导管。③如长时间不喂养,至少每8小时应冲洗管道1次。

(二)器械及附件处理

检查结束后,一次性物品应销毁,内镜及其附件按消毒规范进行处理。

六、并发症及防治

(一)恶心和呕吐

常因营养液灌注过多和过快所致。营养液的量以递增方式注入,配方根据患者的能量需求、耐受程度及全身疾病状况而定。从少量开始,根据患者的适应能力逐渐调快输注的速度,保持在注入食物时将床头抬高30°～40°或坐起。如出现恶心呕吐,应暂停灌注,用30～50 mL温开水冲洗导管并夹闭,清洁口腔,保持呼吸道通畅,必要时肌内注射甲氧氯普胺10 mg。

(二)腹泻和腹胀

营养液乳酸和脂肪过多以及长期大量抗生素使肠道菌群失调可引起腹胀、腹泻。温度过高可能灼伤肠道黏膜,过低则会刺激肠道引起痉挛。同时输注食物应遵循由少到多、由慢到快、由稀到浓的原则进行。指导患者床上勤翻身,多下床活动,促进肠蠕动,同时辅助应用促进消化或增强胃肠动力的药物。

(三)造瘘口皮肤感染

在经皮内镜下胃造瘘术后一周内每天检查造瘘口周围的皮肤,观察有无红、肿、热、痛以及胃内容物渗漏,保持造瘘口周围皮肤清洁、干燥,防止感染。造瘘口根据具体情况换药,有胃内容物渗漏者,用锌氧油保护皮肤。沐浴时避免淋湿造瘘口,保持造瘘口的清洁、干燥。

(四)肉芽生长预防

主要方法:①保持造瘘口清洁、干燥。②帮助患者翻身时动作轻柔,保护管道不被拉扯,减少管道刺激瘘口变大或使渗液从管口旁渗出。③每次从造瘘管注入食物量不超过 300 mL,每次鼻饲的时间为 15~20 分钟。出现肉芽组织时,用 10%氯化钠局部湿敷半小时,再用 0.9%外用生理盐水清洗后用氧气吹干或棉签抹干,用无菌纱布 Y 形固定,直至肉芽组织痊愈。出现肉芽生长时用 3%~10%的高渗盐水局部湿敷。

(五)堵塞管道

造瘘管堵管、断管及脱管食物的颗粒过大、输注速度太慢、药物与食物配伍不当形成凝块都可堵塞管道。因此所有食物均用搅拌机搅碎调匀;喂药时药片要研碎溶解后注入,保持造瘘管的清洁、通畅,每次注入食物或药物前后均用 30~50 mL 温开水冲洗造瘘管,每次注完食物后不要平睡,应坐起 30 分钟,以免食物反流阻塞造瘘管。为防止造瘘管滑脱,应定期检测球囊的完整性,必要时重新充气,至少维持 8 mL 的体积。造瘘管体外段断裂时可用力拔出残端,更换造瘘管;造瘘管胃内段断裂时应及时在胃镜下取出残端。

(六)误吸

误吸常因呕吐时食物进入气管或食物反流所致,管饲过程中及管饲后 30 分钟内给患者采取半坐位。合理安排吸痰时间,在给患者管饲前应进行较彻底吸痰,管饲后 1 小时内尽量不吸痰。患者一旦发生误吸,尽快吸出口腔、咽喉、气管内的食物,情况较严重时用纤维支气管镜冲洗,配合抗生素治疗。

(七)咽喉部疼痛或异物感

主要原因与胃镜检查、管腔压迫或损伤咽喉部组织有关。必要时行雾化吸入,每天两次,缓解咽喉部不适症状。

七、注意事项

(1)造瘘管放置后即可进行间歇性喂养,每次应注入适量的肠内营养物,避免快速大量输注而发生胃食管反流。

(2)患者应保持半卧位,减少误吸的危险。

(3)患者出院后可继续利用造瘘管进行持续肠内营养支持,维持正常营养状态。

(4)造瘘管要及时更换和拔除,如果造瘘管出现磨损、破裂或梗阻时就应及时更换。患者病情好转,可以自主经口进食时,则可拔除造瘘管。但拔管必须在窦道形成以后,通常至少在放置术后 10 天。目前常用的造瘘管借助内镜帮助即可拔除,不需手术,有些造瘘管还可直接从体外拔除。为了更加方便、更加美观,拔除原造瘘管后还可为患者更换一种按压式的胃造瘘装置,该装置一般应在腹壁窦道形成、拔除之前的造瘘管后放置。

(5)患者出院前,要对患者及其家属进行相关教育。①管饲指导:指导患者如何正确地进行管饲,包括一些注意事项。②营养指导:根据每个患者的实际情况,合理科学地进行营养成分的搭配,保证量与质的需求。③造瘘口、造瘘管清洁护理的指导。④并发症预防指导:告知相关的并发症,如有发生可及时就医。⑤定期复诊。

(黄珍珍)

第九节　经皮内镜下空肠造瘘术及护理

经皮内镜下空肠造瘘术(percutaneous endoscopic jejunostomy,PEJ)是通过内镜在空肠放置饲养管的造瘘技术。空肠营养管(空肠管)适用于不宜经胃十二指肠进食的患者或胰腺疾病的患者,可通过肠道吸收人体各种必需的营养。空肠上端滴注营养液是完全胃肠内营养的方法之一,可获得与胃肠外营养相同的疗效,又有助于胃肠道功能和形态的恢复,因此在临床营养支持中占有越来越重要的地位。临床护士应掌握放置空肠营养管的相关知识,配合术者在内镜下进行此项操作。

一、适应证

(1)上消化道吻合口瘘者。
(2)急性重症胰腺炎患者。
(3)胃大部分切除术后输出襻近端梗阻患者。
(4)胃肠功能障碍患者。
(5)胃底贲门癌等胃内广泛侵犯转移等病症必须行肠内营养者。

二、禁忌证

除大量腹水外,其余同经皮内镜下胃造瘘术。

三、术前准备

(一)器械准备
(1)空肠营养管。
(2)其他同经皮内镜下胃造瘘术。

(二)患者准备
同经皮内镜下胃造瘘术。

四、术中护理配合

(一)患者护理
同经皮内镜下胃造瘘术。

(二)治疗过程中的配合
(1)将空肠营养管润滑备用。
(2)协助术者进镜,经鼻前庭、后鼻道到达咽喉部,进入食管、胃直至十二指肠降段的远端,护士将准备好的超细导丝用二甲硅油润滑后递给术者,从活检孔道插入到达十二指肠降段的远端后开始退出内镜,在退出内镜的同时,等距离插入导丝,直至内镜完全退出,护士将导丝固定好,防止滑脱,并将露在鼻腔外的导丝以直径不小于20 cm的圈盘好,然后将二甲硅油注进空肠营养管并将表面涂二甲硅油,拉直并固定导丝,再沿导丝将空肠营养管插入至十二指肠远端或空肠,之后固定营养管将导丝拔出,即完成营养管的置放过程,最后用胶布固定营养管。

(3)确定小肠营养管放置成功的方法:①从小肠营养管中抽吸液体测定其酸碱度,如为碱性,即可确定在小肠内。②在X线透视下直接检查小肠营养管的位置。

(4)退镜后,协助患者将牙垫取下,并嘱其将口中分泌物吐出,用纸巾擦干净。

五、术后护理

(一)患者护理

(1)全麻的患者需保持左侧卧位直到完全苏醒并能控制分泌物的排出,且有人陪同,交代麻醉术后注意事项。

(2)置管后注意观察患者腹部情况,有无食物反流和消化道出血等症状,胰腺炎患者置管后监测患者血糖和血、尿淀粉酶。喂养前后用等渗盐水冲洗鼻肠管,以防堵塞。

(3)其他同经皮内镜下胃造瘘术术后护理。

(二)器械及附件处理

胃镜及其附件按消毒规范进行处理。

六、并发症及防治

(一)腹泻

最常见,营养液的配制及灌注方法不当是引起腹泻的主要原因。脂肪过多、纤维素少、渗透压高的营养液均可引起腹泻,因此要注意观察患者的大便次数、量及性质,定时送检,并注意调整灌注的速度、营养液的温度。发生腹泻时,及时分析原因,给予处理。

(二)营养管移位

妥善固定营养管是防止营养管移位的最重要措施。定期检查营养管的位置,测量外露部分的长度,做好记录,回抽液体,以确保其在小肠内。对烦躁的患者可适当约束或戴上无指手套,防止患者自己拔管。

(三)导管堵塞

连续输注营养液时,尤其是高浓度营养液时,应用无菌水冲洗营养管,以防止营养物沉积于管腔内堵塞导管。每天输注完毕后,应用无菌水冲洗营养管。应用细的小肠营养管时,禁止经该导管输注颗粒性或粉末状药物,以防止导管堵塞。当营养管堵塞时应先查明原因,排除了导管本身的因素后,用注射器试行向外(而不是向内)负压抽取内容物,不要用导丝插入导管内疏通管腔,以免引起小肠营养管破裂。

七、注意事项

(1)必须保证胃镜前端到达空肠上段,对手术或术后出现瘘的患者进镜时避开瘘口,由吻合口进入正常胃腔直至空肠上段,需要术者动作轻巧熟练。

(2)置管成功后要外固定好鼻肠管。使用黏度高、透气性好的胃管贴,贴在鼻翼两侧并将管道牢牢固定好,导管尾端固定在耳上、头侧,避免压迫管道。4小时检查营养管的位置1次,测量外露部分的长度,做好记录,做到班班交接。固定管道的胶布如出现潮湿、污染、脱落等及时更换。

(3)营养液的选择:鼻空肠营养管营养给予不同于经胃的营养,对营养液的配方、浓度、渗透压及污染情况要求相对较高。由于空肠内无胃酸的杀菌作用,因而对营养液的细菌污染要特别注意,要求按静脉输注标准操作,尽量避免污染。如自行配制营养液每次仅配制当天量,于 4 ℃保存。输注时饮食的温度应接近体温,配好的饮食在容器中悬挂的时间不应超过 8 小时,新鲜饮食不应与已用过的饮食混合。配制时间过久食物可能变质凝固,也可导致导管堵塞并注意防止霉变、腐败的食物引起细菌或真菌性肠炎。

(4)输注方式:实践表明,连续输注营养液吸收效果较间歇性输注好,患者胃肠道不良反应少,营养支持效果好。插管后应立即注入生理盐水 50 mL,以冲洗插管时分泌的胃液及胆汁等黏液。在情况允许时,尽量使用输液泵输入,第 1 次泵注营养液前,应缓慢泵入 5% 葡萄糖生理盐水 500 mL,以检查管道是否通畅,并使肠道有个适应过程。先以 60 mL/h 速度输入,如果耐受良好,可以逐渐增加速度,直至 120 mL/h 为止。开始输注时速度较慢,易发生堵管,应加强观察,发现问题及时处理。输注完毕后应使用温开水或生理盐水冲洗管道。一旦发生灌注不畅,考虑堵管的可能,可使用 20 mL 注射器反复冲洗、抽吸,或将胰酶溶于温水后注入。

(5)做好健康教育与沟通:做好患者和家属的健康教育,讲解鼻肠管的固定方法、输注方式及营养液的配制方法,告知家属如何防止及观察并发症。

(黄珍珍)

第十节　消化道异物取出术及护理

消化道异物是指故意吞入或误吞入消化道的各种物体。根据异物的不同形状分为长条形异物、锐利异物、圆钝异物及不规则异物。大多数光滑的、柔软的异物不需处理,异物可经消化道自行排出;少数尖锐的、体积大不易自行排出、有腐蚀性或有毒的异物需取出;胆道蛔虫可引起机体严重反应,亦需取出。护士应熟练掌握如何选择钳取异物的附件,术中与术者密切配合,术后注意观察有无并发症。

一、上消化道异物取出术

上消化道异物是指故意吞入或误吞入上消化道的各种物体;某些既不能被消化,又不能通过幽门的食物或药物,在胃内形成团块;上消化道手术后不慎遗留在消化道的各种引流管和器械;手术残留的缝线、吻合钉等。

(一)适应证

消化道异物,凡自然排出有困难者均可试行内镜下取出,尤其是有毒性异物应积极试取。

(1)各种经口误入的真性异物,如硬币、纽扣、戒指、别针等。

(2)各种食物相关性异物,如鱼刺、果核、骨头、食团等。

(3)各种内生性的结石,如胃结石等。

(二)禁忌证

(1)异物一端部分或全部穿透消化道者或在消化道内形成严重的嵌顿者。

(2)某些胃内巨大异物,无法通过贲门及食管取出者。

(3)内镜检查禁忌证者。

(4)合并气管有异物者。

(三)术前准备

1.器械准备

(1)内镜:最好选择大活检孔道胃镜,安装及检查方法同常规内镜。

(2)附件:主要取决于异物的种类及异物的停留部位。常用的器械有活检钳、圈套器、三爪钳、鼠齿钳、鳄鱼钳、V字钳、扁嘴钳、取石网篮、网兜形取物器、内镜专用手术剪、拆线器、吻合钉取出器、磁棒、机械取石器、橡皮保护套、外套管。

(3)液电碎石器或超声碎石机:注意检查仪器性能是否良好。

(4)生理盐水、去甲肾上腺素等。

(5)急救药品及器材。

(6)其他同常规内镜检查。

2.患者准备

(1)了解病史,详细询问吞入的异物种类、发生时间、有无胸痛、腹痛等症状。

(2)根据需要行X线片检查,确定异物所在部位、性质、形状、大小,有无在消化道内嵌顿及穿透管壁的征象。钡餐检查后常会影响视野清晰度,不利于异物的取出,因此一般不做钡餐检查。

(3)必要时检查血型、凝血功能等。

(4)向患者家属讲明取异物的必要性和风险,耐心回答患者提出的问题,消除其顾虑,取得患者的信任和配合,签署手术同意书。

(5)成人及能较好配合的大龄儿童可按常规内镜检查做准备。术前禁食8小时以上,术前给予镇静剂及解痉剂,如地西泮5~10 mg及丁溴东莨菪碱20 mg肌内注射或静脉注射。

(6)有消化道出血和危重患者应先建立静脉输液通道,以保证安全。

(7)婴幼儿、精神失常、操作不合作者、异物较大或估计取出有困难者,可行全麻下取异物。

(四)术中护理配合

1.患者护理

(1)术中注意观察患者全身状况,监测生命体征,必要时心电监护。特别是小儿全麻时,及时清除口腔内分泌物,防止窒息。

(2)对剧烈恶心者嘱其做深呼吸,以减轻症状。

(3)如操作过程中,患者突然出现腹痛剧烈、腹肌紧张者,立即报告术者,停止操作,并做好抢救准备工作。

2.治疗过程中的配合

(1)选择取异物的附件不同形状、性质的异物,钳取时所用的附件亦不相同。护士应正确选择取异物的附件。

长形棒状异物:如体温表、牙刷、竹筷、钢笔、汤勺,对此类异物较短的、较细的可选择各式异物钳、鳄口钳、鼠齿钳、三爪钳、圈套器等;较长的,预计通过咽部困难,需备内镜外套管,用于保护咽部。

尖锐异物:如张开的安全别针、缝针、刀片、鱼刺等,应设法使异物较钝的一端靠近内镜头端,除备各种异物钳外还需在内镜前端加保护套,将异物抓住后收到保护套中,避免损伤消化道。较小的异物可在内镜前端装透明帽,较大的应装橡皮保护套。

圆形和团块异物:水果核、玻璃球、纽扣电池等,可选择网篮、各式异物钳、鳄口钳、鼠齿钳、三爪钳等。应设法将食管内的食物团块捣碎,或使其进入胃内,或者用网篮取出。胃内巨大结石可用碎石器将其击碎成小块,让其自然排出体外。

胆道蛔虫:可选择圈套器。

其他:吻合口缝线、胆管内引流管、吻合口支撑管等。吻合口缝线可采用内镜专用剪刀或拆线器将缝线逐一拆除。胆管内引流管可用圈套器或专用器械顺利取出;吻合口支撑管取出有困难,应酌情考虑。

(2)取异物的配合技巧。①长形棒状异物:用异物钳抓取棒状异物的一端,将异物调整成纵轴与消化道平行,小心拖出体外;如异物较长、较大,护士可先协助术者下一内镜外套管,将套管先送入口咽部和食管上段,抓住异物后,将异物先拖到套管内,再连异物同内镜、外套管一起退出。注意抓取到的异物应尽量靠近内镜前端,防止异物与内镜"脱位"。异物如果坚硬,各种抓钳不易抓牢,极易滑脱,护士应与术者小心配合。当异物拖到口咽部时,应使患者头稍后仰,以利于异物顺利通过。②尖锐异物:此类异物如果处理不好在取物过程中易对消化道造成损伤,故可根据异物的大小和形态在内镜前端装保护套,将异物抓到保护套内,拖出体外。③圆形和团块异物:硬性圆形异物可用网篮套取。软性团块异物可用鳄口钳、鼠齿钳等咬碎,或取出或推入胃内,使其自然排出;胃内巨大结石,可用液电碎石器进行碎石后再取出。④胆道蛔虫:通常蛔虫的一部分钻入十二指肠乳头,还有一部分留在十二指肠内,用器械取出可立即缓解症状。可选用前视式胃镜和圈套器。发现蛔虫后,先送入圈套器,张开圈套器后,将圈套器由蛔虫尾部套住,护士慢慢收紧圈套,待手下感到已套住后,不要再收,过度用力可把虫体勒断,术者将圈套器向肛侧推,将蛔虫拉出十二指肠乳头,最后连同内镜一起退出,整个过程护士应保持圈套器松紧适度,不能过紧也不能过松。

(五)术后护理

1.患者护理

(1)全麻下取异物时,应待患者完全苏醒后再让其离院。通常患者需留院观察24小时,一般情况好才可离开;有并发症者应收入院。

(2)根据异物对消化道损伤程度指导患者进食,损伤小或无损伤者可正常进食;轻、中度损伤者进半流质饮食或全流质饮食;重度损伤者或有并发消化道出血者应禁食。术后2~5天勿进硬食、热食,应食冷半流质饮食或冷流质饮食,以免食管伤口继续擦伤或损伤的黏膜血管扩张引起食管出血。

(3)术中如有黏膜损伤,出血者,术后患者留观24小时,禁食,并给予止血剂和黏膜保护剂。必要时可应用广谱抗生素2天。

(4)吞入含有毒物的异物者,处理后,密切观察有无中毒表现。

(5)术后注意有无腹痛、呕血、黑便等消化道出血症状及皮下气肿、腹部压痛等消化道穿孔表现。一旦发生,应立即行外科处理。

2.器械及附件处理

(1)胃镜处理:同胃镜检查护理常规。

(2)附件处理:根据内镜附件清洗消毒规范进行清洗消毒。

(六)并发症及防治

1.消化道黏膜损伤

较大的锐利物在取出过程中可能会损伤消化道黏膜,尤其是在咽喉部、食管、贲门、幽门、十二指肠等狭窄或管径较小部位,轻者可造成黏膜撕裂和出血,重者可造成穿孔。操作过程中应小心、轻柔,切忌粗暴,以防损伤。已造成黏膜损伤或有轻度渗血者可禁食、补液,使用抑制胃酸分泌的药物和黏膜保护剂;出血不止者,可在内镜下止血;有穿孔者,应尽早行手术修补,并予以抗生素治疗。

2.感染

在损伤的消化道黏膜上可继发细菌感染而发生红肿,甚至化脓。治疗上应予以禁食,使用广谱抗生素,已形成脓肿者应手术治疗。

3.呼吸道并发症

常为窒息或吸入性肺炎,多发生在吞入较大异物及全麻下取异物的婴幼儿。因吸入胃内容物或异物堵塞呼吸道引起。一旦发生应紧急处理抢救。

(七)注意事项

(1)严格掌握内镜取异物的适应证与禁忌证。当取异物危险性较大时,不可强行试取,以免引起并发症。证实已有消化道穿孔或尖锐异物已穿透管壁,不可用内镜取异物者,应采取外科手术处理。

(2)根据异物性质和形状选择合适的取异物器械。

(3)取异物时,抓取必须牢靠,钳取的位置多为特定的支撑点,如金属扁平异物边缘、义齿之钢丝、长条异物的一端,并设法让尖锐端向下。

(4)食管上段异物、咽喉部及咽肌水平段异物,应与耳鼻咽喉科医师合作,采用硬式喉镜取异物。

(5)操作过程中注意保护呼吸道通畅,防止误吸及异物掉入气管内。

(6)退出时,异物尽量靠近胃镜头端,不留间隙,通过咽喉部时,患者头部后仰,使咽部与口咽部成直线,容易顺利退出。

(7)怀疑有消化道损伤时,应留院观察或收住院治疗。

(8)手术结束,及时清理设备及用物,定期检查设备性能,如有故障及时报告、维修。

二、大肠异物取出术

大肠异物多为误服,部分为故意吞服或肠道内瘘排出进入大肠。一般情况下,大肠异物可自行排出体外,无须特殊处理。只有当异物在大肠停留时间过长,排出有困难,或出现穿孔、溃疡、结肠功能紊乱时,才需要行结肠镜取出。

大肠异物取出术是一种安全、可靠的方法,可使患者免受外科手术之苦。患者术前准备同结肠镜检查,器械准备除常规结肠镜检查所需用物外,还应根据所取异物的性质、形状,准备相应的异物取出器械,如活检钳、圈套器、三爪钳、鼠齿钳、扁嘴钳、取石网篮、网兜形取物器、内镜专用手术剪、拆线器、吻合钉取出器等。下面介绍几种常见的大肠异物取出方法。

(一)长条形异物取出

长条形异物多为遗留在大肠内的各种引流管及吞入的各种长条形的异物。这类异物可用圈套器套住异物一端,随内镜一起退出体外。

(二)圆球形异物取出

圆球形异物以粪石和胆石最为多见。这类异物如体积较小,可用三爪钳、取石网篮取出;如体积较大,可用碎石器将其击碎成小块取出或让其自然排出体外。

(三)扁平形异物取出

这类异物可选用鼠齿钳取出。

(四)吻合口残留缝线拆除

手术后吻合口缝线内翻于肠黏膜是最常见的大肠异物,可引起腹泻、腹痛、吻合口黏膜糜烂、溃疡甚至出血。如缝线已浮于黏膜表面者,可用活检钳咬夹拔出。对于缝线结牢固地结扎于黏膜深面者,可用内镜专用手术剪刀剪断缝线,再用活检钳拆除。

大肠内小而规则的异物取出一般较容易、安全,且无并发症。对于一些形状不规则、锐利、带钩的异物取出时,操作应轻柔,退出时异物的位置应与肠腔纵轴平行,并且尽量靠近肠镜端面,与肠镜一起退出体外。避免动作粗暴及用力外拉,防止出现肠黏膜损伤、出血,甚至穿孔等并发症。操作过程中,护士应密切配合术者完成手术,随时观察患者病情变化,出现异常及时处理。

(黄珍珍)

第/四/章

急危重症护理

第一节 急性乙醇中毒

一、定义

乙醇别名酒精,是无色、易燃、易挥发的液体,具有醇香气味,能与水和大多数有机溶剂混溶。一次饮入过量酒精或酒类饮料引起中枢神经系统由兴奋转入抑制的状态称为急性酒精中毒或称急性乙醇中毒。主要与饮酒过量有关,可以损伤机体的多种脏器,在神经系统中可出现神经、精神症状和神经系统的损害,严重的中毒可引起死亡。

二、临床表现

急性乙醇中毒的临床表现因人而异,中毒症状出现的迟早也各不相同。可大致分为三期,但各期之间界限不明显。

(一)兴奋期

血液乙醇浓度达到 11 mmol/L(500 mg/L)时,大脑皮质处于兴奋状态,出现欣快、兴奋、头痛、头晕;颜面潮红或苍白,眼结膜充血;呼气带乙醇味;言语增多,情绪不稳定,有时粗鲁无礼,易激怒;也可表现为沉默、孤僻和安静入睡。

(二)共济失调期

血液乙醇浓度达到 11~33 mmol/L(500~1 500 mg/L)时,患者出现动作不协调、步态蹒跚、行动笨拙,出现明显共济失调,发音含糊,语无伦次,眼球震颤,视物模糊,可有复视伴恶心、呕吐。

(三)昏睡、昏迷期

血液乙醇浓度达到 54 mmol/L(2 500 mg/L)以上时,患者出现昏睡、面色苍白、口唇发绀、呕吐、瞳孔散大,体温降低,乙醇浓度达到 87 mmol/L(4 000 mg/L)时,患者出现深昏迷,心率加快,血压下降,呼吸缓慢伴有鼾声,严重者出现呼吸循环衰竭而危及生命。

小儿摄入中毒量,一般无兴奋过程,很快沉睡,但由于低血糖,可发生惊厥。亦可发生肝肾损害、高热、吸入性肺炎、休克、颅内压增高等。

三、病因及发病机制

(一)抑制中枢神经系统

乙醇具有脂溶性,可迅速透过大脑神经细胞膜,作用于膜上某些酶而影响脑细胞功能。乙醇对中枢神经系统的抑制作用,随剂量的增加,由大脑皮质向下,通过边缘系统、小脑、网状结构到延髓,小剂量出现兴奋作用。血中乙醇浓度增高,作用于小脑,引起共济失调,作用于网状结构,引起昏睡和昏迷,极高浓度乙醇抑制延髓中枢引起呼吸衰竭或循环衰竭。

(二)代谢异常

乙醇在肝细胞内代谢生成大量还原型烟酰胺腺嘌呤二核苷酸(NADH),使之与氧化型的比值(NADH/NAD)增高,甚至可高达正常的 2～3 倍。相继发生乳酸增高,酮体蓄积导致的代谢性酸中毒及糖异生受阻所致低血糖。

四、辅助检查

(一)呼气和血清乙醇浓度

急性乙醇中毒时血清与呼气中的乙醇浓度相当,可测定呼出的气体、呕吐物、血、尿中乙醇的浓度来估计血清乙醇含量。

(二)动脉血气分析

动脉血气分析可出现轻度代谢性酸中毒表现。

(三)血清生化学检查

血清生化学检查可见低血钾、低血镁、低血钙、低血糖等。

(四)其他检查

心电图检查可见心律失常、心肌损害等表现。

五、诊断要点

急性乙醇中毒依据饮酒立即嗅及酒味、典型的中毒表现及血中乙醇的定量和定性检测即可确定诊断。如果处深昏迷,应与急性 CO 中毒、急性脑血管意外和安眠药物中毒鉴别。

六、治疗要点

(一)现场急救

(1)因乙醇中毒患者咽喉反射减弱及频繁呕吐,可能导致吸入性肺炎,甚至窒息死亡,故保持呼吸道通畅极为重要,应给患者采取稳定性侧卧位并保持头偏向一侧。

(2)躁动者加以约束,共济失调或过度兴奋者应适当限制活动,以免发生外伤。

(3)轻者无须院内处理,卧床休息、保暖,给予适量果汁饮用,可自行康复。重度醉酒者如神志清醒,可用筷子或手指刺激舌根部,迅速催吐;若中毒者昏迷不醒应及时送往医院治疗。

(二)院内急救

1.迅速排出毒物

大多数患者由于频繁呕吐,一般不需要洗胃。但对于饮酒量大而不能自行呕吐的患者,可催吐或洗胃(洗胃液为温水或 1% 的碳酸氢钠溶液),以防乙醇过度吸收。洗胃应在摄入乙醇 1 小时内进行,因乙醇吸收快,1 小时后洗胃已无必要。洗胃后灌入牛奶、蛋清等保护胃黏膜。

2.保持呼吸道通畅、吸氧

乙醇中毒常伴意识障碍,催吐或洗胃时应防止吸入性肺炎或窒息的发生。持续鼻导管或面罩吸氧,若出现持续低氧血症状态,必要时气管内插管机械通气。

3.药物催醒

纳洛酮是阿片受体拮抗药,是治疗乙醇中毒公认有效的首选药物。轻者给予纳洛酮 0.4～0.8 mg静脉注射一次,重者可 15～30 分钟重复给药,总剂量可达 3～5 mg。

4.促进乙醇代谢

静脉输入 5%葡萄糖盐水等,通过补液、利尿来降低机体内乙醇的浓度;静脉注射 50%葡萄糖100 mL、胰岛素 10～20 U,纠正低血糖;肌内注射维生素 B_1、维生素 B_6 和烟酸各 100 mg,加速乙醇在体内的氧化代谢。如病情重,出现休克、呼吸抑制、昏迷者,应尽早行血液透析疗法。血液灌流不能有效清除乙醇。

5.对症治疗及防治并发症

呼吸衰竭者给予适量呼吸兴奋药,如尼可刹米等;休克患者补充血容量,早期纠正乳酸酸中毒,必要时给予血管活性药物如多巴胺;应用甘露醇防治脑水肿,降低颅内压;躁动不安、过度兴奋的患者可给予小剂量地西泮(避免使用吗啡、氯丙嗪、巴比妥类镇静药)10～20 mg 肌内注射,以免发生外伤。合理使用抗生素预防呼吸道感染;给予抑制剂预防上消化道出血,如西咪替丁0.4 g 静脉滴注;已并发上消化道出血者,表现为呕吐少量至中量咖啡样或暗红色物,可使用质子泵抑制剂。

七、护理问题

(1)有外伤的危险:与步态蹒跚、共济失调有关。

(2)知识缺乏:缺少乙醇中毒有关的知识。

(3)潜在并发症:呼吸衰竭。

八、护理措施

(一)保持呼吸道通畅

给予患者平卧,头偏向一侧或侧卧位,以及时清除呕吐物和呼吸道分泌物,防止误吸和窒息。

(二)病情观察

密切观察生命体征及神志的变化,防止误吸导致吸入性肺炎或窒息,心电监测有无心律失常和心肌损害的发生,纳洛酮的使用可导致心律失常,要重点监护血压、脉搏、心率、心律的变化,以及时发现休克征兆,监测血糖,警惕低血糖的发生。严格记录出入量,维持水、电解质及酸碱平衡。

(三)安全护理

躁动不安者给予适当约束,可使用床档或约束带,防止坠床等意外情况发生。同时也要防止烦躁不安的患者伤及他人或医护人员,医护人员在护理此类患者时应做好自我防护。患者酒醒后仍会有头晕、无力、步态不稳等症状,如需如厕应有人陪同,以防摔倒。

(四)饮食护理

昏迷患者暂禁食,清醒后可给予清淡易消化的流质、半流质或软食,避免刺激性食物。

（五）注意保暖

急性乙醇中毒患者全身血管扩张，散发大量热量，同时洗胃后患者常感寒冷甚至出现寒战，应提高室温、加盖棉被等保暖措施，并补充能量，维持正常体温。

（六）心理护理

乙醇中毒患者多是由于家庭、生活、工作、经济等原因引起的醉酒，对醉酒的患者给予关心和安慰，让患者发泄心中的郁积、不满和愤怒，或是倾听他的诉说；同时与患者及陪同家属沟通，帮助其从酗酒中解脱出来。

（孙　青）

第二节　急性一氧化碳中毒

一、定义

一氧化碳（CO）俗称煤气，为无色、无臭、无味、无刺激性的气体。人体经呼吸道吸入空气中的 CO 含量超过 0.01％时，即可发生急性缺氧。严重者发生脑水肿和中毒性脑病，可因心、肺、脑缺氧衰竭而死亡。临床上称为急性一氧化碳中毒，俗称煤气中毒。

二、临床表现

（一）接触反应

吸入 CO 后，有头痛、头晕、心悸、恶心等不适，经离开现场吸入新鲜空气后，症状很快消失。

（二）轻度中毒

表现为剧烈头痛、头昏、四肢无力、恶心、呕吐、淡漠、嗜睡、甚至短暂晕厥等症状，原有冠心病患者可出现心绞痛。血液中的碳氧血红蛋白（COHb）浓度达 10％～30％。若能迅速脱离现场，吸入新鲜空气，在短期内可完全恢复。

（三）中度中毒

患者处于浅昏迷或中毒昏迷状态，对疼痛刺激有反应，瞳孔对光反应、角膜反射迟钝，腱反射弱，呼吸、血压、脉搏可有变化。口唇、皮肤黏膜及甲床呈樱桃红色。血液中 COHb 浓度达到 30％～40％，经积极治疗可恢复正常且无明显并发症。

（四）重度中毒

患者处于深昏迷状态，各种反射消失。患者可呈去大脑皮质状态；患者可以睁眼，但无意识，不语，不主动进食，不主动大小便，呼之不应，推之不动，肌张力增强。常有脑水肿、惊厥、呼吸衰竭、肺水肿、上消化道出血、严重的心肌损害、心肌梗死、心律失常、休克、大脑局灶性损害及锥体外系损害体征。皮肤可出现红肿和水疱，多见于昏迷时肢体受压部位。受压部位肌肉可发生压迫性肌肉坏死，坏死肌肉释放的肌球蛋白可引起急性肾衰竭，血液中 COHb 浓度达到 50％以上。此类患者病死率高，经抢救存活者多有不同程度的后遗症。

（五）迟发脑病

少数中、重度中毒（老年者居多）患者意识障碍恢复后，经过 2～60 天的"假愈期"，可出现下列临床表现。

(1)精神意识障碍:呈痴呆、谵妄、去大脑皮质状态。

(2)锥体外系神经障碍:出现震颤麻痹综合征,以帕金森综合征为多,少数出现舞蹈症。

(3)锥体外系神经损害:如偏瘫、病理反射、大小便失禁等。

(4)大脑皮质局灶性功能障碍:如失语、失明、继发性癫痫等。

(5)脑神经、脊神经损害:如视神经萎缩、前庭蜗神经损害及周围神经病等。

三、病因及发病机制

(一)与血红蛋白结合

CO 吸入人体后,立即与血液中血红蛋白结合形成 COHb,由于 CO 与血红蛋白亲和力比氧与血红蛋白的亲和力大 240~300 倍。同时,COHb 一旦形成其解离的速度又比氧合血红蛋白(HbO_2)慢 3 600 倍,且 COHb 的存在还抑制 HbO_2 的解离,阻碍氧的释放和传递,从而导致低氧血症,引起组织缺氧。

(二)与肌球蛋白结合

影响细胞内氧弥散,使线粒体因缺乏氧,能量代谢受阻,能量产生减少。

(三)与细胞内细胞色素氧化酶结合

破坏了细胞色素氧化酶传递电子给氧分子的功能,阻碍生物氧化过程,阻碍能量代谢,从而使 ATP 产生减少或停顿,以致细胞不能利用氧。

(四)引起一氧化碳减少与内皮素增多

从而导致血管平滑肌收缩,动脉、静脉、毛细血管特别是微小动脉和毛细血管痉挛,血小板聚集和黏附性增强,中性粒细胞的黏附和浸润加强,最终引起组织缺氧和损伤。

(五)细胞内 Ca^{2+} 超载

(1)细胞生物膜通透性加强,Ca^{2+} 通道开放,细胞外和肌质网、内质网的 Ca^{2+} 进入胞质内。

(2)细胞内的 Na^+ 与细胞内的 Ca^{2+} 交换,Ca^{2+} 进入细胞内。

(3)细胞生物膜上的 Ca^{2+} 泵因能量匮乏而失活,不能将 Ca^{2+} 转移到细胞外和细胞器内。

(六)直接毒性作用

CO 系细胞原浆性毒物,可对全身细胞有直接毒性作用。

四、辅助检查

(一)血液 COHb 测定

血液 COHb 测定是诊断 CO 中毒的特异性指标,离开中毒现场 8 小时内取血检测,具有检测意义。

(二)脑电图检查

脑电图检查可见弥漫性不规则性慢波、双额低幅慢波及平坦波。

(三)头部 CT 检查

头部 CT 检查可发现大脑皮质下白质,包括半卵圆形中心与脑室周围白质密度减低或苍白球对称型密度减低。

(四)血气分析

急性一氧化碳中毒患者的动脉血中 PaO_2 和 SaO_2 降低。

五、诊断要点

根据一氧化碳接触史、急性中毒的症状和体征及血液 COHb 试验阳性，可以诊断为一氧化碳中毒，血液 COHb 测定是有价值的确诊指标，采取血标本一定要及时，否则离开现场后数小时 COHb 会逐渐消失。一氧化碳中毒需注意与脑血管意外、糖尿病酸中毒引起的昏迷相鉴别。

六、治疗要点

(一)终止 CO 吸入

发现中毒患者立即撤离现场，停止继续吸入 CO。重症患者采取平卧位，解开衣口，松开腰带，保持呼吸道通畅。注意保暖。如患者发生呼吸心搏骤停，应立即进行心肺脑复苏。

(二)迅速纠正缺氧

氧疗是一氧化碳中毒最有效的治疗方法，能加速 COHb 解离和 CO 排出。

1.面罩吸氧

意识清醒的患者应用密闭重复呼吸面罩吸入纯氧，氧流量 10 L/min，治疗至症状缓解和 COHb 水平低于 0.05 可停止吸氧。

2.高压氧治疗

高压氧治疗增加血液中物理溶解氧，提高总体氧含量，促进氧释放和 CO 排出，缩短昏迷时间和病程，预防 CO 中毒引起的迟发性脑病。高压氧治疗适用于中、重度 CO 中毒或出现神经症状、心血管症状、血 COHb 浓度≥0.25 者。

(三)防治脑水肿，促进脑细胞代谢

严重中毒后 2~4 小时，即可出现脑水肿，24~48 小时达高峰，并可持续多天。可快速静脉滴注 20% 甘露醇 250 mL，6~8 小时一次。待 2 天后颅内压增高现象好转后可减量或停用，亦可用呋塞米、依他尼酸钠快速利尿，并适量补充能量合剂、细胞色素 C 及胞磷胆碱、脑活素等药物，以促进脑细胞代谢。

(四)对症治疗

昏迷、窒息者应保持呼吸道通畅，必要时行气管插管或切开防止继发感染。高热抽搐者，应做咽拭子、血、尿培养，选用广谱抗生素。采用头部降温、亚低温疗法和解痉药物，必要时使用人工冬眠。呼吸障碍者应用呼吸兴奋药。昏迷患者应每 2 小时翻身一次，局部减压，保持皮肤清洁，预防压疮。急性中毒患者从昏迷中苏醒后，两周内应卧床休息，避免精神刺激，不宜过多消耗体力，如有并发症，给予相应的治疗，严防神经系统和心脏并发症的发生。纠正休克、代谢性酸中毒、水和电解质代谢失衡。防治迟发性脑病。

(五)密切观察病情

(1)生命体征的观察，重点是呼吸和体温。高热和抽搐者防止坠床和自伤。

(2)准确记录出入量，注意液体的选择和滴速。防止脑水肿、肺水肿及水、电解质代谢紊乱等并发症。

(3)注意观察患者神经系统的表现及皮肤、肢体、受压部位损害情况，如有无急性痴呆性木僵、癫痫、失语、抽搐、肢体瘫痪等。

七、护理问题

(一)有外伤的危险
其与意识障碍有关。

(二)焦虑/恐惧
其与一氧化碳中毒后出现短暂的意识丧失、缺乏一氧化碳中毒知识有关。

(三)低效型呼吸形态
其与缺氧导致的呼吸困难有关。

八、护理措施

(1)患者入院后应处于通风的环境,注意保持呼吸道通畅,高浓度给氧(>8 L/min)或面罩给氧(浓度为 50%),抢救苏醒后应卧床休息,有条件首选高压氧治疗。

(2)对躁动、抽搐者,应做好防护,加床档防止坠伤,定时翻身,做好皮肤护理,防止压疮形成。有保留导尿者在翻身时,尿袋及引流管位置应低于耻骨联合,保持引流通畅,防止尿液反流及引流管受压。

(3)昏迷期间应做好口腔护理,用生理盐水擦拭口唇,保持湿润,防止口腔溃疡。头偏向一侧,预防窒息。保持呼吸道通畅,清除阻塞物,备好吸引器及气管插管用物,随时吸出呕吐物及分泌物。备好生理盐水及吸痰管,每吸引一次,以及时更换新吸痰管。昏迷时,眼不能闭合,应涂凡士林,用纱布覆盖,保护角膜。

(4)密切观察病情,注意神经系统表现及皮肤、肢体受压部位的损害情况,观察有无过敏等药物反应,注意药物之间有无配伍禁忌。

(5)准确记录出入量,注意液体的选择和滴速,建立静脉通路。可选用静脉套管针,防止液体外渗,以利各种抢救药及时起效。特殊药物如用微量泵输液,要使药物准确输入,并注意水、电解质平衡。密切观察生命体征的变化,15～30 分钟记录一次,发现异常及时与医师沟通,采取措施。

(6)心理护理:对意识清醒者应做好心理护理,表现出高度的同情心,安慰患者,增强康复信心,积极配合治疗和功能锻炼。

(孙 青)

第三节 急性有机磷中毒

一、定义

急性有机磷中毒主要是有机磷农药通过抑制体内胆碱酯酶活性,失去分解乙酰胆碱能力,引起体内生理效应部位乙酰胆碱大量蓄积,使胆碱能神经持续过度兴奋,导致先兴奋后衰竭的一系列毒蕈碱样、烟碱样和中枢神经系统等中毒症状和体征。

二、临床表现

有机磷农药一般经口中毒,潜伏期较短,在数分钟至数小时之间;经皮吸收中毒大多在4～6小时出现症状。三大主要特征是瞳孔缩小、大汗、肌束震颤。

(一)急性中毒发作期的基本临床表现

1.胆碱能兴奋或危象

(1)毒蕈碱样症状:又称M样症状,主要由于堆积的乙酰胆碱使副交感神经末梢过度兴奋所致,引起平滑肌舒缩失常和腺体分泌亢进。出现较早,表现有恶心、呕吐、腹痛、腹泻、流涎、多汗、呼吸道分泌物增多、视物模糊、瞳孔缩小、呼吸困难、心跳加快、尿失禁等,严重时瞳孔呈针尖样并肺水肿,双肺满布湿啰音。

(2)烟碱样症状:又称N样症状。由于乙酰胆碱堆积在骨骼肌神经肌肉接头处,出现肌纤维颤动,全身紧缩或压迫感,表现有胸部压迫感、全身紧束感、肌纤维颤动,常见于面部、胸部、四肢,晚期可有肌阵挛、肌麻痹、全身抽搐,最后可因呼吸肌麻痹而致死。

(3)中枢神经系统症状:由于乙酰胆碱在脑内蓄积,早期多表现为头痛、头晕、倦怠、乏力,进而出现烦躁不安、言语不清、嗜睡、不同程度的意识障碍及阵发性抽搐。严重者出现脑水肿昏迷、肺水肿表现及中枢呼吸抑制,可因中枢性呼吸衰竭而死亡。

2.反跳

乐果和马拉硫磷口服中毒者,可能出现经抢救临床症状明显好转,稳定数天或1周后,病情急剧恶化,再次出现胆碱能危象,甚至肺水肿、昏迷或突然死亡,称为反跳。原因可能和残留在皮肤、毛发和胃肠道的有机磷杀虫剂重新被吸收或解毒药过早停用等多种原因有关。其病死率占有机磷中毒者的7%～8%。

3.中间综合征(IMS)

通常出现在急性有机磷中毒后2～4天,个别7天,以肌无力为突出表现,主要受累部位为肢体近端肌肉和屈颈肌,脑神经运动支配的肌肉也常受累,表现为患者肢体软弱无力、抬头困难,严重者出现进行性缺氧致意识障碍、昏迷,可因呼吸肌麻痹而死亡。IMS病变主要在突触后,使神经肌肉接头的功能障碍,阿托品治疗无效。多见于二甲氧基的化合物,如乐果、氧乐果等。

4.有机磷农药中毒致迟发性神经病(OPIDP)

在急性有机磷农药中毒胆碱危象消失后2～3周出现的感觉、运动型多发周围神经病,首先表现为肢体感觉异常,随后逐渐出现肢痛、麻痹,以后镇痛,最后发展为上肢感觉障碍。表现肢体远端最明显,上肢和下肢远端套式感觉减退。

5.其他

有机磷中毒,特别是重度中毒患者,常可出现不同程度的心脏损害,主要表现为心律失常、ST-T改变和Q-T间期延长等。

(二)有机磷中毒的分级表现

(1)轻度中毒:以M样症状为主,没有肌纤维颤动等N样症状,全血胆碱酯酶活性在50%～70%。

(2)中度中毒:M样症状加重,出现肌纤维颤动等N样症状,全血胆碱酯酶活性在30%～50%。

(3)重度中毒:除有M、N样症状外,出现昏迷、肺水肿、脑水肿、呼吸麻痹,甚至呼吸衰竭。全血胆碱酯酶活性在30%以下。

三、病因及发病机制

有机磷农药可经过呼吸道、消化道、皮肤黏膜等途径进入人体。一般认为毒物有肺部吸收的速度比胃吸收速度快 20 倍左右,仅次于静脉注射的吸收速度。小儿中毒原因:误食被有机磷农药污染的食物(包括瓜果、蔬菜、乳品、粮食及被毒死的禽畜、水产品等);误用沾染农药的玩具或农药容器;不恰当地使用有机磷农药杀灭蚊、蝇、虱、蚤、臭虫、蟑螂及治疗皮肤病和驱虫,母亲在使用农药后未认真洗手及换衣服而给婴儿哺乳;用包装有机磷农药的塑料袋做尿垫,或用喷过有机磷农药的田头砂土填充"土包裤"代替尿垫等;儿童亦可由于在喷过有机磷农药的田地附近玩耍引起吸入中毒。

当有机磷进入人体后,以其磷酰基与酶的活性部分紧密结合,形成磷酰化胆碱酯酶而丧失分解乙酰胆碱的能力,以致体内乙酰胆碱大量蓄积,并抑制仅有的乙酰胆碱酯酶活力,使中枢神经系统及胆碱能神经过度兴奋,最后转入抑制和衰竭。

四、辅助检查

(一)全血胆碱酯酶活力测定

此测定是诊断有机磷中毒的特异性试验指标,也是判断中毒程度的重要指标。胆碱酯酶活性降至正常人 70% 以下有意义。

(二)尿有机磷代谢产物测定

如对硫磷和甲基对硫磷在体内氧化分解生成对硝基酚由尿排出,美曲磷酯中毒时尿中出现三氯乙醇,此类分解产物的测定有助于中毒的诊断。

五、诊断要点

部分病例容易被忽略,特别是早期出现中枢神经抑制,循环、呼吸及中枢神经衰竭者,应及时了解有关病史并做有关检查,排除中毒可能。

(1)病史:确定有接触食入或吸入有机磷杀虫剂历史。

(2)中毒症状:出现中毒症状其中以大汗、流涎、肌肉颤动、瞳孔缩小和血压升高为主要症状。皮肤接触农药吸收致中毒者起病稍缓慢,症状多不典型,须仔细询问病史,全面体检有无皮肤红斑、水疱,密切观察临床演变协助诊断。

(3)呕出物或呼出气体有蒜臭味。

(4)实验室检查:血液胆碱酯酶活性测定显著低于正常。

(5)有机磷化合物测定:将胃内容物、呕吐物或排泄物做毒物检测。

(6)对不典型病例或病史不清楚者,应注意排除其他疾病,如其他食物中毒、毒蕈中毒和乙型脑炎等,测血胆碱酯酶活性可鉴别。

六、治疗要点

(一)迅速清除毒物

(1)立即使患者脱离中毒环境,送到空气新鲜处,去除污染衣物,注意保暖。

(2)清洗:皮肤黏膜接触中毒者,用生理盐水、清水或碱性溶液(美曲磷酯污染除外)冲洗被农药污染的皮肤、指甲、毛发,彻底清洗至无味。忌用热水及乙醇擦洗。眼部污染者,除美曲磷酯污染必须用清水冲洗外,其余均可先用2%碳酸氢钠溶液冲洗,再用生理盐水彻底冲洗,之后滴入1~2滴浓度为1%的阿托品。

(3)洗胃:①口服中毒者,应立即反复催吐,彻底有效的洗胃。无论中毒时间长短,病情轻重,均应洗胃,即使中毒已达24小时仍应进行洗胃。洗胃时宜用粗胃管,先将胃内容物尽量抽完,再用生理盐水、清水、2%碳酸氢钠溶液或1:5 000高锰酸钾溶液反复洗胃并保留胃管24小时以上,直至洗清为止。②美曲磷酯中毒时忌用碳酸氢钠溶液和肥皂水洗胃。对硫磷、甲拌磷、乐果、马拉硫磷等忌用高锰酸钾溶液洗胃。不能确定有机磷种类时,则用清水、0.45%盐水彻底洗胃。③导泻:从胃管注入硫酸钠20~40 g(溶于20 mL水)或注入20%甘露醇250 mL进行导泻治疗,以抑制毒物吸收,促进毒物排出。

(二)紧急复苏

急性有机磷杀虫剂中毒常因肺水肿、呼吸肌麻痹、呼吸衰竭而死亡。一旦发生以上情况,应紧急采取复苏措施;及时有效地清除呼吸道分泌物,气管插管或气管切开以保持呼吸道通畅,心搏骤停者立即行心肺复苏。

(三)促进毒物排出

1.利尿

可选用作用较强的利尿药(如呋塞米)来利尿,促进有机磷排出,但要注意尿量,保持出入量的平衡。

2.血液净化技术

严重有机磷中毒,特别是就诊较晚的病例,可借助透析、血液灌流、血液或血浆置换等血液净化技术,从血液中直接迅速排出毒物,可减少毒物对组织器官的损害,降低病死率。

(四)特异解毒剂的应用

原则是早期、足量、联合、重复用药。

1.抗胆碱药

抗胆碱药代表药物为阿托品,能与乙酰胆碱争夺胆碱受体,缓解毒蕈碱样症状和对抗呼吸中枢抑制。阿托品应早期、足量、反复给药,直到毒蕈碱样症状明显好转或出现"阿托品化"表现为止。一般阿托品用法为:轻度中毒首剂1~3 mg静脉注射,15~30分钟重复一次,至阿托品化并小剂量维持24小时;中度重度,3~10 mg静脉注射,15~30分钟重复一次,至阿托品化,并小剂量维持1~2天;重度中毒,10~20 mg静脉注射,15~30分钟重复一次,至阿托品化,并维持2~3天。

2.肟类药物

肟类药物又称为胆碱酯酶复能剂或重活化剂,能使被抑制的胆碱酯酶恢复活性,改善烟碱样症状。常用有碘解磷定、氯解磷定、双复磷、双解磷等。早期、足量应用,持续时间不超过72小时。如氯解磷定,轻度中毒首剂0.5~1 mg,重复量每6小时1 g,用2天;中度中毒首剂1~2 g,1小时1次,重复2次,以后每4小时1次,用2天;重度中毒首剂2~3 g,1小时1次,重复2次,以后每4小时1次,用3天。

3.复方制剂

解磷注射液是含有抗胆碱药和复能药的复方制剂。起效快,作用时间长,多采用静脉注射或肌内注射。根据症状的轻重调节用药剂量。轻度中毒首剂1~2 mL;中度中毒首剂2~4 mL;重度中毒首剂4~6 mL,必要时可重复给药2~4 mL。

(五)对症支持

(1)在尿量正常的情况下,可酌情补给氯化钾。维持水、电解质、酸碱平衡。

(2)应注意输液的量、成分和速度。成年人一般每天以 2 000～3 000 mL 为宜,儿童在 100 mL/kg左右。输液速度不宜过快,如有肺水肿或脑水肿征兆时,应控制液量,并及时行脱水治疗。

(3)在治疗过程中,症状改善不大,特别是胆碱酯酶活力恢复较慢者,可输入新鲜血液300～600 mL(如无休克时,可先放血300～600 mL,再输入),以补充活力良好的胆碱酯酶。

(4)对严重中毒的患者,可用肾上腺皮质激素,以抑制机体的应激反应,保护组织细胞,防治肺水肿、脑水肿,解除支气管痉挛及喉水肿。

(5)及时纠正心律失常、心力衰竭及休克。

(6)可注射青霉素等抗生素以预防合并感染。

(7)躁动时应注意区别是否因阿托品过量所致,必要时给予水合氯醛、地西泮等镇静药,但禁用吗啡,以免加重呼吸抑制。

(8)恢复期处理:急性期经抢救好转后,各脏器受到高度损害,应休息1～3周,补充营养,应用维生素等;有肝损害者,给予保肝药物。

七、护理问题

(一)体液不足
其与恶心、呕吐、腹泻、流涎、多汗有关。

(二)低效型呼吸形态
其与出现肺水肿有关。

(三)有外伤的危险
其与头晕、乏力,烦躁不安有关。

(四)焦虑/恐惧
其与中毒后出现胸部压迫感、全身紧束感、缺乏有机磷中毒的知识有关。

(五)潜在并发症
呼吸衰竭。

八、护理措施

(一)一般护理

(1)卧床休息、保暖。清醒者取半卧位,昏迷者取平卧位、头偏向一侧。

(2)维持有效的通气功能:如及时有效的吸痰、保持呼吸道通畅、使用机械辅助呼吸,备好气管插管及气管切开用物等。给予高流量吸氧(4～5 L/min)。

(3)迅速建立外周静脉通路:行心肺复苏时,必须快速建立两条静脉通路,一条供静脉注射阿托品使用,另一条供滴注胆碱酯酶活性剂及纳洛酮使用。

(4)充分彻底的洗胃:洗胃时观察洗胃液及患者情况,有无出血、穿孔症状。因经胃黏膜吸收的农药可重新随胃液分泌至胃内,应保留胃管定期冲洗。

(5)加强基础护理工作,如加强口腔护理、留置导尿,防止尿潴留等。

(6)高热时应立即行物理降温并注意阿托品用量,必要时可慎用氯丙嗪降温。

(7)根据患者精神状态改变过程及年龄因素决定患者的安全需要,如使用保护性约束、加床档以防患者受伤,并向家属解释约束的必要性。

(二)病情观察

(1)观察生命体征、尿量和意识,发现以下情况应及时配合抢救工作。①急性肺水肿:胸闷、严重呼吸困难、咳粉红色泡沫痰、双肺湿啰音等。②呼吸衰竭:呼吸节律、频率和深浅度改变。③急性脑水肿:意识障碍、头痛、剧烈呕吐、抽搐等。④中间综合征先兆症状:患者清醒后又出现胸闷、心慌、器官、乏力等症状。此时应行全血胆碱酯酶化验、动脉血氧分压监测、记出入量等。⑤"反跳"的先兆症状:胸闷、流涎、出汗、言语不清、吞咽困难等。

(2)应用阿托品的观察:严密观察瞳孔、意识、皮肤、体温及心率变化,注意"阿托品化"与阿托品中毒的区别。

(3)应用胆碱酯酶复能剂的观察:注意观察药物的毒性反应,如短暂的眩晕、视物模糊、复视或血压升高等。碘解磷定剂量过大可出现口苦、咽痛和恶心,注射速度过快可出现暂时性呼吸抑制;双复磷用量过大可引起室性期前收缩、室颤或传导阻滞。

(三)对症护理

1.应用阿托品的护理

静脉注射时,速度不要太快;阿托品抑制汗腺分泌,在夏天应注意防止中暑;大量使用低浓度阿托品输液时,可能发生溶血性黄疸。

(1)导致"阿托品化"和阿托品中毒的剂量十分接近,应严密观察病情变化,正确判断。

(2)阿托品反应低下:在阿托品应用过程中,患者意识障碍无好转或反而加重,颜面无潮红其他阿托品化指征具备者,称阿托品反应低下。原因可能为脑水肿、酸中毒或循环血量补足,使阿托品效力降低,治疗应及时纠正酸中毒,治疗脑水肿。

(3)阿托品中毒:正常成人阿托品致死量为 $80\sim100$ mg。当出现早期中毒征象时,应立即减量或停药,应用利尿药促进排泄或肌内注射毛果芸香碱 5 mg,必要时可重复。亦可用间羟胺10 mg拮抗。烦躁不安者可肌内注射地西泮 10 mg。中毒时可引起室颤,故应充分吸氧以维持正常的血氧饱和度。

(4)阿托品依赖:在抢救过程中,7 天后再次出现仅有 M 样症状而无 N 样症状,使用小剂量阿托品即可缓解,大剂量阿托品也能耐受,称阿托品依赖。治疗以小剂量使用阿托品、缓慢撤药和延长给药时间为主。

2.应用胆碱酯酶复能剂的护理

早期用药,洗胃时即可应用,首次应足量给药。轻度中毒单用,中度以上中毒必须联合应用阿托品,但应减少阿托品剂量。若用量过大、注射太快或未稀释,可抑制胆碱酯酶导致呼吸抑制,应稀释后缓慢静脉推注或静脉滴注。复能剂在碱性溶液中易水解成有剧毒的氰化物,故禁与碱性药物配伍使用。碘解磷定药液刺激性强,漏于皮下时可引起剧痛及麻木感,故应确定针头在血管内方可注射给药,不可肌内注射。

(四)饮食护理

(1)轻度中毒者应禁食12~24 小时。

(2)中度中毒者应禁食24~36 小时。

(3)重度中毒者应禁食24~72 小时。

(4)皮肤吸收中毒者不需要禁食。

(5)症状缓解后应从流质开始,逐渐过渡到半流质和软食。

(五)心理护理

加强心理护理,减轻恐惧心理,护理人员应针对服药原因给予安慰,不歧视患者,为患者保密,并在生活观及价值观等方面进行正确引导。

（孙　青）

第四节　急性镇静催眠药中毒

一、定义

镇静催眠药是中枢神经系统抑制药,具有镇静、催眠作用,小剂量时可使人处于安静或嗜睡状态,大剂量可麻醉全身,包括延髓中枢,长期滥用可引起耐药性和依赖性而导致慢性中毒,因自杀或误服大剂量镇静催眠药引起的中毒称为急性镇静催眠药中毒。

二、临床表现

(一)苯二氮䓬类

此类药物对中枢神经系统的抑制作用较轻,常表现为昏睡或轻度昏迷、疲劳无力、言语不清、共济失调。部分患者体温和血压下降。偶见有一时性精神错乱、斑丘疹伴剥脱性皮炎和关节肿胀。老年人易出现窒息、发绀、幻视甚至昏迷、角膜反射减弱。如若出现长时间严重的呼吸抑制、深昏迷状态,应怀疑患者同时服用了酒精类制剂或其他中枢抑制剂。

(二)巴比妥类

一次服用超过催眠剂量的2~5倍即可引起急性中毒,其表现与服用药物的剂量有关,中毒症状随服药量增加而加重。

(1)轻度中毒:呈嗜睡状态,可唤醒,醒后反应迟钝、言语含糊不清、有定向力及判断力障碍,各种反射存在,生命体征正常。

(2)中度中毒:呈昏睡或浅昏迷状态,强烈刺激可唤醒。但醒后不能作答,旋即入睡,咽反射、瞳孔对光及角膜反射存在,血压正常,呼吸浅慢。

(3)重度中毒:呈深昏迷状态,不能唤醒。各种反射消失,四肢肌张力由强变弱、全身迟缓、血压下降,呼吸浅慢或呈现潮式呼吸、呼吸停止,脉搏细数,严重者发生休克。

(三)非巴比妥非苯二氮䓬类

(1)水合氯醛中毒:以胃肠道表现为主,如恶心、呕吐、消化道出血等,对心脏毒性表现为心律失常。

(2)氨鲁米特中毒:表现为周期性波动的意识障碍及口干、瞳孔散大等抗胆碱能症状。

(3)甲喹酮中毒:可由明显呼吸抑制,出现锥体束征,如肌张力增强、腱反射亢进、抽搐等。

(4)甲丙氨酯中毒:常有血压下降。

(四)吩噻嗪类

(1)中枢抑制表现:昏迷一般不深、呼吸浅慢,偶有抽搐,锥体外系体征如喉痉挛、肌张力增强、震颤、牙关紧闭等。

(2)心血管系统表现:直立性低血压、休克、心律失常等。

(3)抗胆碱症状:口干、高热、瞳孔散大、尿潴留、肠蠕动减少等。

(4)肝毒性:黄疸、中毒性肝炎,尤见于氯丙嗪中毒。

三、病因及发病机制

(一)苯二氮䓬类

药物有氯氮䓬、地西泮、阿普唑仑、三唑仑。苯二氮䓬类与苯二氮䓬受体结合后,可以加强 γ-氨基丁酸(GABA)与 GABA 受体结合的亲和力,使与 GABA 受体偶联的氯离子通道开放,增强 GABA 对突触后膜的抑制能力。主要作用于边缘系统,影响情绪和记忆力。

(二)巴比妥类

主要药物有巴比妥、苯巴比妥、异戊巴比妥、硫喷妥钠。巴比妥类对中枢神经系统(主要是网络结构上行激活系统)有广泛的抑制作用。它对中枢神经系统的抑制与剂量有关,随着剂量的增加,由镇静、催眠到麻醉,以及延髓中枢麻醉,抑制呼吸而死亡。

(三)非巴比妥非苯二氮䓬类

主要药物有水合氯醛、氨鲁米特、甲喹酮、甲丙氨酯。对中枢神经系统的毒理作用与巴比妥类相似。

(四)吩噻嗪类

主要药物有氯丙嗪、硫利哒嗪、奋乃静、三氟拉嗪。吩噻嗪类主要作用于网状结构,抑制中枢神经系统多巴胺受体、脑干血管运动和呕吐中枢,有抗组胺和抗胆碱作用。

四、辅助检查

(1)血液、尿液、胃液中药物浓度测定,对诊断有参考意义。

(2)血液生化检查,包括血糖、尿素氮、肌酐、电解质等。

(3)动脉血气分析。

五、诊断要点

有服用大量安眠药物史,临床表现有意识障碍,呼吸抑制及血压下降,并有血液或尿液或呕吐物中药物检测等证据,确诊不难。但应注意与糖尿病酮症酸中毒、尿毒症、肝性脑病、脑出血、脑膜炎等昏迷者鉴别。

六、治疗要点

(一)迅速清除毒物

(1)洗胃:如神志清醒患者,应立即催吐。口服中毒者早期用 1:5 000 高锰酸钾溶液或清水或淡盐水洗胃,服药量大者,超过 6 小时仍需洗胃。

(2)药用炭和泻剂的应用:首次药用炭剂量为 50~100 g,用 2 倍的水制成混悬液口服或胃管内注入。应用药用炭同时给予硫酸钠 250 mg/kg 导泻,而不用硫酸镁。

(3)补液排毒:如患者肾功能良好,成人一般每天输液量 3 000~4 000 mL,其中 5%~10% 葡萄糖注射液及生理盐水注射液各半。低血压者,在此基础上加用多巴胺静脉滴注。

（4）碱化尿液、利尿：用5％的碳酸氢钠碱化尿液，用呋塞米利尿。对吩噻嗪类中毒无效。

（5）血液透析、血液灌流：对苯巴比妥有效，为重患者可考虑应用；对苯二氮䓬类无效。

(二)应用特效解毒剂

氟马西尼是苯二氮䓬类拮抗剂，能通过竞争性抑制苯二氮䓬类受体而阻断苯二氮䓬类药物的中枢神经系统作用。纳洛酮为阿片受体拮抗剂，可用于巴比妥类药物中毒，效果明显。

(三)对症治疗

肝功能损害出现黄疸者，予以保肝和皮质激素治疗；震颤麻痹综合征可用盐酸苯海索、氢溴酸东莨菪碱等；肌肉痉挛及肌张力障碍者可用苯海拉明。发生胃肠道、视网膜出血者，应用维生素 K_1 10 mg 静脉注入或输血小板、新鲜冰冻血浆以控制出血。急性巴比妥类药物中毒主要并发症和致死原因是呼吸和循环衰竭，重点在于维持有效的气体交换和血容量。必要时气管插管、正压辅助呼吸，以及时纠正低氧血症和酸中毒。

七、护理问题

(一)体温过高

其与吩噻嗪类药物中毒有关。

(二)低效型呼吸形态

其与呼吸抑制有关。

(三)有外伤的危险

其与意识障碍有关。

(四)潜在并发症

心律失常。

八、护理措施

(一)现场急救

保持呼吸道通畅，给氧；仰卧时头偏向一侧，以及时吸出痰液，以防气道阻塞。持续氧气吸入，防止脑组织缺氧促进脑水肿，加重意识障碍；快速建立静脉通路。

(二)病情观察

（1）定时测量生命体征，观察意识状态、瞳孔大小、对光反射、角膜反射，若瞳孔散大、血压下降、呼吸变浅或不规则，常提示病情恶化，应及时向医师报告，采取紧急处理措施。

（2）观察药物的作用及患者的反应。

（3）监测脏器的功能变化，尽早防治脏器衰竭。

（4）准确记录病情变化、出入量，防止酸碱及水、电解质平衡紊乱。

（5）密切观察患者血气变化，以及时发现呼吸抑制、呼吸衰竭的发生，并给予积极处理。

(三)饮食护理

应给予高热量、高蛋白、易消化的流质饮食。昏迷时间超过3～5天，应予鼻饲补充营养及水分。

(四)预防并发症

指导患者有效咳嗽，经常变换体位；昏迷患者应定时翻身、拍背、吸痰；遵医嘱应用抗生素以预防肺炎；防止肢体压迫，以及时清洁皮肤以预防皮肤大疱；输液速度不可过快以防肺水肿。

(五)心理护理

多与患者沟通,了解中毒的原因,保守患者的秘密,加以疏导、教育,对服药自杀者,不宜让其单独留在病房内,应加强看护,防止再度自杀。加强心理疏导和心理支持工作。

(孙 青)

第五节 毒蕈中毒

一、定义

蕈类又称蘑菇,属于真菌植物。毒蕈是指食后可引起中毒的蕈类,目前在我国已知者有100种左右,其中毒性很强者有10余种,如褐鳞环柄菇、肉褐鳞环柄菇、白毒伞(白帽菌)、毒伞(绿帽菌)、鳞柄白毒伞(毒鹅膏)、秋生盔孢伞(焦脚菌)、包脚黑褶伞、毒粉褶菌(土生红褶菇)、残托斑毒伞、鹿花菌、马鞍蕈等。

二、临床表现

表现为共同进食者群体发病,与进食量也有关系。先为胃肠道症状,如恶心、呕吐、腹痛、腹泻的表现,以后因毒素的作用机制不同分为以下几类。

(一)胃肠炎型

潜伏期 0.5～6.0 小时,主要症状是胃肠功能紊乱、剧烈恶心、呕吐、腹痛、腹泻,有的会疲倦、昏厥、胡言乱语。一般病程短,恢复快,预后较好。全身中毒症状较轻,但可因吐泻严重出现休克、昏迷甚至死亡。

(二)神经精神型

潜伏期 0.5～6.0 小时,除以上胃肠道症状外,主要表现为精神兴奋、精神错乱、精神抑制等症状。可有多汗、流涎、瞳孔缩小等胆碱能神经兴奋的表现;部分患者出现幻觉、昏迷等中枢神经损害;还有部分患者出现嗜睡、妄想等类似精神分裂症表现。

(三)溶血型

潜伏期较长,需 6～12 小时。由于红细胞被大量破坏,引起溶血性贫血,因大量溶血可于短时间内出现黄疸、血红蛋白尿、肝大、脾大、突然寒战、发热、腹痛、头痛、腰背肢体痛、面色苍白、恶心、呕吐、全身虚弱无力、烦躁不安,甚至昏迷或抽搐,严重者可并发急性肾衰竭和休克。

(四)肝损害型

潜伏期较长,可达 15～30 小时,在初期短暂(1～3 天)轻度胃肠炎症状后,有一段假愈期,除轻微全身乏力外,无任何自觉不适,但已有肝损害,此后出现肝、脑、心、肾等内脏损害,患者可迅速出现黄疸、全身出血倾向、DIC,可并发不同程度的意识障碍甚至昏迷。严重者可因急性重型肝炎、继发肝性脑病而死亡,经积极抢救,需渡过 2～3 周的危险期,才能逐渐康复。

(五)呼吸及循环衰竭型

潜伏期 20 分钟至 1 小时,最长达 24 小时。以中毒性心肌炎,急性肾衰竭和呼吸麻痹为主,瞳孔稍散大,但无昏迷,肝功能正常。发病初有呕吐或腹痛、头晕或全身酸痛、发麻、抽搐等。

(六)过敏性皮炎型

中毒潜伏期为 1～2 天。食用后引发光过敏性皮炎,表现为人体受日光照射部位出现皮炎、红肿、针刺痛感。

三、病因及发病机制

(一)毒蕈碱

类似乙酰胆碱作用,具有兴奋节后胆碱能神经的作用,与阿托品相互拮抗。

(二)类阿托品样毒素

毒理作用与毒蕈碱正好相反,临床表现为阿托品过量。

(三)溶血毒素

如红蕈溶血素等,临床表现为红细胞溶解,导致溶血。

(四)肝毒素

如毒肽和毒伞肽等。毒肽作用于细胞核,毒伞肽作用于肝细胞的内质网。毒性极强,对肝、肾、心、脑等器官都有损害,尤以肝受损最大,可引起急性重型肝炎。

(五)神经毒素

如毒蝇碱、白菇酸、蟾蜍素、盖伞毒等,主要损伤神经系统,引起头痛、震颤、幻觉、精神异常等精神症状。

四、辅助检查

(一)胃肠炎型

应进行大便检查、血常规检查。

(二)脏器损害型

会导致肾、脑、心等实质性脏器损害,需进行肝功能检查、肾功能检查,可见肝功能受损,肾衰竭,肾肌酐清除率下降。当肾肌酐清除率<25 mL/min 时,血肌酐会明显升高,并伴有代谢性酸中毒。

五、诊断要点

根据病史、症状即可诊断。应与急性胃肠炎,菌痢或其他急性中毒相鉴别,关键确定进食毒蕈史,对假愈期或潜伏期要特别警觉,注意监护,切不可轻视。细菌性食物中毒:这是由于进食含有大量致病性细菌或细菌毒素的食物后引起的中毒。多发生于夏秋季节,以突然起病、胃肠道症状为主要表现。出现腹部绞痛、恶心、呕吐、腹泻频作,多为黏液便或水样便。严重者可出现脱水表现。

六、治疗要点

(一)清除毒物

神志清醒者早期催吐,以 1∶2 000～1∶5 000 高锰酸钾或 0.5%～1.0%鞣酸溶液反复洗胃,洗胃后成人注入药用炭 10～20 g,吸附 30 分钟后用硫酸钠或硫酸镁导泻,然后用温盐水高位结肠灌洗(严重腹泻者不用泻剂及灌肠)。

(二)使用解毒剂

1.以毒蕈碱样症状为主者

可予阿托品 0.5～1.0 g 皮下注射,每半小时 1 次,必要时加大剂量或改用静脉注射。

2.以肝损害为主者

可用巯基解毒药,二巯丁二钠 1 g 稀释后静脉注射或 5% 二巯丙磺钠溶液 5 mL 肌内注射,每 6 小时 1 次,症状缓解后改为每天 2 次,连用 5～7 天。

3.以溶血症状为主者

给予大量肾上腺皮质激素治疗,常用氢化可的松 200～400 mg/d 静脉滴注,或地塞米松 10～20 mg/d,至症状好转后递减。

(三)对症支持

积极纠正水、电解质及酸碱平衡紊乱。利尿,促使毒物排出;5% 碳酸氢钠碱化尿液;对有肝损害者给予保肝支持治疗;出血明显者宜输新鲜血或血浆、补充必需的凝血因子;有精神症状或有惊厥者应予镇静或抗惊厥治疗;防治呼吸衰竭、休克,警惕处于假愈期、潜伏期的患者。

(四)透析疗法

适用于危重症肾衰竭者,或对大多数毒蕈生物碱的清除有一定作用。

七、护理问题

(一)体温过高

其与发生溶血有关。

(二)疼痛

其与过敏性皮炎有关。

(三)体液不足

脱水与大汗、呕吐、腹泻引起血容量不足有关。

(四)有受伤的危险

其与患者出现幻觉、妄想有关。

八、护理措施

(1)现场急救:①仰卧位时头偏向一侧,可防止呕吐物或痰液阻塞气道保护呼吸道通畅。②尽快建立静脉通路。

(2)洗胃时,要注意呕吐的发生,注意防止误吸、窒息。

(3)昏迷患者勤翻身拍背,做好生活护理,清洁皮肤,预防坠积性肺炎及压疮发生。

(4)出现精神症状的患者做好安全防护,防止坠床、自伤和他伤。

(5)病情观察:①密切观察各种中毒症状的变化。②注意观察药物疗效及不良反应,二巯丁二钠可有口臭、头痛、恶心、乏力、胸闷等不适,应缓慢注射并现配现用。③观察患者尿量、血压、进食量、口渴及皮肤弹性情况。④观察呕吐及腹泻情况。收集残剩食物、呕吐物、排泄物及时送检。

(孙　青)

第六节 淹 溺

一、定义

人淹没于水或其他液体中,由于液体充塞呼吸道及肺泡或反射性引起喉痉挛发生窒息和缺氧,并处于临床死亡状态称为淹溺。从水中救出后暂时性窒息,尚有大动脉搏动者称为近乎淹溺。淹溺后窒息合并心脏停搏者称为溺死。

二、临床表现

(一)症状

近乎淹溺者可有头痛或视觉障碍、剧烈咳嗽、胸痛、呼吸困难、咳粉红色泡沫痰。海水淹溺者口渴感明显,最初数小时可有寒战、发热。

(二)体征

皮肤发绀、颜面肿胀、球结膜充血、口鼻充满泡沫和泥污。常出现精神状态改变,烦躁不安、抽搐、昏睡、昏迷和肌张力增加。呼吸表浅、急促或停止。肺部可闻及干、湿啰音。偶有喘鸣音、心律失常、心音微弱或消失、腹部膨隆、四肢厥冷。

三、病因及发病机制

(一)病因

无自救能力的落水者,或不熟悉水流和地形的河流池塘而误入险区,是发生淹溺的常见原因。另外,在水中因体力不支,肌肉抽搐或者心脑血管疾病或投水自杀均可致淹溺。

(二)发病机制

根据发生机制,淹溺可分干性淹溺和湿性淹溺两类。干性淹溺是指人入水后,因受强烈刺激(惊慌、恐惧、骤然寒冷等),引起喉痉挛导致窒息,呼吸道和肺泡很少或无水吸入,约占淹溺者的10%。湿性淹溺指人入水后,喉部肌肉松弛,吸入大量水分充塞呼吸道和肺泡发生窒息,患者数秒钟后神志丧失,继之发生呼吸停止和心室颤动,约占淹溺者的90%。

1.淡水淹溺

淡水包括江、河、湖泊、池、井水等,一般属低渗液体,大量水经肺毛细血管可迅速进入血液循环,血液被稀释,几分钟后血液总量可增加一倍;另外,水可损伤气管、支气管和肺泡壁的上皮细胞,使细胞表面活性物质减少而出现肺泡塌陷,从而进一步阻碍了气体交换。

2.海水淹溺

海水含3.5%的氯化钠和大量钙盐和镁盐,系高渗性液体,海水进入肺泡后,大量血浆蛋白及水分由血管内向肺泡腔和肺间质渗出而引起急性肺水肿;另外,高渗液体对呼吸道和肺泡有化学性刺激和损伤作用。

四、辅助检查

(一)实验室检查

白细胞总数和中性粒细胞计数增多,红细胞和血红蛋白因血液浓缩或稀释情况不同而变化不同。海水淹溺者血钠、血氯增高,血钾变化不明显,血中尿素增高。淡水淹溺者血钾增高,血钠、血氯下降。

(二)影像学检查

胸部 X 线检查常显示斑片状浸润,有时出现典型肺水肿征象。约有 20% 的患者胸部 X 线片无异常发现。

五、诊断要点

患者有淹溺史,根据临床症状和病史即可诊断,无须鉴别。

六、治疗要点

(一)一般措施

迅速将患者安置于抢救室内,换下湿衣裤,注意保暖。

(二)维持呼吸功能

给予高流量吸氧,同时将 40%~50% 的乙醇置于湿化瓶内,可促进坍塌的肺泡复张,改善气体交换、纠正缺氧和迅速改善肺水肿。对行人工呼吸无效者立即行气管内插管予正压给氧,必要时予气管切开。静脉注射呼吸兴奋药。

(三)维持循环功能

患者心跳恢复后,常有血压不稳定或低血压状态,应注意监测有无低血容量,准确记录输液量和速度,必要时行 CVP 监测。

(四)对症处理

(1)纠正低血容量:对淡水淹溺而血液稀释者,静脉滴注 3% 氯化钠溶液 500 mL,必要时可重复一次。对海水淹溺者,可予 5% 葡萄糖溶液或右旋糖酐-40。

(2)防治脑水肿:使用大剂量肾上腺皮质激素和脱水剂防治脑水肿。

(3)防治肺部感染:由于淹溺时易发生肺部感染,应予抗生素预防或治疗。对污染水域淹溺者,除进行常规抢救外,应尽早实施经支气管镜下灌洗。

七、护理问题

(一)窒息

其与大量水、泥沙进入鼻腔、气管和肺,阻塞呼吸道有关。

(二)急性意识障碍

其与溺水所致窒息引起脑缺氧有关。

(三)低效型呼吸形态

其与呼吸不规则,溺水所致缺氧有关。

(四)体温过高

其与溺水所致肺部感染有关。

（五）有外伤的危险

其与意识障碍、烦躁不安有关。

（六）潜在并发症

吸入性肺炎、脑水肿、水及电解质紊乱、急性心力衰竭。

八、护理措施

（一）密切观察病情变化

（1）密切观察患者的神志、呼吸频率、深度，以判断呼吸困难程度。观察有无咳痰，痰液的颜色、性质、量，听诊肺部啰音及心率、心律情况，监测血压、脉搏和血氧饱和度。

（2）注意监测尿液的颜色、量、性质，准确记录尿量。

（二）输液护理

对淡水淹溺者应严格控制输液速度，从小剂量、低速度开始，避免短时间内输入大量液体，加重血液稀释程度。对海水淹溺者出现血液浓缩症状的应及时保证5％葡萄糖液和血浆等的输入，切忌输入生理盐水。

（三）复温护理

对淹溺者，水温越低，人体的代谢需要越小，存活机会越大，某些淹溺者在冷水中心脏停搏30分钟后仍可复苏。但是低温亦是淹溺者死亡的常见原因，在冷水中超过1小时复苏很难成功，尤其是海水淹溺者。因此，以及时复温对患者的预后非常重要。

复温方法包括以下两种。①被动复温：覆盖保暖毯或将患者置于温暖环境。②主动复温：应用热水袋、热辐射等加热装置进行体外复温，或体内复温法，如加温加湿给氧，加温静脉输液（43 ℃）等。

复温速度要求稳定、安全、不要复温太快，使患者体温恢复到30～32 ℃即可，但重度低温患者复温速度应加快。

（四）心理护理

消除患者的焦虑与恐惧心理，对于自杀淹溺的患者应尊重患者的隐私，引导患者正确对待人生、事业和他人。提高其心理承受能力，以配合治疗。同时做好家属的思想工作，以协助护理人员使患者消除自杀念头。必要时可以请求心理科医师的帮助。

（五）健康教育

对从事水上或水中活动者应经常进行游泳和水上自救及互救技能培训；水上运动前不要饮酒；在农村，外出游泳前应对所去的水域情况有所了解；小朋友外出游泳时应有家长陪伴。

（孙　青）

第七节　中　暑

一、定义

中暑是指人体在高温环境下，由于水和电解质丢失过多，散热功能障碍，引起的以中枢神经系统和心血管功能障碍为主要表现的热损伤性疾病,是一种威胁生命的急症,可因中枢神经系统和循环功能障碍导致死亡、永久性脑损伤或肾衰竭。

二、临床表现

根据临床表现的轻重程度分为先兆中暑、轻症中暑和重症中暑。

(一)先兆中暑

患者在高温环境工作或生活一定时间后,出现口渴、乏力、多汗、头晕、目眩、耳鸣、头痛、恶心、胸闷、心悸、注意力不集中,体温正常或略高,不超过 38 ℃。

(二)轻症中暑

出现高热、痉挛、惊厥、休克、昏迷等症状。

(三)重症中暑

按表现不同可分为 3 种类型。

1.热痉挛

出汗后水和盐分大量丢失,仅补充水或低张液,补盐不足造成低钠、低氯血症,临床表现为四肢、腹部、背部肌肉的肌痉挛和收缩疼痛,尤以腓肠肌为特征,常呈对称性和阵发性。也可出现肠痉挛剧痛。意识清楚,体温一般正常。热痉挛可以是热射病的早期表现,常发生于高温环境下强体力作业或运动时。

2.热衰竭

在热应激情况时因机体对热环境不适应引起脱水、电解质紊乱、外周血管扩张,周围循环容量不足而发生虚脱。表现为头晕、眩晕,肌痉挛,血压下降甚至休克。中枢神经系统损害不明显,病情轻而短暂者也称为热晕厥,可发展为热射病。常发生于老年人、儿童和慢性病患者。

3.热射病

热射病又称中暑高热,属于高温综合征,是中暑最严重的类型。在高温、高湿或强烈的太阳辐射环境作业后运动数小时(劳力性),或年老、体弱、有慢性疾病者在高温或通风不良环境中维持数天(非劳力性),热应激机制失代偿,使中心体温骤升,导致中枢神经系统和循环功能障碍。

患者在全身乏力、出汗头晕、头痛、恶心等早期症状的基础上,出现高热、无汗、神志障碍,体温高达40~42 ℃甚至更高。可有皮肤干燥、灼热、谵妄、昏迷、抽搐、呼吸急促、心动过速、瞳孔缩小、脑膜刺激征等表现,严重者出现休克、心力衰竭、脑水肿、ARDS、急性肾衰竭、急性重型肝炎、MOF。

三、病因及发病机制

(一)病因

高温环境作业,或在室温>32 ℃、相对湿度较大(>60%)、通风不良的环境中长时间或强体力劳动,是中暑的致病因素。机体对高温环境适应能力不足,如年老、体弱、产妇、肥胖、甲状腺功能亢进和应用某些药物(如苯丙胺、阿托品)、汗腺功能障碍(如硬皮病、先天性汗腺缺乏症、广泛皮肤烧伤后瘢痕形成)等容易中暑。

(二)发病机制

发生中暑的发病机制是由于高温环境引起体温调节中枢功能障碍,汗腺功能衰竭,水、电解质平衡失调所致的疾病。

四、辅助检查

根据病情程度不同可表现为白细胞总数增加,中性粒细胞计数增高,血小板计数减少,凝血功能异常,尿常规异常,转氨酶、肌酐和尿素、血乳酸脱氢酶(LDH)和肌酸激酶(CK)升高,血液浓缩,电解质紊乱,呼吸性和代谢性酸中毒,心电图改变。应尽早发现重要器官出现功能障碍的证据,怀疑颅内出血或感染时,应做颅脑 CT 和脑脊液检查。

五、诊断要点

在高温环境下,重体力作业或剧烈运动之后甚至过程中出现相应的临床表现即可以诊断。对肌痉挛伴虚脱、昏迷伴有高热的患者应考虑中暑。需注意排除流行性乙型脑炎、细菌性脑膜炎、中毒性细菌性痢疾、脑型疟疾、脑血管意外、脓毒症、甲状腺危象、伤寒、抗胆碱能药物中毒等原因引起的高温综合征。

六、治疗要点

(一)先兆及轻症中暑

先兆中暑患者应立即转移到阴凉、通风环境,口服淡盐水或含盐清凉饮料,休息后即可恢复。轻症者除口服淡盐水或含盐清凉饮料并休息外,对有循环功能紊乱者,可经静脉补充 5% 葡萄糖盐水,但滴注速度不能太快,并加强观察,直至恢复。

(二)重症中暑

(1)热痉挛主要为补充氯化钠,静脉滴注 5% 葡萄糖盐水或生理盐水 1 000~2 000 mL。

(2)热衰竭及时补充血容量,防止血压下降。可用 5% 葡萄糖盐水或生理盐水静脉滴注,适当补充血浆。必要时监测中心静脉压指导补液。

(3)热射病:①将患者转移到通风良好的低温环境,使用电风扇、空调。按摩患者四肢及躯干,促进循环散热。监测体温、心电、血压、凝血功能等。②给予吸氧。③降温:降温速度与预后密切相关。体温越高,持续时间越长,组织损害越严重,预后也越差。一般应在 1 小时内使直肠温度降至 37.8~38.9 ℃。④补钠和补液,维持水、电解液平衡,纠正酸中毒。低血压时应首先及时输液补足血容量,必要时应用升压药(如多巴胺)。⑤防治脑水肿和抽搐:应用甘露醇。糖皮质激素有一定的降温、改善机体的反应性、降低颅内压作用,可用地塞米松。可酌情应用清蛋白。有抽搐发作者,可静脉注射地西泮。⑥综合与对症治疗:保持呼吸道通畅,昏迷或呼吸衰竭者行气管插管,用人工呼吸机辅助通气;肺水肿时可给予毛花苷 C、呋塞米、糖皮质激素和镇静药;应及时发现和治疗肾功能不全;防治肝功能不全和心功能不全;控制心律失常;给予质子泵抑制剂预防上消化道出血;适当应用抗生素预防感染等。

七、护理问题

(一)体液不足

其与中暑衰竭引起血容量不足有关。

(二)疼痛

肌肉痉挛性疼痛与低钠、低氯有关。

(三)急性意识障碍

其与中暑引起头部温度过高有关。

(四)体温过高

其与体温调节中枢功能障碍有关。

八、护理措施

(一)即刻护理措施

心力衰竭患者要给予半卧位,血压过低患者要给予平卧位,昏迷患者要保持气道通畅,以及时清除口鼻分泌物,充分供氧,必要时准备机械通气治疗。

(二)保持有效降温

1.环境降温

将患者安置在 20～25 ℃空调房间内,以增加辐射散热。

2.体外降温

头部降温可采用冰帽、电子冰帽,或用装满冰块的塑料袋紧贴两侧颈动脉处及双侧腹股沟区。全身降温可使用冰毯,或用冰水擦拭皮肤,但注意避免局部冻伤。

3.体内降温

用冰盐水 200 mL 进行胃或直肠灌洗;也可用冰的 5％葡萄糖盐水 1 000～2 000 mL 静脉滴注,开始时滴速控制在 30～40 滴/分;或用低温透析仪(10 ℃)进行血液透析。

降温时应注意:①冰袋放置位置准确,注意及时更换,尽量避免同一部位长时间直接接触皮肤,以防冻伤。冰(冷)水、70％乙醇擦浴时,禁止擦拭胸部、腹部及阴囊处。②冰(冷)水擦拭和冰(冷)水浴者,在降温过程中,必须用力按摩患者四肢及躯干,以防周围血管收缩,导致皮肤血流淤滞。③老年人、新生儿、昏迷、休克、心力衰竭,体弱或伴心血管基础疾病者,不能耐受 4 ℃冰浴,应禁用。必要时可选用 15 ℃冷水淋浴或冰水浴。④头部降温常用冰枕、冰帽,使用时注意保护枕后、耳郭的皮肤,防止冻伤。⑤密切观察病情变化。

(三)降温效果观察

(1)降温过程中应密切监测肛温,每 15～30 分钟测量一次,根据肛温变化调整降温措施。

(2)观察末梢循环情况,以确定降温效果。如患者高热而四肢末梢厥冷、发绀、提示病情加重;经治疗后体温下降、四肢末梢转暖、发绀减轻或消失,则提示治疗有效。无论何种降温方法,只要体温降至 38 ℃左右即可考虑终止降温,防止体温再度回升。

(3)如有呼吸抑制、深昏迷、血压下降则停用药物降温。

(四)并发症的监测

(1)监测尿量、尿色、尿比重,以观察肾功能状况,深茶色尿和肌肉触痛往往提示横纹肌溶解。

(2)密切监测血压、心率,有条件者可测量中心静脉压、肺动脉楔压、心排血量及体外循环阻力指数等,防止休克,并且直到合适补液以防止补液过量而引起肺水肿。降温时,血压应维持收缩压在 12.0 kPa(90 mmHg)以上,注意有无心律失常出现,必要时应及时处理。

(3)监测动脉血气、神志、瞳孔、脉搏、呼吸的变化。中暑高热患者,动脉血气结果应予校正。

(4)严密监测凝血酶原时间、凝血活酶时间、血小板计数和纤维蛋白原,以防 DIC。

(5)监测水、电解质的失衡。

(6)观察与高热同时存在的其他症状:如是否伴有寒战、大汗、咳嗽、呕吐、腹泻、出血等,以协助明确诊断。

（五）对症护理

（1）口腔护理：高热患者应加强口腔护理，以防感染与溃疡。

（2）皮肤护理：高热大汗者应及时更换衣裤及被褥，注意皮肤清洁卫生，定时翻身，防止压疮的发生。

（3）高热惊厥护理：应保护患者，防止坠床及碰伤，惊厥时注意防止舌咬伤。

（孙　青）

第八节　电　击　伤

一、定义

电击伤（亦称触电）是指当一定的电流或电能量（静电）通过人体后致使机体组织损伤或功能障碍，甚至死亡的病理过程，一般常见于违章用电、电器年久失修、漏电、雷击及意外事故等。电击伤可以分为超高压电或雷击伤、高压电伤和低压电伤3种。

二、临床表现

轻者仅有瞬间感觉异常，重者可致死亡。

（一）全身表现

1.轻型

表现为精神紧张，表情呆滞、面色苍白、四肢软弱、呼吸及心跳加速。敏感患者可发生晕厥、短暂意识丧失。

2.重型

表现为神志清醒患者有恐惧、心悸和呼吸频率快；昏迷患者则出现肌肉抽搐、血压下降、呼吸由浅快转为不规则以至停止，心律失常，很快导致心搏骤停。

（二）局部表现

主要表现为电流通过的部位出现电灼伤。

1.低压电引起的灼伤

伤口小，呈椭圆形或圆形，焦黄或灰白色，干燥，边缘整齐，与正常皮肤分界清楚，一般不损伤内脏。如有衣服点燃，可出现与触电部位无关的大面积烧伤。

2.高压电引起的烧伤

烧伤面积不大，但可深达肌肉、血管、神经和骨骼，有"口小底大，外浅内深"的特征；肌肉组织常呈夹心性坏死；电流可造成血管壁变性、坏死或血管栓塞，从而引起继发性出血或组织的继发性坏死。

（三）并发症

可有短期精神异常、心律失常、肢体瘫痪、继发性出血或血供障碍、局部组织坏死继发感染、急性肾功能障碍、内脏破裂或穿孔、周围性神经病、永久性失明或耳聋等。孕妇电击后常发生死胎、流产。

三、病因及发病机制

(一)病因

1.人体直接接触电源

如电动机、变压器等电器设备不检修,不装接地线;不懂安全用电知识,自行安装电器;家用电器漏电而手直接接触开关等。

2.电流或静电电荷经空气或其他介质电击人体

因台风、火灾、地震、房屋倒塌等使高压线断后掉在地上,在高压和超高压电场中,10 cm内都有电击伤的危险;在大树下避雷雨,衣服被淋湿后更易被雷击。

(二)发病机制

电击伤主要发病机制是组织缺氧。人体作为导体,在接触电流时,即成为电路中的一部分。电击通过产热和电化学作用引起人体器官生理功能障碍,如抽搐、心室颤动、呼吸中枢麻痹或呼吸停止等,以及组织损伤。电击伤对人体的危害与接触电压高低、电流强弱、电流类型、频率高低、电流接触时间、接触部位、电流方向和所在环境的气象条件都有密切关系。

(1)电流类型:同样电压下,交流电比直流电的危险性大3倍。交流电能使肌肉持续抽搐,能牵引住接触者,使其脱离不开电流,因而危险性较直流电大。

(2)电流强度:一般而论,通过人体的电流越强,对人体造成的损害越重,危险也越大。

(3)电压高低:电压越高,流经人体的电流越大,机体受到的损害也越严重。

(4)电阻大小:在一定电压下,皮肤电阻越低,通过的电流越大,造成的损伤越大。

(5)电流接触时间:电流对人体的损害程度与接触电源时间成正比。

(6)通电途径:电流通过人体的途径不同,对人体造成的伤害也不同。

四、辅助检查

早期可出现肌酸磷酸激酶(CK)及其同工酶(CK-MB)/乳酸脱氢酶(LDH)、丙氨酸氨基转移酶(ALT)的活性增高。尿液检测可见血红蛋白尿或肌红蛋白尿。

五、诊断要点

(一)病史

患者有明确的触电史或被雷、电击伤史。

(二)诊断注意事项

应了解有无从高处坠落或被电击抛开的情节,注意颈髓损伤、骨折和内脏损伤的可能性。监测血LDH、CK-MB、淀粉酶、尿肌红蛋白、肝、肾功能等,可辅助判断组织器官损伤程度。有些患者触电后,心跳和呼吸极其微弱,甚至暂时停止,处于"假死状态",因此要认真鉴别,不可轻易放弃对触电患者的抢救。

六、治疗要点

救治原则为迅速脱离电源,争分夺秒地实施有效的心肺复苏及心电监护。

(一)现场急救

1.迅速脱离电源

根据触电现场情况,采用最安全、最迅速的办法脱离电源。

(1)切断电源:拉开电源闸刀或者拔除电源插头。

(2)挑开电线:应用绝缘物或干燥的木棒、竹竿、扁担等将电线挑开。

(3)拉开触电者:施救者可穿胶鞋,站在木凳上,用干燥的绳子、围巾或干衣服等拧成条状套在触电者身上拉开触电者。

(4)切断电线:如在野外或远离电源及存在电磁场效应的触电现场,施救者不能接近触电者,不便将电线挑开时,可用干燥绝缘的木柄刀、斧或锄头等物将电线斩断,中断电流,并妥善处理残端。

2.防止感染

现场应保护好电烧伤创面,防止感染。

3.轻型触电者:

就地观察及休息 1~2 小时,以减轻心脏负荷,促进恢复。

4.重型触电者

对心搏骤停或呼吸停止者,应立即实施心肺复苏术。

(二)院内急救

1.维持有效呼吸

呼吸停止者应立即气管插管,给予呼吸机辅助通气。

2.补液

低血容量性休克和组织严重电烧伤的患者,应迅速给予静脉补液,补液量较同等面积烧伤患者要多。

3.纠正心律失常

最严重的心律失常是心室颤动,室颤者应尽早给予除颤。

4.创面处理

创面应用无菌液冲洗后以无菌敷料包扎,局部坏死组织如与周围组织分界清楚,应在伤后3~6 天及时切除焦痂。如皮肤缺损较大,则需植皮治疗,必要时应用抗生素和 TAT 预防破伤风的发生。

5.筋膜松解术和截肢

肢体受高压电热灼伤,大块软组织灼伤引起的局部水肿和小血管内血栓形成,可使电热灼伤远端肢体发生缺血性坏死,因而有时需要进行筋膜松解术,减轻灼伤部位周围压力,改善肢体远端血液循环,严重时可能需要做截肢手术。

6.对症处理

预防感染,纠正水和电解质紊乱,抗休克,防治应激性溃疡、脑水肿、急性肾衰竭等。

七、护理问题

(一)焦虑/恐惧

其与电击伤后出现短暂的电休克、担心植皮、截肢(指、趾)、电击伤知识的缺乏有关。

(二)皮肤完整性受损

其与皮肤烧伤,失去皮肤屏障功能有关。

(三)心排血量减少

其与电击伤后心律失常有关。

(四)体液不足

其与大面积电击伤后大量体液自创面丢失、血容量减少有关。

(五)疼痛

其与电击伤后创面疼痛及局部炎症有关。

(六)潜在并发症

急性肾衰竭、感染、继发性出血、高钾血症。

八、护理措施

(一)即刻护理

心搏骤停或呼吸骤停者应立即实施心肺复苏术,应配合医师做好抢救,尽早尽快建立人工气道和机械通气,注意清除气道内分泌物。

(二)用药护理

尽快建立静脉通路,根据医嘱给予输液,恢复循环容量。应用抗生素后所造成的厌氧菌感染,遵医嘱注射破伤风抗毒素预防发生破伤风。

(三)合并伤的护理

因触电后弹离电源或自高空跌下,常伴有颅脑伤、气胸、血胸、内脏破裂、四肢与骨盆骨折等合并伤。搬运过程注意保护颈部、脊柱和骨折处,配合医师做好抢救。如有颅脑外伤,心搏呼吸停止时间较长,伤员昏迷不醒等情况,应遵医嘱在伤员头部放置冰袋,并快速静脉滴注 20%甘露醇 250 mL 或 50%葡萄糖溶液 60～100 mL,脱水降低颅压,防止脑疝引起突然死亡。

(四)严密观察病情变化

1.密切监测生命体征变化

测量呼吸、脉搏、血压及体温。注意呼吸频率,判断有无呼吸抑制及窒息发生;注意患者神志变化,对清醒患者应予心理安慰,消除其恐惧心理,同时注意患者出现电击后精神兴奋症状,应说服患者休息。

2.心律失常的监测

复苏后患者尤其应仔细检查心率和心律,每次心脏听诊应保持 5 分钟以上,判断有无心律失常。

3.肾功能监测

观察尿的颜色和量的变化,对严重肾功能损害或脑水肿损害使用利尿药和脱水剂者,应准确记录尿量。

(五)加强基础护理

保持患者局部伤口敷料的清洁、干燥,防止脱落。观察创面颜色、气味,有无发绀、干性坏死等,警惕糜烂坏死组织腐蚀血管致大出血。保守治疗效果不好的,应及早截肢,并遵医嘱应用止痛药,注意观察患者有无幻肢痛。做好口腔和皮肤护理,预防发生口腔感染和压疮等。

（六）心理护理

医务人员应沉着冷静,操作熟练,多与患者进行肢体接触和眼神沟通,给患者更多的信任感;同时多安慰患者,告知其治疗方法、过程及效果,鼓励患者表达自身感受,教会患者自我放松的方法;适当延长患者家属探视时间,家属的关心鼓励和陪伴能够给予患者更多战胜疾病的信心。

（七）健康教育

教育患者出院后自我保健知识、普及安全用电知识,尤其应加强学龄前儿童和小学生的安全用电知识教育。

（孙　青）

第九节　冻　伤

一、定义

冻伤即冷损伤,是低温作用于机体的局部或全身引起的损伤。低温强度和作用时间、空气湿度和风速与冻伤的轻重程度密切相关。慢性疾病、营养不良、饥饿、疲劳、年老、神志不清、痴呆、醉酒、休克和创伤等是冻伤的易患因素。

二、临床表现

冻伤按损伤范围可分为全身性冻伤（冻僵）和局部性冻伤（局部冻伤、冻疮、战壕足与浸泡足）,按损伤性质可分为非冻结性冻伤和冻结性冻伤。

（一）非冻结性冻伤

非冻结性冻伤是长时间暴露于 $0\sim10\ ℃$ 的低温、潮湿环境造成的局部损伤,而不发生冻结性病理改变,包括冻疮、战壕足及浸泡足。临床表现为局部红肿,可出现水疱,去除水疱上的表皮可见创面发红,有渗液,并发感染时可形成糜烂或溃疡。受冻局部可渐次出现皮肤发红、苍白、发凉,皮肤或肢端刺痛,皮肤僵硬、麻木、感觉丧失。冻疮常发生在手足部或者耳郭,易复发。

（二）冻结性冻伤

冻结性冻伤是身体局部或全部短时间暴露于极低气温,或较长时间暴露于冰点以下低温造成的组织损伤。

局部冻伤常发生在鼻、耳、颜面、手足等暴露部位。患处温度低,皮肤苍白、麻木、刺痛。局部冻伤可分为反应前期、反应期及反应后期。

1.反应前期（前驱期）

反应前期系指冻伤后到复温融化前的阶段,主要临床表现有受冻部位冰凉、苍白、坚硬、感觉麻木或丧失。由于局部处于冻结状态,其损伤范围和程度往往难以判断。

2.反应期（炎症期）

反应期为复温融化和复温融化后的阶段。冻伤损伤范围、程度随复温后逐渐明显。

3.反应后期（恢复期）

反应后期系指Ⅰ、Ⅱ度冻伤愈合后,和Ⅲ度冻伤坏死组织脱落后,肉芽创面形成的阶段。可出现:①冻伤皮肤局部发冷,感觉减退或敏感;②对冷敏感,寒冷季节皮肤出现苍白或青紫;③痛觉敏感,肢体不能持重等。这些表现系由于交感神经或周围神经损伤后功能紊乱所引起。

(三)冻僵

冻僵表现为低体温,易发生在冷水或冰水中淹溺,其临床表现如下。

1.神经系统

体温在34 ℃时可出现健忘症,低于32 ℃时触觉、痛觉丧失,而后意识丧失,瞳孔扩大或缩小。

2.循环系统

体温下降后,血液内水分由血管内移至组织间隙,血液浓缩,黏度增加,20 ℃时半数以上的外围小血管血流停止,肺循环及外周阻力加大;19 ℃时冠状动脉血流量为正常的25%,心排血量减少,心率减慢,出现传导阻滞,可发生心室颤动。

3.呼吸系统

呼吸中枢受抑制,呼吸变浅,变慢,29 ℃时呼吸比正常次数减少50%,呼吸抑制后进一步加重缺氧,酸中毒及循环衰竭。

4.肾脏系统

由于肾血管痉挛,肾血流量减少,肾小球滤过率下降。体温27 ℃时,肾血流量减少一半以上,肾小球滤过率减少1/3。如果持续时间过久,导致代谢性酸中毒、氮质血症及急性肾衰竭。

三、病因及发病机制

冻伤是局部温度过低,致使局部血管先收缩、后扩张,毛细血管壁通透性增加,血浆渗出,组织水肿,血管内血液浓缩和血管壁损害,形成血栓以致引起组织坏死。病变可仅限于皮肤或累及深部组织,包括肌肉和骨骼。

四、诊断要点

(一)了解病史

了解受冻、受湿冷史、保温情况,以及是否有诱因,即可确定冻伤诊断,并判断冻伤类型与程度。注意患者出现低体温前是否伴有药物过量、滥用乙醇或外伤。伴高血钾者需排除挤压伤和溶血。

(二)中心体温测量

临床上以接近中心体温的部位测量。肺动脉测温最准确,但较常用直肠、膀胱、鼓膜、食管测温。

五、治疗要点

(一)冻僵

(1)迅速恢复冻伤者中心体温,防止并发症。

(2)迅速将冻伤者移入温暖环境。脱掉衣服、鞋袜,采取全身保暖措施。给盖棉被或毛毯,用热水袋,水壶加热(注意不要直接放在皮肤上,用垫子,衣服或毯子隔开,以防烫伤)放腋下及腹股沟,有条件用电毯包裹躯体,红外线和短波透热等,也可用温水,将冻伤者浸入40～42 ℃温浴盆中,水温自34～35 ℃开始,5～10分钟后提高水温到42 ℃,待肛温升到34 ℃,有了规则的呼吸和心跳时,停止加温。如患者意识存在,可给予热饮料,静脉滴注加温 10％葡萄糖,有助于改善循环。

(3)除体表复温外,也可采用中心复温法,尤其是那些严重冻僵的伤员。可采用体外循环血液加温和腹膜透析。腹膜透析在一般医院都能进行,可用加温到 49～54 ℃的透析悬液挂在 3～4 尺(1 尺＝1/3 米)高度,通过在 43 ℃水浴中保温的导管,灌入腹腔内,进行腹膜透析,每次 20～30 分钟,可连续透析 5～6 次。每小时可使肛温升高 2.9～3.6 ℃,有助于改善心、肾功能。

(4)采用对器官功能监护和支持等综合措施,注意处理低血容量、低血糖、应激性溃疡、胰腺坏死、心肌梗死、脑血管意外、深部静脉血栓形成、肺不张、肺水肿、肺炎等并发症。

(二)局部冻伤

1.治疗原则

(1)迅速脱离寒冷环境,防止继续受冻。

(2)抓紧时间尽早快速复温。

(3)局部涂敷冻伤膏。

(4)改善局部微循环。

(5)抗休克,抗感染和保温。

(6)内服活血化瘀等药。

(7)Ⅱ、Ⅲ度冻伤未能分清者按Ⅲ度冻伤治疗。

(8)冻伤手术处理,应尽量减少伤残,最大限度地保留尚有存活能力的肢体功能。

2.快速复温

伤员脱离寒冷环境后,如有条件,应立即进行温水快速复温,复温后在充分保暖的条件下运送。如无快速复温条件,应尽早运送,运送途中应注意保暖,防止外伤。到达医疗单位后应立即进行温水快速复温,特别对救治仍处于冻伤状态的Ⅱ、Ⅲ度冻伤,复温是效果显著的关键措施。复温方法:将冻肢浸泡在 42 ℃温水中,至冻区皮肤转红,尤其是指/趾甲床潮红,组织变软为止,时间不宜过长。对于颜面冻伤,可用42 ℃的温水浸湿毛巾,进行局部热敷。在无温水的条件下,可将冻肢置于自身或救护者的温暖体部,如腋下、腹部或胸部,以达复温目的。救治时严谨火烤、雪搓、冷水浸泡或猛力捶打冻伤部。

3.局部处理

(1)局部用药:复温后局部立即涂敷冻伤外用药膏,可适当涂厚些,指/趾间均需涂敷,并以无菌敷料包扎,每天换药 1～2 次,面积小的Ⅰ、Ⅱ度冻伤,可不包扎,但注意保暖。

(2)水疱处理:应在无菌条件下抽出水疱液,如果水疱较大,也可低位切口引流。

(3)感染创面和坏死痂皮处理:感染创面应及时引流,防止痂下积脓,对坏死痂皮应及时蚕食脱痂。

(4)及时清除坏死痂皮:肉芽创面新鲜后尽早植皮,消灭创面。早期皮肤坏死形成干痂后,对于深部组织生活能力情况,往往不易判断,有时看来肢端已经坏死,但脱痂后露出肉芽创面(表明深部组织未坏死),经植皮后痊愈。因此,对冻伤后截肢应取谨慎态度,一般任其自行分离脱落,尽量保留有活力的组织,有必要时可进行动脉造影,以了解肢端血液循环情况。

4.其他

预防感染严重冻伤应口服或注射抗生素;常规进行破伤风预防注射。

(三)非冻结性冻伤

可在局部涂冻伤膏。局部用药应涂厚,每天数次温敷创面。并根据创面情况每天换药,用无菌纱布包扎。

六、护理问题

(一)疼痛

其与冻伤造成组织坏死有关。

(二)体温过低

其与局部温度过低,致使局部血管收缩有关。

(三)感染

其与冻伤后组织坏死有关。

七、护理措施

(一)一般护理

复温后将患者安置在温暖环境中,取平卧位且继续用毛毯、棉被等保温、同时保持床单位整洁、维持冻伤皮肤干燥,抬高病变部位、减轻水肿。

(二)病情观察

持续监测肛温变化,严格监测心率、血压、呼吸、血氧饱和度等生命体征并详细记录,发现病情变化及时配合医师处理。全身温水浴复温时,一般当肛温恢复到 34 ℃左右,即应停止继续复温。因为停止复温后,体温还要继续上升 3～6 ℃,如果复温太高,体温继续上升后,可出现高热,增加代谢消耗与负担。

(三)对症护理

1.疼痛护理

正确评估患者疼痛分级,并遵医嘱使用镇痛药物;根据患者的损伤部位选择合适的体位以减轻疼痛;可采用音乐疗法转移患者注意力,以缓解疼痛。

2.创面护理

及时更换包扎敷料,保持创面干燥、避免压迫。

3.用药护理

用药前遵医嘱做过敏试验,确定安全后方能使用;对于改善微循环的药物,注意观察药物的疗效,警惕出血倾向。

(四)饮食护理

加强营养支持,给予高热量、高蛋白、富含维生素的清淡饮食。

(五)心理护理

冻伤复温后常出现疼痛,严重影响患者舒适,造成焦虑、恐惧、烦躁心理。护士应做好解释工作,向患者说明疼痛的原因,介绍缓解疼痛的方法,正确疏导患者的不良情绪,以积极配合治疗。

(孙 青)

第十节 强酸、强碱损伤

一、定义

强酸、强碱损伤是指强酸或强碱类物质接触皮肤黏膜后造成的腐蚀性烧伤,以及进入血液后造成的全身中毒损伤。

二、临床表现

(一)强酸损伤

1.常见不同强酸损伤的特点

(1)浓硫酸作用于组织时,其吸水性强,能使有机物质炭化。

(2)浓硫酸含三氧化硫,吸入后对肺组织产生强烈的刺激和腐蚀作用,可导致严重肺水肿。

(3)硝酸吸收入血后,逐步变为亚硝酸盐和硝酸盐,前者能使血红蛋白变为正铁血红蛋白,并引起中毒性肾病。硝酸烟雾与空气接触,释出二氧化氮,吸入后直接刺激支气管黏膜和肺泡细胞,可导致肺水肿。

(4)浓盐酸与空气呈白色的烟雾,具有剧烈的刺激气味,可引起口腔、鼻、支气管黏膜充血、水肿、坏死、溃疡,眼睑痉挛或角膜溃疡。

(5)氢氟酸可溶解脂肪和脱钙,造成持久的局部组织坏死,损害可深达骨膜,甚至骨骼坏死高浓度氢氟酸可伴发急性氟中毒。

(6)草酸可结合钙质,引起低血钙、手足搐搦。皮肤及黏膜可产生粉白色顽固溃烂。

(7)铬酸接触引起溃烂及水疱,如不及时处理,铬离子可从创面吸收,导致全身中毒。铬酸雾反复吸入接触后可发生鼻中隔穿孔。

2.各部位强酸损伤的表现

(1)皮肤接触者:创面干燥,边界分明,坏死可深入到皮下组织,局部灼痛。皮肤呈暗褐色,严重者出现糜烂、溃疡、坏死、迅速结痂,一般不起水疱。皮肤大面积烧伤时,可导致休克。烧伤痂皮或焦痂色泽:硫酸为黑色或棕黑色,硝酸为黄色,盐酸为灰棕色,氢氟酸为灰白色。

(2)眼部接触者:发生眼睑水肿、结膜炎、角膜混浊、穿孔,甚至全眼炎、失明。

(3)吸入强酸类的烟雾:出现咳嗽、咳泡沫状痰或血痰、气促、喉或支气管痉挛、喉头水肿、胸部压迫感、呼吸困难、窒息。

(4)口服强酸后,立即出现消化道损伤处的剧烈烧灼样疼痛,口腔、咽喉部等易见黏膜充血、糜烂、溃疡。出现难以抑制的呕吐,呕吐物中可有血液和黏膜组织。重者发生胃穿孔、休克。酸类吸收入血,可致代谢性酸中毒、肝肾功能受损、昏迷、呼吸抑制。幸存者常形成食管和胃部瘢痕收缩、狭窄,腹膜粘连,消化道功能减退等后遗症。

(二)强碱损伤

1.常见不同强碱损伤的特点

(1)氢氧化钠和氢氧化钾具有较强的刺激性和腐蚀性,能和组织蛋白结合形成复合物,使脂肪组织皂化,产生热量继续损伤组织,烧伤后疼痛剧烈,创面较深,愈合慢。

(2)生石灰遇水后,产生氢氧化钙并释放大量热能,产生热烧伤和化学烧伤双重作用,除对皮肤有刺激性和腐蚀性外,加上其产热对皮肤的热烫伤,使组织烧伤程度较深,创面较干燥。

(3)浓氨溶液主要成分为氢氧化铵,挥发后释放出氨,对呼吸道有强烈刺激性,可致黏膜充血、水肿、分泌物增多,严重者可发生喉头水肿、支气管肺炎和肺水肿。

2.各部位强碱损伤的表现

(1)皮肤接触者:局部充血、水肿、糜烂、溃疡、起水疱,局部灼痛,可形成白色痂皮。周围红肿,可出现红斑、丘疹等皮炎样改变。皮肤烧伤可达Ⅱ度以上。

(2)眼部接触者:结膜充血、水肿,角膜溃疡、混浊、穿孔,甚至失明。

(3)吸入强碱者:吸入高浓度氨气体,表现为刺激性咳嗽、咳痰,甚至咳出溶解坏死组织碎片,导致喉头水肿和痉挛、窒息、呼吸困难、肺水肿,可迅速发生休克和昏迷。

(4)口服强碱者:口腔、咽部及食管剧烈灼痛,腹部绞痛、恶心、呕吐,可并发消化道出血,呕出血性黏液和黏膜组织坏死碎片。可有血性腹泻。固体的碱颗粒可黏附在口咽和食管黏膜表面,引起环形烧伤,可致局部穿孔。口服液体碱可对消化道黏膜产生快速和严重的液化性腐蚀损伤。强碱吸收入血后可引起代谢性碱中毒、手足痉挛、肝肾功能损伤,重者昏迷、休克,迅速危及生命。幸存者常遗留食管狭窄。

三、病因及发病机制

强酸、强碱损伤多因意外事故经体表接触或口服所致。工业上,强酸损伤也可由生产过程中接触或吸入酸雾所致。

(一)强酸

强酸类腐蚀的程度和深度与其浓度、接触时间、剂量和温度相关。强酸类腐蚀损伤机制是游离出的氢离子使皮肤和黏膜接触部位的组织坏死。皮肤黏膜接触强酸后,引起细胞脱水,组织蛋白凝固性坏死、溃疡,并形成结痂,对防止创面继续受损害有一定作用。

(二)强碱

强碱对组织的损伤程度,主要决定于其浓度,是由氢氧离子对组织起作用所致。强碱作用于机体,迅速吸收组织水分,使组织细胞脱水。强碱与人体内脂肪结合引起脂肪皂化产热反应,导致细胞结构破坏、深层组织坏死,易致深度烧伤、使人体丧失较多液量。强碱引起蛋白质和胶原组织溶解导致组织液化性坏死,与强酸所致的凝固性坏死相比,更易于引起组织溶化、穿孔。

四、诊断要点

根据强酸、强碱损伤史和损伤的临床表现即可做出诊断。尽可能了解损伤化学物的种类、接触途径、浓度剂量及接触时间。痂皮等损伤特征有助于分析损伤物的种类。了解皮肤接触的面积,了解有关症状发生的时间。在现场处理时,应注意收集患者的呕吐物、排泄物等标本用作化学毒物分析。

五、治疗要点

(一)局部处理

抢救者需做好自身防护,如穿戴防护衣、防护手套、防护眼镜、防护面罩等,立即将伤者救离现场。

（1）皮肤损伤处理：应迅速脱除污染的衣服，清洗毛发皮肤。

对强酸损伤者，可先用大量清水冲洗 10～30 分钟，再用 2％～4％碳酸氢钠溶液冲洗 10～20 分钟，或用 1％浓氨溶液、肥皂水或石灰水等冲洗，然后用 0.1％苯扎溴铵、生理盐水或清水冲洗创面，直到冲洗干净。

对强碱损伤者，用清水反复持续冲洗 1 小时以上，直至创面无滑腻感，然后选用 1％醋酸、3％硼酸、5％氯化钠或 10％枸橼酸钠等中和，或用 2％醋酸湿敷皮肤损伤处，皮肤烧伤应及时处理。

（2）眼损伤处理立即用大量清水冲洗眼部 10 分钟，再以生理盐水冲洗 10 分钟，滴入 1％阿托品眼液、可的松和抗生素眼药水。但生石灰烧伤禁用生理盐水冲洗，以免产生更强的氢氧化钠。强碱所致的眼损伤，勿用酸性液体冲眼，以免产热造成眼睛热力烧伤。眼内有石灰粒者可用 1％～2％氯化铵溶液冲洗，使之溶解，禁用酸性液中和。眼部剧痛者，可用 2％丁卡因滴眼。

（3）吸入性损伤处理：可予以异丙肾上腺素、麻黄碱、普鲁卡因、糖皮质激素及抗生素气管内间断滴入或雾化吸入。对症治疗包括镇咳、吸氧，呼吸困难若发生肺水肿，应尽快行气管切开术，呼吸机辅助呼吸，以保护呼吸道通畅，防止坏死黏膜脱落窒息。

（4）口服损伤处理：抢救原则是迅速清除、稀释、中和腐蚀剂，保护食管、胃肠黏膜，减轻炎症反应，防止瘢痕形成，止痛、抗休克等对症治疗。①一般禁忌催吐和洗胃，避免发生消化道穿孔及反流的胃液再度腐蚀食管黏膜。可立即口服清水 1 000～1 500 mL，以稀释强酸或强碱的浓度，并保护消化道黏膜。②对口服强酸者，禁服碳酸氢钠、碳酸钠等碳酸盐类中和，以免产生大量二氧化碳致胃肠胀气、穿孔。可先口服蛋清、牛奶或豆浆 200 mL 稀释强酸，继之口服氢氧化铝凝胶 2.5％氧化镁或 7.5％氢氧化镁 60 mL，或石灰水 200 mL 中和强酸。③对口服强碱者，可先口服生牛奶 200 mL，之后口服食醋，1％～5％醋酸、柠檬水，但碳酸盐（如碳酸钠、碳酸钾）中毒时需改用口服硫酸镁，以免产生过多二氧化碳导致胃肠胀气、穿孔。

（二）对症及综合治疗

疼痛剧烈者，可予以镇痛药。对有昏迷、抽搐、呼吸困难等症状的危重患者应立即给氧，建立静脉通道，组织抢救，防止肺水肿和休克；对吞咽困难患者应加强支持疗法；维持酸碱、水、电解质平衡；保护肝、肾功能，防治急性肾衰竭等严重并发症。

六、护理问题

（一）疼痛

其与组织破坏、炎症反应有关。

（二）体液平衡失调

其与创面大量渗出有关。

（三）有感染的危险

其与皮肤屏障功能丧失、创面污染、机体免疫力低下有关。

（四）有窒息的危险

其与吸入性呼吸道烧伤有关。

（五）自我形象紊乱

其与身体皮肤烧伤有关。

七、护理措施

（一）护理评估

（1）评估损伤原因、强酸或强碱接触或进入人体的剂量。

（2）评估局部损伤或全身脏器损伤程度。

（3）观察意识、脉搏、呼吸、心跳，积极评估抢救效果。

（二）排除毒物

（1）强酸强碱皮肤烧灼后，立即用大量流水冲洗。

（2）口服中毒者，严禁洗胃。

（3）强酸强碱类使眼部受到损害，应立即用大量清水或生理盐水彻底冲洗，然后遵医嘱给予眼部用药。

（三）病情观察

严密观察生命体征、神志的变化。观察有无并发症的出现，如有无纵隔炎、腹膜炎。给予4～6 L/min 的氧气吸入，以防出现急性呼吸窘迫综合征。注意有无因剧烈疼痛、胃肠道出血等因素导致的休克，有无并发胃肠道穿孔、急性肾衰竭等情况。

（四）营养支持

早起静脉补充营养，严格禁食水，病情好转后可留置胃管，给予流质饮食，逐渐过渡到半流质、普食，避免生、冷、硬及刺激性食物。

（五）口腔护理

用1%～4%过氧化氢溶液擦洗口腔，防止厌氧菌感染。动作应轻柔，避免损伤新鲜创面。

（六）心理护理

患者极度痛苦，尤其是可能造成机体畸形、面部灼伤毁容或出现食管狭窄不能进食者，容易产生悲观绝望情绪，因此，应加强沟通，以及时进行心理疏导，防止过激行为发生，鼓励患者树立战胜疾病的信心和生活的勇气。

（孙　青）

第十一节　超高热危象

危象不是一个独立的疾病，它是指某一疾病在病程进展过程中所表现的一组急性综合征。多数危象的发生是由于某些诱发因素对基础疾病所导致的原有内环境急剧变化，并对生命重要器官特别是大脑功能构成严重的威胁。抢救不及时，死亡率和致残率均较高。但若能够及时发现治疗，护理措施得当，危象是可以得到有效的控制的。

体温超过 41 ℃称为高热。超高热危象是指高热同时伴有抽搐、昏迷、休克、出血等，多有体温调节中枢功能障碍。超高热可使肌肉细胞快速代谢，引起肌肉僵硬、代谢性酸中毒及心脑血管系统等的损害，严重者可导致患者死亡。

一、病因

(一)感染性发热

任何病原体(各种病毒、细菌、真菌、寄生虫、支原体、螺旋体、立克次体等)引起的全身各系统器官的感染。

(二)非感染性发热

凡是病原体以外的各种物质引起的发热均属于非感染性发热。常见病因如下。

1.体温调节中枢功能异常

体温调节中枢受到损害,使体温调定点上移,造成发热。常见于中暑、安眠药中毒、脑外伤、脑出血等。

2.变态反应与过敏性疾病

变态反应时形成抗原抗体复合物,激活白细胞释放内源性致热源而引起发热,如血清病、输液反应、药物热及某些恶性肿瘤等。

3.内分泌与代谢疾病

如甲亢、硬皮病等。

二、临床表现

(一)体温升高

患者体温达到或超过 41 ℃,出现呼吸急促、烦躁、抽搐、休克、昏迷等症状。

(二)发热的特点

许多发热疾病具有特殊热型,根据不同热型,可提示某些疾病的诊断,如稽留热常见于伤寒、大叶性肺炎;弛张热常见于败血症、严重化脓性感染等。

(三)伴随症状

发热可伴有皮疹、寒战、淋巴结或肝脾肿大等表现。

三、实验室及其他检查

有针对性地进行血常规、尿常规、便常规、脑脊液等常规检查,病原体显微镜检查,细菌学检查,血清学检查,血沉、免疫学检查、X 线、超声、CT 检查等。

四、治疗要点

(一)治疗原则

迅速降温,有效防治并发症,加强支持治疗,对因治疗。

(二)治疗措施

1.降温

迅速而有效地将体温降至 38.5 ℃是治疗超高热危象的关键。

(1)物理降温的常用方法:①冰水擦浴。对高热、烦躁、四肢末梢灼热者可用。②温水擦浴。对寒战、四肢末梢厥冷的患者,用 32～35 ℃温水擦浴,以免寒冷刺激而加重血管收缩。③酒精擦浴。30％～50％酒精擦拭。④冰敷。用冰帽、冰袋置于前额及腋窝、腹股沟、腘窝等处。

物理降温的注意事项:①擦浴方法是自上而下,由耳后、颈部开始,直至患者皮肤微红,体温降至38.5 ℃左右。②不宜在短时间内将体温降得过低,以防引起虚脱。③伴皮肤感染或有出血倾向者,不宜皮肤擦浴。④降温效果不佳者可适当配合药物降温等措施。

(2)药物降温的常用药物:①复方氨基比林 2 mL 或柴胡注射液 2 mL 肌内注射。②阿司匹林、对乙酰氨基酚、地塞米松等。③对高热伴惊厥的患者,可用人工冬眠药物(哌替啶 100 mg、异丙嗪 50 mg、氯丙嗪50 mg)全量或半量静脉滴注。

药物降温的注意事项:降温药物可以减少产热和利于散热,故用药时要防止患者虚脱。及时补充水分,冬眠药物可引起血压下降,使用前应补足血容量、纠正休克,注意血压的变化。

2.病因治疗

(1)对于各种细菌感染性疾病,除对症处理外,应早期使用广谱抗生素,如有病原体培养结果及药敏试验,可针对感染细菌应用敏感的抗生素。

(2)非感染性发热,一般病情复杂,应根据患者的原发病进行有针对性的处理。

五、护理措施

(一)一般护理

保持室温在 22~25 ℃,迅速采取有效的物理降温方式,高热惊厥的患者,置于保护床内,防止坠床或碰伤,备舌钳或牙垫防止舌咬伤。建立静脉通路,保持呼吸道通畅。

(二)严密观察病情

注意观察患者生命体征、神志、末梢循环和出入量的变化,特别应注意体温的变化及伴随的症状,每4小时测一次体温,降至 39 ℃以下后,每日测体温 4 次,直至体温恢复正常。观察降温治疗的效果。避免降温速度过快,防止患者出现虚脱现象。

(三)加强基础护理

(1)患者卧床休息,保持室内空气新鲜,避免着凉。

(2)降温过程中出汗较多的患者,要及时更换衣裤被褥。保持皮肤清洁舒适。卧床的患者,要定时翻身,防止压疮。

(3)给予高热量、半流质饮食,鼓励患者多进食、多饮水、每天液体入量达 3 000 mL;保持大便通畅。

(4)加强口腔和呼吸道护理,防止感染及黏膜溃破;协助患者排痰;咳嗽无力或昏迷无咳嗽反射者,可气管切开,保持呼吸道通畅。

(储 蕴)

第十二节 垂 体 危 象

一、概述

垂体危象即垂体功能减退性危象,是在垂体功能减退基础上,各种应激如感染、手术、创伤、寒冷、腹泻、呕吐、失水、饥饿,各种镇静剂、安眠剂、降血糖药物等可诱发垂体危象。根据临床表现分为高热型(体温＞40 ℃)、低温型(体温≤30 ℃)、低血糖型、循环衰竭型、水中毒型及混合型。

二、病情观察与评估

(1)监测生命体征,观察有无体温升高或降低,有无心率加快、脉细速、血压下降、低血糖等表现。

(2)观察患者有无意识淡漠、神志模糊、谵妄、抽搐、昏迷等表现。

(3)观察神经系统体征,以及瞳孔大小、对光反射的变化。

(4)观察有无心率加快、出冷汗、乏力等低血糖表现。

三、护理措施

(一)卧位
卧床休息,昏迷患者头偏向一侧。

(二)氧疗
遵医嘱吸氧,严重低氧血症和/或休克患者常给予气管插管呼吸机辅助通气,遵循气管插管护理常规。

(三)纠正低血糖
遵医嘱予 50% 葡萄糖 40~60 mL 快速静脉推注,每小时监测血糖,维持血糖在 6~10 mmol/L。

(四)纠正休克
建立静脉双通道,快速补液及遵医嘱应用升压药物等抗休克治疗措施。

(五)体温监测与护理
低温与甲状腺功能减退有关,遵医嘱给予小剂量甲状腺激素,并注意监测心率,同时采取保暖措施。高热者(体温>40 ℃)采用冰帽及大动脉处冰敷。

(六)药物护理
(1)禁用或慎用吗啡等麻醉剂、镇静剂、催眠药、降糖药,以免诱发昏迷。

(2)使用糖皮质激素者观察有无上腹部饱胀、频繁呃逆,血压下降、黑便等消化道出血的不良反应。

(3)使用血管活性药物、高糖、钾、钠等,观察血管有无红、肿、疼痛等静脉炎的表现。注意血管的选择,防止药物外渗,最好使用中心静脉输注药物。

(七)饮食护理
昏迷者留置胃管,鼻饲流质饮食。患者清醒能进食后,给予富含高热量、高蛋白、高维生素、易消化的食物,少量多餐。

四、健康指导

(1)教会患者自测心率、心律、体温,识别垂体危象的征兆,如有感染、发热、腹泻、呕吐、外伤、头痛等情况,立即就医。

(2)告知家属若发现患者有精神异常行为如兴奋、多语、情绪不稳、烦躁等及时就医。

(3)告知患者避免过度劳累、外伤、寒冷等诱发因素。

(4)告知患者不可自行减药或停药,定期门诊复诊。

(5)随身携带急救卡,以便发生意外时得到及时救治。

(崔茹洁)

第十三节 甲状腺危象

一、概述

甲状腺危象是甲状腺毒症病情的极度加重并危及患者生命的严重表现。感染、手术等应急状态和心力衰竭、败血症、严重创伤等躯体疾病是甲状腺危象主要的诱发因素。

二、病情观察与评估

（1）监测生命体征，观察患者有无高热及心动过速。

（2）观察患者有无意识模糊、谵妄、嗜睡、昏迷等。

（3）观察患者有无大汗淋漓、皮肤潮红或苍白和脱水的表现。

（4）观察有无食欲缺乏、恶心、呕吐、腹痛、严重腹泻等消化道症状。

（5）评估患者有无因烦躁、谵妄导致坠床的危险。

三、护理措施

（一）卧位与休息

绝对卧床休息，呼吸困难时取半卧位。

（二）氧疗

遵医嘱吸氧。

（三）高热的处理

高热时使用物理或药物降温，必要时人工冬眠疗法。

（四）用药护理

（1）迅速建立静脉通道及时准确用药。

（2）首选丙硫氧嘧啶口服或鼻饲，开始剂量一般为每天 300 mg，视病情轻重介于 150～400 mg，分次口服，一天最大量 600 mg。病情控制后逐渐减量，维持量每天 50～150 mg，视病情调整。观察有无头痛、眩晕、关节痛和淋巴结肿大，以及胃肠道不适等不良反应。

（3）复方碘口服液：首剂 30～60 滴，以后每 6～8 小时 5～10 滴，一般使用 3～7 天后停药。观察有无变态反应、关节疼痛、淋巴结肿大和腹泻、恶心、呕吐、胃痛等消化道不良反应。碘过敏者及活动性肺结核患者禁用，孕妇、哺乳期妇女慎用。

（4）普萘洛尔：注意观察心率，防止心动过缓。

（5）纠正水、电解质和酸碱平衡：一般输入 5％葡萄糖盐水 2 000～3 000 mL/d，根据血钾和尿量合理补钾；对老年或心力衰竭患者控制补液量及速度。

（五）突眼护理

高枕卧位，低盐饮食，戴眼罩、墨镜，避免强光刺激，局部滴眼药等，预防和治疗角膜炎、结膜炎。

(六)预防坠床

烦躁、谵妄患者专人守护,加双侧床挡,必要时实施保护性约束或遵医嘱镇静。

(七)饮食护理

指导患者进食高热量、高蛋白、高维生素的食物,忌含碘食物如海带、紫菜、碘盐,忌饮浓茶、咖啡等兴奋性饮料。

四、健康指导

(1)告知患者避免甲状腺受压、精神刺激、过度劳累,保持身心愉快。

(2)指导患者坚持按剂量、疗程、时间服药,不可随意减量或停药。

(3)定期随访,如有高热、呕吐、腹泻等异常及时就诊。

(潘年英)

第十四节　高血压危象

在高血压过程中,由于某种诱因使周围小动脉发生暂时性强烈痉挛,使血压进一步地急剧增高,引起一系列神经-血管加压性危象、某些器官性危象及体液性反应,这种临床综合征称为高血压危象。

一、病因

本病可发生于缓进型或急进型高血压、各种肾性高血压、嗜铬细胞瘤、妊娠高血压综合征、卟啉病等,也可见于主动脉夹层动脉瘤和脑出血,在用单胺氧化酶抑制剂治疗的高血压患者,进食过含酪胺的食物或应用拟交感药物后,均可导致血压的急剧升高。精神创伤、情绪激动、过度疲劳、寒冷刺激、气候因素、月经期和更年期内分泌改变等为常见诱因。在上述诱因的作用下,原有高血压患者的周围小动脉突然发生强烈痉挛,周围阻力骤增,血压急剧升高而导致本病的发生。心、脑、肾动脉有明显硬化的患者,在危象发生时易发生急性心肌梗死、脑出血和肾衰竭。

二、发病机制

高血压危象的发生机制,多数学者认为是由于高血压患者在诱发因素的作用下,血液循环中肾素、血管紧张素、去甲基肾上腺素和精氨酸加压素等收缩血管活性物质突然急骤的升高,引起肾脏出入球小动脉收缩或扩张,这种情况若持续性存在,除了血压急剧增高外还可导致压力性多尿,继而发生循环血容量减少,又反射性引起血管紧张素Ⅱ、去甲肾上腺素和精氨酸加压素生成和释放增加,使循环血中血管活性物质和血管毒性物质达到危险水平,从而加重肾小动脉收缩。

三、病情评估

(一)主要症状

1.神经系统症状

剧烈头痛、多汗、视力模糊、耳鸣、眩晕或头晕、手足震颤、抽搐、昏迷等。

2.消化道症状

恶心、呕吐、腹痛等。

3.心脏受损症状

胸闷、心悸、呼吸困难等。

4.肾脏受损症状

尿频、少尿、无尿、排尿困难或血尿。

(二)主要体征

(1)突发性血压急剧升高,收缩压>26.7 kPa(200 mmHg),舒张压≥16.0 kPa(120 mmHg),以收缩压升高为主。

(2)心率加快(大于 110 次/分)心电图可表现为左室肥厚或缺血性改变。

(3)眼底视网膜渗出、出血和视盘水肿。

(三)主要实验室检查

危象发生时,血中游离肾上腺素或去甲肾上腺素增高、肌酐和尿素氮增高、血糖增高,尿中可出现蛋白和红细胞,酚红排泄试验、内生肌酐清除率均可低于正常。

(四)详细评估

(1)有无突然性血压急剧升高。在原高血压的基础上,动脉血压急剧上升,收缩压高达 26.7 kPa(200 mmHg),舒张压 16.0 kPa(120 mmHg)以上。

(2)有无存在诱发危象的因素。包括情绪激动、寒冷刺激、精神打击、过度劳累、内分泌功能失调等。

(3)血压、脉搏、呼吸、瞳孔、意识,注意有无脑疝的前驱症状。

(4)患者对疾病、治疗方法,以及饮食和限盐的了解。

(5)观察尿量及外周血管灌注情况,评估出入量是否平衡。

(6)用药效果及不良反应。

(7)有无并发症发生。

四、急救护理

(一)急救干预

(1)立即给患者半卧位,吸氧,保持安静。

(2)尽快降血压,一般收缩压<21.3 kPa(160 mmHg),舒张压<13.3 kPa(100 mmHg)左右,平均动脉压<16.0 kPa(120 mmHg),不必急于将血压完全降至正常:一般采用硝酸甘油、压宁定静脉给药。

(3)有抽搐、躁动不安者使用安定等镇静药。

(4)如有脑水肿发生可适当使用脱水药和利尿药,常用药物有 20%甘露醇和呋塞米。

(二)基础护理

(1)保持环境安静,绝对卧床休息。

(2)给氧,昏迷患者应保持呼吸道通畅,及时清除呼吸道分泌物。

(3)建立静脉通路,保证降压药的及时输入。

(4)做好心理护理,消除紧张状态,避免情绪激动,酌情使用有效镇静药。

(5)限制钠盐摄入,每天小于 6 g,多食新鲜蔬菜和水果,保证足够的钾、钙、镁摄入;禁食刺激性食物如酒、烟等,昏迷患者给予鼻饲。

(6)保持大便通畅,排便时避免过度用力。

(7)严密观察血压,严格按规定的测压方法定时测量血压并做好记录,最好进行 24 小时动态血压监测,并进行心电监护,观察心率、心律变化,发现异常及时处理。

(8)观察头痛、烦躁、呕吐、视力模糊等症状经治疗后有无好转,精神状态有无由兴奋转为安静。高血压脑病随着血压的下降,神志可以恢复,抽搐可以停止,所以应迅速降压、制止抽搐以减轻脑水肿,按医嘱适当使用脱水剂。

(9)记录 24 小时出入量,昏迷患者给予留置导尿管,维持水、电解质和酸碱平衡。

(三)预见性观察

(1)心力衰竭:主要为急性左心衰,应注意观察患者的心率、心律变化,做心电监护,及时观察有否心悸、呼吸困难、粉红色泡沫样痰等情况出现。

(2)脑出血表现为嗜睡、昏迷、肢体偏瘫、面瘫,伴有或不伴有感觉障碍,应加以观察,出现情况及时处理。

(3)肾衰竭观察尿量,定期复查肾功能,使用呋塞米时尤其应注意。

(史盼盼)

第/五/章

神经内科护理

第一节 三叉神经痛

一、概念和特点

三叉神经痛是一种原因未明的三叉神经分布区内闪电样反复发作的剧痛,不伴三叉神经功能破坏的症状,又称为原发性三叉神经痛。

二、病理生理

三叉神经感觉根切断术活检可见神经节细胞消失、炎症细胞浸润,神经鞘膜不规则增厚、髓鞘瓦解,轴索节段性蜕变、裸露、扭曲、变形等。

三、病因与诱因

原发性三叉神经痛病因尚未完全明了,周围学说认为病变位于半月神经节到脑桥间部分,是由于多种原因引起的压迫所致;中枢学说认为三叉神经痛为一种感觉性癫痫样发作,异常放电部位可能在三叉神经脊束核或脑干。

发病机制迄今仍在探讨之中。较多学者认为是各种原因引起三叉神经局部脱髓鞘产生异位冲动,相邻轴索纤维伪突触形成或产生短路,轻微痛觉刺激通过短路传入中枢,中枢传出冲动亦通过短路传入,如此叠加造成三叉神经痛发作。

四、临床表现

(1)70%~80%的病例发生在 40 岁以上,女性稍多于男性,多为一侧发病。

(2)以面部三叉神经分布区内突发的剧痛为特点,似触电、刀割、火烫样疼痛,以面颊部、上下颌或舌疼痛最明显;口角、鼻翼、颊部和舌等处最敏感,轻触、轻叩即可诱发,故有"触发点"或"扳机点"之称。严重者洗牙、刷牙、谈话、咀嚼都可以诱发,以致不敢做这些动作。发作时患者常常双手紧握拳或握物,或用力按压痛部,或用手擦痛部,以减轻疼痛。因此,患者多出现面部皮肤粗糙,色素沉着、眉毛脱落等现象。

（3）每次发作从数秒至 2 分钟不等。其发作来去突然，间歇期完全正常。

（4）疼痛可固定累及三叉神经的某一分支，尤以第二、第三支多见，也可以同时累及两支，同时三支受累者少见。

（5）病程可呈周期性，开始发作次数较少，间歇期长，随着病程进展使发作逐渐频繁，间歇期缩短，甚至整日疼痛不止。本病可以缓解，但极少自愈。

（6）原发性三叉神经痛者神经系统检查无阳性体征。继发性三叉神经疼痛，多伴有其他脑神经及脑干受损的症状及体征。

五、辅助检查

（一）螺旋 CT 检查

螺旋 CT 检查能更好地显示颅底三孔区正常和病理的颅脑组织结构和骨质结构。对于发现和鉴别继发性三叉神经痛的原因及病变范围尤为有效。

（二）MRI 综合成像

快速梯度回波（FFE）加时间飞跃法即 TOF 法技术。它可以同时检测三叉神经和其周围血管的影像，已作为 MRI 对于三叉神经痛诊断和鉴别诊断的首选检查。

六、治疗

（一）药物治疗

首选卡马西平，开始为 0.1 g，2 次/天，以后每天增加 0.1 g，最大剂量不超过 1.0 g/d。直到疼痛消失，然后再逐渐减量，最小有效维持剂量常为 0.6～0.8 g/d。如卡马西平无效可考虑苯妥英钠 0.1 g 口服3 次/天。如两药无效时可试用氯硝西泮 6～8 mg/d 口服。40%～50%病例可有效控制发作，25%疼痛明显缓解。可同时服用大剂量维生素 B_{12}，1 000～2 000 μg，肌内注射，2～3 次/周，4～8 周为 1 个疗程，部分患者可缓解疼痛。

（二）经皮半月神经节射频电凝治疗法

采用射频电凝治疗对大多数患者有效，可缓解疼痛数月至数年。但可致面部感觉异常、角膜炎、复视、咀嚼无力等并发症。

（三）封闭治疗

药物治疗无效者可行三叉神经纯乙醇或甘油封闭治疗。

（四）手术治疗

以上治疗长达数年无效且又能耐受开颅手术者可考虑三叉神经终末支或半月神经节内感觉支切断术，或行微血管减压术。手术治疗虽然止痛疗效良好，但也有可能失败，或产生严重的并发症，术后复发，甚至有生命危险等。因此，只有经过上述几种治疗后仍无效且剧痛难忍者才考虑手术治疗。

七、护理评估

（一）一般评估

1.生命体征

一般无特殊。

2.患者的主诉

有无三叉神经痛的临床表现。

3.相关记录

患者神志、年龄、性别、体重、体位、饮食、睡眠、皮肤等记录结果。尤其疼痛的评估,包括对疼痛程度、疼痛控制及疼痛不良作用的评估。主要包括以下3个方面。

(1)疼痛强度的单维测量。

(2)疼痛分成感觉强度和不愉快两个维度来测量。

(3)对疼痛经历的感觉、情感及认知评估方面的多维评估。

(二)身体评估

1.头颈部

(1)角膜反射:患者向一侧注视,用捻成细束的棉絮由外向内轻触角膜,反射动作为双侧直接和间接的闭眼活动。角膜反射可以受多种病变的影响。如一侧三叉神经受损造成角膜麻木时,刺激患侧角膜则双侧均无反应,而在做健侧角膜反射时,仍可引起双侧反应。

(2)腭反射:用探针或棉签轻刺软腭弓、咽腭弓边缘,正常时可引起腭帆上提,伴恶心或呕吐反应。当一侧反射消失,表明检查侧三叉神经、舌咽神经和迷走神经损害。

(3)眉间反射:用叩诊锤轻轻叩击两眉之间的部位,可出现两眼轮匝肌收缩和两眼睑闭合。一侧三叉神经及面神经损害,均可使该侧眉间反射减弱或消失。

(4)运动功能的评估:检查时,首先应注意观察患者两侧颞部及颌部是否对称,有无肌萎缩,然后让患者用力反复咬住磨牙,检查时双手掌按触两侧咬肌和颞肌,如肌肉无收缩,或一侧有明显肌收缩减弱,即有判断价值。另外可嘱患者张大口,观察下颌骨是否有偏斜,如有偏斜证明三叉神经运动支受损。

(5)感觉功能的评估:检查时,可用探针轻划(测触感)与轻刺(测痛感)患侧的三叉神经各分布区的皮肤与黏膜,并与健侧相比较。如果痛觉丧失时,需再做温度觉检查,以试管盛冷、热水测试。可用两支玻璃管分别盛 0～10 ℃的冷水和 40～50 ℃温水,交替地接触患者的皮肤,请其报出"冷"和"热"。

2.胸部

无特殊。

3.腹部

无特殊。

4.四肢

无特殊。

(三)心理-社会评估

1.疾病知识

患者对疾病的性质、过程、防治及预后知识的了解程度。

2.心理状况

了解疾病对其日常生活、学习和工作的影响,患者能否面对现实、适应角色转变,有无人格改变、反应迟钝、记忆力及计算力下降或丧失等精神症状。

3.社会支持系统

了解家庭的组成、经济状况、文化教育背景;家属对患者的关心、支持及对患者所患疾病的认识程度;了解患者的工作单位或医疗保险机构所能承担的帮助和支持情况;患者出院后的继续就医条件,居住地的社区保健资源或继续康复治疗的可能性。

(四)辅助检查结果的评估

1.常规检查

一般无特殊,注意监测肝、肾功能有无异常。

2.头颅 CT

颅底三孔区的颅脑组织结构和骨质结构有无异常。

3.MRI 综合成像

三叉神经和其周围血管的影像有无异常。

(五)常用药物治疗效果的评估

1.卡马西平

(1)用药剂量、时间、方法的评估与记录。

(2)不良反应的评估:头晕、嗜睡、口干、恶心、消化不良等,多可消失。出现皮疹、共济失调、昏迷、肝功能受损、心绞痛、精神症状时需立即停药。

(3)血液系统毒性反应的评估:本药最严重的不良反应,但较少见,可产生持续性白细胞计数减少、单纯血小板计数减少及再生障碍性贫血。

2.苯妥英钠

(1)服用药物的具体情况:是否餐后服用,主要剂型、剂量与持续用药时间。

(2)不良反应的评估:本品不良反应小,长期服药后常见眩晕、嗜睡、头晕、恶心、呕吐、厌食、失眠、便秘、皮疹等反应,亦可有变态反应。有时有牙龈增生(儿童多见,使用钙盐可减轻),偶有共济失调、白细胞数减少、巨细胞贫血、神经性震颤;严重时有视力障碍及精神错乱、紫癜等。长期服用可引起骨质疏松。孕妇服用有可能致胎儿畸形。

3.氯硝西泮

(1)服用药物的具体情况:是否按时服用,主要剂型、剂量与持续用药时间。

(2)不良反应的评估:最常见的不良反应为嗜睡和步态不稳及行为紊乱,老年患者偶见短暂性精神错乱,停药后消失。偶有一过性头晕、全身瘙痒、复视等不良反应。对孕妇及闭角性青光眼患者禁用。对肝、肾功能有一定的损害,故对肝、肾功能不全者应慎用或禁用。

八、主要的护理诊断/问题

(1)疼痛:面颊、上下颌及舌疼痛,与三叉神经受损(发作性放电)有关。

(2)焦虑:与疼痛反复、频繁发作有关。

九、护理措施

(一)避免发作诱因

由于本病为突然、反复发作的阵发性剧痛,患者非常痛苦,加之咀嚼、哈欠和讲话均可能诱发,患者常不敢洗脸、刷牙、进食和大声说话等,故表现为面色憔悴、精神抑郁和情绪低落,应指导患者保持心情愉快,生活有规律、合理休息、适度娱乐;选择清淡、无刺激的饮食,严重者可进食流质;帮助患者尽可能减少刺激因素,如保持周围环境安静、室内光线柔和,避免因周围环境刺激而产生焦虑情绪,以致诱发或加重疼痛。

（二）疼痛护理

观察患者疼痛的部位、性质，了解疼痛的原因与诱因；与患者讨论减轻疼痛的方法与技巧，鼓励患者运用指导式想象、听轻音乐、阅读报纸杂志等分散注意力，以达到精神放松、减轻疼痛的目的。

（三）用药护理

指导患者遵医嘱正确服用止痛药，并告知药物可能出现的不良反应，如服用卡马西平应先行血常规检查以了解患者的基本情况，用药2个月内应每2周检查血常规1次。如无异常情况，以后每3个月检查血常规1次。

（四）就诊指标

出现头晕、嗜睡、口干、恶心、步态不稳、肝功能损害、皮疹和白细胞计数减少及时就医；患者不要随意更换药物或自行停药。

十、护理效果评价

（1）患者疼痛程度得到有效控制，达到预定疼痛控制目标。

（2）患者能正确认识疼痛并主动参与疼痛治疗护理。

（3）患者不舒适被及时发现，并予以相应处理。

（4）患者掌握相关疾病知识，遵医行为好。

（5）患者对治疗效果满意。

（王　晓）

第二节　面神经炎

一、概念和特点

面神经炎是由茎乳孔内面神经非特异性炎症所致的周围性面瘫，又称为特发性面神经麻痹，或称贝尔麻痹，是一种最常见的面神经瘫痪疾病。

二、病理生理

其早期病理改变主要为神经水肿和脱髓鞘病变，严重者可出现轴突变性，以茎乳孔和面神经管内部分尤为显著。

三、病因与诱因

面神经炎的病因尚未完全阐明。受凉、感染、中耳炎、茎乳孔周围水肿及面神经在面神经管出口处受压、缺血、水肿等均可引起发病。

四、临床表现

（1）本病任何年龄、任何季节均可发病，男性比女性略多。一般为急性发病，常于数小时或

1～3 天症状达到高峰。

（2）主要表现为一侧面部表情肌瘫痪，额纹消失，不能皱额蹙眉；眼裂闭合不能或闭合不完全；病侧鼻唇沟变浅，口角歪向健侧（露齿时更明显）；吹口哨及鼓腮不能等。

（3）病初可有侧耳后麻痹或下颌角后疼痛。少数人可有茎乳孔附近及乳突压痛。面神经病变在中耳鼓室段者可出现说话时回响过度和病侧舌前 2/3 味觉缺失。影响膝状神经节者，除上述表现外，还出现病侧乳突部疼痛，耳郭与外耳道感觉减退，外耳道或鼓膜出现疱疹，称为 Hunt综合征。

五、辅助检查

面神经传导检查对早期（起病 5～7 天）完全瘫痪者的预后判断是一项有用的检查方法，肌电图（EMG）检查表现为病侧诱发的肌电动作电位 M 波波幅明显下降，如为正常的 30％或以上者，则可望在 2 月内完全恢复。如为 10％～29％者则需要 2～8 月才能恢复，且有一定程度的并发症；如仅为 10％以下者则需要6～12 月才有可能恢复，并常伴有并发症（面肌痉挛等）；如病后10 天内出现失神经电位，恢复时间将延长。

六、治疗

改善局部血液循环，减轻面部神经水肿，促使功能恢复。

（1）急性期应尽早使用糖皮质激素，可用泼尼松 30 mg 口服，1 次/天，或地塞米松静脉滴注10 mg/d，疗程 1 周左右，并用大剂量维生素 B_1、维生素 B_{12} 肌内注射，还可以采用红外线照射或超短波透热疗法。若为带状疱疹引起者，可口服阿昔洛韦 7～10 天。眼裂不能闭合者，可根据情况使用眼膏、眼罩，或缝合眼睑以保护角膜。

（2）恢复期可进行面肌的被动或主动运动训练，也可采用碘离子透入理疗、针灸、高压氧等治疗。

（3）2～3 个月后，对自愈较差的高危患者可行面神经减压手术，以争取恢复的机会。发病后1 年以上仍未恢复者，可考虑整容手术或面-舌下神经或面-副神经吻合术。

七、护理评估

（一）一般评估

1.生命体征

一般无特殊。体温升高常见于感染。

2.患者的主诉

（1）诱因：发病前有无受凉、感染、中耳炎。

（2）发作症状：发作时有无侧耳后麻痹或下颌角后疼痛，一侧面部表情肌瘫痪，额纹消失，不能皱额蹙眉；眼裂闭合不能或闭合不完全；病侧鼻唇沟变浅，口角歪向健侧（露齿时更明显）；不能吹口哨及鼓腮。

（3）发病形式：是否急性发病，持续时间，症状的部位、范围、性质、严重程度等。

（4）既往检查、治疗经过及效果，是否有遵医嘱治疗。目前情况包括使用药物的名称、剂量、用法和有无不良反应。

3.其他

体重与身高(BMI)、体位、皮肤黏膜、饮食状况及排便情况的评估和/或记录结果。口腔卫生评估:评估患者的口腔卫生清洁程度,患侧脸颊是否留有食物残渣。疼痛的评估:使用口诉言词评分法、数字等级评定量表、面部表情测量图对疼痛程度、疼痛控制及疼痛不良作用的评估。

(二)身体评估

1.头颈部

(1)外观评估:患侧额皱纹是否浅,眼裂是否增宽。鼻唇沟是否浅,口角是否低,口是否向健侧歪斜。

(2)运动评估:让患者做皱额、闭眼、吹哨、露齿、鼓气动作,比较两侧是否相等。

(3)味觉评估:让患者伸舌,检查者以棉签或毛笔蘸少许试液(醋、盐、糖等),轻擦于舌的前部,如有味觉可以手指预定符号表示,不能伸舌和讲话。先试可疑一侧再试健侧。每种味觉试验完毕时,需用温水漱口,一般舌尖对甜、咸味最敏感,舌后部对酸味最敏感。

2.胸部

无特殊。

3.腹部

无特殊。

4.四肢

无特殊。

(三)心理-社会评估

(1)了解患者对疾病知识(特别是预后)的了解。

(2)观察患者有无心理异常的表现,患者面部肌肉出现瘫痪,自身形象改变,容易导致其焦虑和急躁的情绪。

(3)了解其患者家庭经济状况,家属及社会支持程度。

(四)辅助检查结果的评估

1.常规检查

一般无特殊,注意监测体温、血常规有无异常。

2.面神经传导检查

有无异常。

(五)常用药物治疗效果的评估

以糖皮质激素为主要用药。

(1)服用药物的具体情况:是否餐后服用,主要剂型、剂量与持续用药时间。

(2)胃肠道反应评估:这是口服糖皮质激素最常见的不良反应,主要表现为上腹痛、恶心及呕吐等。了解患者及其家属对疾病的了解程度、经济状况,对患者的支持关心程度等。

(3)出血评估:糖皮质激素可诱发或加剧胃和十二指肠溃疡的发生,严重时引起出血甚至穿孔。患者服药期间,应定期检测血常规和异常出血的情况。

(4)体温变化及其相关感染灶的表现:糖皮质激素对机体免疫反应有多个环节的抑制作用,削弱机体的抵抗力。容易诱发各种感染的发生,尤其是上呼吸道、泌尿道、皮肤(含肛周)的感染。

(5)神经、精神症状的评估:小剂量糖皮质激素可引起精神欣快感,而大剂量则出现兴奋、多语、烦躁不安、失眠、注意力不集中和易激动等精神症状,少数尚可出现幻觉、谵妄、昏睡等症状,也有企图自杀者,这种精神失常可迅速恶化。

八、主要护理诊断/问题

(1)身体意象紊乱:与面神经麻痹所致口角歪斜等有关。

(2)疼痛:下颌角或乳突部疼痛,与面神经病变累及膝状神经节有关。

九、护理措施

(一)心理护理

患者突然出现面部肌肉瘫痪,自身形象改变,害怕遇见熟人,不敢出现在公共场所。容易导致焦虑、急躁情绪。应观察有无心理异常的表现,鼓励患者表达对面部形象改变后的心理感受和对疾病预后担心的真实想法;告诉患者本病大多预后良好,并介绍治愈病例,指导克服焦躁情绪和害羞心理,正确对待疾病,积极配合治疗;同时护士在与患者谈话时应语言柔和、态度和蔼亲切,避免任何伤害患者自尊的言行。

(二)休息与修饰指导

急性期注意休息,防风、防寒,尤其患侧耳后茎乳孔周围应予保护,预防诱发。外出时可戴口罩,系围巾,或使用其他改善自身形象的恰当修饰。

(三)饮食护理

选择清淡饮食,避免粗糙、干硬、辛辣食物,有味觉障碍的患者应注意食物的冷热度,以防烫伤口腔黏膜;指导患者饭后及时漱口,清除口腔患侧滞留食物,保持口腔清洁,预防口腔感染。

(四)预防眼部并发症

眼睑不能闭合或闭合不全者予以眼罩、眼镜遮挡及点眼药等保护,防止角膜炎、溃疡。

(五)功能训练

指导患者尽早开始面肌的主动运动与被动运动。只要患侧面部能运动,就应进行面肌功能训练,可对着镜子做皱眉、举额、闭眼、露齿、鼓腮和吹口哨等运动,每天数次,每次 5~15 分钟,并辅以面肌按摩,以促进早日康复。

(六)就诊指标

受凉、感染、中耳炎后出现一侧面部表情肌瘫痪,额纹消失,不能皱额蹙眉;眼裂闭合不能或闭合不完全;病侧鼻唇沟变浅,口角歪向健侧(露齿时更明显);不能吹口哨及鼓腮及侧耳后麻痹或下颌角后疼痛,及时就医。

十、护理效果评价

(1)患者能够正确对待疾病,积极配合治疗。

(2)患者能够掌握相关疾病知识,做好外出的自我防护。

(3)患者口腔清洁舒适,无口腔异物、异味及口臭,无烫伤。

(4)患者无角膜炎、溃疡的发生。

(5)患者积极参与康复锻炼,坚持自我面肌功能训练。

(6)患者对治疗效果满意。

(王　晓)

第三节　单纯疱疹病毒性脑炎

单纯疱疹病毒性脑炎（HSE）是单纯疱疹病毒引起的急性中枢神经系统感染，是病毒性脑炎中最常见的一种非流行性中枢神经系统感染性疾病。该病可见于任何年龄，且发病无季节性。急性起病，病程长短不一，多数在 2～3 周内稳定，以后逐渐好转，重症者病情凶险，数天内死亡。前驱症状极为常见，有卡他、咳嗽等上呼吸道感染症状及头痛、发热（38～40 ℃）。首发症状多表现为精神和行为异常，如人格改变、记忆力下降、定向力障碍、幻觉或妄想等。有不同程度神经功能受损，如偏瘫、偏盲等。有不同程度的意识障碍，嗜睡、昏睡、昏迷等，且意识障碍呈进行性加重。常见不同形式的癫痫发作，严重者呈癫痫持续状态，全身强直阵挛性发作。肌张力增高、腱反射亢进，可有轻度脑膜刺激征，重症者还可表现为去脑强直发作或去皮层状态。颅内压增高，甚至脑疝形成。

一、护理措施

（一）一般护理

1.密切观察患者病情

密切观察病情变化，包括意识、瞳孔、血压、呼吸、体温等生命体征。

2.饮食护理

保持充足水分，每天 1 000～2 000 mL，给予清淡、易消化、富含维生素的饮食，意识障碍不能由口进食者及时给予鼻饲，并做好口腔护理。

3.避免噪声、强光的刺激

保持病室安静，避免对患者进行强烈声、光刺激。

4.清洁皮肤

保持皮肤清洁、干燥，每天温水擦浴 2 次。及时更换潮湿的被服和衣裤，每 2～3 小时翻身 1 次更换卧位，防止压疮的发生。

（二）特殊情况护理

1.抽搐发作患者

抽搐发作时，口内置舌垫，及时清理口鼻分泌物，不能强压肢体，以免骨折，加床档，可轻按肢体保护，按医嘱给予抗惊厥药物，并观察效果与药物反应。

2.高热患者

遵医嘱给药，同时给予各种方法降温，如冰袋、冰帽、温水擦浴、乙醇擦浴等。

3.意识障碍患者

应保持呼吸道通畅，头偏向一侧，定时翻身、叩背，随时清除呼吸道分泌物。

4.预防泌尿系统感染

对于尿潴留留置导尿管者，要做到无菌置管，使用抗反流引流袋，每周更换，嘱患者多饮水，必要时做膀胱冲洗。

5.密观患者情绪、行为的变化

减少环境刺激源，维持环境的安全性。当患者出现烦躁、暴力行为不可控时，遵医嘱给药及适当约束。

(三)谨遵医嘱

遵医嘱定时给予抗病毒药、解痉药、脱水降颅内压药,并观察药物的反应。

(四)健康指导

(1)指导患者养成良好的卫生习惯。

(2)加强体质锻炼,增强抵抗疾病的能力。

(3)注意休息,避免感冒,定期复查。

二、主要护理问题

(一)体温过高

与感染的病原有关。

(二)急性意识障碍

与高热、颅内压升高引起的脑膜刺激征及脑疝形成有关。

(三)有误吸的危险

与脑部病变引起的脑膜刺激征及吞咽困难有关。

(四)有受伤的危险

与脑部皮质损伤引起的癫痫发作有关。

(五)营养失调:低于机体需要量

与高热、吞咽困难、脑膜刺激征所致的入量不足有关。

(六)生活自理能力缺陷

与昏迷有关。

(七)有皮肤完整性受损的危险

与昏迷抽搐有关。

(八)语言沟通障碍

与脑部病变引起的失语、精神障碍有关。

(九)思维过程改变

与脑部损伤所致的智能改变、精神障碍有关。

(王 晓)

第四节 癫 痫

一、概念和特点

癫痫是由不同病因导致脑部神经元高度同步化异常放电所引起的,以短暂性中枢神经系统功能失常为特征的慢性脑部疾病,是发作性意识丧失的常见原因。因异常放电神经元的位置和异常放电波及的范围不同,患者可表现为感觉、运动、意识、精神、行为、自主神经功能障碍。每次发作或每种发作的过程称为痫性发作。

癫痫是一种常见病,流行病学调查显示其发病率为 5‰～7‰,全国有 650 万～910 万患者。癫痫可见于各个年龄组,青少年和老年是癫痫发病的两个高峰年龄段。

二、病理生理

癫痫的病理改变呈现多样化,我们通常将癫痫病理改变分为两类,即引起癫痫发作的病理改变和癫痫发作引起的病理改变,这对于明确癫痫的致病机制及寻求外科手术治疗具有十分重要的意义。

海马硬化肉眼可见海马萎缩、坚硬,组织学表现为双侧海马硬化病变多呈现不对称性,往往发病一侧有明显的海马硬化表现,而另一侧海马仅有轻度的神经元脱失。镜下典型表现是神经元脱失和胶质细胞增生,且神经元的脱失在癫痫易损区更为明显。

三、发病机制

神经系统具有复杂的调节兴奋和抑制的机制,通过反馈活动,使任何一组神经元的放电频率不会过高,也不会无限制的影响其他部位,以维持神经细胞膜电位的稳定。无论是何种原因引起的癫痫,其电生理改变是一致的,即发作时大脑神经元出现异常的、过度的同步性放电。其原因为兴奋过程的过盛、抑制过程的衰减和/或神经膜本身的变化。脑内最重要的兴奋性递质为谷氨酸和天门冬氨酸,其作用是使钠离子和钙离子进入神经元,发作前,病灶中这两种递质显著增加。不同类型癫痫的发作机制可能与异常放电的传播有关:异常放电被局限于某一脑区,表现为局灶性发作;异常放电波及双侧脑部,则出现全面性癫痫;异常放电在边缘系统扩散,引起复杂部分性发作,异常放电传至丘脑神经元被抑制,则出现失神发作。

四、病因与诱因

癫痫病根据其发病原因的不同通常分原发性(也称特发性)癫痫、继发性(也称症状性)癫痫及隐源性癫痫。

原发性癫痫病指病因不清楚的癫痫,目前临床上倾向于由基因突变和某些先天因素所致,有明显遗传倾向。继发性癫痫病是由多种脑部器质性病变或代谢障碍所致,这种癫痫病比较常见。

(一)年龄

特发性癫痫与年龄密切相关。婴儿痉挛症在 1 岁内起病,6～7 岁为儿童失神发作的发病高峰期,肌阵挛发作在青春期前后起病。

(二)遗传因素

在特发性和症状性癫痫的近亲中,癫痫的患病率分别为 1%～6% 和 1.5%,高于普通人群。

(三)睡眠

癫痫发作与睡眠-觉醒周期关系密切,全面强直-阵挛发作常发生于晨醒后,婴儿痉挛症多于醒后和睡前发作。

(四)环境因素

睡眠不足、疲劳、饥饿、便秘、饮酒、情绪激动等均可诱发癫痫发作,内分泌失调、电解质紊乱和代谢异常均可影响神经元放电阈值而导致癫痫发作。

五、临床表现

(一)共性

所有癫痫发作都有的共同特征,包括发作性、短暂性、重复性、刻板性。

(二)个性

不同类型癫痫所具有的特征,如全身强直-阵挛性发作的特征是意识丧失、全身强直性收缩后有阵挛的序列活动;失神发作的特征是突然发生、迅速终止的意识丧失;自动症的特征是伴有意识障碍的,看似有目的,实际无目的的行动,发作后遗忘是自动症的重要特征。

评估癫痫的临床表现时,需了解癫痫整个发作过程如发作方式、发病频率、发作持续时间,包括当时环境,发作时姿态,面色、声音、有无阵挛性抽搐和喷沫,有无自主神经症状、自动症或行为、精神失常及发作持续时间等。

癫痫每次发作及每种发作的短暂过程称为痫性发作。依据发作时的临床表现和脑电图特征可将痫性发作分为不同临床类型。

1.部分性发作

部分性发作包括单纯部分性发作、复杂部分性发作、部分性继发全身性发作 3 类。

(1)单纯部分性发作:除具有癫痫的共性外,发作时意识始终存在,发作后能复述发作的生动细节是单纯部分性发作的主要特征。①运动性发作:身体某一局部发生不自主抽动,多见于一侧眼睑、口角、手指或足趾也可波及一侧面部肢体。②感觉性发作:一侧肢体麻木感和针刺感,多发生于口角、手指、足趾等部位,特殊感觉性发作可表现为视觉性(闪光、黑蒙)、听觉性、嗅觉性和味觉性发作。③自主神经性发作:全身潮红、多汗、呕吐、腹痛、面色苍白、瞳孔散大等。④精神性发作:各种类型的记忆障碍(似曾相识、强迫思维)、情感障碍(无名恐惧、忧郁、愤怒等)、错觉(视物变形、声音变强或变弱)、复杂幻觉等。

(2)复杂部分性发作:占成人癫痫发作的 50% 以上,有意识障碍,发作时对外界刺激无反应,以精神症状及自动症为特征,病灶多在颞叶,故又称颞叶癫痫。①自动症:指在癫痫发作过程中或发作后意识模糊状态下出现的具有一定协调性和适应性的无意识活动。自动症均在意识障碍的基础上发生,表现为反复咀嚼、舔唇、或反复搓手、不断穿衣、解衣扣,也可表现为游走、奔跑、乘车上船,还可以出现自言自语、唱歌、或机械重复原来的动作。②仅有意识障碍。③先有单纯部分性发作,继之出现意识障碍。④先有单纯部分性发作,后出现自动症。

(3)部分性继发全身性发作:先出现部分性发作,随之出现全身性发作。

2.全面性发作

最初的症状学和脑电图提示发作起源于双侧脑部者,这种类型的发作多在发作初期就有意识丧失。

(1)强直-阵挛发作:意识丧失和全身抽搐为特征,表现全身骨骼肌持续性收缩,四肢强烈伸直,眼球上翻,呼吸暂停,喉部痉挛,发出叫声,牙关紧闭,意识丧失。持续 10 秒后出现细微的震颤,继而出现连续、短促、猛烈的全身屈曲性痉挛,阵挛的频率达到高峰后逐渐减慢至停止,一般持续 30 秒左右。阵挛停止后有 5～8 秒的肌肉弛缓期,呼吸先恢复,心率、血压、瞳孔等恢复正常,可发现大小便失禁,5～10 分钟意识才完全恢复。

(2)强直性发作:表现为与强直-阵挛性发作中强直期的表现,常伴有明显的自主神经症状如面色苍白等。

(3)阵挛性发作:类似全身强直-阵挛性发作中阵挛期的表现。

(4)失神发作:儿童期起病,青春期前停止发作。发作时患者意识短暂丧失,停止正在进行的活动,呼之不应,两眼凝视不动,可伴咀嚼、吞咽等简单的不自主动作,或伴失张力如手中持物坠落等。发作过程持续5～10秒,清醒后无明显不适,继续原来的活动,对发作无记忆。每天发作数次至数百次不等。

(5)肌阵挛发作:系头、颈、躯干和四肢突然短暂单次或反复肌肉抽动,累及一侧或两侧肢体的某一肌肉的一部分或整块肌肉,甚至肌群。发作常不伴有意识障碍,睡眠初醒或入睡过程易犯,还可呈成串发作。累及全身时常突然倒地或从椅子中弹出。

(6)失张力发作:部分或全身肌肉张力突然降低导致垂颈、张口、肢体下垂和跌倒。持续数秒至1分钟。

六、辅助检查

脑电图、脑电地形图、动态脑电图监测:可见明确病理波、棘波、尖波、棘-慢波或尖-慢波。如为继发性癫痫应进一步行头颅 CT、头颅 MRI、MRA、DSA、PET 等检查评估,发现相应的病灶。

脑电生理检查是诊断癫痫的首选检查,脑电图检查(EEG)是将脑细胞微弱的电活动放大 10^6 倍而记录下来,癫痫波常为高波幅的尖波、棘波、尖慢波或棘慢综合波。

应用视频脑电图系统可进行较长时间的脑电图记录和患者的临床状态记录,使医师能直接观察到脑电图上棘波发放的情况及患者临床发作的情况,可记录到多次睡眠 EEG,尤其是在浅睡状态下发现异常波较清醒状态可提高 80%,为癫痫的诊断、致痫灶的定位及癫痫的分型提供可靠的依据。

影像学检查是癫痫定位诊断的最佳手段。CT 和 MRI 检查可以了解脑组织形态结构的变化,进而作出病变部位和性质的诊断。

七、治疗

(一)治疗原则

药物治疗为主,达到控制发作或最大限度地减少发作次数;没有或只有轻微的不良反应;尽可能不影响患者的生活质量。

(二)病因治疗

有明确病因者首先进行病因治疗,如手术切除颅内肿瘤、药物治疗寄生虫感染、纠正低血糖、低血钙等。

(三)发作时治疗

立即让患者就地平卧;保持呼吸道通畅,吸氧;防止外伤及其他并发症;应用地西泮或苯妥英钠预防再次发生。

发作间歇期治疗:服用抗癫痫药物。

八、护理评估

(一)一般评估

1.生命体征

癫痫发作时心率增快,血压升高。由于患者意识障碍,牙关紧闭,呼吸道分泌物增多等因素影响,很可能导致呼吸减慢甚至暂停,引起缺氧。

2.患者主诉

(1)诱因:发病前有无疲劳、饥饿、便秘、经期、饮酒、感情冲动、一过性代谢紊乱和变态反应等因素影响;过去是否患者什么重要疾病,如颅脑外伤、脑炎、脑膜炎、心脏疾病;家族成员是否有癫痫患者或与之相关疾病者。

(2)发作症状:发作时有无意识障碍、时间和地点的定向障碍、记忆丧失,身体或局部的不自主抽动程度及持续时间。

(3)发病形式:发作的频率,持续时间及复发的时间,症状的部位、范围、性质、严重程度等。

(4)既往检查、治疗经过及效果,是否有遵医嘱治疗。目前情况包括使用药物的名称、剂量、用法和有无不良反应。

3.相关记录

患者年龄、性别、体重、体位、饮食、睡眠、皮肤、出入量、NIHSS 评分、GCS 评分、Norton 评分、吞咽功能障碍评定、癫痫发作评估表等记录结果。

(二)身体评估

1.头颈部

患者意识是否清楚,是否存在感觉异常和幻觉现象。眼睑是否抬起,眼球是否上窜或向一侧偏转,两侧瞳孔是否散大、瞳孔对光反射是否消失;角膜反射是否正常。面部表情是否淡漠、颜色是否发绀,有无面肌抽动。有无牙关紧闭,口舌咬伤,吞咽困难,饮水呛咳,有无声音嘶哑或其他语言障碍。咽反射是否存在或消失。

2.胸部

肺部听诊是否异常,防止舌后缀或口鼻分泌物阻塞呼吸道。

3.腹部

患者有无腹胀,有无大、小便失禁,并观察大小便的颜色、量和性质,听诊肠鸣音有无减弱。

4.四肢

四肢有无震颤、抽搐、肌阵挛等不自主运动或瘫痪,四肢有无外伤等。四肢肌力及肌张力,痛刺激有无反应。抽搐后肢体有无脱白。

(三)心理-社会评估

癫痫是一种慢性疾病,且顽固性癫痫长期反复发作,严重影响日常工作学习,降低生活质量,加之担心随时可能发作,患者不但忍受着躯体的痛苦,还受着家庭的歧视、社会的偏见,而这一切深深地影响患者的身心健康,患者有时会感到恐惧、焦虑、紧张、情绪不稳等,因此对癫痫患者进行社会心理评估,进行思想上的疏导,使其生活在一个良好的生活环境里,从而保持愉快的心情、良好的情绪以积极的态度面对疾病。

目前癫痫患者社会心理评估主要包括语言能力测试、记忆能力测试、智力水平测试,以及生活质量评估。

(四)用药评估

癫痫患者用药评估包含以下几个方面:用药依从性(包括漏服情况和按时用药情况)、对药品知识的知晓程度、患者用药的合理性(包括平均用药品种数和按等间隔用药情况)、癫痫症状的控制情况,以治疗前 3 个月内患者的各种发作类型发作频率记录为基线,与治疗后 6 个月的发作频度进行比较,以发作频度减少 50% 为有效标准、患者用药的安全性(包括出现药品不良反应和血药浓度监测)情况、患者的复诊率,以及对用药教育的满意度。

九、主要护理诊断/问题

(1)有窒息的危险:与癫痫发作时意识丧失、喉痉挛、口腔和气道分泌物增多有关。

(2)有受伤的危险:与癫痫发作时意识突然丧失,判断力失常有关。

(3)知识缺乏:缺乏长期、正确服药的知识。

(4)气体交换受损:癫痫持续状态、喉头痉挛所致呼吸困难或肺部感染有关。

(5)潜在并发症:脑水肿、酸中毒、水电解质紊乱。

十、护理措施

(一)保持呼吸道通畅

置患者于头低侧卧位或平卧位头偏向一侧;松开领带和衣扣,解开腰带;取下活动性义齿,及时清除口腔和鼻腔分泌物;立即放置压舌板,必要时用舌钳将舌拖出,防止舌后坠阻塞呼吸道;癫痫持续状态者插胃管鼻饲,防止误吸,必要时备好床旁吸引器和气管切开包。

(二)病情观察

密切观察生命体征及意识、瞳孔变化,注意发作过程中有无心率增快、血压升高、呼吸减慢或暂停、瞳孔散大、牙关紧闭、大小便失禁等;观察并记录发作的类型、发作频率与发作持续时间;观察发作停止后患者意识完全恢复的时间,有无头痛、疲乏及行为异常。

(三)发作期安全护理

告知患者有前驱症状时立即平卧;活动状态时发作,陪伴者应立即将患者缓慢置于平卧位,防止外伤,切忌用力按压患者抽搐肢体,以防骨折和脱臼;将压舌板或筷子、纱布、手绢、小布卷等置于患者口腔一侧上下臼齿之间,防止舌、口唇和颊部咬伤;用棉垫或软垫对跌倒时易擦伤的关节加以保护;癫痫持续状态、极度躁动或发作停止后意识恢复过程中有短时躁动的患者,应由专人守护,加保护性床栏,必要时用约束带适当约束。遵医嘱立即缓慢静脉注射地西泮,快速静脉滴注甘露醇,注意观察用药效果和有无出现呼吸抑制,肾脏损害等不良反应。

(四)发作间期安全护理

给患者创造安全、安静的休息环境,保持室内光线柔和,无刺激;床两侧均安装带床栏套的床栏;床旁桌上不放置热水瓶,玻璃杯等危险物品。对于有癫痫发作病史并有外伤病史的患者,在病室内显著位置放置"谨防跌倒,小心舌咬伤"的警示牌,随时提醒患者、家属及医护人员做好防止发生意外的准备。

(五)心理护理

对癫痫患者心理问题疏导应从其原因入手,建立良好的沟通技巧,通过鼓励、疏导的方式解除其精神负担,进行情感交流,提高自尊和自信,以积极配合治疗。同时消除患者家属的偏见和歧视,使患者得到家庭的支持,以提高治疗效果。

(六)健康教育

1.服药指导

讲解按医嘱规范用药的重要意义,特别强调按期限、按时间、按用量服药对病情控制的重要性,擅自停、换药物和私自减量对机体的危害,强化患者或家属重视疾病及服药,积极配合治疗,如有漏服,一般在下一次服药时补上。定期检测血药浓度,并调整药物剂量。

2.生活指导

对患者和家属进行癫痫知识的宣教,如疾病的病因、发病机制、症状、治疗等,宣教中与患者建立良好的护患关系,进行全程健康教育、个体化教育。癫痫患者生活中要注意生活规律、注意休息、保持充足的睡眠、适当运动、增强机体抵抗力,避免剧烈运动,尽量避免疲劳和减少参加一些带电磁辐射的娱乐活动。不宜从事高空、水上作业、驾驶等带有危险性的工作。饮食宜清淡,不吃辛辣刺激性食物和兴奋性食品如可乐、浓茶等,戒烟酒,保持大便通畅。告知患者外出时随身携带写有姓名、年龄、所患疾病、住址、家人联系方式的信息卡。在病情未得到良好控制时,室外活动或外出就诊时应有家属陪伴,佩戴安全帽。特发性癫痫且有家族史的女患者,婚后不宜生育,双方均有癫痫,或一方有癫痫,另一方有家族史者不宜结婚。

3.就诊指标

患者出现意识障碍、精神障碍,某一局部如眼睑、口唇、面部甚至四肢肌肉不自主抽动,口吐白沫等症状时应立即就诊;服药期间应定期复诊,查血常规、肝功能和血药浓度,监控药物疗效及不良反应,调整用药。

十一、护理效果评估

(1)患者呼吸道通畅,无窒息发生。

(2)患者无跌倒、无损伤发生。

(3)患者癫痫控制良好,且无药物不良反应发生。

(王　晓)

第五节　脑　出　血

一、概念和特点

脑出血(intracerebral hemorrhage,ICH)又称出血性脑卒中,是指原发性非外伤性脑实质内出血,是发病率和病死率都很高的疾病。可分为继发性和原发性脑出血。继发性脑出血是由于某种原发性血管病变如血液病、结缔组织病、脑肿瘤、脑血管畸形等引发的脑出血。原发性脑出血是指在动脉硬化的基础上,脑动脉破裂出血。

二、病理生理

绝大多数高血压性脑出血发生在基底节区的壳核和内囊区,约占 ICH 的 70%。脑叶、脑干及小脑齿状核出血各占约 10%。壳核出血常侵入内囊,如出血量大也可破入侧脑室,使血液充满脑室系统和蛛网膜下腔;丘脑出血常破入第三脑室或侧脑室,向外也可损伤内囊;脑桥或小脑出血则可直接破入蛛网膜下腔或第四脑室。脑出血血肿较大时,可使脑组织和脑室变形移位,形成脑疝;幕上的半球出血,可出现小脑幕疝;小脑大量出血可发生枕大孔疝。

三、病因与诱因

最常见的病因为高血压合并细小动脉硬化,其他病因包括脑动脉粥样硬化、颅内动脉瘤和动静脉畸形、脑动脉炎、血液病(再生障碍性贫血、白血病、特发性血小板减少性紫癜、血友病等)、梗死后出血、脑淀粉样血管病、脑底异常血管网病、抗凝及溶栓治疗等。

四、临床表现

(一)一般表现

脑出血好发年龄为50~70岁,男性稍多于女性,冬春季发病率较高,多有高血压病史。情绪激动或活动时突然发病,症状常于数分钟至数小时达到高峰。

(二)不同部位出血的表现

1.壳核出血

壳核出血最常见,占脑出血的50%~60%,为豆纹动脉破裂所致,可分为局限型(血肿局限于壳核内)和扩延型(血肿向内扩展波及内囊外侧)。患者常有病灶对侧偏瘫、偏身感觉缺失和同向性偏盲,还可出现眼球向病灶对侧同向凝视不能,优势半球受累可有失语。

2.丘脑出血

丘脑出血约占脑出血的20%,为丘脑穿通动脉或丘脑膝状体动脉破裂所致,分为局限型(血肿局限于丘脑)和扩延型(出血侵及内囊内侧)。患者常有"三偏征",通常感觉障碍重于运动障碍,深浅感觉均受累,但深感觉障碍更明显。可有特征性眼征,如上视不能或凝视鼻尖、眼球偏斜或分离性斜视等。优势侧出血可出现丘脑性失语(言语缓慢不清、重复语言、发音困难等);也可出现丘脑性痴呆(记忆力减退、计算力下降、情感障碍和人格改变等)。

3.脑干出血

脑干出血占脑出血的10%,绝大多数为脑桥出血,为基底动脉的脑桥分支破裂所致。偶见中脑出血,延髓出血罕见。脑桥出血患者常表现为突发头痛、呕吐、眩晕、复视、交叉性瘫痪或偏瘫、四肢瘫等。大量出血(血肿>5 mL)者,患者立即昏迷、双侧瞳孔缩小如针尖样、呕吐咖啡色胃内容物、中枢性高热、呼吸衰竭和四肢瘫痪,多于48小时内死亡。出血量小可无意识障碍。中枢性高热由于下丘脑散热中枢受损所致,表现为体温迅速升高,达39℃以上,解热镇痛剂无效,物理降温有效。

4.小脑出血

小脑出血占脑出血的10%,多由小脑上动脉破裂所致。小量出血主要表现为小脑症状,如眼球震颤、病变侧共济失调、站立和步态不稳等,无肢体瘫痪。出血量较大者,发病12~24小时颅内压迅速升高、昏迷、双侧瞳孔缩小如针尖样、呼吸节律不规则、枕骨大孔疝形成而死亡。

5.脑室出血

脑室出血占脑出血的3%~5%,分为原发性和继发性。原发性脑室出血为脉络丛血管或室管膜下动脉破裂所致,继发性脑室出血为脑实质内出血破入脑室。出血量较少时,仅表现为头痛、呕吐、脑膜刺激征阳性。出血量较大时,很快昏迷、双侧针尖样瞳孔、四肢肌张力增高。

6.脑叶出血

脑叶出血占脑出血的5%~10%,常由淀粉样脑血管疾病、脑动脉畸形、高血压、血液病等所致。出血以顶叶最为常见,其次为颞叶、枕叶及额叶。临床表现为头痛、呕吐等,肢体瘫痪较轻,昏迷少见。额叶出血可有前额痛、呕吐、对侧偏瘫和精神障碍,优势半球出血可出现运动性失语。顶叶出血偏瘫较轻,而偏侧感觉障碍显著,优势半球出血可出现混合型失语。颞叶出血表现为对侧中枢性面舌瘫及以上肢为主的瘫痪,优势半球出血可出现感觉性或混合性失语。枕叶出血表现为对侧同向性偏盲,可有一过性黑蒙和视物变形,多无肢体瘫痪。

五、辅助检查

(一)头颅 CT

头颅 CT 是确诊脑出血的首选检查方法,可清晰、准确的显示出血的部位、出血量、血肿形态、脑水肿情况及是否破入脑室等。发病后立即出现边界清楚的高密度影像。

(二)头颅 MRI

对检出脑干、小脑的出血灶和监测脑出血的演进过程优于 CT。

(三)脑脊液

脑出血患者需谨慎进行腰椎穿刺检查,以免诱发脑疝。

(四)DSA

脑出血患者一般不需要进行 DSA 检查,除非疑有血管畸形、血管炎或 Moyamoya 病有需要外科手术或介入手术时才考虑进行。

(五)其他检查

其他检查包括血常规、血液生化、凝血功能、心电图检查。

六、治疗

治疗原则为脱水降颅压、调整血压、防止继续出血、减轻血肿所致继发性损害、促进神经功能恢复、加强护理防治并发症。

(一)一般治疗

卧床休息,密切观察生命体征,保持呼吸道通畅,吸氧,保持肢体功能位,鼻饲,预防感染,维持水电解质平衡等。

(二)脱水降颅压

积极控制脑水肿、降低颅内压是脑出血急性期治疗的重要环节。可选用:20% 甘露醇 125~250 mL,快速静脉滴注,1 次用时 6~8 小时;呋塞米 20~40 mg 静脉推注,2~4 次/天;甘油果糖 500 mL 静脉滴注,3~6 小时滴完,1~2 次/天。

(三)调控血压

脑出血患者血压过高时,可增加再出血的风险,应及时控制血压,常用的药物有苯磺酸氨氯地平、硝普钠等。血压过低时,应进行升压治疗以维持足够的脑灌注,常用的药物有多巴胺、去甲肾上腺素等。

(四)止血和凝血治疗

仅用于并发消化道出血或有凝血障碍时,对高血压性脑出血无效。常用的药物有 6-氨基己酸、对羧基苄酸、氨甲环酸等。应激性溃疡导致消化道出血时,可应用西咪替丁、奥美拉唑等药物。

(五)外科治疗

有开颅血肿清除、脑室穿刺引流、经皮钻孔血肿穿刺抽吸等手术治疗。

(六)亚低温治疗

脑出血的新型辅助治疗方法,越早应用越好。

(七)康复治疗

早期将患肢置于功能位,病情稳定时,尽早行肢体、语言、心理康复治疗。

七、护理评估

(一)一般评估

1.生命体征

脑出血患者可有发热,评估是否为中枢性高热;脉率可加快、减慢或有心律不齐;注意观察呼吸频率、深度和节律(潮式、间停、抽泣样呼吸等)的异常;血压过高易致再出血,诱发脑疝,血压过低常提示病情危重,也可能是失血性休克表现。

2.患者主诉

询问患者既往有无高血压、动脉粥样硬化、血液病和家族性脑卒中史;是否遵医嘱进行降压、抗凝等治疗和治疗效果及目前用药情况;了解患者的性格特点、生活习惯与饮食结构。了解患者是在活动还是安静状态下起病,起病前有无情绪激动、活动过度、疲劳、用力排便等诱因和头晕、头痛、肢体麻木等前驱症状;发病时间及病情进展速度。

3.相关记录

生命体征、体重、体位、饮食、皮肤、出入量、GCS 评分、NIHSS 评分等记录结果。

(二)身体评估

1.头颈部

患者意识是否清楚,睁眼运动是否正常。两侧瞳孔是否等大等圆、瞳孔对光反射是否灵敏,角膜反射是否正常。是否存在剧烈头痛、喷射性呕吐、视盘水肿等颅内压增高的表现。有无面色苍白、口唇发绀、皮肤湿冷、烦躁不安,是否存在吞咽困难和饮水呛咳,有无声音嘶哑或其他语言障碍。注意头颅有无局部肿块或压痛,咽反射是否存在或消失。有无头部活动受限、不自主活动及抬头无力。颈动脉听诊是否闻及血管杂音。

2.胸部

脊柱有无畸形,心脏及肺部听诊是否异常。

3.腹部

上腹部有无疼痛、饱胀,肠鸣音是否正常。有无大、小便失禁,并观察大小便的颜色、量和性质。

4.四肢

四肢肌肉有无萎缩,皮肤是否干燥。脑膜刺激征是否阳性,颈椎、脊柱、肌肉有无压痛。肢体有无瘫痪及其类型、性质和程度。肱二头肌、肱三头肌反射,桡反射、膝腱反射、跟腱反射是否阳性。

(三)心理-社会评估

了解患者是否存在因突发肢体残疾或瘫痪卧床,生活需要依赖他人而产生的焦虑、恐惧、绝望等心理反应;患者及家属对疾病的病因和诱因、治疗护理经过、防治知识及预后的了解程度;家庭成员组成、家庭环境及经济状况和家属对患者的关心和支持程度等。

(四)辅助检查结果评估

(1)头颅 CT:有无高密度影响及其出现时间。

(2)头颅 MRI 及 DSA：有无血管畸形、肿瘤及血管瘤等病变的相应表现。

(3)脑脊液：颜色和压力变化。

(4)血液检查：有无白细胞、血糖和血尿素氮增高及其程度等。

(五)常用药物治疗效果的评估

1.应用脱水药的评估

(1)用药剂量、方法、时间、疗程的评估与记录。

(2)观察患者瞳孔的变化，询问患者头痛、恶心等症状的变化。

(3)准确记录 24 小时出入量，用药期间监测水、电解质、酸碱平衡，注意补充氯化钠和氯化钾，以免造成低钠、低氯、低钾血症。

(4)观察局部皮肤情况，药物不能外渗入皮下，以免引起皮下组织坏死。

2.应用血管活性药物的评估

(1)脑出血患者密切监测血压变化，血压≥26.7/14.7 kPa(200/110 mmHg)时，应采取降压治疗，使血压维持在 24.0/14.0 kPa(180/105 mmHg)左右。收缩压在 24.0～26.7 kPa(180～200 mmHg)或舒张压在 13.3～14.7 kPa(100～110 mmHg)时暂不应用降压药物。

(2)脑出血患者血压降低速度和幅度不宜过快、过大，以免造成脑低灌注；血压过低时，应进行升压治疗以维持脑足够的脑灌注。急性期血压骤降提示病情危重，脑出血恢复期应将血压维持在正常范围。

3.应用止血和凝血药物的评估

(1)高血压性脑出血应用止血药物无效。

(2)并发上消化道出血时和凝血功能有障碍时，应用止血和抗凝药物。

八、主要护理诊断/问题

(1)有受伤的危险：与脑出血导致脑功能损害、意识障碍有关。

(2)自理缺陷：与脑出血所致偏瘫、共济失调或医源性限制(绝对卧床)有关。

(3)有失用综合征的危险：与脑出血所致意识障碍、运动障碍或长期卧床有关。

(4)潜在并发症：脑疝、上消化道出血。

九、护理措施

(一)休息与运动

绝对卧床休息 2～4 周，抬高床头 15°～30°，减轻脑水肿。病室安静，减少探视，操作集中进行，减少刺激。躁动患者适当约束，必要时应用镇静剂，便秘患者应用缓泻剂。

(二)饮食护理

给予高蛋白、高维生素、清淡、易消化、营养丰富的流质或半流质饮食，补充足够的水分和热量。昏迷或有吞咽功能障碍的患者发病第 2～3 天遵医嘱予鼻饲饮食。食物应无刺激性，温度适宜，少量多餐，并加强口腔护理，保持口腔清洁。

(三)用药护理

脑出血患者抢救时，遵医嘱快速静脉滴注甘露醇或静脉注射呋塞米，甘露醇应在 15～30 分钟滴完，避免药物外渗。注意甘露醇会导致肾衰竭等不良反应，观察尿液的颜色、量和性质，定期复查电解质。上消化道出血患者用药，应观察药物疗效和不良反应，如奥美拉唑可致转氨酶升高、枸橼酸铋钾引起大便发黑等。

(四)心理护理

详细告诉患者本病的原因、常见症状、预防、治疗知识及自我护理方法。帮助患者了解本病的危害性,帮助患者寻找和去除自身的危险因素,积极治疗相关疾病。安慰患者,消除其紧张情绪,创造安静舒适的环境,保证患者休息。

(五)皮肤护理

加强皮肤护理和大小便护理,每天床上擦浴 1~2 次,每 2~3 小时应协助患者变换体位 1 次,变换体位时,尽量减少头部摆动幅度,以免加重脑出血。注意保持床单整洁和干燥,应用气垫床或自动减压床,预防压疮。将患者瘫痪侧肢体置于功能位,指导和协助患者进行肢体的被动运动,预防关节僵硬和肢体挛缩畸形。

(六)健康教育

1.疾病预防指导

指导高血压患者避免情绪激动,保持心态平和;建立健康的生活方式,保证充足的睡眠,适当的运动,避免体力或脑力过度劳累和突然用力;低盐、低脂、高蛋白、高维生素饮食;戒烟限酒,养成定时排便的习惯,保持大便通畅。

2.用药指导与病情监测

告知患者和家属疾病的基本病因、主要危险因素和防治原则,遵医嘱服用降压药等。教会患者测量血压、血糖,并会鉴别早期疾病表现,发现剧烈头痛、头晕、恶心、肢体麻木、乏力、语言障碍等症状时,应及时就医。

3.康复指导

教会患者和家属自我护理方法和康复训练技巧,并使其认识到坚持主动或被动康复训练的意义。

4.就诊指标

出现肢体麻木、无力、头痛、头晕、视物模糊等症状及时就诊,定期门诊复查,积极治疗高血压、高血脂、糖尿病等疾病。

十、护理效果评估

(1)患者意识障碍无加重或意识清楚。

(2)患者没有发生因意识障碍而并发的误吸、窒息、压疮和感染。

(3)患者未发生脑疝、上消化道出血或脑疝抢救成功、上消化道出血得到有效控制。

(4)患者能适应长期卧床的状态,生活需要得到满足。

(王　晓)

第六节　蛛网膜下腔出血

一、概念和特点

蛛网膜下腔出血指各种原因致脑底部或脑表面的血管破裂,血液直接流入蛛网膜下腔引起的一种临床综合征，又称为原发性蛛网膜下腔出血。还可见因脑实质内、脑室出血，硬膜外或硬膜下血管破裂，血液穿破脑组织流入蛛网膜下腔，称为继发性蛛网膜下腔出血。约占急性脑卒中的 10%，是一种非常严重的常见疾病。世界卫生组织调查显示中国发病率约为 2.0/10 万人年，也有报道为每年(6~20)/10 万人。

二、病理生理

血液进入蛛网膜下腔后、血性脑脊液刺激血管、脑膜和神经根等脑组织，引起无菌性脑膜炎反应。脑表面常有薄层凝块掩盖，其中有时可找到破裂的动脉瘤或血管。随时间推移，大量红细胞开始溶解，释放出含铁血黄素，使软脑膜呈现锈色关有不同程度的粘连。如脑沟中的红细胞溶解，蛛网膜绒毛细胞间小沟再开道，则脑脊液的回吸收可以恢复。

三、病因与诱因

凡能引起脑出血的病因都能引起本病，但以颅内动脉瘤、动静脉畸形、高血压动脉硬化症、脑底异常血管网和血液病等为最常见。本病多在情绪激动或过度用力时发病(如排便)。

四、临床表现

(1)突然发生的剧烈头痛、恶心、呕吐和脑膜刺激征，以颈项强直最为典型，伴或不伴局灶体征。

(2)部分患者，尤其是老年患者头痛、脑膜刺激征等临床表现常不典型，而精神症状较明显。

(3)原发性中脑出血的患者症状较轻，CT 表现为中脑或脑桥周围脑池积血，血管造影未发现动脉瘤或其他异常，一般不发生再出血或迟发型血管痉挛等情况，临床预后良好。

五、辅助检查

(一)头颅影像学检查
1.CT 检查

CT 检查是诊断 SAH 的首选方法，CT 显示蛛网膜下腔内高密度影可以确诊 SAH。

2.MRI 检查

当病后数天 CT 的敏感性降低时，MRI 可发挥较大作用。4 天后 T_1 像能清楚地显示外渗的血液，血液高信号可持续至少 2 周，在 FLAIR 像则持续更长时间。因此，当病后 1~2 周，CT 不能提供蛛网膜下腔出血的证据时，MRI 可作为诊断蛛网膜下腔出血和了解破裂动脉瘤部位的一种重要方法。

(二)脑血管影像学检查
1.脑血管数字减影(DSA)

DSA 是诊断颅内动脉瘤最有价值的方法，阳性率达 95%，可以清楚显示动脉瘤的位置、大小、与载瘤动脉的关系、有无血管痉挛等，血管畸形和烟雾病也能清楚显示。但以出血 3 天内或 3~4 周后进行为宜。

2.CT 血管成像(CTA)和 MR 血管成像(MRA)

CTA 和 MRA 是无创性的脑血管显影方法，但敏感性、准确性不如 DSA。主要用于动脉瘤患者的随访及急性期不能耐受 DSA 检查的患者。

3.其他

经颅超声多普勒(TCD)。

(三)实验室检查

血常规、凝血功能、肝功能及免疫学检查有助于寻找出血的其他原因。

六、治疗

制止继续出血,防止血管痉挛及复发,以降低病死率。

七、护理评估

(一)一般评估

1.生命体征

患者的血压、脉搏、呼吸、体温有无异常。

2.患者主诉

患者发病时间、方式,有无明显诱因,有无头晕、剧烈头痛、恶心、呕吐等症状出现。患者既往有无高血压,动脉粥样硬化,血液病和家族脑卒中病史。患者的平时生活方式和饮食情况,患者的性格特点。

3.相关记录

体重、身高、上臂围、皮肤、饮食、NIHSS 评分、GCS 评分、Norton 评分等记录结果。

(二)身体评估

1.头颈部

患者意识是否清楚,睁眼运动是否正常。两侧瞳孔是否等大等圆、瞳孔对光反射是否灵敏,角膜反射是否正常。有无面色苍白、口唇发绀、皮肤湿冷、烦躁不安,是否存在吞咽困难和饮水呛咳,咽反射是否存在或消失,有无声音嘶哑或其他语言障碍。注意头颅有无局部肿块或压痛,头痛是否为爆炸样。有无头部活动受限、不自主活动及抬头无力。脑膜刺激征是否阳性,颈椎、脊柱、肌肉有无压痛。颈动脉听诊是否闻及血管杂音。

2.胸部

脊柱有无畸形,心脏及肺部听诊是否异常。

3.腹部

上腹部有无疼痛、饱胀,肠鸣音是否正常。有无大、小便失禁,并观察大小便的颜色、量和性质。

4.四肢

有无肢体活动障碍或感觉缺失,四肢肌力及肌张力等情况。

(三)心理-社会评估

了解患者及其家属对疾病的了解程度,经济状况,对患者的支持关心程度等。

(四)辅助检查结果评估

评估血液检查、影像学检查、脑血管影像学检查等结果。

(五)常用药物治疗效果的评估

对意识清醒者给予适量的止痛剂和镇静剂,如罗通定、苯巴比妥等,禁用吗啡以免抑制呼吸。患有高血压的蛛网膜下腔出血患者,可有一过性反应性血压升高,注意监测,必要时使用降压药,血压过低可导致脑组织灌注不足,过高则有再出血的危险,降血压控制在正常范围内。预防和缓解血管痉挛的药物,在静脉滴注过程中,应注意滴速,定时测血压及观察患者的意识状态。用20％甘露醇降颅压时,应按时给药,以保持颅压的稳定性。

八、主要护理诊断/问题

(1)疼痛:头痛与脑水肿、颅内高压、血液刺激脑膜或继发出血有关。

(2)潜在并发症:再出血与病情变化有关;肺部感染与长期卧床有关。

(3)焦虑:与担心疾病预后有关。

(4)生活自理缺陷:与医源性限制有关。

九、护理措施

(一)一般护理

绝对卧床休息,卧床时间应在4周以上,尽量减少搬动,减少人员探视,避免精神刺激,亲属探望过多,会引起情绪激动,身体劳累诱发再出血。

(二)严密观察病情变化

注意脑血管痉挛发生:脑血管痉挛是蛛网膜下腔出血的主要并发症,继发于出血后4~5天,这是出血后患者死亡和致残的主要原因。因此严密观察病情变化:除观察体温、脉搏、呼吸、血压外、应特别观察瞳孔、头痛、呕吐和抽搐等情况的变化。

(三)保持呼吸道通畅预防肺部感染

保持呼吸道通畅,预防肺部感染并发症,对昏迷患者尤为重要,因为昏迷患者咳嗽及吞咽反射减弱或消失。口腔呼吸道分泌物及呕吐物误吸或坠积于肺部而发生肺部感染,此外也可引起窒息,患者应取侧卧位,头部略抬高稍后仰,吸痰时,吸痰管从鼻腔或口腔内插入,轻轻地吸出,避免损伤黏膜。

(四)保持大便通畅

患者因长期卧床,肠蠕动减少,或不习惯于床上排便,常常引起便秘,用力排便可使血压突然升高,再次出血。因此,应培养患者良好的生活习惯,多吃高维生素,粗纤维饮食,锻炼床上大小便能力,防止便秘及尿潴留,对便秘者可用开塞露,液状石蜡或缓泻剂昏迷者可留置尿管。切忌灌肠,以免腹压突然增加,患者烦躁不安,加重出血。

(五)再出血的护理

蛛网膜下腔再出血是病情变化的重要因素,一般在病后2~3周发生,发生率及病死率均较高。如患者经治疗后出现剧烈头痛,意识障碍进行性加重,频繁呕吐,瞳孔不等大应高度怀疑再出血的发生。预防再出血要做到:①绝对卧床休息8周以上,饮食,大小便均不能下床;②保持大便通畅,排便时不能用力过猛;③避免情绪激动以免引起再出血。

(六)心理护理

护士要细心观察患者的心理反应,及时做好心理疏导工作,耐心安慰患者,向其介绍疾病的特点和病程转归,使他对疾病有正确的认识,取得合作,同时指导患者学会自我调节,保持情绪稳定,避免情绪激动和突然用力,对于合并肢体瘫痪患者,帮助其进行功能锻炼。

(七)健康教育

1.饮食指导

指导患者了解肥胖、吸烟、酗酒及饮食因素与脑血管病的关系,改变不合理的饮食习惯和饮食结构。选择低盐、低脂、充足蛋白质和丰富维生素的饮食,如多食谷类和鱼类,新鲜蔬菜水果,少吃糖类和甜食。限制钠盐和动物油的摄入,限制辛辣、油炸食物的摄入,限制暴饮暴食;注意粗细搭配,荤素搭配,戒烟限酒,控制食物热量,保持理想体重。

2.避免诱因

指导患者尽量避免使血压骤然升高的各种因素。如保持情绪稳定和心态平衡,避免过分喜悦、愤怒、焦虑、恐惧和悲伤等不良心理和惊吓等刺激;建立健康的生活方式,保证充足睡眠,适当运动,避免体力和脑力的过度劳累和突然用力过猛;养成定时排便的习惯,保持大便通畅,避免用力排便,戒烟酒。

3.检查指导

SAH 患者一般在首次出血 3 周后进行 DSA 检查,应告知脑血管造影的相关知识,指导患者积极配合,已明确病因,尽早手术,解除隐患或危险。

4.照顾者指导

家属应关心体贴患者,为其创造良好的修养环境,督促尽早检查和手术,发现再出血征象及时就诊。

5.就诊指标

患者出现意识障碍、肢体麻木、无力、头痛、头晕、视物模糊等症状及时就诊;定期门诊复查。

十、护理效果评估

(1)患者头痛得到减轻。

(2)患者没有出现再次出血或能及时发现再次出血并得到很好控制。

(3)患者心理得到很好的疏导,能很好配合治疗。

(4)患者无其他并发症发生。

(王　晓)

第七节 脑 梗 死

一、概念和特点

脑梗死又称缺血性脑卒中,是由于脑组织局部供血动脉血流的突然减少或停止,造成该血管供血区的脑组织缺血、缺氧导致脑组织坏死、软化,并伴有相应部位的临床症状和体征,如偏瘫、失语等神经功能缺失的症候。

脑梗死发病率、患病率和病死率随年龄增加,45 岁后均呈明显增加,65 岁以上人群增加最明显,75 岁以上者发病率是 45～54 岁组的 5～8 倍。男性发病率高于女性,男:女为(1.3～1.7):1.0。

二、病理生理

动脉内膜损伤、破裂,随后胆固醇沉积于内膜下,形成粥样斑块,管壁变性增厚,使管腔狭窄,动脉变硬弯曲,最终动脉完全闭塞,导致供血区形成缺血性梗死。梗死区伴有脑水肿及毛细血管周围点状出血,后期病变组织萎缩,坏死组织被格子细胞清除,留下瘢痕组织及空腔,通常称为缺血性坏死。脑栓塞引起的梗死发生快,可产生红色充血性梗死或白色缺血性或混合性梗死。红色充血性梗死,常由较大栓子阻塞血管所引起,在梗死基础上导致梗死区血管破裂和脑内出血。大脑的神经细胞对缺血的耐受性最低,3~4分钟的缺血即引起梗死。

三、病因与诱因

脑血管病是神经科最常见的疾病,病因复杂,受多种因素的影响,一般根据常规把脑血管病按病因分类分为血管壁病变、血液成分改变和血流动力学改变。

流行病学研究证实,高血脂和高血压是动脉粥样硬化的两个主要危险因素,吸烟、饮酒、糖尿病、肥胖、高密度脂蛋白胆固醇降低、甘油三酯增高、血清脂蛋白增高均为脑血管病的危险因素,尤其是缺血性脑血管病的危险因素。

四、临床表现

临床表现因梗死的部位和梗死面积而有所不同,常见的临床表现如下。

(1)起病突然,常于安静休息或睡眠时发病。起病在数小时或1~2天达到高峰。

(2)头痛、眩晕、耳鸣、半身不遂,可以是单个肢体或一侧肢体,也可以是上肢比下肢重或下肢比上肢重,并出现吞咽困难,说话不清,伴有恶心、呕吐等多种情况,严重者很快昏迷不醒。

(3)腔隙性脑梗死患者可以无症状或症状轻微,因其他病而行脑CT检查发现此病,有的已属于陈旧性病灶。这种情况以老年人多见,患者常伴有高血压病、动脉硬化、高脂血症、冠心病、糖尿病等慢性病。腔隙性脑梗死可以反复发作,有的患者最终发展为有症状的脑梗死,有的患者病情稳定,多年不变。故对老年人"无症状性脑卒中"应引起重视,在预防上持积极态度。

五、治疗

(一)急性期治疗

(1)溶栓治疗:发病后6小时之内,常用药物有尿激酶、链激酶、重组组织型纤溶酶原激活剂等。

(2)脱水剂:对较大面积的梗死应及时应用脱水治疗。

(3)抗血小板聚集药:右旋糖酐-40,有心、肾疾病者慎用。此外,可口服小剂量阿司匹林,有出血倾向或溃疡病患者禁用。

(4)钙通道阻滞剂:可选用桂利嗪、盐酸氟桂利嗪。

(5)血管扩张剂。

(二)恢复期治疗

继续口服抗血小板聚集药、钙通道阻滞剂等,但主要应加强功能锻炼,进行康复治疗,经过3~6个月即可生活自理。

(三)手术治疗

大面积梗死引起急性颅内压增高,除用脱水药以外,必要时可进行外科手术减压,以缓解症状。

(四)中医、中药、针灸、按摩方法

对本病防治和康复有较好疗效,一般应辨证施治,使用活血化瘀、通络等方药治疗,针灸、按

摩,对功能恢复,十分有利。

六、护理评估

(一)一般评估

1.生命体征

监测患者的血压、脉搏、呼吸、体温有无异常。脑梗死的患者一般会出现血压升高。

2.患者主诉

询问患者发病时间及发病前有无头晕、头痛、恶心、呕吐等症状出现。

3.相关记录

体重、身高、上臂围、皮肤、饮食、NIHSS 评分、GCS 评分、BI 等记录结果。

(二)身体评估

1.头颈部

脑梗死的患者一般都会出现不同程度的意识障碍,要注意观察患者意识障碍的类型;注意有无眼球运动受限、结膜有无水肿及眼睑闭合不全;观察瞳孔的大小及对光反射情况;观察有无口角㖞斜及鼻唇沟有无变浅,评估患者吞咽功能(洼田饮水试验结果)。

2.胸部

评估患者肺部呼吸音情况(肺部感染是脑梗死患者一个重要并发症)。

3.腹部

上腹部有无疼痛、饱胀,肠鸣音是否正常。有无大、小便失禁,并观察大小便的颜色、量和性质。

4.四肢

评估患者四肢肌力,腱反射情况,以及有无出现病例反射(如巴宾斯基征)、脑膜刺激征(如颈强直、凯尔尼格征和布鲁津斯基征)。

(三)心理-社会评估

评估患者及其照顾者对疾病的认知程度,心理反应与需求,家庭及社会支持情况,正确引导患者及家属配合治疗与护理。

(四)辅助检查评估

(1)血液检查:血脂、血糖、血流动力学和凝血功能有无异常。

(2)头部 CT 及 MRI 有无异常。

(3)DSA、MRA 及 TCD 检查结果有无异常。

七、主要护理诊断/问题

(1)脑血流灌注不足:与脑血流不足、颅内压增高、组织缺血缺氧有关。

(2)躯体移动障碍:与意识障碍、肌力异常有关。

(3)言语沟通障碍:与意识障碍或相应言语功能区受损有关。

(4)焦虑:与担心疾病预后差有关。

(5)有发生压疮的可能:与长期卧床有关。

(6)有误吸的危险:与吞咽功能差有关。

(7)潜在并发症:肺部感染、泌尿系统感染。

八、护理措施

(一)一般护理

(1)严密观察病情,监测生命体征。备齐各种急救药品、仪器。

(2)保持呼吸道通畅,及时吸痰,防止窒息。

(3)多功能监护,氧气吸入。

(4)躁动的患者给予安全措施,必要时用约束带。

(5)保证呼吸机正常工作,观察血氧、血气结果,遵医嘱对症处理。

(6)保持各种管道通畅,并妥善固定,观察引流液的色、量、性状,做好记录。

(7)做好鼻饲喂养的护理。口腔护理 2 次/天。

(8)尿管护理 2 次/天。

(9)保持肢体功能位,按时翻身,叩背,预防压疮发生。

(10)准确测量 24 小时出入量并记录。

(11)护理记录客观、及时、准确、真实、完整。严格按计划实施护理措施。

(12)患者病情变化时,及时报告医师。

(13)脑血管造影术后,穿刺侧肢体制动,观察足背动脉、血压,有病情变化及时报告医师。

(14)做好晨晚间护理,做到两短六洁。

(二)健康教育

1.疾病知识指导

脑梗死患者康复时间比较长,患者出院后要教会患者及家属必要的护理方法。教会患者药物的名称、用法、疗效及不良反应。介绍脑梗死的症状及体征。并与患者及其家属共同制定包括饮食、锻炼在内的康复计划,告知其危险因素。

2.就诊指标

出现肢体麻木、无力、头痛、头晕、视物模糊等症状及时就诊,定期门诊复查,积极治疗高血压、高血脂、糖尿病等疾病。

九、护理效果评估

(1)患者脑血流得到改善。

(2)患者呼吸顺畅,无误吸发生。

(3)患者躯体活动得到显著提高。

(4)患者言语功能恢复或部分恢复。

(5)患者无压疮发生。

(6)患者生活基本能够自理。

(7)患者无肺部及尿路感染或发生感染后得到及时处理。

(王 晓)

第八节　脊髓亚急性联合变性

脊髓亚急性联合变性（SCD）是由于维生素 B_{12} 缺乏导致的神经系统变性，病变主要累及脊髓后索、侧索及周围神经。本病的发生与维生素 B_{12} 缺乏密切相关，还多见于胃大部切除、回肠切除、大量酗酒伴萎缩性胃炎的患者，亦见于营养不良、先天性内因子分泌缺陷、叶酸缺乏、血液转铁蛋白缺乏等引起的维生素 B_{12} 吸收不良。多在中年以后起病，逐渐缓慢进展，在出现神经系统症状前有贫血、倦怠、腹泻和舌炎等病史，早期症状为双下肢无力、发硬和动作笨拙、步态不稳、踩棉花感，随后出现手指、脚趾末端感觉异常，对称性刺痛、麻木和烧灼感等。双下肢不完全痉挛性瘫，肌张力高，腱反射亢进。

一、护理措施

（一）增强患者信心

注重与患者建立一种相互信任的护患关系，鼓励患者表达自己的情感、想法，避免过度保护，主动给予心理干预，进行心理疏导，树立愉快的生活信心。

（二）饮食护理

1.嘱患者平衡膳食

向患者讲解平衡饮食的重要性，住院期间饮食定时定量，多食含维生素 B_{12} 丰富的食物，如肉类（包括肝脏）、鱼贝类、禽蛋、乳类、豆类、不去壳的小麦。

2.嘱家属正确烹调食物

向家属讲解烹调食物的正确方法，由于烹调加热过程可降低食物中维生素 B_{12} 的含量，所以烹调食品时，温度不可过高，时间不能过长，以减少维生素 B_{12} 的丢失，改变进食软、烂食物的不良习惯。

（三）药物护理

每天肌内注射维生素 B_{12}，口服药物嘱患者饭后服用。

（四）康复训练

根据患者病情制订肢体被动运动和主动运动的康复计划，对患者取得的成绩及时给予肯定和鼓励，增强其康复的信心。

（五）健康指导

1.改善饮食习惯

指导患者改变不良的饮食习惯，多食含维生素 B_{12} 丰富的食物。

2.康复训练

指导患者继续进行肢体康复锻炼，做些力所能及的事情。

3.谨遵医嘱

指导患者遵医嘱服药，定期复查。

二、主要护理问题

(一)自理缺陷
与双下肢无力、发硬及手动作笨拙有关。

(二)有受伤的危险
与双下肢无力、发硬、动作笨拙、步态不稳有关。

(三)躯体移动障碍
与脊髓受损有关。

(四)感觉异常
刺痛、麻木、烧灼与脊髓、周围神经受损有关。

(五)知识缺乏
与疾病相关知识缺乏有关。

（王 晓）

第九节 脊髓压迫症

一、概念和特点

脊髓压迫症是一组椎管内占位性病变引起的脊髓受压综合征,随着病变进展出现脊髓半切和横贯性损害及椎管梗阻,脊神经根和血管可不同程度受累。

二、病因

脊髓是含水分丰富的柔软组织,对外来机械压力及缺血缺氧的耐受能力差,脊髓压迫症与机械压迫、血供障碍及占位病变直接浸润破坏有关。急性压迫型:多由急性硬膜外血肿、外伤后椎管内血肿、椎管内出血等引起,病变发展快,在较短时间内(1～3 天)迅速压迫脊髓,使脊髓动脉血供减少,静脉回流受阻,受损区神经细胞、胶质细胞及神经轴突水肿、变性,若不能及时解除病因,可出现脊髓坏死。慢性压迫型:常由先天性脊柱畸形和椎管内良性肿瘤引起,病变发展速度较慢,可在一定的时间内不表现出相应的临床症状。发病后期出现失代偿症状,机械压迫表现为神经根脊髓半切或横贯性损害。

三、临床表现

(一)急性脊髓压迫症
发病及进展迅速,常于数小时至数天内脊髓功能完全丧失,多表现为脊髓横贯性损害,出现脊髓休克,病变以下呈弛缓性瘫,各种反射消失。

(二)慢性脊髓压迫症
病情缓缓进展,早期症状体征可不明显。可分为 3 期。

1.根痛期(神经根刺激期)

出现神经根痛及脊膜刺激症状。晚间症状加重,白天减轻;咳嗽、排便和用力等加腹压动作可使疼痛加剧,改变体位也使症状减轻或加重。

2.脊髓部分受压期

表现脊髓半切综合征,同侧损害节段以下上运动神经元性瘫痪,腱反射亢进、病理征阳性,同侧深感觉障碍及病变对侧损害节段以下痛温觉减退或丧失,而触觉良好,病变侧损害节段以下血管舒缩功能障碍。

3.脊髓完全受压期

出现脊髓完全横贯性损害,表现的运动、感觉与自主神经功能障碍和急性脊髓炎一致。

四、辅助检查

(1)脑脊液检查:常规、生化检查及动力学变化对确定脊髓压迫症和程度很有价值。

(2)影像学检查:脊柱 X 线平片、CT 及 MRI、脊髓造影等也可以确定病变的节段、性质及压迫程度。

五、治疗

(1)早期诊断,及早手术,尽快去除病因。恶性肿瘤或转移瘤可酌情手术、放疗或化疗。

(2)急性脊髓压迫症需在 6 小时内减压,如硬脊膜外脓肿应紧急手术并给予足量抗生素,脊柱结核在根治术同时抗结核治疗。

(3)瘫痪肢体应积极进行康复治疗及功能训练,预防并发症。

六、护理评估

(一)一般评估

1.生命体征

患者因感染引起的体温升高和心率加快。疾病波及高段颈髓和延髓时,易致呼吸肌瘫痪,观察呼吸的频率和节律。延髓心血管中枢受影响时,患者心率和血压波动较大。

2.患者主诉

了解发病前数天或 1~2 周有无发热、全身不适或上呼吸道感染症状、促发脊髓炎的主要原因及诱因等。询问其首发症状和典型表现,肌无力的部位,感觉障碍的部位和性质,大小便失禁/潴留,有无长期卧床并发症。

(二)身体评估

1.头颈部

评估患者的意识状态和面容,患者的营养状态。面部表情是否淡漠、颜色是否正常,有无畸形、面肌抽动、眼睑水肿、眼球突出、眼球震颤、巩膜黄染、结膜充血。有无张口呼吸或鼻翼翕动,有无咳嗽无力。头颅大小、形状,注意有无头颅畸形。注意头颈部有无局部肿块或压痛;颈动脉搏动是否对称。有无头部活动受限、不自主活动及抬头无力。角膜反射、咽反射是否存在或消失,有无构音障碍或吞咽困难。脑膜刺激征是否阳性。

2.胸部

患者胸廓、脊柱有无畸形,有无呼吸困难。肺部感染者,可触及语音震颤。心脏及肺部叩诊和听诊是否异常,注意两侧对比。皮肤干燥和多汗的部位。感觉检查宜在环境安静、患者清醒配合的情况下进行,注意感觉障碍的部位、性质、范围、感觉变化的平面及双侧对称性等。

(1)浅感觉。①痛觉:用针尖轻刺皮肤,确定痛觉减退、消失或过敏区域。检查时应掌握刺激强度,可从无痛觉区向正常区检查,自上而下,两侧对比。②温度觉:以盛有冷水(5～10 ℃)和热水(40～45 ℃)的两试管,分别接触患者皮肤,询问其感觉。③触觉:以棉花、棉签轻触患者皮肤,询问其感觉。

(2)深感觉。①位置觉:嘱患者闭目,医者用手指从两侧轻轻夹住患者的手指或足趾,做伸屈动作,询问其被夹指、趾的名称和被扳动的方向。②震动觉:将音叉震动后,放在患者的骨突起部的皮肤上,询问其有无震动及震动持续时间。③实体感觉:嘱患者闭目,用手触摸分辨物体的大小、方圆、硬度。④两点分辨觉:以圆规的两个尖端,触及身体不同部位,测定患者分辨两点距离的能力。

3.腹部

患者腹部和膀胱区外形和膀胱区是否正常,触诊有无局部压痛、反跳痛,双侧感觉是否存在,是否对称,记录感觉变化的部位。腹壁反射、提睾反射是否存在和对称。两便失禁是否引起压疮。留置尿道者,观察尿道口有无脓性分泌物,尿液的性质。叩诊膀胱区,判断有无尿潴留。肠鸣音是否减弱或消失。

4.四肢

患者四肢外形,有无畸形,四肢肌力和肌张力。触诊患者的肌力和肌张力,肌张力增高或降低,肌张力异常的形式。感觉障碍的部位和性质,病理反射阳性。评估患者四肢腱反射的强弱。病理反射是否阳性。

(三)心理-社会评估

主要了解患者患病后的情绪反应,及其学习、工作与家庭生活等情况,家庭成员的支持程度,家庭经济能力和社会支持资源。

(四)辅助检查结果评估

1.实验室检查

急性期血常规可见白细胞数升高,脑脊液白细胞数增多,蛋白含量明显增高。

2.磁共振检查

MRI检查可在早期明确脊髓病变的性质、范围、程度。早期,脊髓病变段呈弥漫肿胀、增粗。后期,脊髓不再肿胀,少部分患者出现脊髓萎缩。

(五)常用药物治疗效果的评估

严格按医嘱用药,严禁骤然停药,否则会引发病情加重。急性期大剂量应用糖皮质激素,注意观察患者症状是否改善及其不良反应。长期大量应用糖皮质激素可引起物质代谢和水盐代谢紊乱,出现类肾上腺皮质功能亢进综合征,如浮肿、低血钾、高血压、糖尿病、皮肤变薄、满月脸、水牛背、向心性肥胖、多毛、痤疮、肌无力和肌萎缩等症状,一般不需格外治疗,停药后可自行消退。骨质疏松及椎骨压迫性骨折是各种年龄患者应用糖皮质激素治疗中严重的并发症。

七、主要护理诊断/问题

(1)躯体移动障碍:与脊髓病变有关。

(2)低效性呼吸形态:与呼吸肌麻痹有关。

(3)尿潴留:与膀胱自主神经功能障碍有关。

(4)生活自理缺陷:与肢体瘫痪有关。

(5)潜在并发症:压疮、坠积性肺炎、尿路感染。

八、护理措施

(一)病情观察

监测生命体征,应严密观察有无呼吸困难、心率加快、血压升高、体温升高,有无发绀、吞咽及言语障碍等。定期监测血生化指标。判断瘫痪和感觉平面有无上升,疾病有无进展或加重。

(二)一般护理

1.休息与活动

急性期特别是并发有心肌炎时应卧床休息。如有呼吸肌麻痹应取平卧位,头偏向一侧。恢复期可适当活动与休息相结合,但避免过度劳累。

2.吸氧

给予低流量吸氧。如出现呼吸无力、呼吸困难应及时通知医师,必要时给予气管插管或气管切开、呼吸机辅助呼吸。

(三)合理饮食

保证机体足够的营养,进食高蛋白、高热量、高维生素、易消化、含钾丰富(如橘子、香蕉等)的食物。吞咽困难进食呛咳者,应给予鼻饲,切勿勉强进食,以免引起吸入性肺炎及窒息。口腔护理一天两次,根据患者的情况选择合适的漱口液,可以自理的患者尽量鼓励患者自己洗漱。

(四)皮肤护理

大小便失禁、腹泻、发热、出汗、自主神经功能紊乱等都会使皮肤处于潮湿环境中,发生压疮的危险会增加,必须加强皮肤护理。对骨突或受压部位,如脚踝、足跟、骶尾部等部位常检查,加强营养;使用一些护理用品和用具,如给予气垫床、赛肤润、美皮康和海绵垫等;每2小时翻身、拍背1次。输液以健侧、上肢为原则,输液前认真观察准备输液肢体一侧的皮肤情况,输液后随时观察输液肢体局部及皮肤情况,以免液体外渗造成皮肤红肿;给予洗漱、浸泡时水温勿过热以免造成烫伤,冰袋降温时间勿过长引起冻伤。

(五)康复训练

在脊髓受损初期,就应与康复师根据患者情况制订康复计划,保持各关节的正常功能位,每次翻身后将肢体位置摆放正确,做关节的被动或主动运动。给予日常生活活动训练,使患者能自行穿脱衣服、进食、盥洗、大小便、淋浴及开关门窗、电灯、水龙头等,增进患者的自我照顾能力。

(六)排泄异常的护理

1.尿失禁患者

护理人员要根据给患者输液或饮水的时间,给予排便用品,协助其排便,同时在患者小腹部加压,增加膀胱内压,锻炼恢复自主排尿功能。

2.尿潴留患者

应给予留置导尿管,根据入量(输液、饮水)时间,适时、规律地夹闭、开放尿管,以维持膀胱充盈、收缩功能;同时在排放尿液时可采用一些方法刺激诱导膀胱收缩,如轻敲患者下腹部、听流水声和热敷膀胱区。对留置导尿管的患者:应每天消毒尿道口,观察尿液的色、量是否正常,是否有沉淀,尿道口有无分泌物;当尿常规化验有感染时,可根据医嘱给予膀胱冲洗,再留取化验至正常,注意操作时保持无菌规范;患者病情允许的情况下,尽早拔除尿管。

3.大便秘结的患者

应保持适当的高纤维饮食与水分的摄取。餐后胃肠蠕动增强,当患者有便意感时,指导并协助患者增加腹压来引发排便。每天固定时间进行排便训练,养成排便规律。必要时肛门塞入开塞露,无效时可给予不保留灌肠。

4.大便失禁的患者

选择易消化、吸收的高营养、低排泄的要素饮食,同时指导患者练习腹肌加压与肛门括约肌收缩,掌握进食后的排便时间规律,协助放置排便用品(便盆、尿垫);随时清洁排便后肛门周围皮肤。

(七)心理护理

患者均为突然发病且伴有肢体瘫痪、排泄异常等,严重影响其正常生活,加之对疾病知识、治疗效果不了解容易产生恐惧感。而且本病病程较长,患者可出现不同程度的情绪低落,对治疗和康复缺乏信心,护理人员应及时向患者介绍疾病相关知识,动员和指导家人和朋友在各个方面关心、支持、帮助患者,减轻其思想负担,去除紧张情绪,鼓励患者表达自己的感受,倾听患者的诉说。帮助患者做肢体活动,给予精神上的鼓励及生活支持,树立战胜疾病的信心。

(八)健康教育

(1)瘫痪肢体应早期做被动运动、按摩,以改善血液循环,促进瘫痪肢体的恢复。保持肢体的功能位置,预防足下垂及畸形。同时可配合物理治疗、针灸治疗。

(2)训练患者正确的咳嗽、咳痰方法,变换体位方法。

(3)提出治疗与护理的配合及要求,包括休息与活动、饮食、类固醇皮质激素的应用及其注意事项。

(4)增加营养,增强体质,预防感冒。

(5)带尿管出院者,应指导留置尿管的护理及膀胱功能的训练。

(6)长期卧床者,应每2小时翻身、拍背1次,预防压疮及坠积性肺炎。

(7)出现生命体征改变、肢体感觉障碍、潜在并发症及时就诊。

九、护理效果评估

(1)患者自觉症状(肌力增强、感觉障碍减退)逐渐好转,生活基本自理。

(2)患者大小便失禁,逐渐控制。

(3)患者无泌尿系统感染。

(4)患者皮肤完好,无压疮。

(5)患者大小便潴留逐渐解除,大小便通畅。

(王 晓)

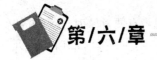

第/六/章

呼吸内科护理

第一节 急性呼吸道感染

急性呼吸道感染通常包括急性上呼吸道感染和急性气管-支气管炎。急性上呼吸道感染是鼻腔、咽或喉部急性炎症的总称。常见病原体为病毒,仅有少数由细菌引起。本病全年皆可发病,但冬春季节多发,具有一定的传染性,有时引起严重的并发症,应积极防治。急性气管-支气管炎是指感染、物理、化学、过敏等因素引起的气管-支气管黏膜的急性炎症,可由急性上呼吸道感染蔓延而来。多见于寒冷季节或气候多变时,气候突变时多发。

一、护理评估

(一)病因及发病机制

1.急性上呼吸道感染

急性上呼吸道感染患者有 70%～80% 是由病毒引起的。其中主要包括流感病毒、副流感病毒、呼吸道合胞病毒、腺病毒、鼻病毒等。由于感染病毒类型较多,又无交叉免疫,人体产生的免疫力较弱且短暂,同时在健康人群中有病毒携带者,故一个人可有多次发病。细菌感染占20%～30%,可直接或继病毒感染之后发生,以溶血性链球菌最为多见,其次为流感嗜血杆菌、肺炎球菌和葡萄球菌等。偶见革兰阴性杆菌。当全身或呼吸道局部防御功能降低时,尤其是年老体弱或有慢性呼吸道疾病者更易患病,原先存在于上呼吸道或外界侵入的病毒和细菌迅速繁殖,引起本病。通过含有病毒的飞沫或被污染的用具传播,引起发病。

2.急性气管-支气管炎

(1)感染:由病毒、细菌直接感染,或急性上呼吸道病毒(如腺病毒、流感病毒)、细菌(如流感嗜血杆菌、肺炎链球菌)感染迁延而来,也可在病毒感染后继发细菌感染。亦可为衣原体和支原体感染。

(2)物理、化学性因素:过冷空气、粉尘、刺激性气体或烟雾的吸入使气管-支气管黏膜受到急性刺激和损伤,引起本病。

(3)变态反应:花粉、有机粉尘、真菌孢子等的吸入以及对细菌蛋白质过敏等,均可引起气管-支气管的变态反应。寄生虫(如钩虫、蛔虫的幼虫)移行至肺,也可致病。

(二)健康史

有无受凉、淋雨、过度疲劳等使机体抵抗力降低等情况,应注意询问本次起病情况,既往健康情况,有无呼吸道疾病史等。

(三)身体状况

1.急性上呼吸道感染

急性上呼吸道感染主要症状和体征个体差异大,根据病因不同可有不同类型,各型症状、体征之间无明显界定,也可互相转化。

(1)普通感冒:又称急性鼻炎或上呼吸道卡他,以鼻咽部卡他症状为主要表现,俗称"伤风"。成人多为鼻病毒所致,起病较急,初期有咽干、咽痒或咽痛,同时或数小时后有打喷嚏、鼻塞、流清水样鼻涕,2～3天后分泌物变稠,伴咽鼓管炎可引起听力减退,伴流泪、味觉迟钝、声嘶、少量咳嗽、低热不适、轻度畏寒和头痛。检查可见鼻腔黏膜充血、水肿、有分泌物,咽部轻度充血。如无并发症,一般经5～7天痊愈。

流行性感冒(简称流感)则由流感病毒引起,起病急,鼻咽部症状较轻,但全身症状较重,伴高热、全身酸痛和眼结膜炎症状。而且常有较大或大范围的流行。

流行性感冒应及早应用抗流感病毒药物:起病1～2天应用抗流感病毒药物治疗,才能取得最佳疗效。目前抗流感病毒药物包括离子通道 M_2 阻滞剂和神经氨酸酶抑制剂两类。离子通道 M_2 阻滞剂:包括金刚烷胺和金刚乙胺,主要对甲型流感病毒有效。金刚烷胺类药物是治疗甲型流感的首选药物,有效率达70%～90%。金刚烷胺的不良反应有神经质、焦虑、注意力不集中和轻微头痛等中枢神经系统不良反应,一般在用药后几小时出现,金刚乙胺的毒副作用较小。胃肠道反应主要为恶心和呕吐,停药后可迅速消失。肾功能不全的患者需要调整金刚烷胺的剂量,对于老年人或肾功能不全者需要密切监测不良反应。神经氨酸酶抑制剂:奥司他韦,作用机制是通过干扰病毒神经氨酸酶保守的唾液酸结合位点,从而抑制病毒的复制,对 A(包括 H5N1)和 B 不同亚型流感病毒均有效。奥司他韦成人每次口服75 mg,每天 2 次,连服5天,但须在症状出现2天内开始用药。奥司他韦不良反应少,一般为恶心、呕吐等消化道症状,也有腹痛、头痛、头晕、失眠、咳嗽、乏力等不良反应的报道。

(2)病毒性咽炎和喉炎:临床特征为咽部发痒、不适和灼热感、声嘶、讲话困难、咳嗽、咳嗽时咽喉疼痛,无痰或痰呈黏液性,有发热和乏力,伴有咽下疼痛时,常提示有链球菌感染,体检发现咽部明显充血和水肿、局部淋巴结肿大且触痛,提示流感病毒和腺病毒感染,腺病毒咽炎可伴有眼结膜炎。

(3)疱疹性咽峡炎:主要由柯萨奇病毒 A 引起,夏季好发。有明显咽痛、常伴有发热,病程约一周。体检可见咽充血,软腭、腭垂、咽和扁桃体表面有灰白色疱疹及浅表溃疡,周围有红晕。多见于儿童,偶见于成人。

(4)咽结膜热:常为柯萨奇病毒、腺病毒等引起。夏季好发,游泳传播为主,儿童多见。表现为发热、咽痛、畏光、流泪、咽及结膜明显充血。病程 4～6 天。

(5)细菌性咽-扁桃体炎多由溶血性链球菌感染所致,其次为流感嗜血杆菌、肺炎球菌、葡萄球菌等引起。起病急,咽痛明显,伴畏寒、发热,体温超过39 ℃。检查可见咽部明显充血,扁桃体充血肿大,其表面有黄色点状渗出物,颌下淋巴结肿大伴压痛,肺部无异常体征。

本病如不及时治疗可并发急性鼻窦炎、中耳炎、急性气管-支气管炎。部分患者可继发病毒性心肌炎、肾炎、风湿热等。

2.急性气管-支气管炎

急性气管-支气管炎起病较急,常先有急性上呼吸道感染的症状,继之出现干咳或少量黏液性痰,随后可转为黏液脓性或脓性痰液,痰量增多,咳嗽加剧,偶可痰中带血。全身症状一般较轻,可有发热,38 ℃左右,多于3～5天后消退。咳嗽、咳痰为最常见的症状,常为阵发性咳嗽,咳嗽、咳痰可延续2～3周才消失,如迁延不愈,则可演变为慢性支气管炎。呼吸音常正常或增粗,两肺可听到散在干、湿性啰音。

(四)实验室及其他检查

1.血常规检查

病毒感染者白细胞正常或偏低,淋巴细胞比例升高;细菌感染者白细胞计数和中性粒细胞增高,可有核左移现象。

2.病原学检查

可做病毒分离和病毒抗原的血清学检查,确定病毒类型,以区别病毒和细菌感染。细菌培养及药物敏感试验,可判断细菌类型,并可指导临床用药。

3.X线检查

胸部 X 线摄片多无异常改变。

二、主要护理诊断及医护合作性问题

(一)舒适的改变

鼻塞、流涕、咽痛、头痛与病毒和/或细菌感染有关。

(二)潜在并发症

鼻窦炎、中耳炎、心肌炎、肾炎、风湿性关节炎。

三、护理目标

患者躯体不适缓解,日常生活不受影响;体温恢复正常;呼吸道通畅;睡眠改善;无并发症发生或并发症被及时控制。

四、护理措施

(一)一般护理

注意隔离患者,减少探视,避免交叉感染。患者咳嗽或打喷嚏时应避免对着他人。患者使用的餐具、痰盂等用具应按规定消毒,或用一次性器具,回收后焚烧弃去。多饮水,补充足够的热量,给予清淡易消化、高热量、丰富维生素、富含营养的食物。避免刺激性食物,戒烟、酒。患者以休息为主,特别是在发热期间。部分患者往往因剧烈咳嗽而影响正常的睡眠,可给患者提供容易入睡的休息环境,保持病室适宜温度、湿度和空气流通。保证周围环境安静,关闭门窗。指导患者运用促进睡眠的方式,如睡前泡脚、听音乐等。必要时可遵医嘱给予镇咳、祛痰或镇静药物。

(二)病情观察

关注疾病流行情况、鼻咽部发生的症状、体征及血常规和胸部 X 线片改变。注意并发症,如耳痛、耳鸣、听力减退、外耳道流脓等提示中耳炎;如头痛剧烈、发热、伴脓涕、鼻窦有压痛等提示鼻窦炎;如在恢复期出现胸闷、心悸、眼睑水肿、腰酸和关节痛等提示心肌炎、肾炎或风湿性关节炎,应及时就诊。

(三)对症护理

1.高热护理

体温超过37.5 ℃,应每4小时测体温1次,观察体温过高的早期症状和体征,体温突然升高或骤降时,应随时测量和记录,并及时报告医师。体温>39 ℃时,要采取物理降温。降温效果不好可遵照医嘱选用适当的解热剂进行降温。患者出汗后应及时处理,保持皮肤的清洁和干燥,并注意保暖。鼓励多饮水。

2.保持呼吸道通畅

清除气管、支气管内分泌物,减少痰液在气管、支气管内的聚积。指导患者采取舒适的体位进行有效咳嗽。观察咳痰情况,如痰液较多且黏稠,可嘱患者多饮水,或遵照医嘱给予雾化吸入治疗,以湿润气道、利于痰液排出。

(四)用药护理

1.对症治疗

选用抗感冒复合剂或中成药减轻发热、头痛,减少鼻、咽充血和分泌物,如对乙酰氨基酚、银翘解毒片等。干咳者可选用右美沙芬、喷托维林等;咳嗽有痰可选用复方氯化铵合剂、溴己新,或雾化祛痰。咽痛者可含服喉片或草珊瑚片等。气喘者可用平喘药,如特布他林、氨茶碱等。

2.抗病毒药物

早期应用抗病毒药有一定疗效,可选用利巴韦林、奥司他韦、金刚烷胺、吗啉胍和抗病毒中成药等。

3.抗菌药物

如有细菌感染,最好根据药物敏感试验选择有效抗菌药物治疗,常可选用大环内酯类、青霉素类、氟喹诺酮类及头孢菌素类。

根据医嘱选用药物,告知患者药物的作用、可能发生的不良反应和服药的注意事项,如按时服药;应用抗生素者,注意观察有无迟发性变态反应发生;应用解热镇痛药者,注意避免大量出汗引起虚脱等。发现异常及时就诊。

(五)心理护理

急性呼吸道感染预后良好,多数患者于一周内康复,仅少数患者可因咳嗽迁延不愈而发展为慢性支气管炎,患者一般无明显心理负担。但如果咳嗽较剧烈,加之伴有发热,可能会影响患者的休息、睡眠,进而影响工作和学习,个别患者产生急于缓解咳嗽等症状的焦虑情绪。护理人员应与患者进行耐心、细致的沟通,通过对病情的客观评价,解除患者的顾虑,建立治疗疾病的信心。

(六)健康指导

1.疾病知识指导

帮助患者和家属掌握急性呼吸道感染的诱发因素及本病的相关知识,避免受凉、过度疲劳,注意保暖;外出时可戴口罩,避免寒冷空气对气管、支气管的刺激。积极预防和治疗上呼吸道感染,症状改变或加重时应及时就诊。

2.生活指导

平时应加强耐寒锻炼,增强体质,提高机体免疫力。规律生活,避免过度劳累。保持室内空气新鲜、阳光充足。少去人群密集的公共场所。戒烟、戒酒。

五、护理评价

患者舒适度改善；睡眠质量提高；未发生并发症或发生后被及时控制。

（周文秀）

第二节　慢性支气管炎

慢性支气管炎是由于感染或非感染因素引起气管、支气管黏膜及其周围组织的慢性非特异性炎症。临床以咳嗽、咳痰或伴有喘息反复发作为特征，每年持续 3 个月以上，且连续 2 年以上。

一、病因和发病机制

慢性支气管炎的病因极为复杂，迄今尚有许多因素还不够明确，往往是多种因素长期相互作用的综合结果。

（一）感染

病毒、支原体和细菌感染是本病急性发作的主要原因。病毒感染以流感病毒、鼻病毒、腺病毒和呼吸道合胞病毒常见；细菌感染以肺炎链球菌、流感嗜血杆菌和卡他莫拉菌及葡萄球菌常见。

（二）大气污染

化学气体如氯气、二氧化氮、二氧化硫等刺激性烟雾，空气中的粉尘等均可刺激支气管黏膜，使呼吸道清除功能受损，为细菌入侵创造条件。

（三）吸烟

吸烟为本病发病的主要因素。吸烟时间的长短与吸烟量决定发病率的高低，吸烟者的患病率较不吸烟者高 2～8 倍。

（四）过敏因素

喘息型支气管患者，多有过敏史。患者痰中嗜酸性粒细胞和组胺的含量及血中免疫球蛋白E（IgE）明显高于正常。此类患者实际上应属慢性支气管炎合并哮喘。

（五）其他因素

气候变化，特别是寒冷空气对慢支的病情加重有密切关系。自主神经功能失调，副交感神经功能亢进，老年人肾上腺皮质功能减退，慢性支气管炎的发病率增加。维生素 C 缺乏，维生素 A 缺乏，易患慢性支气管炎。

二、临床表现

（一）症状

患者常在寒冷季节发病，出现咳嗽、咳痰，尤以晨起显著，白天多于夜间。病毒感染痰液为白色黏液泡沫状，继发细菌感染，痰液转为黄色或黄绿色黏液脓性，偶可带血。慢性支气管炎反复发作后，支气管黏膜的迷走神经感受器反应性增高，副交感神经功能亢进，可出现变态反应而发生喘息。

(二)体征

早期多无体征。急性发作期可有肺底部闻及干、湿性啰音。喘息型支气管炎在咳嗽或深吸气后可闻及哮鸣音,发作时有广泛哮鸣音。

(三)并发症

(1)阻塞性肺气肿:为慢性支气管炎最常见的并发症。

(2)支气管肺炎:慢性支气管炎蔓延至支气管周围肺组织中,患者表现寒战、发热、咳嗽加剧、痰量增多且呈脓性;白细胞总数及中性粒细胞增多;X线胸片显示双下肺野有斑点状或小片阴影。

(3)支气管扩张症。

三、诊断

(一)辅助检查

1.血常规

白细胞总数及中性粒细胞数可升高。

2.胸部X线片

单纯型慢性支气管炎,X线片检查阴性或仅见双下肺纹理增多、增粗、模糊、呈条索状或网状。继发感染时为支气管周围炎症改变,表现为不规则斑点状阴影,重叠于肺纹理之上。

3.肺功能检查

早期病变多在小气道,常规肺功能检查多无异常。

(二)诊断要点

凡咳嗽、咳痰或伴有喘息,每年发作持续3个月,连续2年或2年以上者,并排除其他心、肺疾病(如肺结核、肺尘埃沉着病、支气管哮喘、支气管扩张症、肺癌、肺脓肿、心脏病、心功能不全等)、慢性鼻咽疾病后,即可诊断。如每年发病不足3个月,但有明确的客观检查依据(如胸部X线片、肺功能等)亦可诊断。

(三)鉴别诊断

1.支气管扩张

多于儿童或青年期发病,常继发于麻疹、肺炎或百日咳后,并有咳嗽、咳痰反复发作的病史,合并感染时痰量增多,并呈脓性或伴有发热,病程中常反复咯血。在肺下部周围可闻及不易消散的湿性啰音。晚期重症患者可出现杵状指(趾)。胸部X线片上可见双肺下野纹理粗乱或呈卷发状。薄层高分辨CT(HRCT)检查有助于确诊。

2.肺结核

活动性肺结核患者多有午后低热、消瘦、乏力、盗汗等中毒症状。咳嗽痰量不多,常有咯血。老年肺结核的中毒症状多不明显,常被慢性支气管炎的症状所掩盖而误诊。胸部X线片上可发现结核病灶,部分患者痰结核菌检查可获阳性。

3.支气管哮喘

支气管哮喘常为特质性患者或有过敏性疾病家族史,多于幼年发病。一般无慢性咳嗽、咳痰史。哮喘多突然发作,且有季节性,血和痰中嗜酸性粒细胞常增多,治疗后可迅速缓解。发作时双肺布满哮鸣音,呼气延长,缓解后可消失,且无症状,但气道反应性仍增高。慢性支气管炎合并哮喘的患者,病史中咳嗽、咳痰多发生在喘息之前,迁延不愈较长时间后伴有喘息,且咳嗽、咳痰的症状多较喘息更为突出,平喘药物疗效不如哮喘等可资鉴别。

4.肺癌

肺癌多发生于40岁以上男性,并有多年吸烟史的患者,刺激性咳嗽常伴痰中带血和胸痛。X线胸片检查肺部常有块状影或反复发作的阻塞性肺炎。痰脱落细胞及支气管镜等检查,可明确诊断。

5.慢性肺间质纤维化

慢性咳嗽,咳少量黏液性非脓性痰,进行性呼吸困难,双肺底可闻及爆裂音,严重者发绀并有杵状指。X线胸片见中下肺野及肺周边部纹理增多紊乱呈网状结构,其间见弥漫性细小斑点阴影。肺功能检查呈限制性通气功能障碍,弥散功能减低,动脉血氧分压(PaO_2)下降。肺活检是确诊的手段。

四、治疗

(一)急性发作期及慢性迁延期的治疗
以控制感染、祛痰、镇咳为主,同时解痉平喘。

1.抗感染药物

及时、有效、足量用药,感染控制后及时停用,以免产生细菌耐药或二重感染。一般患者可按常见致病菌用药。可选用青霉素G 80万单位肌内注射;复方磺胺甲噁唑(SMZ),每次2片,2次/天;阿莫西林2~4 g/d,3~4次口服;氨苄西林2~4 g/d,分4次口服;头孢氨苄2~4 g/d或头孢拉定1~2 g/d,分4次口服;头孢呋辛2 g/d或头孢克洛0.5~1.0 g/d,分2~3次口服。亦可选择新一代大环内酯类抗生素,如罗红霉素,0.3 g/d,2次口服。抗菌治疗疗程一般7~10天,反复感染病例可适当延长。严重感染时,可选用氨苄西林、环丙沙星、氧氟沙星、阿米卡星、奈替米星或头孢菌素类联合静脉滴注给药。

2.祛痰镇咳药

刺激性干咳者不宜单用镇咳药物,否则痰液不易咳出。可给盐酸溴环己胺醇30 mg或羧甲基半胱氨酸500 mg,3次/天口服。乙酰半胱氨酸(富露施)及氯化铵甘草合剂均有一定的疗效。α-糜蛋白酶雾化吸入亦有消炎祛痰的作用。

3.解痉平喘

解痉平喘主要为解除支气管痉挛,利于痰液排出。常用药物为氨茶碱0.1~0.2 g,每小时8次口服;丙卡特罗50 mg,2次/天;特布他林2.5 mg,2~3次/天。慢性支气管炎有可逆性气道阻塞者,应常规应用支气管舒张剂,如异丙托溴铵(异丙阿托品)气雾剂、特布他林等吸入治疗。阵发性咳嗽常伴不同程度的支气管痉挛,应用支气管扩张药后可改善症状,并有利于痰液的排出。

(二)缓解期的治疗
应以增强体质、提高机体抗病能力和预防发作为主。

(三)中药治疗
采取扶正固本原则,按肺、脾、肾的虚实辨证施治。

五、护理措施

(一)常规护理
1.环境

保持室内空气新鲜、流通,环境安静、舒适、温湿度适宜。

2.休息

急性发作期应卧床休息,取半卧位。

3.给氧

持续低流量吸氧。

4.饮食

给予高热量、高蛋白、高维生素、易消化饮食。

(二)专科护理

(1)解除气道阻塞,改善肺泡通气。及时清除痰液,神志清醒患者应鼓励咳嗽,痰稠不易咳出时,给予雾化吸入或雾化泵药物喷入,减少局部淤血水肿,以利痰液排出。危重体弱患者,定时更换体位,叩击背部,使痰易于咳出,餐前应给予胸部叩击或胸壁震荡。方法:患者取侧卧位,护士两手手指并拢,手背隆起,指关节微屈,自肺底由下向上,由外向内叩拍胸壁,震动气管,边拍边鼓励患者咳嗽,以促进痰液的排出,每侧肺叶叩击 3～5 分钟。对神志不清者,可进行机械吸痰,需注意无菌操作,抽吸压力要适当,动作轻柔,每次抽吸时间不超过 15 秒,以免加重缺氧。

(2)合理用氧,减轻呼吸困难。根据缺氧和二氧化碳潴留的程度不同,合理用氧,一般给予低流量、低浓度、持续吸氧,如病情需要提高氧浓度,应辅以呼吸兴奋剂刺激通气或使用呼吸机改善通气,吸氧后如呼吸困难缓解、呼吸频率减慢、节律正常、血压上升、心率减慢、心律正常、发绀减轻、皮肤转暖、神志转清、尿量增加等,表示氧疗有效。若呼吸过缓,意识障碍加深,需考虑二氧化碳潴留加重,必要时采取增加通气量措施。

(周文秀)

第三节　慢性阻塞性肺疾病

慢性阻塞性肺疾病(chronic obstructive pulmonary disease,COPD)是一种以不完全可逆性气流受限为特征,呈进行性发展的肺部疾病。COPD 是呼吸系统疾病中的常见病和多发病,由于其患病人数多,死亡率高,社会经济负担重,已成为一个重要的公共卫生问题。在世界范围内,COPD 的死亡率居所有死因的第四位。根据世界银行/世界卫生组织发表的研究,至 2020 年 COPD 将成为世界疾病经济负担的第五位。在我国,COPD 同样是严重危害人民群体健康的重要慢性呼吸系统疾病,1992 年对我国北部及中部地区农村 102 230 名成人调查显示,COPD 患病率约占 15 岁以上人群的 3%,近年来对我国 7 个地区 20 245 名成年人进行调查,COPD 的患病率占40 岁以上人群的 8.2%,患病率之高是十分惊人的。

COPD 与慢性支气管炎及肺气肿密切相关。慢性支气管炎(简称慢支)是指气管、支气管黏膜及其周围组织的慢性、非特异性炎症。如患者每年咳嗽、咳痰达 3 个月以上,连续两年或以上,并排除其他已知原因的慢性咳嗽,即可诊断为慢性支气管炎。阻塞性肺气肿(简称肺气肿)是指肺部终末细支气管远端气腔出现异常持久的扩张,并伴有肺泡壁和细支气管的破坏而无明显肺纤维化。当慢性支气管炎和/或肺气肿患者肺功能检查出现气流受限并且不能完全可逆时,可视为 COPD。如患者只有慢性支气管炎和/或肺气肿,而无气流受限,则不能视为 COPD,而视为 COPD 的高危期。支气管哮喘也具有气流受限,但支气管哮喘是一种特殊的气道炎症性疾病,其气流受限具有可逆性,它不属于COPD。

一、护理评估

(一)病因及发病机制

确切的病因不清,可能与下列因素有关。

1.吸烟

吸烟是最危险的因素。国内外的研究均证明吸烟与慢支的发生有密切关系,吸烟者慢性支气管炎的患病率比不吸烟者高2~8倍,吸烟时间越长、量越大,COPD患病率越高。烟草中的多种有害化学成分,可损伤气道上皮细胞,使巨噬细胞吞噬功能降低和纤毛运动减退;黏液分泌增加,使气道净化能力减弱;支气管黏膜充血水肿、黏液积聚,而易引起感染。慢性炎症及吸烟刺激黏膜下感受器,引起支气管平滑肌收缩,气流受限。烟草、烟雾还可使氧自由基增多,诱导中性粒细胞释放蛋白酶,抑制抗蛋白酶系统,使肺弹力纤维受到破坏,诱发肺气肿形成。

2.职业性粉尘和化学物质

职业性粉尘及化学物质,如烟雾、变应原、工业废气及室内污染空气等,浓度过大或接触时间过长,均可导致与吸烟无关的COPD。

3.空气污染

大气污染中的有害气体(如二氧化硫、二氧化氮、氯气等)可损伤气道黏膜,并有细胞毒作用,使纤毛清除功能下降,黏液分泌增多,为细菌感染创造条件。

4.感染

感染是COPD发生发展的重要因素之一。长期、反复感染可破坏气道正常的防御功能,损伤细支气管和肺泡。主要病毒为流感病毒、鼻病毒和呼吸道合胞病毒等;细菌感染以肺炎链球菌、流感嗜血杆菌、卡他莫拉菌及葡萄球菌为多见,支原体感染也是重要因素之一。

5.蛋白酶-抗蛋白酶失衡

蛋白酶对组织有损伤和破坏作用;抗蛋白酶对弹性蛋白酶等多种蛋白酶有抑制功能。在正常情况下,弹性蛋白酶与其抑制因子处于平衡状态。其中α_1-抗胰蛋白酶(α_1-AT)是活性最强的一种。蛋白酶增多和抗蛋白酶不足均可导致组织结构破坏引发肺气肿。

6.其他

机体内在因素如呼吸道防御功能及免疫功能降低、自主神经功能失调、营养、气温的突变等都可能参与COPD的发生、发展。

(二)病理生理

COPD的病理改变主要为慢性支气管炎和肺气肿的病理改变。COPD对呼吸功能的影响,早期病变仅局限于细小气道,表现为闭合容积增大。病变侵入大气道时,肺通气功能明显障碍;随肺气肿的日益加重,大量肺泡周围的毛细血管受膨胀的肺泡挤压而退化,使毛细血管大量减少,肺泡间的血流量减少,导致通气与血流比例失调,使换气功能障碍。由通气和换气功能障碍引起缺氧和二氧化碳潴留,进而发展为呼吸衰竭。

(三)健康史

询问患者是否存在引起慢支的各种因素,如感染、吸烟、大气污染、职业性粉尘和有害气体的长期吸入、过敏等;是否有呼吸道防御功能及免疫功能降低、自主神经功能失调等。

(四)身体状况

1.主要症状

(1)慢性咳嗽:晨间起床时咳嗽明显,白天较轻,睡眠时有阵咳或排痰。随病程发展可终生不愈。

(2)咳痰:一般为白色黏液或浆液性泡沫痰,偶可带血丝,清晨排痰较多。急性发作伴有细菌感染时,痰量增多,可有脓性痰。

(3)气短或呼吸困难:早期仅在体力劳动或上楼等活动时出现,随着病情发展逐渐加重,日常活动甚至休息时也感到气短。是COPD的标志性症状。

(4)喘息和胸闷:重度患者或急性加重时出现喘息,甚至静息状态下也感气促。

(5)其他:晚期患者有体重下降,食欲减退等全身症状。

2.护理体检

早期可无异常,随疾病进展慢性支气管炎病例可闻及干啰音或少量湿啰音。有喘息症状者可在小范围内出现轻度哮鸣音。肺气肿早期体征不明显,随疾病进展出现桶状胸,呼吸活动减弱,触觉语颤减弱或消失;叩诊呈过清音,心浊音界缩小或不易叩出,肺下界和肝浊音界下移,听诊心音遥远,两肺呼吸音普遍减弱,呼气延长,并发感染时,可闻及湿啰音。

3.COPD严重程度分级

根据第一秒用力呼气容积占用力肺活量的百分比($FEV_1/FVC\%$)、第一秒用力呼气容积占预计值百分比($FEV_1\%$预计值)和症状对COPD的严重程度做出分级。

Ⅰ级:轻度,$FEV_1/FVC<70\%$、$FEV_1 \geqslant 80\%$预计值,有或无慢性咳嗽、咳痰症状。

Ⅱ级:中度,$FEV_1/FVC<70\%$、50%预计值$\leqslant FEV_1 < 80\%$预计值,有或无慢性咳嗽、咳痰症状。

Ⅲ级:重度,$FEV_1/FVC<70\%$、30%预计值$\leqslant FEV_1 < 50\%$预计值,有或无慢性咳嗽、咳痰症状。

Ⅳ级:极重度,$FEV_1/FVC<70\%$、$FEV_1<30\%$预计值或$FEV_1<50\%$预计值,伴慢性呼吸衰竭。

4.COPD病程分期

COPD按病程可分为急性加重期和稳定期,前者指在短期内咳嗽、咳痰、气短和/或喘息加重、脓痰量增多,可伴发热等症状;稳定期指咳嗽、咳痰、气短症状稳定或轻微。

5.并发症

COPD可并发慢性呼吸衰竭、自发性气胸、慢性肺源性心脏病。

(五)实验室及其他检查

1.肺功能检查

肺功能检查是判断气流受限的主要客观指标,对COPD诊断、严重程度评价、疾病进展、预后及治疗反应等有重要意义。第一秒用力呼气容积(FEV_1)占用力肺活量(FVC)的百分比($FEV_1/FVC\%$)是评价气流受限的敏感指标。第一秒用力呼气容积(FEV_1)占预计值百分比($FEV_1\%$预计值),是评估COPD严重程度的良好指标。当$FEV_1/FVC<70\%$及$FEV_1<80\%$预计值者,可确定为不能完全可逆的气流受限。FEV_1的逐渐减少,大致提示肺部疾病的严重程度和疾病进展的阶段。

肺气肿呼吸功能检查示残气量增加,残气量占肺总量的百分比增大,最大通气量低于预计值的 80％；第一秒时间肺活量常低于 60％；残气量占肺总量的百分比增大，往往超过 40％；对阻塞性肺气肿的诊断有重要意义。

2.胸部 X 线检查

早期胸部 X 线片可无变化，可逐渐出现肺纹理增粗、紊乱等非特异性改变，肺气肿的典型 X 线表现为胸廓前后径增大，肋间隙增宽，肋骨平行，膈低平。两肺透亮度增加，肺血管纹理减少或有肺大疱征象。X 线检查对 COPD 诊断特异性不高。

3.动脉血气分析

早期无异常，随病情进展可出现低氧血症、高碳酸血症、酸碱平衡失调等，用于判断呼吸衰竭的类型。

4.其他

COPD 合并细菌感染时，血白细胞增高，核左移。痰培养可能检出病原菌。

（六）心理-社会评估

COPD 由于病程长、反复发作，每况愈下，给患者带来较重的精神和经济负担，表现为焦虑、悲观、沮丧等心理反应，甚至对治疗丧失信心。病情一旦发展到影响工作，会导致患者心理压力增加，生活方式发生改变，甚至因无法工作孤独。

二、主要护理诊断及医护合作性问题

（一）气体交换受损

与气道阻塞、通气不足、呼吸肌疲劳、分泌物过多和肺泡呼吸有关。

（二）清理呼吸道无效

与分泌物增多而黏稠、气道湿度减低和无效咳嗽有关。

（三）低效性呼吸形态

与气道阻塞、膈肌变平以及能量不足有关。

（四）活动无耐力

与疲劳、呼吸困难、氧供与氧耗失衡有关。

（五）营养失调，低于机体需要量

与食欲降低、摄入减少、腹胀、呼吸困难、痰液增多有关。

（六）焦虑

与健康状况的改变、病情危重、经济状况有关。

三、护理目标

患者痰能咳出，喘息缓解；活动耐力增强；营养得到改善；焦虑减轻。

四、护理措施

（一）一般护理

1.休息和活动

患者采取舒适的体位，晚期患者宜采取身体前倾位，使辅助呼吸肌参与呼吸。发热、咳喘时应卧床休息，视病情安排适当的活动量，活动以不感到疲劳、不加重症状为宜。室内保持合适的温湿度，冬季注意保暖，避免直接吸入冷空气。

2.饮食护理

呼吸功的增加可使热量和蛋白质消耗增多,导致营养不良。应制订出高热量、高蛋白、高维生素的饮食计划。正餐进食量不足时,应安排少量多餐,避免餐前和进餐时过多饮水。餐后避免平卧,有利于消化。为减少呼吸困难,保存能量,患者饭前至少休息 30 分钟。每天正餐应安排在患者最饥饿、休息最好的时间。指导患者采用缩唇呼吸和腹式呼吸减轻呼吸困难。为促进食欲,提供给患者舒适的就餐环境和喜爱的食物,餐前及咳痰后漱口,保持口腔清洁;腹胀的患者应进软食,细嚼慢咽。避免进食产气的食物,如汽水、啤酒、豆类、马铃薯和胡萝卜等;避免易引起便秘的食物,如油煎食物、干果、坚果等。如果患者通过进食不能吸收足够的营养,可应用鼻饲饮食或全胃肠外营养。

(二)病情观察

观察咳嗽、咳痰的情况,痰液的颜色、量及性状,咳痰是否顺畅;呼吸困难的程度,能否平卧,与活动的关系,有无进行性加重;患者的营养状况、肺部体征及有无慢性呼吸衰竭、自发性气胸、慢性肺源性心脏病等并发症产生。监测动脉血气分析和水、电解质、酸碱平衡情况。

(三)氧疗的护理

呼吸困难伴低氧血症者,遵医嘱给予氧疗。一般采用鼻导管持续低流量吸氧,氧流量 $1\sim$ 2 L/min。对 COPD 慢性呼吸衰竭者提倡进行长期家庭氧疗(LTOT)。LTOT 为持续低流量吸氧它能改变疾病的自然病程,改善生活质量。LTOT 是指一昼夜吸入低浓度氧 15 小时以上,并持续较长时间,使 $PaO_2 \geqslant 8.0$ kPa(60 mmHg),或 SaO_2 升至 90% 的一种氧疗方法。LTOT 指征如下。①$PaO_2 \leqslant 7.3$ kPa(55 mmHg)或 $SaO_2 \leqslant 88\%$,有或没有高碳酸血症;②PaO_2 8.0$\sim$ 7.3 kPa(55$\sim$60 mmHg)或 $SaO_2 < 88\%$,并有肺动脉高压、心力衰竭所致的水肿或红细胞增多症(血细胞比容>0.55)。LTOT 对血流动力学、运动耐力、肺生理和精神状态均会产生有益的影响,从而提高 COPD 患者的生活质量和生存率。

COPD 患者因长期二氧化碳潴留,主要靠缺氧刺激呼吸中枢,如果吸入高浓度的氧,反而会导致呼吸频率和幅度降低,引起二氧化碳潴留。而持续低流量吸氧维持 $PaO_2 \geqslant 8.0$ kPa(60 mmHg),既能改善组织缺氧,也可防止因缺氧状态解除而抑制呼吸中枢。护理人员应密切注意患者吸氧后的变化,如观察患者的意识状态、呼吸的频率及幅度、有无窒息或呼吸停止和动脉血气复查结果。氧疗有效指标:患者呼吸困难减轻、呼吸频率减慢、发绀减轻、心率减慢、活动耐力增加。

(四)用药护理

1.稳定期治疗用药

(1)支气管舒张药:短期应用以缓解症状,长期规律应用预防和减轻症状。常选用 β_2 肾上腺素受体激动剂、抗胆碱药、氨茶碱或其缓(控)释片。

(2)祛痰药:对痰不易咳出者可选用盐酸氨溴索或羧甲司坦。

2.急性加重期的治疗用药

使用支气管舒张药及对低氧血症者进行吸氧外,应根据病原菌类型及药物敏感情况合理选用抗生素治疗。如给予 β 内酰胺类/β 内酰胺酶抑制剂;第二代头孢菌素、大环内酯类或喹诺酮类。如出现持续气道阻塞,可使用糖皮质激素。

3.遵医嘱用药

遵医嘱应用抗生素,支气管舒张药,祛痰药物,注意观察疗效及不良反应。

(五)呼吸功能锻炼

COPD 患者需要增加呼吸频率来代偿呼吸困难,这种代偿多数是依赖于辅助呼吸肌参与呼吸,即胸式呼吸,而非腹式呼吸。然而胸式呼吸的有效性要低于腹式呼吸,患者容易疲劳。因此,护理人员应指导患者进行缩唇呼气、腹式呼吸、膈肌起搏(体外膈神经电刺激)、吸气阻力器等呼吸锻炼,以加强胸、膈呼吸肌肌力和耐力,改善呼吸功能。

1.缩唇呼吸

缩唇呼吸的技巧是通过缩唇形成的微弱阻力来延长呼气时间,增加气道压力,延缓气道塌陷。患者闭嘴经鼻吸气,然后通过缩唇(吹口哨样)缓慢呼气,同时收缩腹部。吸气与呼气时间比为 1:2 或 1:3。缩唇大小程度与呼气流量,以能使距口唇 15~20 cm 处,与口唇等高点水平的蜡烛火焰随气流倾斜又不至于熄灭为宜。

2.膈式或腹式呼吸

患者可取立位、平卧位或半卧位,两手分别放于前胸部和上腹部。用鼻缓慢吸气时,膈肌最大程度下降,腹肌松弛,腹部凸出,手感到腹部向上抬起。呼气时用口呼出,腹肌收缩,膈肌松弛,膈肌随腹腔内压增加而上抬,推动肺部气体排出,手感到腹部下降。

另外,可以在腹部放置小枕头、杂志或书锻炼腹式呼吸。如果吸气时,物体上升,证明是腹式呼吸。缩唇呼吸和腹式呼吸每天训练 3~4 次,每次重复 8~10 次。腹式呼吸需要增加能量消耗,因此指导患者只能在疾病恢复期如出院前进行训练。

(六)心理护理

COPD 患者因长期患病,社会活动减少、经济收入降低等方面发生的变化,容易形成焦虑和压抑的心理状态,失去自信,躲避生活。也可由于经济原因,患者可能无法按医嘱常规使用某些药物,只能在病情加重时应用。医护人员应详细了解患者及其家庭对疾病的态度,关心体贴患者,了解患者心理、性格、生活方式等方面发生的变化,与患者和家属共同制订和实施康复计划,定期进行呼吸肌功能锻炼、合理用药等,减轻症状,增强患者战胜疾病的信心;对表现焦虑的患者,教会患者缓解焦虑的方法,如听轻音乐、下棋、做游戏等娱乐活动,以分散注意力,减轻焦虑。

(七)健康指导

1.疾病知识指导

使患者了解 COPD 的相关知识,识别和消除使疾病恶化的因素,戒烟是预防 COPD 的重要且简单易行的措施,应劝导患者戒烟;避免粉尘和刺激性气体的吸入;避免和呼吸道感染患者接触,在呼吸道传染病流行期间,尽量避免去人群密集的公共场所。指导患者要根据气候变化,及时增减衣物,避免受凉感冒。学会识别感染或病情加重的早期症状,尽早就医。

2.康复锻炼

使患者理解康复锻炼的意义,充分发挥患者进行康复的主观能动性,制订个体化的锻炼计划,选择空气新鲜、安静的环境,进行步行、慢跑、气功等体育锻炼。在潮湿、大风、严寒气候时,避免室外活动。教会患者和家属依据呼吸困难与活动之间的关系,判断呼吸困难的严重程度,以便合理的安排工作和生活。

3.家庭氧疗

对实施家庭氧疗的患者,护理人员应指导患者和家属做到以下几点。

(1)了解氧疗的目的、必要性及注意事项;注意安全,供氧装置周围严禁烟火,防止氧气燃烧爆炸;吸氧鼻导管需每天更换,以防堵塞,防止感染;氧疗装置定期更换、清洁、消毒。

(2)告诉患者和家属宜采取低流量(氧流量 1～2 L/min 或氧浓度 25％～29％)吸氧,且每天吸氧的时间不宜少于 10 小时,因夜间睡眠时,部分患者低氧血症更为明显,故夜间吸氧不宜间断;监测氧流量,防止随意调高氧流量。

4.心理指导

引导患者适应慢性病并以积极的心态对待疾病,培养生活乐趣,如听音乐、培养养花种草等爱好,以分散注意力,减少孤独感,缓解焦虑、紧张的精神状态。

五、护理评价

氧分压和二氧化碳分压维持在正常范围内;能坚持药物治疗;能演示缩唇呼吸和腹式呼吸技术;呼吸困难发作时能采取正确体位,使用节能法;清除过多痰液,保持呼吸道通畅;使用控制咳嗽方法;增加体液摄入;减少症状恶化;根据身高和年龄维持正常体重;减少急诊就诊和入院的次数。

(周文秀)

第四节　支气管肺炎

一、概述

肺炎是指终末气道、肺泡和肺间质的炎症,可由病原微生物、理化因素、免疫损伤、过敏及药物所致。细菌性肺炎是最常见的肺炎,也是最常见的感染性疾病之一。尽管新的强效抗生素不断投入应用,但其发病率和病死率仍很高,其原因可能有社会人口老龄化、吸烟人群的低龄化、伴有基础疾病、免疫功能低下,加之病原体变迁、医院获得性肺炎发病率增加、病原学诊断困难、抗生素的不合理使用导致细菌耐药性增加和部分人群贫困化加剧等因素有关。

(一)分类

肺炎可按解剖、病因或患病环境加以分类。

1.解剖分类

(1)大叶性(肺泡性)肺炎:为肺实质炎症,通常并不累及支气管。病原体先在肺泡引起炎症,经肺泡间孔(Cohn)向其他肺泡扩散,导致部分或整个肺段、肺叶发生炎症改变。致病菌多为肺炎链球菌。

(2)小叶性(支气管)肺炎:指病原体经支气管入侵,引起细支气管、终末细支气管和肺泡的炎症。病原体有肺炎链球菌、葡萄球菌、病毒、肺炎支原体以及军团菌等。常继发于其他疾病,如支气管炎、支气管扩张、上呼吸道病毒感染以及长期卧床的危重患者。

(3)间质性肺炎:以肺间质炎症为主,病变累及支气管壁及其周围组织,有肺泡壁增生及间质水肿。可由细菌、支原体、衣原体、病毒或肺孢子菌等引起。

2.病因分类

(1)细菌性肺炎:如肺炎链球菌、金黄色葡萄球菌、甲型溶血性链球菌、肺炎克雷伯杆菌、流感嗜血杆菌、铜绿假单胞菌、棒状杆菌、梭形杆菌等引起的肺炎。

（2）非典型病原体所致肺炎：如支原体、军团菌和衣原体等。

（3）病毒性肺炎：如冠状病毒、腺病毒、呼吸道合胞病毒、流感病毒、麻疹病毒、巨细胞病毒、单纯疱疹病毒等。

（4）真菌性肺炎：如白念珠菌、曲霉、放射菌等。

（5）其他病原体所致的肺炎：如立克次体、弓形虫（如鼠弓形虫）、寄生虫（如肺包虫、肺吸虫、肺血吸虫）等。

（6）理化因素所致的肺炎：如放射性损伤引起的放射性肺炎、胃酸吸入、药物等引起的化学性肺炎等。

3.患病环境分类

由于病原学检查阳性率低，培养结果滞后，病因分类在临床上应用较为困难，目前多按肺炎的获得环境分成两类，有利于指导经验治疗。

（1）社区获得性肺炎（community acquired pneumonia，CAP）是指在医院外罹患的感染性肺实质炎症，也称院外肺炎，包括具有明确潜伏期的病原体感染而在入院后平均潜伏期内发病的肺炎。常见致病菌为肺炎链球菌、流感嗜血杆菌、卡他莫拉菌和非典型病原体。

（2）医院获得性肺炎（hospital acquired pneumonia，HAP）简称医院内肺炎，是指患者入院时既不存在、也不处于潜伏期，而于入院 48 小时后在医院（包括老年护理院、康复院等）内发生的肺炎，也包括出院后 48 小时内发生的肺炎。无感染高危因素患者的常见病原体依次为肺炎链球菌、流感嗜血杆菌、金黄色葡萄球菌、铜绿假单胞菌、大肠埃希菌、肺炎克雷伯杆菌等；有感染高危因素患者的常见病原体依次为金黄色葡萄球菌、铜绿假单胞菌、埃希菌属、肺炎克雷伯杆菌等。

（二）病因及发病机制

正常的呼吸道免疫防御机制（支气管内黏液-纤毛运载系统、肺泡巨噬细胞防御的完整性等）使气管隆凸以下的呼吸道保持无菌。肺炎的发生主要由病原体和宿主两个因素决定。如果病原体数量多、毒力强和/或宿主呼吸道局部和全身免疫防御系统损害，即可发生肺炎。病原体可通过空气吸入、血行播散、邻近感染部位蔓延、上呼吸道定植菌的误吸引起社区获得性肺炎。医院获得性肺炎还可通过误吸胃肠道的定植菌（胃食管反流）和通过人工气道吸入环境中的致病菌引起。

二、肺炎链球菌肺炎

肺炎链球菌肺炎或称肺炎球菌肺炎，是由肺炎链球菌或称肺炎球菌所引起的肺炎，约占社区获得性肺炎的半数以上。通常急骤起病，以高热、寒战、咳嗽、血痰及胸痛为特征。胸部 X 线片呈肺段或肺叶急性炎性实变，近年来因抗菌药物的广泛使用，致使本病的起病方式、症状及 X 线改变均不典型。

肺炎链球菌为革兰染色阳性球菌，多成双排列或短链排列。有荚膜，其毒力大小与荚膜中的多糖结构及含量有关。根据荚膜多糖的抗原特性，肺炎链球菌可分为 86 个血清型。成人致病菌多属 1～9 及 12 型，以第 3 型毒力最强，儿童则多为 6、14、19 及 23 型。肺炎链球菌在干燥痰中能存活数月，但在阳光直射 1 小时，或加热至 52 ℃ 10 分钟即可杀灭，对石炭酸等消毒剂亦甚敏感。机体免疫功能正常时，肺炎链球菌是寄居在口腔及鼻咽部的一种正常菌群，其带菌率常随年龄、季节及免疫状态的变化而有差异。机体免疫功能受损时，有毒力的肺炎链球菌入侵人体而致病。肺炎链球菌除引起肺炎外，少数可发生菌血症或感染性休克，老年人及婴幼儿的病情尤为严重。

本病以冬季与初春多见,常与呼吸道病毒感染相伴行。患者常为原先健康的青壮年或老年与婴幼儿,男性较多见。吸烟者、痴呆者、慢性支气管炎、支气管扩张、充血性心力衰竭、慢性病患者以及免疫抑制宿主易受肺炎链球菌侵袭。肺炎链球菌不产生毒素,不引起原发性组织坏死或形成空洞。其致病力是由于有高分子多糖体的荚膜对组织的侵袭作用,首先引起肺泡壁水肿,出现白细胞与红细胞渗出,含菌的渗出液经肺泡间孔向肺的中央部分扩展,甚至累及几个肺段或整个肺叶,因病变开始于肺的外周,故叶间分界清楚,易累及胸膜,引起渗出性胸膜炎。

病理改变有充血期、红肝变期、灰肝变期及消散期。表现为肺组织充血水肿,肺泡内浆液渗出及红、白细胞浸润,白细胞吞噬细菌,继而纤维蛋白渗出物溶解、吸收,肺泡重新充气。在肝变期病理阶段实际上并无确切分界,经早期应用抗菌药物治疗,此种典型的病理分期已很少见。病变消散后肺组织结构多无损坏,不留纤维瘢痕。极个别患者肺泡内纤维蛋白吸收不完全,甚至有成纤维细胞形成,形成机化性肺炎。老年人及婴幼儿感染可沿支气管分布(支气管肺炎)。若未及时使用抗菌药物,5%~10%的患者可并发脓胸,10%~20%的患者因细菌经淋巴管、胸导管进入血循环,可引起脑膜炎、心包炎、心内膜炎、关节炎和中耳炎等肺外感染。

(一)护理评估

1.健康史

肺炎的发生与细菌的侵入和机体防御能力的下降有关。吸入口咽部的分泌物或空气中的细菌、周围组织感染的直接蔓延、菌血症等均可成为细菌入侵的途径;吸烟、酗酒、年老体弱、长期卧床、意识不清、吞咽和咳嗽反射障碍、慢性或重症患者、长期使用糖皮质激素或免疫抑制剂、接受机械通气及大手术者均可因机体防御机制降低而继发肺炎。注意询问患者起病前是否存在机体抵抗力下降、呼吸道防御功能受损的因素,了解患者既往的健康状况。

2.身体状况

发病前常有受凉、淋雨、疲劳、醉酒、病毒感染史,多有上呼吸道感染的前驱症状。

(1)主要症状:起病多急骤,高热、寒战,全身肌肉酸痛,体温通常在数小时内升至39~40 ℃,高峰在下午或傍晚,或呈稽留热,脉率随之增速。可有患侧胸部疼痛,放射到肩部或腹部,咳嗽或深呼吸时加剧。痰少,可带血或呈铁锈色,食欲锐减,偶有恶心、呕吐、腹痛或腹泻,易被误诊为急腹症。

(2)护理体检:患者呈急性病容,面颊绯红,鼻翼煽动,皮肤灼热、干燥,口角及鼻周有单纯疱疹;病变广泛时可出现发绀。有败血症者,可出现皮肤、黏膜出血点,巩膜黄染。早期肺部体征无明显异常,仅有胸廓呼吸运动幅度减小,叩诊稍浊,听诊可有呼吸音减低及胸膜摩擦音。肺实变时叩诊浊音、触觉语颤增强并可闻及支气管呼吸音。消散期可闻及湿啰音。心率增快,有时心律不齐。重症患者有肠胀气,上腹部压痛多与炎症累及膈胸膜有关。重症感染时可伴休克、急性呼吸窘迫综合征及神经精神症状,表现为神志模糊、烦躁、呼吸困难、嗜睡、谵妄、昏迷等。累及脑膜时有颈抵抗及出现病理性反射。

本病自然病程大致1~2周。发病5~10天,体温可自行骤降或逐渐消退;使用有效的抗菌药物后可使体温在1~3天内恢复正常。患者的其他症状与体征亦随之逐渐消失。

(3)并发症:肺炎链球菌肺炎的并发症近年来已很少见。严重败血症或毒血症患者易发生感染性休克,尤其是老年人。表现为血压降低、四肢厥冷、多汗、发绀、心动过速、心律失常等,而高热、胸痛、咳嗽等症状并不突出。其他并发症有胸膜炎、脓胸、心包炎、脑膜炎和关节炎等。

3.实验室及其他检查

(1)血常规检查:血白细胞计数为$(10\sim20)\times10^9/L$,中性粒细胞多在80%以上,并有核左移,细胞内可见中毒颗粒。年老体弱、酗酒、免疫功能低下者的白细胞计数可不增高,但中性粒细胞的百分比仍增高。

(2)痰直接涂片做革兰染色及荚膜染色镜检:发现典型的革兰染色阳性、带荚膜的双球菌或链球菌,即可初步做出病原诊断。

(3)痰培养:24~48小时可以确定病原体。痰标本送检应注意器皿洁净无菌,在抗菌药物应用之前漱口后采集,取深部咳出的脓性或铁锈色痰。

(4)聚合酶链反应(PCR)检测及荧光标记抗体检测:可提高病原学诊断率。

(5)血培养:$10\%\sim20\%$的患者合并菌血症,故重症肺炎应做血培养。

(6)细菌培养:如合并胸腔积液,应积极抽取积液进行细菌培养。

(7)X线检查:早期仅见肺纹理增粗,或受累的肺段、肺叶稍模糊。随着病情进展,肺泡内充满炎性渗出物,表现为大片炎症浸润阴影或实变影,在实变阴影中可见支气管充气征,肋膈角可有少量胸腔积液。在消散期,X线显示炎性浸润逐渐吸收,可有片状区域吸收较快,呈现"假空洞"征,多数病例在起病3~4周才完全消散。老年患者肺炎病灶消散较慢,容易出现吸收不完全而成为机化性肺炎。

4.心理-社会评估

肺炎起病多急骤,短期内病情严重,加之高热和全身中毒症状明显,患者及家属常深感不安。当出现严重并发症时,患者会表现出忧虑和恐惧。

(二)主要护理诊断及医护合作性问题

1.体温过高

与肺部感染有关。

2.气体交换受损

与肺部炎症、痰液黏稠等引起呼吸面积减少有关。

3.清理呼吸道无效

与胸痛、气管、支气管分泌物增多、黏稠及疲乏有关。

4.疼痛

胸痛与肺部炎症累及胸膜有关。

5.潜在并发症

感染性休克。

(三)护理目标

体温恢复正常范围;患者呼吸平稳,发绀消失;症状减轻呼吸道通畅;疼痛减轻,感染控制未发生休克。

(四)护理措施

1.一般护理

(1)休息与环境:保持室内空气清新,病室保持适宜的温、湿度,环境安静、清洁、舒适。限制患者活动,限制探视,避免因谈话过多影响体力。要集中安排治疗和护理活动,保证足够的休息,减少氧耗量,缓解头痛、肌肉酸痛、胸痛等症状。

(2)体位:协助或指导患者采取合适的体位。对有意识障碍患者,如病情允许可取半卧位,增加肺通气量;或侧卧位,以预防或减少分泌物吸入肺内。为促进肺扩张,每2小时变换体位1次,减少分泌物淤积在肺部而引起并发症。

(3)饮食与补充水分:给予高热量、高蛋白质、高维生素、易消化的流质或半流质饮食,以补充高热引起的营养物质消耗。宜少食多餐,避免压迫膈肌。若有明显麻痹性肠梗阻或胃扩张,应暂时禁食,遵医嘱给予胃肠减压,直至肠蠕动恢复。鼓励患者多饮水(1~2 L/d),来补充发热、出汗和呼吸急促所丢失的水分,并利于痰液排出。轻症者无须静脉补液,脱水严重者可遵医嘱补液,补液有利于加快毒素排泄和热量散发,尤其是食欲差或不能进食者。心脏病或老年人应注意补液速度,过快过多易导致急性肺水肿。

2.病情观察

监测患者神志、体温、呼吸、脉搏、血压和尿量,并做好记录。尤其应注意密切观察体温的变化。观察有无呼吸困难及发绀,及时适宜给氧。重点观察儿童、老年人、久病体弱者的病情变化,注意是否伴有感染性休克的表现。观察痰液颜色、性状和量,如肺炎球菌肺炎呈铁锈色,葡萄球菌肺炎呈粉红色乳状,厌氧菌感染者痰液多有恶臭等。

3.对症护理

(1)高热的护理。

(2)咳嗽、咳痰的护理:协助和鼓励患者有效咳嗽、排痰,及时清除口腔和呼吸道内痰液、呕吐物。痰液黏稠不易咳出时,在病情允许情况下可扶患者坐起,给予拍背,协助咳痰,遵医嘱应用祛痰药及超声雾化吸入,稀释痰液,促进痰的排出。必要时吸痰,预防窒息。吸痰前,注意告知病情。

(3)气急发绀的护理:监测动脉血气分析值,给予吸氧,提高血氧饱和度,改善发绀,增加患者的舒适度。氧流量一般为每分钟4~6 L,若为COPD患者,应给予低流量低浓度持续吸氧。注意观察患者呼吸频率、节律、深度等变化,皮肤色泽和意识状态有无改变,如果病情恶化,准备气管插管和呼吸机辅助通气。

(4)胸痛的护理:维持患者舒适的体位。患者胸痛时,常随呼吸、咳嗽加重,可采取患侧卧位,在咳嗽时可用枕头等物夹紧胸部,必要时用宽胶布固定胸廓,以降低胸廓活动度,减轻疼痛。疼痛剧烈者,遵医嘱应用镇痛、止咳药,缓解疼痛和改善肺通气,如口服可待因。此外可用物理止痛和中药止痛擦剂。物理止痛,如按摩、针灸、经皮肤电刺激止痛穴位或局部冷敷等,可降低疼痛的敏感性。中药经皮肤吸收,无创伤,且发挥药效快,对轻度疼痛效果好。中药止痛擦剂具有操作简便、安全,毒副作用小,无药物依赖现象等优点。

(5)其他:鼓励患者经常漱口,做好口腔护理。口唇疱疹者局部涂液体石蜡或抗病毒软膏,防止继发感染。烦躁不安、谵妄、失眠者酌情使用地西泮或水合氯醛,禁用抑制呼吸的镇静药。

4.感染性休克的护理

(1)观察休克的征象:密切观察生命体征、实验室检查和病情的变化。发现患者神志模糊、烦躁、发绀、四肢湿冷、脉搏细数、脉压变小、呼吸浅快、面色苍白、尿量减少(每小时少于30 mL)等休克早期症状时,及时报告医师,采取救治措施。

(2)环境与体位:应将感染性休克的患者安置在重症监护室,注意保暖和安全。取仰卧中凹位,抬高头胸部20°,抬高下肢约30°,有利于呼吸和静脉回流,增加心排血量。尽量减少搬动。

(3)吸氧:应给高流量吸氧,维持动脉氧分压在8.0 kPa(60 mmHg)以上,改善缺氧状况。

(4)补充血容量:快速建立两条静脉通路,遵医嘱给予右旋糖酐或平衡液以维持有效血容量,降低血液的黏稠度,防止弥散性血管内凝血。随时监测患者一般情况、血压、尿量、尿比重、血细胞比容等;监测中心静脉压,作为调整补液速度的指标,中心静脉压<0.5 kPa(5 cmH$_2$O)可放心输液,达到1.0 kPa(10 cmH$_2$O)应慎重。以中心静脉压不超过1.0 kPa(10 cmH$_2$O)、尿量每小时在30 mL以上为宜。补液不宜过多过快,以免引起心力衰竭和肺水肿。若血容量已补足而24小时尿量仍<400 mL、尿比重<1.018时,应及时报告医师,注意是否合并急性肾衰竭。

(5)纠正酸中毒:有明显酸中毒可静脉滴注5%的碳酸氢钠,因其配伍禁忌较多,宜单独输入。随时监测和纠正电解质和酸碱失衡等。

(6)应用血管活性药物的护理:遵医嘱在应用血管活性药物,如多巴胺、间羟胺(阿拉明)时,滴注过程中应注意防止液体溢出血管外,引起局部组织坏死和影响疗效。可应用输液泵单独静脉输入血管活性药物,根据血压随时调整滴速,维持收缩压在12.0~13.3 kPa(90~100 mmHg),保证重要器官的血液供应,改善微循环。

(7)对因治疗:应联合、足量应用强有力的广谱抗生素控制感染。

(8)病情转归观察:随时监测和评估患者意识、血压、脉搏、呼吸、体温、皮肤、黏膜、尿量的变化,判断病情转归。如患者神志逐渐清醒、皮肤及肢体变暖、脉搏有力、呼吸平稳规则、血压回升、尿量增多,预示病情已好转。

5.用药护理

遵医嘱及时使用有效抗感染药物,注意观察药物疗效及不良反应。

(1)抗菌药物治疗:一经诊断即应给予抗菌药物治疗,不必等待细菌培养结果。首选青霉素G,用药途径及剂量视病情轻重及有无并发症而定:对于成年轻症患者,可用240万单位/天,分3次肌内注射,或用普鲁卡因青霉素每12小时肌内注射60万单位。病情稍重者,宜用青霉素G 240万~480万单位/天,分次静脉滴注,每6~8小时1次;重症及并发脑膜炎者,可增至1 000万~3 000万单位/天,分4次静脉滴注。对青霉素过敏者或耐青霉素或多重耐药菌株感染者,可用呼吸氟喹诺酮类、头孢噻肟或头孢曲松等药物,多重耐药菌株感染者可用万古霉素、替考拉宁等。药物治疗48~72小时后应对病情进行评价,治疗有效表现为体温下降、症状改善、白细胞逐渐降低或恢复正常等。如用药72小时后病情仍无改善,需及时报告医师并作相应处理。

(2)支持疗法:患者应卧床休息,注意补充足够蛋白质、热量及维生素。密切监测病情变化,注意防止休克。剧烈胸痛者,可酌情用少量镇痛药,如可卡因15 mg。不用阿司匹林或其他解热药,以免过度出汗、脱水及干扰真实热型,导致临床判断错误。鼓励饮水每天1~2 L,轻症患者不需常规静脉输液,确有失水者可输液,保持尿比重在1.020以下,血清钠保持在145 mmol/L以下。中等或重症患者[PaO$_2$<8.0 kPa(60 mmHg)或有发绀]应给氧。若有明显麻痹性肠梗阻或胃扩张,应暂时禁食、禁饮和胃肠减压,直至肠蠕动恢复。烦躁不安、谵妄、失眠者酌情使用地西泮5 mg或水合氯醛1.0~1.5 g,禁用抑制呼吸的镇静药。

(3)并发症的处理:经抗菌药物治疗后,高热常在24小时内消退,或数天内逐渐下降。若体温降而复升或3天后仍不降者,应考虑肺炎链球菌的肺外感染,如脓胸、心包炎或关节炎等。持续发热的其他原因尚有耐青霉素的肺炎链球菌(PRSP)或混合细菌感染、药物热或并存其他疾病。肿瘤或异物阻塞支气管时,经治疗后肺炎虽可消散,但阻塞因素未除,肺炎可再次出现。10%~20%肺炎链球菌肺炎伴发胸腔积液者,应酌情取胸液检查及培养以确定其性质。若治疗不当,约5%并发脓胸,应积极排脓引流。

6.心理护理

患病前健康状态良好的患者会因突然患病而焦虑不安;病情严重或患有慢性基础疾病的患者则可能出现消极、悲观和恐慌的心理反应。要耐心给患者讲解疾病的有关知识,解释各种症状和不适的原因,讲解各项诊疗、护理操作目的、操作程序和配合要点,使患者清楚大部分肺炎治疗、预后良好。询问和关心患者的需要,鼓励患者说出内心感受,与患者进行有效的沟通。帮助患者祛除不良心理反应,树立治愈疾病的信心。

7.健康指导

(1)疾病知识指导:让患者及家属了解肺炎的病因和诱因,有皮肤疖、痈、伤口感染、毛囊炎、蜂窝织炎时应及时治疗。避免受凉、淋雨、酗酒和过度疲劳,特别是年老体弱和免疫功能低下者,如糖尿病、慢性肺病、慢性肝病、血液病、营养不良、艾滋病等。天气变化时随时增减衣服,预防上呼吸道感染。可注射流感或肺炎免疫疫苗,使之产生免疫力。

(2)生活指导:劝导患者要注意休息,劳逸结合,生活有规律。保证摄取足够的营养物质,适当参加体育锻炼,增强机体抗病能力。对有意识障碍、慢性病、长期卧床者,应教会家属注意帮助患者经常改变体位、翻身、拍背,协助并鼓励患者咳出痰液,有感染征象时及时就诊。

(3)出院指导:出院后需继续用药者,应指导患者遵医嘱按时服药,向患者介绍所服药物的疗效、用法、疗程、不良反应,不能自行停药或减量。教会患者观察疾病复发症状,如出现发热、咳嗽、呼吸困难等不适表现时,应及时就诊。告知患者随诊的时间及需要准备的有关资料,如胸部X线片等。

(五)护理评价

患者体温恢复正常;能进行有效咳嗽,痰容易咳出,显示咳嗽次数减少或消失,痰量减少;休克发生时及时发现并给予及时的处理。

三、其他类型肺炎

(一)葡萄球菌肺炎评估

葡萄球菌肺炎是由葡萄球菌引起的急性肺部化脓性炎症。葡萄球菌的致病物质主要是毒素与酶,具有溶血、坏死、杀白细胞和致血管痉挛等作用。其致病力可用血浆凝固酶来测定,阳性者致病力较强,是化脓性感染的主要原因。但其他凝固酶阴性的葡萄球菌亦可引起感染。随着医院内感染的增多,由凝固酶阴性葡萄球菌引起的肺炎也不断增多。

医院获得性肺炎中,葡萄球菌感染占 11%～25%。常发生于有糖尿病、血液病、艾滋病、肝病或慢性阻塞性肺疾病等原有基础疾病者。若治疗不及时或不当,病死率甚高。

1.临床表现

起病多急骤,寒战、高热,体温高达 39～40 ℃,胸痛,咳大量脓性痰,带血丝或呈脓血状。全身肌肉和关节酸痛,精神萎靡,病情严重者可出现周围循环衰竭。院内感染者常起病隐袭,体温逐渐上升,咳少量脓痰。老年人症状可不明显。

早期可无体征,晚期可有双肺散在湿啰音。病变较大或融合时可出现肺实变体征。但体征与严重的中毒症状和呼吸道症状不平行。

2.实验室及其他检查

(1)血常规:白细胞计数及中性粒细胞显著增加,核左移,有中毒颗粒。

(2)细菌学检查:痰涂片可见大量葡萄球菌和脓细胞,血、痰培养多为阳性。

（3）X线检查：胸部X线片显示短期内迅速多变的特征，肺段或肺叶实变，可形成空洞，或呈小叶状浸润，可有单个或多个液气囊腔，2～4周后完全消失，偶可遗留少许条索状阴影或肺纹理增多等。

3.治疗要点

为早期清除原发病灶，强有力的抗感染治疗，加强支持疗法，预防并发症。通常首选耐青霉素酶的半合成青霉素或头孢菌素，如苯唑西林、头孢呋辛等。对甲氧西林耐药株（MRSA）可用万古霉素、替考拉宁等治疗。疗程2～3周，有并发症者需4～6周。

（二）肺炎支原体肺炎评估

肺炎支原体肺炎是由肺炎支原体引起的呼吸道和肺部的急性炎症。常同时有咽炎、支气管炎和肺炎。肺炎支原体是介于细菌和病毒之间，兼性厌氧、能独立生活的最小微生物。健康人吸入患者咳嗽、打喷嚏时喷出的口鼻分泌物可感染，即通过呼吸道传播。病原体通常吸附宿主呼吸道纤毛上皮细胞表面，不侵入肺实质，抑制纤毛活动和破坏上皮细胞。其致病性可能与患者对病原体及其代谢产物的变态反应有关。

支原体肺炎约占非细菌性肺炎的1/3以上，或各种原因引起的肺炎的10%。以秋冬季发病较多，可散发或小流行，患者以儿童和青年人居多，婴儿间质性肺炎亦应考虑本病的可能。

1.临床表现

通常起病缓慢，潜伏期2～3周，症状主要为乏力、咽痛、头痛、咳嗽、发热、食欲缺乏、肌肉酸痛等。多为刺激性咳嗽，咳少量黏液痰，发热可持续2～3周，体温恢复正常后可仍有咳嗽。偶伴有胸骨后疼痛。

可见咽部充血、颈部淋巴结肿大等体征。肺部可无明显体征，与肺部病变的严重程度不相称。

2.实验室及其他检查

（2）血常规：血白细胞计数正常或略增高，以中性粒细胞为主。

（2）免疫学检查：起病2周后，约2/3的患者冷凝集试验阳性，滴度效价＞1：32，尤以滴度逐渐升高更有价值。约半数患者对链球菌MG凝集试验阳性。还可评估肺炎支原体直接检测、支原体IgM抗体、免疫印迹法和聚合酶链反应（PCR）等检查结果。

（3）X线检查：肺部可呈多种形态的浸润影，呈节段性分布，以肺下野为多见，有的从肺门附近向外伸展。3～4周后病变可自行消失。

3.治疗要点

肺炎支原体肺炎首选大环内酯类抗生素，如红霉素。疗程一般为2～3周。

（三）病毒性肺炎评估

病毒性肺炎评估是由上呼吸道病毒感染，向下蔓延所致的肺部炎症。常见病毒为甲、乙型流感病毒、腺病毒、副流感病毒、呼吸道合胞病毒和冠状病毒等。患者可同时受一种以上病毒感染，气道防御功能降低，常继发细菌感染。病毒性肺炎为吸入性感染，常有气管-支气管炎。呼吸道病毒通过飞沫与直接接触而迅速传播，可暴发或散发流行。

病毒性肺炎约占需住院的社区获得性肺炎的8%，大多发生于冬春季节。密切接触的人群或有心肺疾病者、老年人等易受感染。

1.临床表现

一般临床症状较轻，与支原体肺炎症状相似。起病较急，发热、头痛、全身酸痛、乏力等较突出。

有咳嗽、少痰或白色黏液痰、咽痛等症状。老年人或免疫功能受损的重症患者,可表现为呼吸困难、发绀、嗜睡、精神萎靡,甚至并发休克、心力衰竭和呼吸衰竭,严重者可发生急性呼吸窘迫综合征。

本病常无显著的胸部体征,病情严重者有呼吸浅速、心率增快、发绀、肺部干湿性啰音。

2.实验室及其他检查

(1)血常规:白细胞计数正常、略增高或偏低。

(2)病原体检查:呼吸道分泌物中细胞核内的包涵体可提示病毒感染,但并非一定来自肺部。需进一步评估下呼吸道分泌物或肺活检标本培养是否分离出病毒。

(3)X线检查:可见肺纹理增多,小片状或广泛浸润。病情严重者,显示双肺呈弥漫性结节浸润,而大叶实变及胸腔积液者不多见。

3.治疗要点

病毒性肺炎以对症治疗为主,板蓝根、黄芪、金银花、连翘等中药有一定的抗病毒作用。对某些重症病毒性肺炎应采用抗病毒药物,如选用利巴韦林、阿昔洛韦等

(四)真菌性肺炎评估

肺部真菌感染是最常见的深部真菌病。真菌感染的发生是机体与真菌相互作用的结果,最终取决于真菌的致病性、机体的免疫状态及环境条件对机体与真菌之间关系的影响。广谱抗生素、糖皮质激素、细胞毒药物及免疫抑制剂的广泛使用,人类免疫缺陷病毒(HIV)感染和艾滋病增多使肺部真菌感染的机会增加。

真菌多在土壤中生长,孢子飞扬于空气中,极易被人体吸入而引起肺真菌感染(外源性);或使机体致敏。引起表现为支气管哮喘的过敏性肺泡炎。有些真菌为寄生菌,如念珠菌和放线菌,当机体免疫力降低时可引起感染。静脉营养疗法的中心静脉插管如留置时间过长。白念珠菌能在高浓度葡萄糖中生长,引起念珠菌感染中毒症。空气中到处有曲霉属孢子,在秋冬及阴雨季节。储藏的谷草发热霉变时更多。若大量吸入可能引起急性气管-支气管炎或肺炎。

1.临床表现

真菌性肺炎多继发于长期应用抗生素、糖皮质激素、免疫抑制剂、细胞毒性药物或因长期留置导管、插管等诱发,其症状和体征无特征性变化。

2.实验室及其他检查

(1)真菌培养:其形态学辨认有助于早期诊断。

(2)X线检查:可表现为支气管肺炎、大叶性肺炎、弥漫性小结节及肿块状阴影和空洞。

3.治疗要点

真菌性肺炎目前尚无理想的药物,两性霉素 B 对多数肺部真菌仍为有效药物,但由于其不良反应较多,使其应用受到限制。其他药物尚有氟胞嘧啶、米康唑、酮康唑、制霉菌素等也可选用。

(五)重症肺炎评估

目前重症肺炎还没有普遍认同的标准,各国诊断标准不一,但都注重肺部病变的范围、器官灌注和氧合状态。我国制定的重症肺炎标准:①意识障碍;②呼吸频率>30 次/分;③PaO_2<8.0 kPa (60 mmHg),PO_2/FiO_2<300,需行机械通气治疗;④血压<12.0/8.0 kPa (90/60 mmHg);⑤胸部 X 线片显示双侧或多肺叶受累,或入院 48 小时内病变扩大≥50%;⑥少尿:尿量每小时<20 mL,或每 4 小时<80 mL,或急性肾衰竭需要透析治疗。

(周文秀)

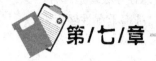第/七/章

消化内科护理

第一节　反流性食管炎

反流性食管炎(RE),是指胃、十二指肠内容物反流入食管所引起的食管黏膜炎症、糜烂、溃疡和纤维化等病变,甚至引起咽喉、气道等食管以外的组织损害。其发病男性多于女性,男女比例为(2～3)∶1,发病率为1.92%。随着年龄的增长,食管下段括约肌收缩力的下降,胃、十二指肠内容物自发性反流,而使老年人反流性食管炎的发病率有所增加。

一、病因与发病机制

(一)抗反流屏障削弱

食管下括约肌是指食管末端3～4 cm长的环形肌束。正常人静息时压力为1.3～4.0 kPa(10～30 mmHg),为一高压带,防止胃内容物反流入食管。由于年龄的增长,机体老化导致食管下括约肌的收缩力下降引起食物反流。一过性食管下括约肌松弛也是反流性食管炎的主要发病机制。

(二)食管清除作用减弱

正常情况下,一旦发生食物的反流,大部分反流物通过1～2次食管自发和继发性的蠕动性收缩将食管内容物排入胃内,即容量清除,剩余的部分则由唾液缓慢地中和。老年人食管蠕动缓慢和唾液产生减少,影响了食管的清除作用。

(三)食管黏膜屏障作用下降

反流物进入食管后,可以凭借食管上皮表面黏液、不移动水层和表面HCO_3^-、复层鳞状上皮等构成上皮屏障,以及黏膜下丰富的血液供应构成的后上皮屏障,发挥其抗反流物对食管黏膜损伤的作用。随着机体老化,食管黏膜逐渐萎缩,黏膜屏障作用下降。

二、护理评估

(一)健康史

询问患者的饮食结构及习惯、有无长期服用药物史。

(二)身体评估

1.反流症状

反酸、反食、反胃(指胃内容物在无恶心和不用力的情况下涌入口腔)、嗳气等,多在餐后明显或加重,平卧或躯体前屈时易出现。

2.反流物引起的刺激症状

胸骨后或剑突下烧灼感、胸痛、吞咽困难等。常由胸骨下段向上伸延,常在餐后1小时出现,平卧、弯腰或腹压增高时可加重。反流物刺激食管痉挛导致胸痛,常发生在胸骨后或剑突下。严重时可为剧烈刺痛,可放射到后背、胸部、肩部、颈部和耳后,有的酷似心绞痛的特点。

3.其他症状

咽部不适,有异物感、棉团感或堵塞感,可能与酸反流引起食管上段括约肌压力升高有关。

4.并发症

(1)上消化道出血:因食管黏膜炎症、糜烂及溃疡可以导致上消化道出血。

(2)食管狭窄:食管炎反复发作致使纤维组织增生,最终导致瘢痕性狭窄。

(3)Barrett食管:在食管黏膜的修复过程中,食管-贲门交界处2 cm以上的食管鳞状上皮被特殊的柱状上皮取代,称之为Barrett食管。Barrett食管发生溃疡时,又称Barrett溃疡。Barrett食管是食管癌的主要癌前病变,其腺癌的发生率较正常人高30~50倍。

(三)辅助检查

1.内镜检查

内镜检查是反流性食管炎最准确、最可靠的诊断方法,能判断其严重程度和有无并发症,结合活检可与其他疾病相鉴别。

2.24小时食管pH监测

应用便携式pH记录仪在生理状态下对患者进行24小时食管pH连续监测,可提供食管是否存在过度酸反流的客观依据。在进行该项检查前3天,应停用抑酸药与促胃肠动力的药物。

3.食管吞钡X射线检查

对不愿意接受或不能耐受内镜检查者行该检查。严重患者可发现阳性X射线征。

(四)心理-社会状况

反流性食管炎长期持续存在,病情反复、病程迁延,因此,患者会出现食欲减退,体重下降,导致患者心情烦躁、焦虑;合并消化道出血时会使患者紧张、恐惧。应注意评估患者的情绪状态及对本病的认知程度。

三、常见护理诊断及问题

(一)疼痛:胸痛

胸痛与胃食管黏膜炎性病变有关。

(二)营养失调:低于机体需要量

低于机体需要量与害怕进食、消化吸收不良等有关。

(三)有体液不足的危险

体液不足的危险与合并消化道出血引起活动性体液丢失、呕吐及液体摄入量不足有关。

(四)焦虑

焦虑与病情反复、病程迁延有关。

(五)知识缺乏

缺乏对反流性食管炎病因和预防知识的了解。

四、诊断要点与治疗原则

(一)诊断要点

临床上有明显的反流症状;内镜下有反流性食管炎的表现,食管过度酸反流的客观依据即可做出诊断。

(二)治疗原则

以药物治疗为主,对药物治疗无效或发生并发症者可手术治疗。

1.药物治疗

目前多主张采用递减法,即开始使用质子泵抑制剂加促胃肠动力药,迅速控制症状,待症状控制后再减量维持。

(1)促胃肠动力药:目前主要常用的药物是西沙必利。常用量为每次 5~15 mg,每天 3~4 次,疗程8~12周。

(2)抑酸药:①H_2 受体拮抗剂(H_2RA):西咪替丁 400 mg、雷尼替丁 150 mg、法莫替丁 20 mg,每天2 次,疗程 8~12 周;②质子泵抑制剂(PPI):奥美拉唑 20 mg、兰索拉唑 30 mg、泮托拉唑 40 mg、雷贝拉唑 10 mg 和埃索美拉唑 20 mg,一天 1 次,疗程 4~8 周;③抗酸药:仅用于症状轻、间歇发作的患者作为临时缓解症状用。反流性食管炎有并发症或停药后很快复发者,需要长期维持治疗。H_2RA、西沙必利、PPI 均可用于维持治疗,其中以 PPI 效果最好。维持治疗的剂量因患者而异,以调整至患者无症状的最低剂量为合适剂量。

2.手术治疗

手术为不同术式的胃底折叠术。手术指征:①严格内科治疗无效;②虽经内科治疗有效,但患者不能忍受长期服药;③经反复扩张治疗后仍反复发作的食管狭窄;④确证由反流性食管炎引起的严重呼吸道疾病。

3.并发症的治疗

(1)食管狭窄:大部分狭窄可行内镜下食管扩张术治疗。扩张后予以长程 PPI 维持治疗可防止狭窄复发。少数严重瘢痕性狭窄需行手术切除。

(2)Barrett 食管:药物治疗是预防 Barrett 食管发生和发展的重要措施,必须使用 PPI 治疗及长期维持。

五、护理措施

(一)一般护理

为减少平卧时及夜间反流可将床头抬高 15~20 cm。避免睡前 2 小时内进食,白天进餐后亦不宜立即卧床。应避免食用使食管下括约肌压力降低的食物和药物,如高脂肪、巧克力、咖啡、浓茶及硝酸甘油、钙通道阻滞剂等。应戒烟及禁酒。减少一切影响腹压增高的因素,如肥胖、便秘、紧束腰带等。

(二)用药护理

遵医嘱给予药物治疗,注意观察药物的疗效及不良反应。

1.H₂受体拮抗剂

药物应在餐中或餐后即刻服用,若需同时服用抗酸药,则两药应间隔 1 小时以上。若静脉给药应注意控制速度,过快可引起低血压和心律失常。西咪替丁对雄性激素受体有亲和力,可导致男性乳腺发育、阳痿以及性功能紊乱,应做好解释工作。该药物主要通过肾排泄,用药期间应监测肾功能。

2.质子泵抑制剂

奥美拉唑可引起头晕,应嘱患者用药期间避免开车或做其他必须高度集中注意力的工作。兰索拉唑的不良反应包括荨麻疹、皮疹、瘙痒、头痛、口苦、肝功能异常等,轻度不良反应不影响继续用药,较严重时应及时停药。泮托拉唑的不良反应较少,偶可引起头痛和腹泻。

3.抗酸药

该药在饭后 1 小时和睡前服用。服用片剂时应嚼服,乳剂给药前应充分摇匀。

抗酸剂应避免与奶制品、酸性饮料及食物同时服用。

(三)饮食护理

(1)指导患者有规律地定时进餐,饮食不宜过饱,选择营养丰富、易消化的食物。避免摄入过咸、过甜、过辣的刺激性食物。

(2)制订饮食计划:与患者共同制订饮食计划,指导患者及家属改进烹饪技巧,增加食物的色、香、味,刺激患者食欲。

(3)观察并记录患者每天进餐次数、量、种类,以了解其摄入营养素的情况。

六、健康指导

(一)疾病知识的指导

向患者及家属介绍本病的有关病因,避免诱发因素。保持良好的心理状态,平时生活要有规律,合理安排工作和休息时间,注意劳逸结合,积极配合治疗。

(二)饮食指导

指导患者加强饮食卫生和饮食营养,养成有规律的饮食习惯;避免过冷、过热、辛辣等刺激性食物及浓茶、咖啡等饮料;嗜酒者应戒酒。

(三)用药指导

根据病因及病情进行指导,嘱患者长期维持治疗,介绍药物的不良反应,如有异常及时复诊。

(周文秀)

第二节 慢 性 胃 炎

慢性胃炎是指由多种原因引起的胃黏膜慢性炎症。其发病率在各种胃病中居首位,男性多于女性,各个年龄段均可发病,且随年龄增长发病率逐渐增高。慢性胃炎的分类方法很多,2000 年,全国慢性胃炎研讨会共识意见中采纳了国际上新悉尼系统的分类方法,将慢性胃炎分为浅表性(又称非萎缩性)、萎缩性和特殊类型 3 大类。慢性浅表性胃炎是指不伴有胃黏膜萎缩性改变的慢性炎症,幽门螺杆菌感染是其主要病因;慢性萎缩性胃炎是指胃黏膜已经发生了萎缩性改变,常伴有肠上皮化生,又分为多灶萎缩性胃炎和自身免疫性胃炎两大类;特殊类型胃炎种类很多,临床上较少见。

一、病因及诊断检查

(一)致病因素

1.幽门螺杆菌感染

幽门螺杆菌感染是慢性浅表性胃炎最主要的病因。幽门螺杆菌具有鞭毛,其分泌的黏液素可直接侵袭胃黏膜,释放的尿素酶可分解尿素产生 NH_3 中和胃酸,使幽门螺杆菌在胃黏膜定居和繁殖,同时可损伤上皮细胞膜;幽门螺杆菌产生的细胞毒素还可引起炎症反应和菌体壁诱导自身免疫反应的发生,导致胃黏膜慢性炎症。

2.饮食因素

高盐饮食,长期饮烈酒、浓茶、咖啡,摄取过热、过冷、过于粗糙的食物等,均易引起慢性胃炎。

3.自身免疫

患者血液中存在自身抗体,如抗壁细胞抗体和抗内因子抗体,可使壁细胞数目减少,胃酸分泌减少或缺失,还可使维生素 B_{12} 吸收障碍导致恶性贫血。

4.其他因素

各种原因引起的十二指肠液反流入胃,削弱或破坏胃黏膜的屏障功能;老年胃黏膜退行性病变;胃黏膜营养因子缺乏,如胃泌素缺乏;服用非甾体抗炎药等,均可引起慢性胃炎。

(二)身体状况

慢性胃炎起病缓慢,病程迁延,常反复发作,缺乏特异性症状。由幽门螺杆菌感染引起的慢性胃炎患者多数无症状;部分患者有上腹不适、腹部隐痛、腹胀、食欲减退、恶心和呕吐等消化不良的表现;少数患者可有少量上消化道出血;自身免疫性胃炎患者可出现明显厌食、体重减轻和贫血。体格检查可有上腹部轻压痛。

(三)心理-社会状况

病情反复、病程迁延不愈可使患者出现烦躁、焦虑等不良情绪。

(四)实验室及其他检查

1.胃镜及活组织检查

胃镜及活组织检查是诊断慢性胃炎最可靠的方法。慢性浅表性胃炎可见红斑(点、片状或条状)、黏膜粗糙不平、出血点或出血斑;慢性萎缩性胃炎可见黏膜呈颗粒状、黏膜血管显露、色泽灰暗、皱襞细小。

2.幽门螺杆菌检测

可通过侵入性(如快速尿素酶试验、组织学检查和幽门螺杆菌培养等)和非侵入性(如 ^{13}C 或 ^{14}C 尿素呼气试验、粪便幽门螺杆菌抗原检测和血清学检查等)方法检测幽门螺杆菌。

3.胃液分析

自身免疫性胃炎时,胃酸缺乏;多灶萎缩性胃炎时,胃酸分泌正常或偏低。

4.血清学检查

自身免疫性胃炎时,血清抗壁细胞抗体和抗内因子抗体可呈阳性,血清胃泌素水平明显升高;多灶萎缩性胃炎时,血清胃泌素水平正常或偏低。

二、护理诊断及医护合作性问题

(一)疼痛

腹痛与胃黏膜炎性病变有关。

(二)营养失调,低于机体需要量

营养失调与厌食、消化吸收不良等有关。

(三)焦虑

焦虑与病情反复、病程迁延有关。

(四)潜在并发症

有癌变的可能。

(五)知识缺乏

缺乏对慢性胃炎病因和预防知识的了解。

三、治疗及护理措施

(一)治疗要点

治疗原则是积极祛除病因,根除幽门螺杆菌感染,对症处理,防治癌前病变。

1.病因治疗

根除幽门螺杆菌感染:目前,多采用的治疗方案是以胶体铋剂或质子泵抑制药为基础加上两种抗生素的三联治疗方案。如常用奥美拉唑或枸橼酸铋钾,与阿莫西林及甲硝唑或克拉霉素3种药物联用,两周为1个疗程。治疗失败后再治疗比较困难,可换用两种抗生素,或采用胶体铋剂和质子泵抑制药合用的四联疗法。

其他病因治疗:因非甾体抗炎药引起者,应立即停药并给予制酸药或硫糖铝;因十二指肠液反流引起者,应用硫糖铝或氢氧化铝凝胶吸附胆汁;因胃动力学改变引起者,应给予多潘立酮或莫沙必利等。

2.对症处理

有胃酸缺乏和贫血者,可用胃蛋白酶合剂等以助消化;对于上腹胀满者,可选用胃动力药、理气类中药;有恶性贫血时可肌内注射维生素 B_{12}。

3.胃黏膜异型增生的治疗

异型增生是癌前病变,应定期随访,给予高度重视。对不典型增生者可给予维生素 C、维生素 E、β-胡萝卜素、叶酸和微量元素硒预防胃癌的发生;对已经明确的重度异型增生可手术治疗,目前多采用内镜下胃黏膜切除术。

(二)护理措施

1.病情观察

主要观察有无上腹不适、腹胀、食欲减退等消化不良的表现;观察腹痛的部位、性质,呕吐物与大便的颜色、量及性状;评估实验室及胃镜检查结果。

2.饮食护理

(1)营养状况评估:观察并记录患者每天进餐次数、量和品种,以了解机体的营养摄入状况。定期监测体重,监测血红蛋白浓度、血清蛋白等有关营养指标的变化。

(2)制订饮食计划:①与患者及其家属共同制订饮食计划,以营养丰富、易消化、少刺激为原则。②胃酸低者可适当食用刺激胃酸分泌或酸性的食物,如浓肉汤、鸡汤、山楂、食醋等;胃酸高者应指导患者避免食用酸性和多脂肪食物,可进食牛奶、菜泥、面包等。③鼓励患者养成良好的饮食习惯,进食应规律,少食多餐,细嚼慢咽。④避免摄入过冷、过热、过咸、过甜、辛辣和粗糙的食物,戒除烟酒。⑤提供舒适的进餐环境,改进烹饪技巧,保持口腔清洁卫生,以促进患者的食欲。

3.药物治疗的护理

(1)严格遵医嘱用药,注意观察药物的疗效及不良反应。

(2)枸橼酸铋钾:宜在餐前半小时服用,因其在酸性环境中方起作用;服药时要用吸管直接吸入,防止将牙齿、舌染黑;部分患者服药后出现便秘或黑粪,少数患者有恶心、一过性血清转氨酶升高,停药后可自行消失,极少数患者可能出现急性肾衰竭。

(3)抗菌药物:服用阿莫西林前应详细询问患者有无青霉素过敏史,用药过程中要注意观察有无变态反应的发生;服用甲硝唑可引起恶心、呕吐等胃肠道反应及口腔金属味、舌炎、排尿困难等不良反应,宜在餐后半小时服用。

(4)多潘立酮及西沙必利:应在餐前服用,不宜与阿托品等解痉药合用。

4.心理护理

护理人员应主动安慰、关心患者,向患者说明不良情绪会诱发和加重病情,经过正规的治疗和护理慢性胃炎可以康复。

5.健康指导

向患者及家属介绍本病的有关知识、预防措施等;指导患者避免诱发因素,保持愉快的心情,生活规律,养成良好的饮食习惯,戒除烟酒;向患者介绍服用药物后可能出现的不良反应,指导患者按医嘱坚持用药,定期复查,如有异常及时复诊。

(周文秀)

第三节　食管-胃底静脉曲张

食管-胃底静脉曲张是由于门脉高压引起食管和/或胃底静脉血液循环障碍,血流压力增加,导致食管和胃底的静脉扩张、迂回、形成静脉曲张。门静脉既是肝脏血供的重要来源,其本身又是具有相对独立的静脉系统。门静脉两端起始部均是毛细血管:一端是小肠、大肠、胰、脾和胃等脏器的毛细血管网,而另一端为肝小叶内的肝窦(血窦、窦状腺),除胃肠端毛细血管有括约肌以控制逆流外,其余血管和交通支都缺乏瓣膜,因此,当门静脉压力超过正常时,门静脉血便可逆流而产生门体分流。当门静脉压力超过 1.96 kPa 时,即可形成食管-胃底静脉曲张。曲张的静脉一旦破裂大出血,来势迅猛,病情凶险,病死率高达 40%～70%。认识食管-胃底静脉曲张的病因和病理生理,及时作出确切诊断,并积极采取有效的治疗措施,以缓解门脉高压,消除曲张静脉,防止反复出血,改善肝功能和患者预后已成为消化科医师的重要任务。

一、病因及分类

食管-胃底静脉曲张是由各种原因引起门脉高压所导致。门脉高压现有多种分类方法,或根据发病机制或以疾病的解剖部位进行划分,也有将发病机制和发病部位相结合进行分类,目前多以发病部位分类为主。

(一)发病机制为主要依据的分类

门脉高压症的发病机制包括门静脉血流阻力增加和门静脉血流量增加两个方面,从而分为两大类,为引起门静脉血流阻力增加的疾病或病因,以及引起门静脉血流量增加的疾病或病因,见表 7-1。

表 7-1　门脉高压症的发病机制分类

分型		病因
血液流动阻力增加	窦前性	门脾静脉闭塞(血栓或肿瘤)、血吸虫病、类肉瘤病
	窦性	所有病因的肝硬化、酒精性肝炎
	窦后性	肝小静脉闭塞病、Budd-Chiari 综合征、缩窄性心包炎
门脉血流量增加		非肝脏疾病所致脾肿大、动脉-门静脉瘘

采用这一分类方法的优点是分类完全,界限清楚。与按解剖部位分类法(如窦前性、窦性、窦后性)相结合,血流动力学测定方法所测得的血流动力学改变在各类门脉高压症具有明显差异,与临床实际联系紧密,有助于临床诊断和鉴别诊断。

(二)以发病部位为主要依据的分类

按发病部位进行病因划分是目前所普遍采用的分类方法(表 7-2)。

表 7-2　门脉高压症的发病部位分类

部位		病因
肝前性		门脉血栓形成、脾动静脉瘘、热带特发性脾肿大、脾毛细血管瘤
肝内性	窦前性	吸血虫病、结节病、骨髓增殖性疾病、转移性肿瘤、肝内动静脉瘘、先天性肝纤维化、特发性门脉高压症(早期)
	窦前混合性	特发性门脉高压症、原发性胆汁性肝硬化(早期)、先天性肝纤维化、血吸虫病(晚期)、慢性活动性肝炎、氯化乙烯中毒等
	窦混合性	酒精性肝硬化、原发性胆汁性肝硬化(晚期)、隐源性肝硬化(晚期)、肝紫斑病、急性重型肝炎、甲胺嘌呤中毒、特发性门脉高压
	窦性	特发性门脉高压症
	窦后混合性	酒精肝肝炎、维生素 A 中毒
	窦后性	肝静脉血栓形成、肝小静脉闭塞病、部分结节性转化
肝后性		下腔静脉膜性阻塞、缩窄性心包炎、三尖瓣功能不全、严重心功能不全

二、病理生理

(一)食管-胃底静脉曲张的解剖学基础

正常情况下,食管-胃底静脉引流较为复杂,而食管本身的黏膜静脉丛交汇就构成门-腔静脉汇合途径之一。当门静脉回流障碍而导致门静脉高压时,胃左、短静脉发生逆流,使门静脉血经胸、腹段食管交通支回流入半奇、奇静脉及上腔静脉,食管静脉由于血流压力增加而扩张、迂曲、形成食管静脉曲张。

门静脉系统无静脉瓣,其血流方向主要依其压力梯度决定。食管静脉及胃底静脉离门静脉梗阻部位最近,因而也最易受其影响。由于食管-胃连接部血管压力最高,故静脉曲张最显著,向上则压力逐渐下降,故曲张静脉呈阶梯状变细。

下列因素对食管-胃底静脉曲张的形成及其破裂出血有重要作用:①食管-胃底黏膜下层结构不甚坚固,支持作用较差;②吸气时胸腔内呈负压,使胃左、短静脉不断被吸入食管静脉,使过度充盈的静脉进一步扩张;③反胃、恶心时胃酸易侵蚀食管下段的曲张静脉,损伤黏膜,发生糜烂,溃疡和破裂。

(二)门脉高压的发生机制

门静脉压力(PVP)与门静脉的血流量(Q)和门静脉阻力 R 成正比,即 $PVP=QR$,正常情况下,门静脉的血流由肠道静脉血流来决定。

1.门静脉血流增加和高动力循环

当肝脏正常时,门静脉血流的增加并不能引起门脉高压。但当门脉阻力增加后,门脉血流的少量增加就会引起门脉压力的明显增高。肝硬化患者的门脉血流是增加的,因为肝硬化门脉高压症存在着明显的高动力循环。体液因素在高动力循环中起重要作用,与之相关的体液因子包括一氧化氮、胰高糖素、前列腺素,腺苷等。全身血容量的增加是维持门脉高压高动力循环的重要因素。此外,动物实验显示血容量的增加可以导致侧支循环的形成。

2.门静脉阻力的增高

血管阻力增加是引起门脉高压最常见的原因。肝硬化时主要通过以下机制引起门脉血管阻力增加:①肝窦毛细血管化;②肝细胞肿胀;③肝纤维化和再生结节破坏肝脏结构,压迫肝静脉和门静脉。除肝内阻力增加外,门脉侧支循环阻力增加也是引起门脉高压的原因之一。肝硬化患者的门脉压力主要由门脉、肝脏和门脉侧支循环的阻力以及内脏血流量之间的相互作用、影响来调节。

总之,门脉高压的起始因素是门脉血流阻力的升高,而内脏高动力循环造成的门脉血流增加是维持和加剧门脉高压的重要因素。

三、临床表现

食管-胃底静脉曲张以门脉高压为前提,而肝硬化是门脉高压的主要病因。因此,食管-胃底静脉曲张临床上多以肝硬化的症状和体征为突出表现,部分以食管-胃底静脉曲张出血或其他并发症为主要表现。血吸虫性肝硬化有疫水接触史;肝炎肝硬化多数有肝炎病史;酒精性肝硬化患者有长期饮酒史。主要症状为虚弱乏力、食欲减退、贫血、腹胀、腹泻、肝区疼痛、体重减轻、出血倾向及内分泌系统失调等。也可出现少尿,神经精神症状。体检时可以发现脾脏肿大,肝脏肿大或萎缩,质地变硬。部分患者有腹水,腹壁静脉曲张,黄疸和蜘蛛痣。一般化验有红细胞、白细胞、血小板单系或多系减少,凝血机制障碍及白蛋白降低等肝脏功能受损和脾功能亢进等表现。

食管-胃底静脉曲张患者由于门静脉压力突然升高,剧烈呕吐,饮食不当,酗酒或胃液反流等原因可诱发曲张静脉破裂出血。以呕血和黑便为突出主诉,短时间内可出现急性周围循环衰竭和重度贫血。由于缺血缺氧,加重肝功能损害,可导致肝功能衰竭,黄疸加深,腹水增多,全身出血倾向明显,甚至出现肝肾综合征或肝性脑病等严重并发症。

四、诊断方法

食管-胃底静脉曲张患者多数有慢性肝病、肝硬化的病史和临床表现,或有引起门脉高压的肝前因素或肝后因素,这是诊断的重要依据。应用于诊断食管-胃底静脉曲张的辅助检查方法包括 X 射线检查、内镜检查、超声检查、放射性核素造影检查、门静脉造影、食管静脉压力测定和超声内镜检查等,其中以内镜检查最有价值。

(一)钡餐检查

食管静脉曲张的部分均在主动脉弓以下,钡剂在黏膜上分布不均,呈虫蚀样或串珠样充盈缺损,当食管蠕动时常可以消失。轻度曲张静脉局限于食管下段,表现为黏膜皱襞稍增宽,管腔边缘稍不平整,可呈浅锯齿样表现;中度曲张静脉范围超过下段累及中段,正常平行的皱襞消失,代之以纵行粗大的结节样条状影,进一步表现为串珠状或蚯蚓状充盈缺损;重度静脉曲张扩展到中上段,甚至食管全长,腔内见形态不一的圆形、环状或囊状充盈缺损,缺损相互衔接如虫蚀状。胃底静脉曲张典型表现为皂泡样至葡萄串样充盈缺损,严重时可呈分叶状软组织影。钡剂检查时一般不会出现假阳性,但漏诊及误诊可高达 50%,因此必要时须多次拍片或重复检查。部分食管静脉曲张者可同时存在胃底静脉曲张,对无食管静脉曲张者应仔细检查胃底,有时可以根据胃底的静脉曲张作出诊断。

(二)内镜检查

内镜检查常可见到食管黏膜下有 3～4 条粗大、迂曲与食管长轴平行的蓝色血管或可见到有活动性出血点。内镜下可直接观察食管和胃底有无曲张静脉存在,判断静脉曲张的程度和范围,并可同时在内镜直视下进行局部止血、注射硬化剂或套扎术等治疗。文献报道肝硬化患者 80%以上有门脉高压,50%确诊时内镜检查有食管静脉曲张,而病史 10 年以上者,食管静脉曲张发生率高达 90%。食管-胃底静脉曲张破裂出血(EGVB)的平均死亡率为 30%,2 年内再出血率高达 70%,再出血平均死亡率也高达 30%。EGVB 是引起肝硬化死亡的主要并发症,因此,对食管-胃底静脉曲张行分级并预测出血率对防治 EGVB 具有重要意义。

门脉高压时食管-胃底静脉曲张的内镜描述尚无统一规定。1991 年,日本内镜学会加入经硬化剂治疗后曲张静脉的内镜表现。

1.根据曲张静脉部位(Location,L)

Ls-上段,食管起始至 25 cm;Lm-中段,气管分叉至食管胃交界(25～32 cm);Li-下段,食管胃交界即齿状线处(32～40 cm);Lg-胃底静脉曲张,根据曲张静脉的部位又可进一步分为 Lg-c:曲张静脉位于贲门口附近;Lg-f:胃底穹隆部孤立的静脉瘤;Lg-cf:贲门口附近及穹隆部均有曲张静脉。

2.根据曲张静脉形态(form,F)

F_1-曲张静脉呈直线形或蛇行状;F_2-静脉呈串珠状;F_3-静脉呈结节状。新近有人将经治疗后消失的曲张静脉或内镜下不甚明显的血管称为 F_0。

3.根据曲张静脉基本色调(fundamental color,C)

白色(Cw)-曲张静脉与周围食管黏膜颜色相同;蓝色(Cb)-呈青蓝色或浅蓝色。经注射治疗后血栓化(thrombosis)的曲张静脉可以 Cw-Th 或 Cb-Th 记录。

4.根据曲张静脉红色征(red color sign,RC)

红色征是指曲张静脉表面黏膜的红色征象,有红色条纹(red wale marking,RWM);樱桃红斑(chery-redspot,CRS);血泡样斑(hematocystic spot,HCS)。RC可分级记录,如RC(—):无红色征;RC(+):局限性红色征;RC(+++):弥散性红色征;RC(++):介于(+)和(+++)之间。

5.根据曲张静脉出血征

可根据活动性出血的形式分为喷射性出血及渗血;出血已停止者可记录为红色血栓或白色血栓。

6.根据曲张静脉周围黏膜所见

E:充血、糜烂;Ul:溃疡形成;S:瘢痕形成,存在或不存在以(+)或(—)记录。

从临床实际出发,国内按 Palmer 分级法,依据食管曲张静脉的范围、形态、粗细分成三级:曲张静脉横径<3 mm,在贲门附近部分呈囊状(Ⅰ级);曲张静脉横径 3～6 mm,曲张静脉长度超过气管分叉,呈葡萄状,食管管腔呈部分狭窄(Ⅱ级);曲张静脉横径>6 mm 则定为Ⅲ级。目前临床上多以曲张静脉的粗细为简易分级方法:轻度横径<3 mm,中度横径 3～6 mm,重度横径>6 mm。

胃底静脉曲张参考 Sarin 法分为 4 型:①胃食管曲张静脉Ⅰ型(GOV-Ⅰ),食管曲张静脉延续至胃底小弯侧,多在近贲门 2～5 cm 范围内,呈轻度曲张;②胃食管曲张静脉Ⅱ型(GOV-Ⅱ),食管曲张静脉延续至胃大弯侧,曲张明显呈结节样,范围较广;③单纯胃静脉曲张Ⅰ型(IGV-Ⅰ),无食管曲张静脉,位于胃底贲门下数厘米,呈迂曲结节样;④单纯胃静脉曲张Ⅱ型(IGV-Ⅱ),无食管曲张静脉,位于胃内任何部位的静脉曲张。胃底静脉曲张伴出血的内镜诊断标准:胃底静脉曲张表面见活动性出血或出血点或凝血块或表面局部红肿糜烂而无食管及胃肠其他病变出血征象。

内镜下曲张静脉征象可协助判断破裂出血的危险性:①曲张静脉的宽度与出血的危险性相关,食管静脉直径>5 mm 者出血的危险性较直径<5 mm 者显著增加,中、重度曲张者出血发生率达 50%～80% 以上;②静脉曲张范围越广泛,出血机会越多;③曲张静脉出现红色征,往往预示即将出血。

(三)超声诊断

对门脉高压的诊断有重要价值。通过 B 超可以发现肝脏形态和大小的异常,肝实质回声不均匀,脾大和腹水等肝硬化表现,并可进行病因诊断。门静脉和脾静脉增宽有诊断意义。彩色多普勒血流显像(CDFI)可以显示门静脉及其主要侧支循环,对其形态及门静脉血流流速、流量和方向进行评价和测定。应用 CDFI 还可以方便地初步判断门脉高压的类型,根据其阻塞部位可以分为肝前型、肝内型和肝后型 3 种类型。日本学者提出,用 CDFI 测定冠状静脉的直径和血流量可预测食管静脉曲张破裂出血的可能程度和时间。

(四)放射性核素造影诊断

核素扫描的方法很多,用于食管-胃底静脉曲张的主要有门-体侧支分流测定。包括:①^{99m}Tc-过锝酸盐直肠-门静脉显像;②^{201}Tl 直肠-门静脉显像等。其能定量评价门静脉侧支分流,有助于判断肝硬化门脉高压的病理生理状态和临床严重程度,并预测肝性脑病、曲张静脉破裂出血等并发症的发生。术前为选择分流手术者提供参考,术后提供手术及药物疗效。

(五)门静脉造影

门静脉造影分为直接及间接门静脉造影术。直接法包括:经皮经肝穿刺门静脉造影术、经脾穿刺门静脉造影术、经颈静脉肝内门静脉造影术、术中直接测定等。间接法包括经肠系膜上动脉的间接门静脉造影术及经脾动脉的间接门静脉造影术。

门静脉造影可直接显示出食管静脉、胃冠状静脉、胃静脉,肠系膜下静脉等侧支循环的开放,及静脉扩张、迂曲的范围和程度。同时可行门静脉、肝静脉压力测定,门静脉及侧支循环血流测定等。对研究门脉高压的病理生理变化,诊断门脉高压,鉴别门脉高压的类型,估计肝脏血流及门体侧支循环。预测食管静脉曲张出血的危险性及评估药物疗效均有很大帮助。近几年来,随着非创伤性技术的应用,使得创伤性血管造影技术的应用日益减少,现主要用于门脉减压手术患者术前术后的评价,以及需要行门脉压测定的研究中。

(六)经内镜食管静脉压力测定(EVP)

EVP包括直接穿刺测压及内镜压力计测压两种。内镜下穿刺食管曲张静脉可直接测定静脉压,EVP的高低一般与PVP成正比。EVP测定主要用于预测食管静脉曲张出血的危险性(EVP<1.96 kPa时常不发生出血)以及评价药物治疗和硬化治疗的反应。但操作时食管蠕动会影响结果,且穿刺易引起出血,一般仅限于硬化症时。

使用内镜下压力计直接测定EVP,不必穿刺曲张静脉,能准确测定静脉内压,具有非创伤性,不受门脉高压类型影响等优点,且无诱发食管静脉曲张出血的危险。但由于技术本身存在一系列问题,阻碍了EVP测定的广泛临床应用,使得其目前还仅被作为一项研究工具。

(七)超声内镜检查

正常食管的超声内镜图像为5层结构:界面反射、黏膜层、黏膜下层、肌层及外膜层。食管静脉曲张时超声内镜探查可见第3层增厚,其中可见到低回声的静脉管腔是呈椭圆形或圆形。有时在第1、2层亦可见到低回声的小圆形影像,多为曲张静脉表面的扩张小血管(可形成红色征)。硬化剂治疗后静脉形态固定、血栓形成,内部回声增强(中低水平)。随时间的推移,硬化后的食管黏膜和黏膜下层纤维化,增厚,可为正常食管厚度的3倍。增厚的食管黏膜可持续较长时间,可防止再出血的发生。

(八)其他

磁共振血管显像(MRA)作为无创和精确的血流动力学监测方法,已越来越多地应用于临床,主要用于经颈静脉肝内门体分流术(TIPS)术后疗效监测,以及监测门静脉、肝静脉、腔静脉等的血流状态和血管形态。

五、治疗

内镜治疗食管、胃底静脉曲张包括硬化剂注射治疗、套扎治疗、组织黏合剂注射治疗及多种方法联合治疗。

(一)内镜下食管-胃底静脉曲张注射疗法

1.硬化剂注射疗法(endoscopic injection sclerotherapy,EIS)

(1)适应证:①急性食管静脉曲张出血;②既往有食管静脉曲张破裂出血史(次级预防);③外科手术后食管静脉曲张再发者;④不适合手术治疗的食管静脉曲张患者。

(2)禁忌证:①肝性脑病≥2期;②伴有严重的肝肾功能障碍、大量腹水、重度黄疸,出血抢救时根据医师经验及所在医院的情况掌握。

(3)疗程:第1次硬化治疗后,再行第2次、第3次硬化治疗,直至静脉曲张消失或基本消失。每次硬化治疗间隔时间为1周左右。第1个疗程一般需3~5次硬化治疗。建议疗程结束后

1个月复查胃镜,每隔3个月复查第2、第3次胃镜,6~12个月后再次复查胃镜。发现静脉再生必要时行追加治疗。

(4)术后处理:①术后禁食6~8小时,以后可进流质饮食,并注意休息;②适量应用抗生素预防感染;③酌情应用降门脉压力的药物;④术后严密观察出血、穿孔、发热、败血症及异位栓塞等并发症。

(5)常用硬化剂:1%乙氧硬化醇、聚桂醇注射液等。EIS治疗食管和胃底静脉曲张及其出血疗效确切,应用也最普遍,是食管-胃底静脉曲张急诊止血的首选方法之一,止血成功率可达81%~98%。硬化剂注入后造成局部血管内皮无菌性损伤,血栓形成、机化、纤维瘢痕形成,阻塞血流,反复治疗可使静脉曲张逐渐减轻或血管闭塞消失。注射方法包括血管内、血管旁、血管内及血管旁混合注射3种。

(6)注意事项:硬化剂注射部位的选择应于食管下端开始,各静脉注射点尽量避免在同一平面,以免术后瘢痕造成食管狭窄;注射时应避开食管蠕动波,并嘱患者平静呼吸,避免咳嗽,以免注射针划破血管造成破裂出血。

2.组织胶注射治疗

(1)适应证:①急性胃静脉曲张出血;②胃静脉曲张有红色征或表面有糜烂,有出血史(次级预防)。

(2)方法:组织胶有效地使曲张静脉闭塞,早期再出血率明显降低,死亡率下降。医用组织黏合剂包括氰基丙烯酸盐、氰基丙烯酸酯、纤维蛋白胶等。治疗方法:目前推荐使用"三明治"夹心注射法,即将注射针内预留无阴离子的油性物质(常用碘油,也可用聚桂醇),中间推注组织胶,随后推注稍多于针腔容量的油性物质,其中组织胶可用原液或不同浓度的稀释液。组织黏合剂注射量根据静脉的大小经验性用量。经内镜注射组织胶,通过胶合液与血液接触后快速聚合和硬化,可有效闭塞曲张静脉,从而控制曲张静脉出血,早期再出血率由30%降至10%,明显降低住院病死率。常用的组织胶是N丁基-2-氰丙烯酸盐。尤其适用于食管胃底静脉曲张及预示再出血的食管粗大静脉曲张,主要并发症是脑栓塞以及门静脉、肺静脉栓塞,但发生率很低。

(3)术后处理:同硬化治疗,给予抗生素治疗5~7天,注意酌情应用抑酸药。

(二)内镜下食管静脉曲张套扎术(endoscopic esophageal varix ligation,EVL)

1.适应证

(1)急性食管静脉曲张出血。

(2)既往有食管静脉曲张破裂出血史(次级预防)。

(3)外科手术后食管静脉曲张再发者。

(4)中重度食管静脉曲张无出血史,存在出血危险倾向的患者(初级预防)。

2.禁忌证

(1)有上消化道内镜检查禁忌。

(2)出血性休克。

(3)肝性脑病。

3.疗程

套扎间隔10~14天可行第2次套扎,直至静脉曲张消失或基本消失。建议疗程结束后1个月复查胃镜,每隔3个月复查第2次、第3次胃镜,以后每6~12个月进行胃镜检查,发现复发的情况必要时行追加治疗。

4.术后处理

术后一般禁食 24 小时,观察有无并发症:如术中出血(曲张静脉套勒割裂出血),皮圈脱落(早期再发出血),发热,局部哽噎感等。

EVL 其原理类似内痔橡皮圈结扎法,是一种安全、有效、简单的食管静脉曲张的治疗方法。插入内镜后观察食管静脉曲张情况,一般从食管下端近贲门开始,螺旋向上结扎曲张静脉。注意避免在同一水平做多个结扎,以免引起食管腔狭窄;结扎前必须将需要结扎的静脉完全吸入结扎器内,再释放橡皮圈,否则未将曲张静脉套扎完全,结扎组织脱落后易导致出血;即使结扎完全,术后也应注意结扎橡皮圈脱落时所致的继发性出血。EVL 治疗食管胃底静脉曲张的目的是使结扎的曲张静脉纤维化,闭塞曲张静脉腔,预防和减少再出血,在紧急止血治疗方面因内镜安装了皮圈结扎器后视野较小,寻找合适结扎处较为困难,因此目前主要用于出血后择期治疗。EVL 食管静脉曲张完全根除率为 77.6%,再出血率及病死率分别为 24.1% 和 22.4%。EVL 术后常规给予抗酸药物及抗生素,以防止胃酸反流或继发感染。

(1)单环套扎法:每次仅能做一次结扎,故需留置内镜外套管于食管近段,以避免内镜反复进出对咽部的刺激和损伤。

(2)多环套扎法:常用 6～8 环,一次进镜可完成多次结扎,较为方便。

(3)密集套扎法:用一次用 2～3 套多环套扎器对食管曲张静脉在不同层面纵向密集套扎将曲张静脉完全阻断,可提高 EVL 的根除率。

(三)联合应用 EVL 与 EVS 治疗

单纯应用 EVL 治疗时由于只能结扎黏膜及黏膜下层的曲张静脉而留有深层静脉及交通静脉,因此,静脉曲张复发早,复发率也高;而单纯应用 EIS 时则由于每次硬化剂剂量较大,治疗次数相对较多,易引起食管深大溃疡,并可能导致治疗近期溃疡出血及远期食管狭窄,甚至食管穿孔或硬化剂远端脏器浸润栓塞等严重并发症的发生。

EIS 与 EVL 是内镜治疗食管静脉曲张的主要方法,两者可互补使用,一般是 EVL 后,用 EIS 残余的曲张静脉进行治疗,或用 EIS 治疗胃底静脉曲张,EVL 治疗食管静脉曲张。联合应用 EVL 与 EVS 可使两者产生互补协同效应,提高疗效,减少并发症发生。EVL 联合 EIS 治疗食管胃底静脉曲张,避免了两者的缺点,又产生了优势互补,使疗效更确切、治疗更安全。

(四)联合应用组织胶与 EIS 治疗

组织胶不引起局部炎症和继发的食管纤维化,因此不能阻止产生新的曲张静脉,注射治疗破裂出血的静脉,而其他曲张静脉依然存在,且有并发出血的可能。因此,在应用组织胶治疗曲张静脉及破裂出血的同时,对其余曲张静脉采用硬化剂注射治疗,可有效增加组织黏合剂疗效,减少术后再出血发生率。

六、护理问题

(1)有受伤的危险:与癫痫发作有关。

(2)有窒息的危险:与癫痫发作有关时意识丧失、喉头痉挛,口腔支气管分泌物增多有关。

(3)体液不足的危险:与食管胃底静脉曲张造成的出血有关。

(4)潜在并发症:肝性脑病。

(5)恐惧。

七、护理措施

(一)有受伤的危险

(1)防摔伤:嘱患者有先兆时立即平卧,无先兆者床旁陪伴或医护人员应扶助者顺势卧倒,摘下段眼镜。

(2)防擦伤或碰伤:顺势保护患者抽动的关节和肢体,在关节处垫软物。

(3)防止肌肉关节的损伤、骨折或脱臼:切勿强行按压试图制止患者的抽搐动作或抽动的肢体。

(4)防颈椎压缩性骨折或下颌关节脱臼:应一手用力托住患者后枕,另一手扶托下颌。

(5)防舌咬伤:将折叠成条状的毛巾或纱布的压舌板迅速于抽搐前或强直期张口时置于上下臼齿间,或放牙垫,切忌在阵挛时强行放入。

(6)防突然发作时坠床:保持床挡一直竖起。

(7)防自伤或伤人:对情绪激动、精神症状明显,有潜在自伤或伤人危险的患者,要严格控制其行为,必要时保护性约束,移开可能造成伤害的物品。

(8)遵医嘱用药,从速控制发作。

(二)有窒息的危险

(1)松解衣领及腰带等束带。

(2)有义齿及时取出防抽动时脱落掉入气道。

(3)舌后坠者用压舌板及舌钳将舌拉出。

(4)让患者侧卧或头偏向一侧,以利口鼻分泌物流出。

(5)置口咽通气道,必要时气管插管或气管切开,使用呼吸机。

(6)及时清理呼吸道的分泌物。

(三)体液不足的危险

(1)密切观察患者生命体征,有无牙龈、皮下及黏膜出血,呕血与黑便。

(2)避免粗糙、坚硬、带刺的食物,饮食规律。

(3)卧床休息,避免过度劳累。

(4)发现病情变化及时通知医师,遵医嘱予用药及时静脉补液,改善循环,必要时输血,做好抢救准备。

(四)潜在并发症:肝性脑病

(1)禁食动物蛋白以碳水化合物为主食。

(2)禁用镇静安眠药。

(3)保持大便通畅。

(4)防止应用大剂量的脱水利尿剂。

(5)防止感染。

(6)积极预防控制消化道出血。

(五)恐惧

(1)帮助患者和家属端正对待疾病的态度,建立健康的心理,达到心理平衡,从而稳定患者的情绪和行为。

(2)告知疾病的相关知识,使其正确认识疾病发作的原因、诱因,耐心解释病情、治疗与预后的关系。

(3)多关心询问患者的自觉症状,告知其坚持药物治疗原则能减少发作的次数。

(4)鼓励患者表达感受,多与家属及医护人员沟通,给予情感支持,消除患者及家属的孤独、焦虑、恐惧心理,减轻或消除自卑、羞耻、悲观、抑郁、急躁情绪,树立战胜疾病信心,正确对待疾病,防精神刺激,保持平静乐观心境,积极配合治疗。

(六)饮食护理

(1)原则上主张多样化,以高热量、丰富维生素、适当蛋白质和脂肪、易消化、软质,宜少吃多餐。血氨高、病情重者,限制蛋白质量,因为蛋白质可在肠道分解,其分解产物从肠道吸收到肝脏,增加胃肠道和肝脏的负担。引起腹胀而致血氨升高,加重病情。有胃底-静脉曲张的患者,注意避免进食粗糙、坚硬、带刺或辛辣刺激性食物,以防曲张的食管、胃底静脉破裂出血。禁用损肝药物。

(2)合理饮食,注意蛋白质、钠盐、钾剂的合理补充。忌油炸食品、忌食粗糙、坚硬、带刺或辛辣刺激性食物。

(七)健康教育

(1)服药应从小剂量开始,用药时间、停药、换药严格遵医嘱,牢记随访观察。告知坚持药物治疗原则的重要性。

(2)告知患者和家属癫痫发作时防止受伤、窒息及其他的措施。

(3)告知及时找医师诊治、定期癫痫门诊随诊的重要性。

(4)保持良好的饮食习惯。饮食宜清淡,防过饥过饱和饮水过多,忌带骨、带刺辛辣刺激性强的食物。

(5)睡眠充足、规律作息,适当运动。

(6)不从事带危险性的工作和活动,如电工、矿工等。

(周文秀)

第四节 消化性溃疡

消化性溃疡主要指发生于胃和十二指肠的慢性溃疡,即胃溃疡(GU)和十二指肠溃疡(DU),因溃疡的形成与胃酸/胃蛋白酶的消化作用有关而得名。临床以慢性病程、周期性发作和节律性上腹部疼痛为主要特点。消化性溃疡是消化系统的常见病,我国总发病率为10%~12%,秋冬和冬春之交好发。临床上十二指肠溃疡较胃溃疡多见,二者之比约为3:1。男性患病较女性多见,男女之比为(3~4):1。十二指肠溃疡好发于青壮年,胃溃疡的发病年龄高峰比十二指肠溃疡约晚10年。

一、病因及诊断检查

(一)致病因素

1.幽门螺杆菌感染

大量研究表明幽门螺杆菌感染是消化性溃疡的主要病因,尤其是十二指肠溃疡。其机制尚未完全阐明,可能是幽门螺杆菌感染通过直接或间接作用于胃、十二指肠黏膜,使黏膜屏障作用削弱,胃酸分泌增加,引起局部炎症和免疫反应,导致胃、十二指肠黏膜损害和溃疡形成。

2.胃酸和胃蛋白酶

消化性溃疡的最终形成是由于胃酸/胃蛋白酶对黏膜的自身消化所致。胃酸分泌增多不仅破坏胃黏膜屏障,还能激活胃蛋白酶,从而降解蛋白质分子,损伤黏膜,故胃酸在溃疡的形成过程中起关键作用,是溃疡形成的直接原因。

3.非甾体抗炎药

如阿司匹林、吲哚美辛、糖皮质激素等可直接作用于胃、十二指肠黏膜,损害黏膜屏障,还可抑制前列腺素合成,削弱其对黏膜的保护作用。

4.其他因素

(1)遗传:O型血人群的十二指肠溃疡发病率高于其他血型。

(2)吸烟:烟草中的尼古丁成分可引起胃酸分泌增加、幽门括约肌张力降低、胆汁及胰液反流增多,从而削弱胃肠黏膜屏障。

(3)胃十二指肠运动异常:胃排空增快,可使十二指肠壶腹部酸负荷增大;胃排空延缓,可引起十二指肠液反流入胃,增加胃黏膜侵袭因素。

总之,胃酸/胃蛋白酶的损害作用增强和/或胃、十二指肠黏膜防御/修复机制减弱是本病发生的根本环节。但胃和十二指肠溃疡发病机制也有所不同,胃溃疡的发病主要是防御/修复机制减弱,十二指肠溃疡的发病主要是损害作用增强。

(二)身体状况

临床表现轻重不一,部分患者可无症状或症状较轻,或以出血、穿孔等并发症为首发表现。典型的消化性溃疡有如下临床特点。①慢性病程:病史可达数年至数十年。②周期性发作:发作与缓解交替出现,发作常有季节性,多在秋冬和冬春之交好发。③节律性上腹部疼痛:腹痛与进食之间有明显的相关性和节律性。

1.症状

(1)上腹部疼痛:为本病的主要症状,疼痛部位多位于中上腹,可偏右或偏左。疼痛性质可为钝痛、胀痛、灼痛、剧痛或饥饿不适感。多数患者疼痛有典型的节律性,胃溃疡疼痛常在餐后1小时内发生,至下次餐前消失,即进食-疼痛-缓解,故又称饱食痛;十二指肠溃疡疼痛常在两餐之间发生,至下次进餐后缓解,即疼痛-进食-缓解,故又称空腹痛或饥饿痛,部分患者也可出现午夜痛。

(2)其他:可有反酸、嗳气、恶心、呕吐、腹胀、食欲减退等消化不良的症状,或有失眠、多汗等自主神经功能失调的表现,病程长者可出现消瘦、体重下降和贫血。

2.体征

溃疡发作期上腹部可有局限性轻压痛,胃溃疡压痛点常位于剑突下稍偏左,十二指肠溃疡压痛点多在剑突下稍偏右。缓解期无明显体征。

3.并发症

(1)出血:是最常见的并发症。出血引起的临床表现取决于出血的量和速度,轻者仅表现为呕血与黑粪,重者可出现休克征象。

(2)穿孔:急性穿孔是最严重的并发症,常见诱因有饮食过饱、饮酒、劳累、服用非甾体抗炎药等。表现为突发的剧烈腹痛,迅速蔓延至全腹,并出现腹肌紧张、弥漫性腹部压痛、反跳痛,肝浊音界缩小或消失,肠鸣音减弱或消失等体征,部分患者出现休克。慢性穿孔的症状不如急性穿孔剧烈,往往表现为腹痛节律的改变,常放射至背部。

(3)幽门梗阻:多由十二指肠溃疡或幽门管溃疡引起。溃疡急性发作时炎症水肿可引起暂时性梗阻,慢性溃疡愈合后形成瘢痕可致永久性梗阻。主要表现为上腹胀痛,餐后明显,频繁大量呕吐,呕吐物含酸性发酵宿食。严重呕吐可致脱水和低氯低钾性碱中毒,常继发营养不良和体重减轻。上腹部空腹振水音、胃蠕动波及插胃管抽液量超过 200 mL 是幽门梗阻的特征性表现。

(4)癌变:少数胃溃疡可发生癌变。对有长期胃溃疡病史、年龄在 45 岁以上、胃溃疡上腹痛的节律性消失、症状顽固且经严格内科治疗无效、粪便隐血试验持续阳性者,应考虑癌变,需进一步检查和定期随访。

(三)心理-社会状况

由于本病病程长、周期性发作和节律性腹痛,会使患者产生紧张、焦虑或抑郁等情绪,当并发出血、穿孔或癌变时,易产生恐惧心理。

(四)实验室及其他检查

1.胃镜及胃黏膜活组织检查

胃镜及胃黏膜活组织检查是确诊消化性溃疡首选的检查方法。胃镜检查可直接观察溃疡部位、病变大小和性质,还可在直视下取活组织做病理学检查及幽门螺杆菌检测。

2.X 线钡剂检查

龛影是溃疡的 X 线检查直接征象,对溃疡有确诊价值;激惹和变形等间接征象,提示可能有溃疡的发生。

3.幽门螺杆菌检测

幽门螺杆菌检测是消化性溃疡诊断的常规检查项目,因为有无幽门螺杆菌感染决定治疗方案的选择。

4.粪便隐血试验

隐血试验阳性提示溃疡活动期,胃溃疡患者如隐血试验持续阳性,提示癌变的可能。

二、护理诊断及医护合作性问题

(1)疼痛:腹痛与胃酸刺激溃疡面、引起化学性炎症或并发穿孔等有关。

(2)营养失调(低于机体需要量):与疼痛所致摄食减少或频繁呕吐有关。

(3)焦虑:与溃疡反复发作、迁延不愈或出现并发症使病情加重有关。

(4)潜在并发症:出血、穿孔、幽门梗阻、癌变。

(5)缺乏溃疡病防治知识。

三、治疗及护理措施

(一)治疗要点

本病的治疗目的是消除病因、控制症状、促进溃疡愈合、防止复发和防治并发症。

1.一般治疗

注意休息,劳逸结合,饮食规律,戒烟、酒,消除紧张、焦虑情绪,停用或慎用非甾体抗炎药等。

2.药物治疗

(1)降低胃酸药物:有碱性抗酸药和抑制胃酸分泌药两大类。

碱性抗酸药:如氢氧化铝、铝碳酸镁及其复方制剂等,能中和胃酸,缓解疼痛,因其疗效差,不良反应较多,现很少应用。

抑制胃酸分泌的药物:①H_2受体拮抗药:是目前临床使用最为广泛的抑制胃酸分泌、治疗消化性溃疡的药物。常用药物有西咪替丁、雷尼替丁和法莫替丁等,4～6周为1个疗程。②质子泵抑制药:是目前最强的抑制胃酸分泌药物,其解除溃疡疼痛,促进溃疡愈合的效果优于H_2受体拮抗药,且能抑制幽门螺杆菌的生长。常用药物有奥美拉唑、兰索拉唑和泮托拉唑等,疗程一般为6～8周。

(2)保护胃黏膜药物:常用硫糖铝、枸橼酸铋钾和米索前列醇。

(3)根除幽门螺杆菌药物:对于有幽门螺杆菌感染的消化性溃疡,无论初发或复发、活动或静止、有无并发症,均应予以根除幽门螺杆菌治疗。

3.手术治疗

对于大量出血经内科治疗无效、急性穿孔、瘢痕性幽门梗阻、胃溃疡疑有癌变、正规内科治疗无效的顽固性溃疡者可选择手术治疗。

(二)护理措施

1.病情观察

密切观察患者腹痛的规律和特点,与进食、服药的关系,呕吐物及粪便的颜色和性状;监测生命体征及腹部体征的变化。观察患者有无出血、穿孔、幽门梗阻和癌变征象,一旦发现及时通知医师,并配合做好各项护理工作。

2.生活护理

(1)适当休息:溃疡活动期且症状较重或有并发症者,应适当休息。

(2)饮食护理:基本要求同慢性胃炎。指导患者进餐定时定量、少食多餐、细嚼慢咽。选择营养丰富、易消化、低脂、适量蛋白质的食物,如脱脂牛奶、鸡蛋和鱼等;主食以面食为主,因其柔软、含碱且易消化,不习惯于面食则以软米饭或米粥代替;避免辛辣、油炸、过酸、过咸食物及浓茶、咖啡等刺激食物和饮料,以减少胃酸分泌。

3.药物治疗的护理

严格遵医嘱用药,注意观察药物的疗效及不良反应,并告知患者用药的注意事项。

(1)碱性抗酸药:应在饭后1小时和睡前服用,避免与奶制品、酸性食物及饮料同服。氢氧化铝凝胶能阻碍磷的吸收,引起磷缺乏症,长期大量服用还可引起严重便秘;服用镁制剂可引起腹泻。

(2)H_2受体拮抗药:应在餐中或餐后即刻服用,也可将一天的剂量在睡前顿服,若与抗酸药联用时,两药间隔1小时以上。静脉给药时要注意控制速度,避免低血压和心律失常的发生。长期大量应用西咪替丁可出现男性乳房肿胀、性欲减退、腹泻、眩晕、头痛、肌肉痉挛或肌痛、皮疹、脱发,偶见粒细胞减少、精神错乱等。

(3)质子泵抑制药:奥美拉唑可引起头晕,告知患者服药期间避免从事注意力高度集中的工作;兰索拉唑的主要不良反应有荨麻疹、皮疹、瘙痒、头痛、口干、肝功能异常等,不良反应严重时应及时停药;泮托拉唑的不良反应较少,偶有头痛和腹泻。

(4)保护胃黏膜药物:硫糖铝片应在餐前1小时服用,可有便秘、口干、皮疹、眩晕、嗜睡等不良反应;米索前列醇可引起子宫收缩,孕妇禁用。

（5）根除幽门螺杆菌药物:应在餐后服用抗生素,尽量减少对胃黏膜的刺激,服药要定时定量,以达到根除幽门螺杆菌的目的。

4.并发症的护理

（1）穿孔:急性穿孔时,禁食并胃肠减压,做好术前准备工作;慢性穿孔时,密切观察疼痛的性质,指导患者遵医嘱用药。

（2）幽门梗阻:观察患者呕吐物的性状,准确记录出入液量,重者禁食禁水、胃肠减压,及时纠正水、电解质、酸碱平衡紊乱。

（3）出血:出血患者按出血护理常规护理。

5.心理护理

正确评估患者及家属的心理反应,告知患者及家属,经过正规治疗和积极预防,溃疡是可以痊愈的,并说明不良情绪会诱发和加重病情,使患者树立信心,消除紧张、恐惧心理。指导患者心理放松,转移注意力,保持乐观的情绪。

6.健康指导

（1）疾病知识指导:向患者及家属介绍导致溃疡发生及加重的相关因素;指导患者生活规律,保持乐观的心态,保证充足的睡眠和休息,适当锻炼,提高机体抵抗力;建立合理的饮食习惯和结构,戒除烟酒,避免摄入刺激性食物。

（2）用药指导:指导患者严格遵医嘱正确服药,学会观察药物疗效和不良反应,不可自行停药和减量,以避免溃疡复发;忌用或慎用对胃黏膜有损害的药物,如阿司匹林、咖啡因、糖皮质激素等;若用药后腹痛节律改变或出现并发症应及时就医。

（周文秀）

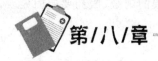

第八章

手足外科护理

第一节　腱鞘巨细胞瘤

一、概述

　　腱鞘巨细胞瘤是手部很常见的软组织良性肿瘤，该病由 Rodrigues 于 1941 年首次报道。由于肿瘤组织内有含铁血黄素和类脂质沉积，常呈黄褐色，故又称为黄色素瘤。在手部的发病率仅次于血管瘤，位于软组织肿瘤的第二位。本病病因尚不明确，有人认为创伤是本病发生的主要原因，是创伤所致慢性炎症的反应。也有人认为本病是来源于滑膜细胞或单核巨细胞的肿瘤。另外也有人认为，本病与新陈代谢不平衡所致的胆固醇代谢紊乱有关。

二、临床表现

　　腱鞘巨细胞瘤为手部常见的一种肿瘤。呈坚实性无痛性肿块，生长缓慢，通常直径<3 cm，发生于手指和手部，足趾部少见。青年人多见，女多于男，高发年龄为 31～40 岁。肿瘤形状和大小不一，一般为圆形或椭圆形。肿瘤表面光滑，质地较硬而有弹性，与表面皮肤无粘连，基底部与腱鞘固定，活动性小。多发生在手指掌侧，呈持续性生长，可经屈肌腱和指骨之间至手指对侧，呈"哑铃状"。肿瘤还可向背侧生长，使整个手指近节被肿瘤组织所包绕。有时沿腱鞘形成多发肿块，可呈"串珠状"，有时压迫侵蚀指骨，有时可长入关节囊内。早期多无自觉症状。进一步生长可产生疼痛，并有局部压痛。因生长位置关系，可妨碍手的功能。

三、病理

　　腱鞘巨细胞瘤属良性肿瘤，瘤体为圆形或椭圆形，外有包膜，呈黄色或红褐色。肿瘤主要由组织细胞样瘤细胞构成，呈卵圆形或逗号型，混有不同数量的多核巨细胞。部分细胞质中可见含铁血黄素颗粒及泡沫细胞（具有小细胞核及充满脂质球的空泡）。色素在肿瘤细胞内部呈细条纹状或片状均匀分布。

四、诊断

　　腱鞘巨细胞瘤的诊断主要依据其临床特点来考虑，最终的诊断，是手术时显露出肿瘤。表现为包绕肌腱生长的特有的黄褐色肿块,二是靠病理组织学检查诊断。

超声诊断:①手指或足趾触及肿物处超声扫查探及皮下边界清晰的低回声实性肿物,形态呈圆形或椭圆形或不规则形,包绕手指或足趾指(趾)骨,大部分内部回声均匀,少数肿块内部可见点团状强回声或者少许无回声区。后方回声多有不同程度增强。②彩色多普勒显示大多数肿块内部血流丰富,部分肿块内见点状血流信号或无明显血流信号;③脉冲多普勒可记录到低流速动脉血流频谱。

MRI诊断:MRI典型表现为边界清楚结节状、息肉状肿块邻近或包绕肌腱,T_1加权像上与骨骼肌肉信号相等或稍低,T_2加权像上呈上以低信号为主。

五、治疗

均应手术治疗。局部麻醉或臂丛神经阻滞麻醉下进行,术中均使用止血带。根据腱鞘巨细胞瘤的生长部位、瘤体大小、有无骨破坏选用不同的手术方法:①沿肿物表面作标准切口,逐层切开皮肤、皮下,显露肿瘤组织,向肿物远近端分离、游离肿瘤,肿瘤呈结节性生长,大小不等,黄白相间,包膜完整,界限清晰,肿瘤起自腱鞘表面,未突破腱鞘,连同腱鞘表面的组织整体切除。病变组织与其周围的重要血管神经束广泛粘连或为多发包块,为保护血管神经束,需要切开肿瘤包膜及组织,在肿瘤近端的正常血管神经组织向肿瘤方向分离。②鞘管内外若有累及者,需切开鞘管,保留滑车,切除肿瘤及卫星灶,并探查鞘管内有无远隔部的存在。③有骨质破坏,均采用咬骨钳清除受累骨质内肿瘤组织及骨膜组织。

六、规范化沟通

(1)明确诊断为腱鞘巨细胞瘤。

(2)了解患者的基本情况。如职业,生活习惯,工作性质等,向患者交代本病的发病原因。

(3)保守治疗。缺点为症状不缓解,继续生长可能妨碍手的功能。

(4)根据您目前的情况来看,您具有手术适应证,不适合保守治疗。因此,我们为您选择手术治疗。手术治疗的优点是切除肿瘤,去除病灶,改善症状。它的缺点是费用较高,需住院治疗,存在切口感染风险。肿物具有复发的风险。

(5)交代术前8小时禁食水,做好术前手术部位标记。

(6)向患者交代术后注意事项及康复训练方法。

七、护理与康复

(一)术前护理

1.病情观察

(1)全身情况:密切观察患者生命体征。

(2)局部情况:患侧手指的感觉、运动、肿物表面皮肤情况。

2.饮食一般患者给予普食,有其他合并症的给予相应治疗饮食,术前晚进食清淡易消化饮食。

3.术前准备

(1)完善术前常规检查及化验。

(2)皮肤准备:术前3天开始每天用肥皂水清洗患肢,修剪指甲。

(3)女性患者如在月经期应通知医师。

(4)术前禁食水时间:术前 8 小时禁食、4 小时禁水。

(5)术前宣教:入院后戒烟戒酒;术前晚保持良好睡眠。

4.心理护理

评估患者的心理状态及需求,向患者讲解疾病及手术相关知识,减轻患者焦虑紧张情绪,积极配合手术。

(二)术后护理

1.病情观察

(1)全身情况:密切观察患者生命体征,术后 4 小时未排尿者,及时查找原因并记录。

(2)局部情况患侧手指颜色、温度、肿胀程度以及手指的感觉、运动。

2.体位

患者卧床时,抬高患肢高于心脏,下床时用前臂吊带将患肢悬吊于胸前,掌心向上。

3.饮食

局麻者术后即可进食;臂丛麻醉者术后禁食水 2 小时后进食。

4.伤口

伤口加压包扎,观察伤口渗血情况,术后渗血量＞400 mL,或 1 小时＞100 mL 时,应监测生命体征并通知医师。

5.用药观察及指导

遵医嘱给予消炎、消肿、活血药物。

6.疼痛

做好疼痛健康教育;评估患者疼痛程度给予相应镇痛措施,并观察镇痛效果

7.心理沟通

巡视病房与患者及时沟通,鼓励开导患者,理解关心患者,让患者以积极的心态面对疾病,配合治疗早日康复。

8.康复锻炼

术后 48 小时指导患者进行患肢各关节的主动功能锻炼,每天 3～5 次,每次 15～20 组。

(三)家庭护理

1.复查

术后 4 周来医院复查。复查时携带原有的资料。如出现伤口红肿、疼痛、渗液情况请及时来医院复查。

2.饮食

普通饮食。

3.功能锻炼

继续功能锻炼,术后 12～14 天拆线。术后 4 周逐步恢复日常生活及工作。

(王　慧)

第二节　手部关节脱位

一、概述

(一)解剖学

手部关节包括桡腕关节、腕骨间关节、腕掌关节、掌骨间关节、掌指关节和指骨间关节等。

(二)病因

手部关节脱位多由于外伤引起。

(三)分类

手部关节脱位分类锻炼如下。

1.指间关节脱位

固定后即可练习患指的屈伸功能,尽管其活动受到固定的限制,但其伸屈肌腱不会因固定而与四周组织粘连。3周后解除固定,即可练习患指关节的活动,如活动进度较慢、肿胀不消时,可配合药物、理疗等治疗。

2.掌指关节脱位

固定2周后解除固定,逐渐锻炼掌指关节伸屈功能,若无并发骨折,功能较易恢复。对伤势较重、功能恢复较慢者,应结合药物、理疗等治疗。

3.腕关节脱位

固定期间应不断练习伸指握拳动作,3周后解除固定,立即开始做腕关节的屈伸活动,活动范围由小到大,循序渐进。

4.舟、月骨及腕掌关节脱位

在固定期间应经常练习握拳屈腕动作,固定3周后解除固定,先练习屈腕功能和旋腕功能,1周后再练习伸腕功能。

(四)临床表现

局部肿胀、皮下淤血、压痛或有畸形,畸形处可触到移位的脱位端。

二、治疗

治疗可分为手法复位和切开复位。

三、康复

(一)康复评定

(1)肌力检查。

(2)关节活动度测量。

(3)日常生活活动能力评定。

(4)脱位处疼痛和肿胀程度:脱位处为运动后疼痛还是静止状态时疼痛。

(5)是否伴有神经和血管损伤。

(6)肺功能及呼吸运动检查:看患者呼吸频率、节律、有无呼吸困难;胸腹部的活动度;胸廓的扩张度;还可查肺容量、肺通气功能、小气道通气功能、气体代谢测定等。

(7)局部肌肉是否有萎缩:受伤早期肌肉萎缩不明显,后期可能会出现失用性肌萎缩,关节周围软组织挛缩等。

(8)骨质疏松情况:老年人常伴有骨质疏松,X线片或骨密度检测可确诊。

(9)是否伴有心理障碍。

(二)康复计划

(1)预防或消除肿胀。

(2)加强肌力训练,防止失用性肌萎缩,关节周围软组织挛缩等。

(3)保持肘、腕、指各关节活动度,扩大手部关节的活动范围。

(4)改善局部血液循环,促进血肿吸收和炎性渗出物吸收。

(5)若伴有神经损伤,给予神经康复治疗(如肌皮电神经刺激、中频治疗等)。

(6)促进脱位愈合,防止骨质疏松。

(三)康复治疗

1.第一阶段(伤后或术后1~2周)

伤后或术后48小时内局部用冷敷,主要进行伸指、分指、腕、肘各关节的运动。

2.第二阶段(伤后或术后2周后)

去除外固定后,加强手部关节功能锻炼并逐渐负重行走。

(四)康复评价

优:脱位正常愈合,达到或接近解剖复位,无局部畸形,X线片示对位良好,手部关节活动功能正常。

良:脱位正常愈合,术后脱位略有移位,对线良好,手部关节活动功能正常。

差:脱位明显畸形愈合,或有骨不连和再次脱位,手部关节活动功能受限。

四、护理

(一)护理评估

1.一般情况评估

评估患者血压、体温、心率、血糖等情况。

2.风险因素评估

患者的日常生活活动能力评估,Braden评估,患者跌倒、坠床风险评估。

3.评估患者心理反应

评估患者有无焦虑、抑郁等心理。

4.评估患者有无外伤史

青壮年和儿童是否有撞伤、跌倒及手部着地史,新生儿是否有难产、手部牵拉史,从而估计伤情。

5.评估患者有无骨折专有的体征

(1)症状:局部肿胀、疼痛、畸形。

(2)体征:异常活动、骨擦感或骨擦音。

6.评估患者有无损伤

评估患者软组织和上肢神经功能有无损伤。

7.评估 X 线片及 CT 检查结果

评估检查结果以明确脱位的部位、类型和移动情况。

8.评估既往健康状况

评估患者是否存在影响活动和康复的慢性疾病。

9.评估患者生活能力和心理状况

评估患者生活自理能力和心理社会状况。

(二)护理诊断

1.疼痛

其与创伤有关。

2.焦虑

其与疼痛、疾病预后因素有关。

3.知识缺乏

缺乏脱位后预防并发症和康复锻炼的相关知识。

4.肢体肿胀

其与脱位有关。

5.潜在并发症

有周围血管神经功能障碍的危险。

(三)护理措施

1.术前护理及非手术治疗

(1)心理护理:讲解疾病相关知识,增强患者信心。剧烈疼痛会导致患者情绪危机,使其产生焦虑、紧张、烦躁等心理变化。护理人员要经常巡视病房,多与患者交谈,帮助患者正确面对现实,尽快进入患者角色。耐心细致的讲解手术过程及术前、术中、术后注意事项。讲解手术后相关功能锻炼,增强患者战胜疾病的信心,建立信任感和安全感,以最佳心态接受治疗。

(2)饮食护理:术前加强饮食营养,宜选择高蛋白、高维生素、高钙、高铁、粗纤维及果胶成分丰富的食物,如适当食鱼类、肉类及新鲜水果蔬菜。有消瘦、贫血等患者,可选择静脉输入营养物质,如 20%脂肪乳剂、复方氨基酸等。

(3)休息与体位:局部固定后,抬高患肢,减轻水肿,缓解疼痛。

(4)保持有效的固定。

(5)完善术前的各种化验和检查。

(6)功能锻炼:脱位固定后立即指导患者进行上臂肌的早期舒缩活动。

2.术后护理

(1)休息与体位:抬高患肢,促进血液回流。

(2)术后观察:①与麻醉医师交接班,予以心电监护、吸氧,监测 T、P、R、BP、SpO_2 变化,每小时记录 1 次。②查看伤口敷料包扎情况,观察有无渗血、渗液。③注意伤口负压引流管是否通畅,防止扭曲、折叠、脱落,记录引流液的量、性质。④密切观察肢体远端动脉搏动及手指的血供感觉、活动、肤色、皮温,注意有无压迫神经和血管的现象,如出现皮肤发冷、发紫、静脉回流差、感觉麻木的症状,立即报告医师查找原因及时对症处理。

(3)症状护理:①向患者解释手术后疼痛的规律,指导缓解疼痛的方法,如听音乐、看报纸与家属聊天等分散对疼痛的注意力。②按摩伤口周围,缓解肌紧张。③正确评估患者疼痛的程度,对疼痛明显者可适当给予止痛剂。④采用止痛泵止痛法,利用止痛泵缓慢从静脉内给药,减轻疼痛。

(4)一般护理:协助洗漱、进食,并鼓励患者做些力所能及的自理活动。

(5)饮食护理:早期以清淡饮食为主,如小米、大米、黑米等粥类饮食。待胃肠功能恢复正常后,可进食高蛋白、高热量、高维生素的饮食,以维持正氮平衡,蛋白质在热量的总量中占20%~30%,才能达到营养效果。增加蛋白质摄入,有利于白细胞计数和抗体的增加,加速创面愈合,减少瘢痕形成。除此之外,因为糖类能参加蛋白质内源性代谢,能防止蛋白质转化为糖类。所以,在补充蛋白质的同时应补给足够的糖类。还要鼓励吃新鲜蔬菜、水果,多饮水,保持大便通畅。

(6)功能锻炼:损伤反应开始消退,肿胀和疼痛开始消退,即可开始功能锻炼,如握拳、伸指、分指、屈伸、腕环绕、肘屈曲、前臂旋前旋后等主动练习,并逐渐增加幅度。

3.出院指导

(1)心理指导:讲述疾病相关知识及介绍成功病例,帮助患者树立战胜病魔的信心。

(2)用药:出院带药时,应将药物的名称、剂量、用法、注意事项告诉患者,按时用药。

(3)饮食:鼓励患者多食高蛋白、高热量、高维生素、含钙丰富、刺激性小的易消化食物,多食蔬菜、水果,避免辛辣刺激食物,预防便秘。

(4)复查时间及指征:定期到医院复查,术后1个月、3个月、6个月需行X线片复查,了解骨折愈合情况。手法复位外固定者如出现脱位处疼痛加剧、患肢麻木、手指颜色改变,温度低于或高于正常等情况需随时复查。

(四)护理评价

(1)疼痛能耐受。

(2)心理状态良好,配合治疗。

(3)肢体肿胀减轻。

(4)切口无感染。

(5)无周围神经损伤,无并发症发生。

(6)X线片显示:脱位端对位、对线佳。

(7)患者及家属掌握功能锻炼知识,并按计划进行,手部关节无僵直。

（王　慧）

第三节　腕舟骨骨折

一、概述

腕舟骨骨折是上肢常见的骨折,占腕骨骨折的60%~70%,其发生率仅次于桡骨远端骨折;占全身所有骨折的2%~7%。病因多为低能量损伤,如运动性损伤(59%)、腕关节背伸位摔伤(35%),其余为高能量损伤。

二、临床表现

急性期主要表现为腕部肿胀、活动受限、鼻烟窝压痛及拇指轴向应力诱发疼痛。在恢复期，患者表现为腕关节活动度降低、无力，不能做俯卧撑运动及腕桡侧疼痛。

三、诊断

(一)临床表现
疼痛，功能受限，肿胀等。

(二)X线检查
应包括腕关节后前位、侧位及舟状骨位X线。高达25%的舟骨骨折在首次X线检查不能被发现，对临床上所有怀疑舟骨骨折的患者均应行短臂石膏制动，直到症状缓解。在10～12天后再去除石膏行X线检查。

(三)MRI检查
MRI对急性及隐性舟骨骨折是最为可靠的检查方式，往往在伤后24小时便有诊断意义。

(四)CT扫描
了解舟骨骨折形态及稳定情况来帮助指导治疗时行CT检查。舟骨骨折的愈合不能仅靠3个月时标准X线片。CT提供了更清晰的影像及更多骨折愈合的相关信息。

四、分型

舟骨骨折的分型往往依据骨折线走行、部位及稳定性。

(一)Russe分型
水平型、横型、垂直型。

(二)Herbert分型
A型:稳定急性骨折。A1:结节部骨折,A2:经腰部不完全骨折。B型:不稳定急性骨折。B1:远侧斜行骨折,B2:腰部完全骨折,B3:近极骨折,B4:经舟骨月骨周围脱位。C型:延迟愈合。D型:骨折不愈合。D1:纤维性不愈合,D2:假关节形成。

五、治疗

(一)急性舟骨骨折非手术治疗
具体参考表8-1。

表 8-1　急性舟骨骨折非手术治疗方法

骨折类型	治疗方法
稳定骨折,无移位结节骨折	短臂石膏制动6～8周
远1/3,不全骨折	短臂石膏制动6～8周
腰部骨折	长臂拇指人字石膏制动6周,短臂石膏制动6周

(二)急性舟骨骨折手术治疗
具体参考表8-2。

表 8-2　急性舟骨骨折手术治疗方法

骨折类型	治疗方法
近端骨折	无移位的可经皮或者切开内固定
不稳定骨折移位＞1 mm,侧位舟骨内角＞30°骨缺损或者粉碎,月骨周围脱位,背侧嵌入体不稳定	背侧经皮或者切开螺钉固定

(三)舟骨骨折不愈合手术治疗

具体参考表 8-3。

表 8-3　舟骨骨折不愈合手术治疗方法

骨折类型	治疗方法
延迟愈合	经皮或者切开以无头加压螺钉固定
纤维性不愈合,腰部	切开复位及骨移植 对于舟骨近端采用背侧入路
硬化性不愈合,腰部	对于腰部行掌侧入路
腰部不愈合,脱位畸形	掌侧入路并行带皮质及松质楔形骨移植
近端不愈合,无缺血坏死	背侧入路 经皮或者切开植骨并以无头螺钉固定 以微型无头螺钉稳定腕中关节,以无头螺钉将舟骨近端像三明治一样固定于舟骨腰部与月骨之间
血运性不愈合,腰部及近端	带血运的骨移植:自掌侧及背侧入路

六、规范化沟通

(1)明确诊断为"腕舟骨骨折"。

(2)了解患者的基本情况 如职业,生活习惯,工作性质等,向患者交代本病的发病原因。

(3)保守治疗 优点为花费较少,缺点为石膏固定时间较长,发生关节僵直可能性较大,可能症状不缓解。

(4)根据您目前的情况来看,您具有手术适应证,不适合保守治疗。因此,我们为您选择手术治疗。手术治疗的优点是可早期进行康复活动。它的缺点是费用较高,需住院治疗,存在切口感染风险。

(5)交代术前 8 小时禁食水,做好术前手术部位标记。

(6)向患者交代术后注意事项及康复训练方法。

七、护理与康复

(一)术前护理

1.病情观察

(1)全身情况:密切观察患者生命体征。

(2)局部情况:观察患侧腕关节肿胀程度及手指感觉、运动情况。

2.饮食

一般患者给予普食,有其他合并症的给予相应治疗饮食,术前晚进食清淡易消化饮食。

3.术前准备

(1)完善术前常规检查及化验。

(2)皮肤准备:术前3天开始每天用肥皂水清洗患肢,修剪指甲。

(3)女性患者如在月经期应通知医师。

(4)术前禁食水时间:术前8小时禁食、4小时禁水。

(5)术前宣教:入院后戒烟戒酒;术前晚保持良好睡眠。

4.心理护理

评估患者的心理状态及需求,向患者讲解疾病及手术相关知识,减轻患者焦虑紧张情绪,积极配合手术。

(二)术后护理

1.病情观察

(1)全身情况:密切观察患者生命体征,术后4小时未排尿者,及时查找原因并记录。

(2)局部情况:患侧手指颜色、温度、肿胀程度及手指的感觉、运动。

2.体位

患者卧床时,抬高患肢高于心脏,下床时用前臂吊带将患肢悬吊于胸前,掌心向上。

3.饮食

局麻者术后即可进食;臂丛麻醉者术后禁食水2小时后进食。

4.伤口

加压包扎,观察伤口渗血情况,术后渗血量>400 mL,或1小时>100 mL时,应监测生命体征并通知医师。

5.用药观察及指导

遵医嘱给予消炎、消肿、活血药物。

6.疼痛

做好疼痛健康教育;评估患者疼痛程度给予相应镇痛措施,并观察镇痛效果。

7.心理状况

巡视病房与患者及时沟通,鼓励开导患者,理解关心患者,让患者以积极的心态面对疾病,配合治疗早日康复。

8.康复锻炼

术后石膏固定,术后24~48小时开始行手指屈伸收展等功能训练,术后6~8周可根据拍X线片情况去除石膏固定,开始进行腕关节屈伸功能训练。

(三)家庭护理

1.复查

术后6~8周来医院复查。复查时携带原始资料。如出现伤口红肿、疼痛、渗液情况请及时来医院复查。

2.饮食

普通饮食。

3.功能锻炼

术后12~14天拆线,术后6~8周可根据X线片情况去除石膏固定,开始腕关节轻度屈曲背伸训练。

（王 慧）

第四节　胸廓出口综合征

一、概述

胸廓出口综合征是指锁骨下动、静脉和臂丛神经在胸廓出口处和胸小肌、肩胛喙突附着处受压迫而产生的一系列症状。病因较多,主要表现为异常的颈肋将臂丛神经、血管顶起卡压;前斜角肌痉挛肥大压迫神经血管;锁骨骨折畸形愈合、骨痂形成,压迫臂丛神经;胸腔出口处肿物如脂肪瘤、血管瘤等压迫。

二、临床表现

主要表现为臂丛神经下干受压的表现,常见于中年妇女,男女之比约为 1：3,20～40 岁占 80% 以上。持续性的上肢麻木、乏力、酸痛。上肢活动后症状可能出现缓解。刺激病变部位后症状加重。病史长者可有大小鱼际肌肉萎缩,一般以尺神经支配肌为著。

三、诊断

(一)症状
持续性的上肢麻木、乏力、酸痛。

(二)斜角肌挤压试验
患者坐位,双手置于双膝,头转向患侧,抬高颏部并使颈部尽量向上伸展,然后深吸气,屏气,如出现桡动脉搏动消失或减弱,上肢麻木加重,则为阳性。

(三)锁骨上叩击试验
患者头偏向患侧,叩击患侧颈部出现向远端放射为阳性。

(四)挺胸试验
检查者一手摸患者桡动脉,同时嘱患者双肩下垂向后伸展,过度挺胸,此时若桡动脉减弱或消失,伴手指麻木,即为阳性。

(五)上肢外展、外旋试验
双上肢外展 90°并外旋,患者双手做连续快速屈伸动作,患侧上肢从远端向近端出现疼痛、无力,手臂自动下落,而健侧则持续 1 分钟以上不出现症状。

(六)锁骨上压迫试验
距锁骨上缘 2～3 cm 压迫锁骨上,桡动脉搏动为阳性。

(七)X 线检查
可发现有无异常的颈肋存在,或者颈椎横突过长。

(八)肌电图检查
明确神经卡压情况。早期有 F 波延长,晚期以尺神经运动传导速度在锁骨部减慢。

四、治疗

(一)保守治疗

适用于病变早期,无明显感觉及运动障碍、无明显骨性异常及血管压迫体征者。主要方法包括通过休息和适当体位来治疗。患者避免重体力劳动,颈部压痛点局封,营养神经药物治疗等。

(二)手术治疗

前斜角肌挛缩者可将挛缩的斜角肌或纤维束切断;锁骨骨折畸形愈合者,可切除一段畸形愈合的锁骨,减轻对臂丛神经及血管的压迫;有颈肋者,先行切除连接颈肋与第一肋骨的纤维束带,必要时可进一步切除颈肋。

五、规范化沟通

(1)明确诊断为胸廓出口综合征。

(2)了解患者的基本情况。如职业,生活习惯,工作性质等,向患者交代本病的发病原因。

(3)保守治疗,缺点为症状不缓解。

(4)根据您目前的情况来看,您具有手术适应证,不适合保守治疗。因此,我们为您选择手术治疗。手术治疗的优点是解除对神经、血管的压迫,根治疾病。它的缺点是费用较高,需住院治疗,存在切口感染风险。

(5)交代术前 8 小时禁食水,做好术前手术部位标记。

(6)向患者交代术后注意事项及康复训练方法。

六、护理与康复

(一)术前护理

1.病情观察

(1)全身情况:密切观察患者生命体征。

(2)局部情况:患侧手指的感觉、运动等情况。

2.饮食

一般患者给予普食,有其他合并症的给予相应治疗饮食,术前晚进食清淡易消化饮食。

3.术前准备

(1)完善术前常规检查及化验。

(2)皮肤准备:术前 3 天开始每天用肥皂水清洗患肢,修剪指甲。

(3)女性患者如在月经期应通知医师。

(4)术前禁食水时间:术前 8 小时禁食、4 小时禁水。

(5)术前宣教:入院后戒烟戒酒;术前晚保持良好睡眠。

4.心理护理

评估患者的心理状态及需求,向患者讲解疾病及手术相关知识,减轻患者焦虑紧张情绪,积极配合手术。

(二)术后护理

1.病情观察

(1)全身情况:密切观察患者生命体征,术后 4 小时未排尿者,及时查找原因并记录。

(2)局部情况:患侧手指颜色、温度、肿胀程度以及手指的感觉、运动情况。

2.体位

全麻术后去枕平卧头偏向一侧,意识清醒后头下垫枕头或抬高床头,抬高患肢高于心脏水平。

3.饮食

全麻完全清醒后可饮少量的温开水,如无呛咳、恶心、呕吐、腹胀再给予流质饮食,逐渐过渡到半流质或普食,多食含维生素 B 的食物,如玉米、小米、燕麦、豆类等食物,有助于营养神经,促进恢复。

4.伤口

伤口加压包扎,观察伤口渗血情况,术后渗血量>400 mL,或 1 小时>100 mL 时,应监测生命体征并通知医师。

5.用药观察及指导

遵医嘱给予营养神经药物治疗。

6.疼痛

做好疼痛健康教育;评估患者疼痛程度给予相应镇痛措施,并观察镇痛效果。

7.心理状况

巡视病房与患者及时沟通,神经功能恢复较慢,鼓励开导患者,理解关心患者,让患者以积极的心态面对疾病,配合治疗早日康复。

8.康复锻炼

术后 48 小时如患者伤口局部无出血、肿胀或疼痛可开始有限的肩肘腕关节活动。

(三)家庭护理

1.复查

术后 4 周来医院复查。复查时携带原始资料。如出现伤口红肿、疼痛、渗液等情况请及时来医院复查。

2.饮食

普通饮食。可进食富含维生素 B 的食物,如玉米、小米、燕麦、豆类等食物,有助于营养神经,促进恢复。

3.功能锻炼

继续功能锻炼,术后 12～14 天拆线。术后 4 周逐步恢复日常生活及工作。

4.用药观察及指导

遵医嘱服用营养神经药物。

(王　慧)

第五节　跟腱断裂

一、概述

跟腱是足踝后部人体最强大的肌腱,能承受很大的张力,除个别疾病和特殊的动作外,在日常生活中很难发生断裂。跟腱的功能是负责踝关节的跖屈,对于行走等日常生活得动作的完成起重要的作用。在四季分明的区域跟腱断裂好发于开春及初秋。跟腱断裂通常高发于年龄在30~50岁的男性患者。除直接暴力导致的跟腱断裂外,间接暴力导致跟腱断裂的机制是当踝关节处在过伸位小腿三头肌突然发力引起。当踝关节在背伸20°~30°发力跖屈时跟骨结节到踝的轴心半径大,跟腱处于极度紧张状态,此时突然用力踏跳,已紧张的跟腱需要承担超过自身重力几倍的力,跟腱发生断裂。引起跟腱断裂的其他高危因素还包括激素的使用,喹诺酮类抗生素的使用;痛风、甲状腺功能亢进、肾功能不全、动脉硬化;既往的跟腱损伤或病变;感染、系统性炎性疾病;高血压及肥胖等原因。

二、诊断

(一)症状

患者常诉有足跟后方有棒击感,随即出现提踵无力,无法完成蹬地、跳跃等动作。表现为行走困难及推进无力并伴有跛行。跟腱处出现凹陷。接下来的几小时或几天内软组织逐渐肿胀。

(二)体征

提踵受限、跟腱后方凹陷且伴有肿胀或皮下出血点。后跟部疼痛,于小腿远端跟腱处可扪及凹陷,踝关节后方出现沿足跟的瘀斑。

(1)Thompson试验。判断腓肠肌-比目鱼肌复合体的连续性。令患者俯卧双足置于床沿外,手捏小腿三头肌肌腹,正常侧踝于捏肌肉时立即跖屈,跟腱完全断裂时捏肌肉时踝关节不动。

(2)踝跖屈力量减弱。

(3)触诊皮下存在空隙。

(4)轻微用力可使踝关节背屈被动活动增加。

(三)辅助检查

1.超声检查

最有效便捷的检查方法是超声检查,可明确跟腱是否断裂,断裂的位置。

2.MRI检查

进一步检查判断跟腱变性的程度。

3.X线检查

用于判断是否伴有跟腱附着部位的急性撕脱骨折。

三、治疗

(一)非手术治疗

1.适应证

以下情况可考虑保守治疗,应用石膏或者功能性支具。

(1)糖尿病。

(2)神经性病变和免疫缺陷状态。

(3)65岁以上。

(4)久坐的生活方式。

(5)肥胖(体质指数>30)。

(6)外周血管疾病、局部或系统皮肤病。

2.方法

可应用屈膝跖屈位石膏,膝关节屈曲60°,踝关节跖屈。可促使两跟腱断端相互靠近来促进跟腱断端愈合,固定时间一般为6～8周。最初采用过膝关节的长腿支具,将膝关节限制于屈曲状态,而踝关节限制于跖屈状态,以最大程度降低跟腱张力。4周后将膝关节以上部分石膏锯断,更换为短腿石膏。与手术治疗相比,非手术治疗后跟腱再断裂率较高(1.7％～10.0％),但无切口愈合不良、切口感染及神经损伤的风险。

(二)手术治疗

1.适应证

对功能要求较高的人群,除无条件进行手术或局部皮肤有感染不宜手术的情况下,可采取非手术疗法,其他时候以手术治疗为佳。

2.手术方式

腰麻或全麻。

(1)开放缝合:陈旧跟腱断裂;MRI 显示跟腱缺损＞4 cm;跟腱止点撕脱。

(2)有限切开:2 cm＜MRI 显示跟腱缺损＜4 cm。

(3)经皮缝合:MRI 显示跟腱缺损＜2 cm。

(4)术中根据情况应用:跟腱缺损＞4 cm,应用同种异体移植物、自体移植物、异体移植物、合成组织移植物或生物材料;跟腱止点断裂需要应用铆钉进行止点重建。

3.术前检查

(1)心电图、足侧位 X 线片、双下肢深静脉彩超、跟腱 B 超、跟腱 MRI 检查。

(2)血常规、尿常规、凝血分析、术前八项、生化全项。

(3)根据患者情况请相关科室会诊。

(4)术前准备:①术前禁食 8 小时,禁水 4 小时。②术区备皮,画手术标识。③完善术前各项相关检查,无明显手术禁忌证。④根据患者是否应用内置物术前静脉滴注抗生素(成人患者应用第一代头孢菌素-注射用五水头孢唑啉钠,如皮试阴性,0.9％氯化钠注射液 100 mL＋注射用五水头孢唑啉钠 2.0 g,术前 2 小时静脉滴注,如皮试阳性,0.9％氯化钠注射液 250 mL＋阿奇霉素注射液 0.5 g,术前 2 小时静脉滴注。儿童患者按照千克体重计算),预防感染。

四、护理与康复

(一)术前护理

1.病情观察

(1)全身情况:观察患者生命体征及意识。

(2)局部情况:患者常诉有足跟后方有棒击感,随即出现提踵无力,无法完成蹬地、跳跃等动作。表现为行走困难及推进无力并伴有跛行。跟腱处出现凹陷。接下来的几小时或几天内软组织逐渐肿胀。

2.体位

患肢肿胀明给予患肢抬高。

3.饮食

普食。如有合并症给予相应的治疗饮食。

4.用药观察及指导

评估患者用药史及药物过敏史,注意用药效果及不良反应。注意患者有无服用影响麻醉及手术药物:如阿司匹林、华法林、利血平、氯吡格雷等,及时通知医师。应用抗凝药物时应注意观察有无出血倾向。

5.术前准备

(1)完善术前常规检查及化验。

(2)皮肤准备:①检查术区皮肤状况,比如是否有破口及血痂;②术前3天每天用肥皂清洗患足,手术切口周围如有毛发,在术前30分钟剪除。

(3)女性患者如在月经期应通知医师。

(4)术前禁食水时间:术前8小时禁食,4小时禁水。

(5)术前宣教:入院后戒烟戒酒,术前晚保持良好睡眠。

(6)术前练习:练习床上大小便及助行器训练,如拐杖、轮椅使用。

(二)术后护理

1.病情观察

(1)观察患者生命体征及意识。

(2)观察患肢末梢血运。

(3)观察尿量:留置尿管者观察每小时尿量至术后6小时;无尿管者回房后评估膀胱充盈情况,4小时未排尿应及时查找原因并记录。

2.体位

(1)全麻术后未清醒者取平卧位,头偏向一侧;意识清醒后头下垫枕头。椎管内麻醉去枕平卧6小时,禁止抬头及头部剧烈及大范围的移动,6小时麻醉恢复后可头下垫枕头。

(2)抬高患肢,注意保持关节功能位。

3.饮食

全麻完全清醒和椎管内麻醉者6小时后可饮少量温开水,如无呛咳、恶心、呕吐、腹胀再给予流食,以后逐渐过渡到半流食、普食。

4.并发症预防及护理

卧床期间预防肺部感染、泌尿系统感染、下肢深静脉血栓、压疮、便秘等并发症,尤其注意深静脉血栓的预防。

5.伤口及引流管护理

观察切口有无渗血,渗血较多时及时报告。有引流管者,注意保持引流通畅,观察并记录引流液颜色、性质和量,如果引流液短时间内增多,每小时超过100 mL或总量超过400 mL,及时通知医师处理,并注意监测生命体征。

6.用药观察及指导

注意观察用药效果及不良反应。应用抗凝药物时注意观察有无出血倾向。

7.疼痛

根据患者手术方式,评估患者疼痛程度,提前给予相应镇痛措施,并观察镇痛效果。

8.心理护理

多与患者沟通交流,解除患者疑虑。

9.康复锻炼

术后麻醉未消退时,进行膝关节、髋关节被动活动。麻醉消退后,主动进行股四头肌及膝关节、髋关节的活动。

(1)术日麻醉恢复后,患肢踝关节制动,即可进行髋关节、膝关节活动,足趾跖屈、背伸活动,每次保持5秒钟,3次/日,10组/次。

(2)术后24小时,疼痛减轻后,应用拐杖辅助患足非负重行走,以不引起患肢肿胀为宜。

(3)术后2周内借助功能性支具进行保护性练习,包括限制性背伸活动。

(4)术后2~4周借助保护性支具非负重活动。

(5)术后6周去支具,下地部分负重,术后10~12周可完全负重。

(6)从事体育运动的患者,术后3~6个月恢复运动。

(三)家庭护理

1.复查

术后4周、8周、12周、6个月、1年到足外门诊复查。复查时携带所有的资料,包括既往就诊病历、X线片、CT等及相关化验结果。如出现伤口红肿、疼痛等情况及时来医院复查。

2.饮食

可进食富含高蛋白、高维生素、高钙、粗纤维的食物。如牛奶、瘦肉、鸡蛋、豆类、芹菜、竹笋、粗粮、新鲜蔬菜及水果等,以补充多种维生素A、维生素D、钙及蛋白质。

3.功能锻炼

(1)下地时间:术后24小时,疼痛减轻后,应用拐杖辅助患足非负重行走,以不引起患肢肿胀为宜。

(2)非负重活动:术后2~4周借助保护性支具非负重活动,术后6周去支具,下地部分负重,

(3)完全负重:术后10~12周可完全负重。

4.生活注意事项

现在注意锻炼的人越来越多,打羽毛球、篮球、跳跃等,伴随强烈的急停、变向,容易产生跟腱断裂。

(1)根据自身的体重、年龄、健康状况等自身条件选择合适的体育锻炼项目。如果体重较重,建议避免剧烈运动,多做些有氧运动,如游泳、慢跑、骑自行车等。

(2)体育运动前做好热身准备。

(3)体育锻炼遵循循序渐进。

五、规范化沟通

(1)明确诊断为跟腱断裂。

(2)既往常采用长腿石膏固定治疗,其优点为经济,减少手术带来的痛苦,无切口愈合不良、切口感染及神经损伤的风险,缺点为远期效果差,伤侧小腿肌肉萎缩,行走提踵无力,跟腱再次断裂的风险较高。

(3)根据患者情况选择治疗方式。①患者为糖尿病;神经性病变和免疫缺陷状态;65岁以上;久坐的生活方式;肥胖(体质指数>30);外周血管疾病、局部或系统皮肤病,选择保守治疗。保守治疗注意事项:功能锻炼、预防深静脉血栓形成。②对功能要求较高的人群,除无条件进行手术或局部皮肤有感染不宜手术的情况下,可采取非手术疗法,其他时候以手

术治疗为佳。术前根据 MRI 表现向患者交代初步手术方案,术中根据情况向患者交代手术方案。

(4)根据患者自身及经济状况,跟腱缺损>4 mm,应用同种异体移植物、自体移植物、异体移植物、合成组织移植物或生物材料;跟腱止点断裂需要应用铆钉进行止点重建。

(5)术前检查、检验准备充分,无明显手术禁忌证,腰麻或全麻下手术。

(6)术前注意事项 术前 8 小时禁食、4 小时禁水、备皮、画手术标识、术前应用抗生素等。

(7)术后注意事项。①术后需常规镇痛 48 小时。②尿管留置不超过 24 小时(特别是老年人)。③预防下肢深静脉血栓及抗骨质疏松治疗,术后早期行髋关节的屈伸运动,足趾的屈伸运动,防止血栓形成,药物预防:使用低分子肝素进行预防深静脉血栓。术后嘱患者多晒太阳,食用含钙量高食物,适当补充钙和维生素 D。④术后定期换药(如有引流条,24 小时将引流条去除,引流管 48 小时去除,2～3 天换药 1 次),术后根据伤口情况 14～21 天拆线。

(8)康复锻炼。术后 2 周内借助功能性支具非负重进行保护性练习,包括限制性背伸活动;术后 2～4 周借助保护性支具非负重活动;术后根据伤口情况可行物理治疗;术后 6 周去支具,下地部分负重,术后 10～12 周可完全负重;从事体育运动的患者,术后 3～6 个月恢复运动。

(王 慧)

第六节 跟腱滑囊炎

一、概述

跟骨后方有两个滑囊,一个位于皮肤与跟腱之间,称为跟腱后滑囊或皮下囊,一个位于跟腱与跟骨后上角之间,称为跟腱前滑囊、跟骨后滑囊或跟后囊,两个滑囊可分别患病或者同时发病。跟腱止点及周围软组织,位于跟骨与后侧鞋帮间。在两者间长期反复的挤压、摩擦形成滑囊炎。最多见于青年女性,但男性也可发生。由于足跟在整个步态周期中容易以内翻的位置活动,过度压迫跟骨外后侧面与鞋帮之间的软组织(形成跟部硬茧)。跟骨的这一面变得隆起,易于触及,常被误认为外生骨疣。

二、诊断

(一)症状

早期在足跟的后上方只见到一个小的轻度变硬有压痛的红斑,患者常在此处贴上胶布以减轻鞋的压迫。当发炎的滑囊增大时,在跟腱上就出现一个疼痛的红色肿块。根据患者所穿鞋型,有时肿胀扩展到跟腱的两侧。慢性病例的滑囊形成永久性纤维化。跟腱滑囊周围疼痛,少数有红热,穿鞋行走时症状加重。

(二)体征

检查局部皮色正常或潮红,温度略增高,触痛明显。休息时放松跟腱,疼痛减轻反复发作的慢性患者,有发生跟腱或滑囊钙化或骨化的可能。局部皮下有囊性包块,伴有压痛。

（三）辅助检查

1.跟骨侧位 X 线片

X 线检查早期无改变,晚期可有跟骨结节脱钙、囊样变,也可有骨质增生。要注意滑囊突有无增生,压迫跟腱。

2.跟腱 MRI

跟腱前后滑囊炎症性反应。

三、治疗

（一）非手术治疗

1.适应证

无症状者;早期疼痛者,减少活动。

2.用药

涂抹非甾体等抗炎止痛药,禁止进行激素封闭治疗,以免造成医源性跟腱断裂。

3.其他

适当制动休息,用足跟垫抬高足跟或穿软帮宽松鞋子,物理治疗（射频或微波治疗）。

（二）手术治疗

1.适应证

保守治疗 6 个月无效,临床症状严重者。

2.手术方式

局麻下根据情况选择是否进行跟腱止点重建。

（1）跟骨后上结节增生,跟腱无明显钙化或跟腱钙化无疼痛不影响穿鞋,行跟骨结节骨赘及滑囊切除术,可选择关节镜手术或开放手术。

（2）跟腱止点钙化严重伴有疼痛或跟腱钙化突出影响穿鞋,需要行跟骨结节骨赘及滑囊切除,并应用铆钉进行跟腱止点重建;跟骨后上结节增生严重可选择跟骨楔形截骨内固定。

3.术前检查

（1）心电图、跟骨侧位 X 线片、MRI、双下肢深静脉彩超跟腱。

（2）血常规、尿常规、凝血分析、术前八项、生化全项。

（3）根据患者情况请相关科室会诊。

4.术前准备

（1）术前 8 小时禁食、4 小时禁水。

（2）术区备皮,画手术标识。

（3）完善术前各项相关检查,无明显手术禁忌证。

（4）患者根据是否应用内固定术前静脉滴注抗生素（成人患者应用第一代头孢菌素-注射用五水头孢唑啉钠,如皮试阴性,0.9%氯化钠注射液 100 mL＋注射用五水头孢唑啉钠 2.0 g,术前 2 小时静脉滴注,如皮试阳性,0.9%氯化钠注射液 250 mL＋阿奇霉素注射液 0.5 g,术前 2 小时静脉滴注。儿童患者按照千克体重计算）,预防感染。

四、护理与康复

(一)术前护理

1.病情观察

(1)全身情况:观察患者生命体征及意识。

(2)局部情况:跟腱滑囊周围疼痛,少数有红热,穿鞋行走时症状加重。

2.体位

自由体位。

3.饮食

普食,如有合并症给予相应的治疗饮食。

4.用药观察及指导

评估患者用药史及药物过敏史,注意用药效果及不良反应。注意患者有无服用影响麻醉及手术药物:如阿司匹林、华法林、利血平、氯吡格雷等,及时通知医师。应用抗凝药物时应注意观察有无出血倾向。

5.术前准备

(1)完善术前常规检查及化验。

(2)皮肤准备:①检查术区皮肤状况:是否有破口及血痂;②术前3天每天用肥皂清洗患足,手术切口周围如有毛发,在术前30分钟剪除。

(3)女性患者如在月经期应通知医师。

(4)术前禁食水时间:术前8小时禁食、4小时禁水。

(5)术前宣教:入院后戒烟戒酒,术前晚保持良好睡眠。

(6)术前练习:练习床上大小便及助行器训练:拐杖、轮椅使用。

(二)术后护理

1.病情观察

(1)观察患者生命体征及意识。

(2)观察患肢末梢血运。

(3)观察尿量:留置尿管者观察每小时尿量至术后6小时;无尿管者回房后评估膀胱充盈情况,4小时未排尿应及时查找原因并记录。

2.体位

(1)全麻术后未清醒者取平卧位,头偏向一侧;意识清醒后头下垫枕头。椎管内麻醉去枕平卧6小时,禁止抬头及头部剧烈及大范围的移动,6小时麻醉恢复后可头下垫枕头。

(2)抬高患肢,注意保持关节功能位。

3.饮食

全麻完全清醒和椎管内麻醉者6小时后可饮少量温开水,如无呛咳、恶心、呕吐、腹胀再给予流食,以后逐渐过渡到半流食、普食。

4.并发症预防及护理

卧床期间预防肺部感染、泌尿系统感染、下肢深静脉血栓、压疮、便秘等并发症,尤其注意深静脉血栓的预防。

5.伤口及引流管护理

观察切口有无渗血,渗血较多时及时报告。有引流管者,注意保持引流通畅,观察并记录引流液颜色、性质和量,如果引流液短时间内增多,每小时超过 100 mL 或总量超过 400 mL,及时通知医师处理,并注意监测生命体征。

6.用药观察及指导

注意观察用药效果及不良反应。应用抗凝药物时注意观察有无出血倾向。

7.疼痛

根据患者手术方式,评估患者疼痛程度,提前给予相应镇痛措施,并观察镇痛效果。

8.心理护理

多与患者沟通交流,解除患者疑虑。

9.康复锻炼

术后麻醉未消退时,进行膝关节、髋关节被动活动。麻醉消退后,主动进行股四头肌及膝关节、髋关节的活动。

(1)没有进行止点重建患者,术后 1 周内,邻近关节(膝关节及足趾关节)进行屈伸运动,膝关节伸直抬高运动,防止肌肉萎缩,每天 10 次,每次 3 组,每组 3 分钟。

(2)没有进行止点重建患者,术后 1 周后可下地行走。

(3)如进行跟腱止点重建患者,术后 6 周内踝、足跖屈位石膏固定,邻近关节(膝关节及足趾关节)进行屈伸运动,膝关节伸直抬高运动,防止肌肉萎缩,每天 10 次,每次 3 组,每组 3 分钟。术后 6 周保护下部分负重下地行走,术后 8 周完全负重行走。

(三)家庭护理

1.复查

术后 4 周、8 周、12 周、6 个月、1 年到足外门诊复查。复查时携带原有的资料。如出现伤口红肿、疼痛等情况及时来医院复查。

2.饮食

可进食富含高蛋白、高维生素、高钙、粗纤维的食物。如牛奶、瘦肉、鸡蛋、豆类、芹菜、竹笋、粗粮、新鲜蔬菜及水果等。以补充多种维生素 A、维生素 D、钙及蛋白质。

3.功能锻炼

骨折愈合时间一般是术后 3 个月左右,在这期间应继续加强功能锻炼,防止关节僵硬、肌肉萎缩。在 X 线检查确认骨折愈合前不可患肢完全负重。

(1)床上活动:继续主动进行足趾跖屈,背伸,屈膝、屈髋活动。

(2)下床活动:下床时使用拐杖,注意保护,预防跌倒。①下地时间:术后 24 小时,疼痛减轻后,应用拐杖辅助患足非负重行走。②没有进行止点重建患者,术后 1 周后可下地行走。③如进行跟腱止点重建患者,术后 6 周内踝、足跖屈位石膏固定,邻近关节(膝关节及足趾关节)进行屈伸运动,膝关节伸直抬高运动,防止肌肉萎缩。④术后 6 周保护下部分负重下地行走,术后 8 周完全负重行走。

4.生活注意事项

滑囊炎都与直接压迫、摩擦有关,站立行走、运动量大是造成滑囊炎直接原因,而所穿鞋后帮的过硬、过紧、活动量过多是造成跟腱滑囊炎的直接原因。

(1)注意卫生:加强劳动保护,养成劳作后用温水洗脚的习惯。

（2）注意休息,饮食应多食新鲜蔬菜、水果、豆类,避免油炸、麻辣等食品。

（3）适当的活动:对足跟有度的活动,可促进血液循环,缓解疼痛。

五、规范化沟通

（1）明确诊断为跟腱滑囊炎。

（2）既往常采用局部封闭或小针刀治疗,其优点为经济,减少手术带来的痛苦,短期减轻疼痛效果明显,缺点为远期效果差,复发率高,跟腱断裂的风险较高。

（3）根据患者情况选择治疗方式。①患者无症状者;早期疼痛者,选择保守治疗,减少活动,应用非甾体抗炎药。保守治疗注意禁止应用局部封闭和小针刀治疗。②保守治疗无效,临床症状严重者,以手术治疗为佳。跟骨后上结节增生,跟腱无明显钙化或跟腱钙化无疼痛不影响穿鞋,行跟骨结节骨赘及滑囊切除术,可选择关节镜手术或开放手术;跟腱止点钙化严重伴有疼痛或跟腱钙化突出影响穿鞋,需要行跟骨结节骨赘及滑囊切除,并应用铆钉进行跟腱止点重建;跟骨后上结节增生严重可选择跟骨楔形截骨内固定术。

（4）根据患者自身及经济状况,选择应用铆钉进行止点重建。

（5）术前检查、检验准备充分,无明显手术禁忌证,腰麻或全麻下手术。

（6）术前注意事项　术前8小时禁食、4小时禁水、备皮、画手术标识、术前应用抗生素等。

（7）术后注意事项。①术后需常规镇痛48小时。②尿管留置不超过24小时(特别是老年人)。③预防下肢深静脉血栓及抗骨质疏松治疗,术后早期行髋关节的屈伸运动,足趾的屈伸运动,防止血栓形成,药物预防:使用低分子肝素进行预防深静脉血栓。术后嘱患者多晒太阳,食用含钙量高食物,适当补充钙和维生素D。④术后定期换药(如有引流条,24小时将引流条去除,引流管48小时去除,2~3天换药1次),术后根据伤口情况14~21天拆线。

（8）康复锻炼。术后2周内借助功能性支具进行保护性练习,包括限制性背伸活动;术后2~4周借助保护性支具非负重活动;术后根据伤口情况可行物理治疗;术后6周去支具,下地部分负重,术后10~12周可完全负重;从事体育运动的患者,术后3~6个月恢复运动。

（王　慧）

第七节　小趾滑囊炎

一、概述

第5跖骨头向外侧突出后和鞋面摩擦引起疼痛,并形成滑囊炎和疼痛性胼胝,称为小趾滑囊炎。由于过去裁缝常双腿交叉坐在地面上工作,小趾易于受到压迫而发生小趾滑囊炎,所以又称此畸形为缝匠趾。如果第4、第5跖骨间夹角增大>8°,并合并第1、第2跖骨间角>12°,称为扇形足。对患者的影响主要是疼痛,穿鞋困难,影响行走。由于跖骨头突出的部位不同,可在跖骨头外侧或跖侧形成胼胝体。同时还可以合并锤状趾。

根据X线片上的第5跖骨的形态,可以把小趾滑囊炎分为三型。1型,第5跖骨头外侧髁增大。2型,第2跖骨干向外弯曲,跖骨外翻角增大。3型,第4、5跖骨间角增大>8°。

二、诊断

(一)症状

走路多后或因鞋的摩擦压迫使足外侧疼痛,穿鞋困难,影响行走。

(二)体征

第5跖骨头向外侧突出,压痛,肿胀,检查足隆起部位压痛,有合并锤状趾畸形。

(三)辅助检查

足的正侧位 X 线片和足的负重正侧位 X 线片,第4、第5跖骨间角,第5跖骨干外翻角,小趾外翻角度异常等,观察第5跖趾关节有无退行性病变。

三、治疗

(一)非手术治疗

1.适应证

无症状者;早期疼痛者;减少活动。

2.用药

早期疼痛者,有滑囊炎时局部激素封闭或涂抹抗炎止痛药。

3.其他

可以应用分趾垫。

(二)手术治疗

1.适应证

保守治疗无效或临床症状严重者。

2.手术方式

局麻下行跖骨头外侧髁切除或跖骨远端、干截骨矫形内外固定术,合并锤状趾进行关节成形术。

3.术前检查

(1)心电图、足正侧位 X 线片、足负重正侧位 X 线片。

(2)血常规、尿常规、凝血分析、术前八项、生化全项。

(3)根据患者情况请相关科室会诊。

4.术前准备

(1)术前禁食水 6 小时以上。

(2)术区备皮,做手术标识。

(3)完善术前各项相关检查,无明显手术禁忌证。

(4)患者术前静脉滴注抗生素(成人患者应用第一代头孢菌素-注射用五水头孢唑啉钠,如皮试阴性,0.9%氯化钠注射液 100 mL+注射用五水头孢唑啉钠 2.0 g,术前 2 小时静脉滴注,如皮试阳性,0.9%氯化钠注射液 250 mL+阿奇霉素注射液 0.5 g,术前 2 小时静脉滴注。儿童患者按照千克体重计算),预防感染。

四、护理与康复

(一)术前护理

1.病情观察

(1)全身情况:观察患者生命体征及意识。

(2)局部情况:足第 5 跖骨头外侧突出,压痛,肿胀。

2.体位

自由体位。

3.饮食

普食,如有合并症给予相应的治疗饮食。

4.用药观察及指导

评估患者用药史及药物过敏史,注意用药效果及不良反应。注意患者有无服用影响麻醉及手术药物,如阿司匹林、华法林、利血平、氯吡格雷等,及时通知医师。应用抗凝药物时应注意观察有无出血倾向。

5.术前准备

(1)完善术前常规检查及化验。

(2)皮肤准备:①检查术区皮肤状况,比如是否有破口及血痂;是否有脚气病史;②术前 3 天每天用肥皂清洗患足,手术切口周围如有毛发,在术前 30 分钟剪除。

(3)女性患者如在月经期应通知医师。

(4)术前禁食水时间:术前 8 小时禁食、4 小时禁水。

(5)术前宣教:入院后戒烟戒酒,术前晚保持良好睡眠。

(6)术前练习:练习床上大小便及助行器训练:拐杖、轮椅使用。

(二)术后护理

1.病情观察

(1)观察患者生命体征及意识。

(2)观察患肢末梢血运。

(3)观察尿量:留置尿管者观察每小时尿量至术后 6 小时;无尿管者回房后评估膀胱充盈情况,4 小时未排尿应及时查找原因并记录。

2.体位

(1)全麻术后未清醒者取平卧位,头偏向一侧;意识清醒后头下垫枕头。椎管内麻醉去枕平卧 6 小时,禁止抬头及头部剧烈活动,6 小时麻醉恢复后可头下垫枕头。

(2)抬高患肢,注意保持关节功能位。

3.饮食

全麻完全清醒和椎管内麻醉者 6 小时后可饮少量温开水,如无呛咳、恶心、呕吐、腹胀再给予流食,以后逐渐过渡到半流食、普食。

4.并发症预防及护理

卧床期间预防肺部感染、泌尿系统感染、下肢深静脉血栓、压疮、便秘等并发症,尤其注意深静脉血栓的预防。

5.伤口及引流管护理

观察切口有无渗血,渗血较多时及时报告。有引流管者,注意保持引流通畅,观察并记录引流液颜色、性质和量,如果引流液短时间内增多,每小时超过 100 mL 或总量超过 400 mL,及时通知医师处理,并注意监测生命体征。

6.用药观察及指导

注意观察用药效果及不良反应。应用抗凝药物时注意观察有无出血倾向。

7.疼痛

根据患者手术方式,评估患者疼痛程度,提前给予相应镇痛措施,并观察镇痛效果。

8.心理护理

多与患者沟通交流,解除患者疑虑。

9.康复锻炼

术后麻醉未消退时,进行踝关节、膝关节、髋关节被动活动。麻醉消退后,主动进行股四头肌及踝关节、膝关节、髋关节的活动。

(1)术后即可进行膝、髋、踝、足关节活动。

(2)术后 24 小时,疼痛减轻后,应用拐杖辅助患足非负重行走。

(3)术后 6～8 周部分负重。

(4)术后 8 周完全负重。

(三)家庭护理

1.复查

术后 4 周、8 周、12 周、6 个月、1 年到足外门诊复查。复查时携带原有的资料。如出现伤口红肿、疼痛等情况及时来医院复查。

2.饮食

可进食富含高蛋白、高维生素、高钙、粗纤维的食物。如牛奶、瘦肉、鸡蛋、豆类、芹菜、竹笋、粗粮、新鲜蔬菜及水果等。以补充多种维生素 A、维生素 D、钙及蛋白质。

3.功能锻炼

骨折愈合时间一般是术后 3 个月左右,在这期间应继续加强功能锻炼,防止关节僵硬、肌肉萎缩。在 X 线检查确认骨折愈合前不可患肢完全负重。

(1)床上活动。继续主动进行踝关节跖屈、背伸、旋转运动;屈膝、屈髋活动。

(2)下床活动。下床时使用拐杖,注意保护,预防跌倒。①下地时间:术后 24 小时,疼痛减轻后,应用拐杖辅助患足非负重行走。②部分负重;术后 4 周复查,根据 X 线骨折愈合情况,拔出外固定克氏针,并在医师指导下进行跖趾关节跖屈、背伸功能锻炼,患足部分负重。③完全负重时间:术后 8 周,骨折完全愈合后患足可完全负重。

4.生活注意事项

长期穿鞋不当,比如经常穿过尖、过高、挤脚的鞋子,会导致足部畸形。因此,选择一双合适的鞋,做好骨骼养生保健,从脚做起。教您几个选鞋的小窍门。

(1)最好在下午选鞋。

(2)鞋跟最好控制在 3～4 cm 之间。

(3)选择较宽的鞋头。

(4)合适的鞋不需要磨合期。

五、规范化沟通

(1)明确诊断为小趾滑囊炎。

(2)既往常采用激素局部封闭治疗,其优点为经济,减少手术带来的痛苦,无切口愈合不良、切口感染及神经损伤的风险,缺点为远期效果差,复发率高。

(3)根据患者情况选择治疗方式。①患者无症状者;早期疼痛者,选择保守治疗,减少活动,应用激素局部封闭治疗。②保守治疗无效或临床症状严重者,以手术治疗为佳。局麻下行跖骨头外侧髁切除或跖骨远端、干截骨矫形内外固定术,合并锤状趾进行关节成形术。

(4)根据患者自身及经济状况,选择不同的内外固定物。

(5)术前检查、检验准备充分,无明显手术禁忌证局麻下手术。

(6)术前注意事项。术前 6 小时禁食水、备皮范围、做手术标识、术前应用抗生素等。

(7)术后注意事项。①术后需常规镇痛 48 小时。②术后定期换药(如有引流条,24 小时将引流条去除,2~3 天换药 1 次),术后 14 天拆线。

(8)康复锻炼。术后邻近关节(踝关节及足其他关节)进行屈伸运动,膝关节伸直抬高运动,防止肌肉萎缩,每天 10 次,每次 3 组,每组 3 分钟。术后 4~6 周拔出外固定克氏针,术后 6~8 周部分负重,术后 8 周完全负重。

(王　慧)

第八节　跖筋膜炎

一、概述

足底筋膜浅层部分,发达而坚韧,由纵行纤维组成,分为中间束、外侧束、内侧束。中间束最厚,起自跟骨内侧结节向前分为 5 束,分别止于各跖趾关节跖侧皮肤、屈肌腱和肌腱纤维鞘。足底筋膜可保护足底组织、提供足底某些内在肌肉的附着点、协助维持足弓。在节律性应力的反复牵引下如长跑、跳跃运动,以及越野、越障、队列,尤其是正步训练等部队训练及长期持续站立等使足底前部负重增加,致使跖部肌腹和肌腱表面的致密结缔组织因过度活动,牵拉,挤压而引起筋膜缺血,跖腱膜跟骨结节附着处发生慢性纤维组织炎症,以后形成骨刺,被包在跖腱膜的起点内,这种骨刺可引起拇展肌、趾短屈肌和跖腱膜内侧张力增加,或引起滑膜囊炎,出现足跟痛称为跖筋膜炎,又称跟痛症。

当跖筋膜承受了超过其生理限度的作用力时,这种反复长期的超负荷将诱发炎症,形成退变、纤维化,导致跖筋膜炎。久而久之,跖筋膜挛缩引起跟骨附着处持续性的牵拉损伤,韧带和筋膜的纤维也就不断地被撕裂,人体为加强此处的强度,就引起附着处钙盐沉积和骨化而形成骨刺。

二、诊断

(一)症状
典型症状是在晨起或长时间休息后开始站立行走时,逐渐出现跟底及足心的疼痛。

(二)体征
体检可有整个跖筋膜的压痛,以跟骨结节内侧处明显,足趾、踝关节在被动背伸时疼痛和压痛更明显。

(三)辅助检查
(1)X 线片:表现有跟骨骨质增生、跟骨骨刺。

（2）CT扫描：跟骨前下方内侧的核素摄取浓度高。

（3）MRI检查：足底筋膜成纺锤形增厚，信号增高，筋膜附着部跟骨见骨性突起或局灶性皮质缺损。

三、治疗

（一）非手术治疗

1.适应证

没有进行过任何治疗的疼痛患者。

2.用药

消炎止痛药的运用。但是此类药物胃肠道反应比较强烈，既往有消化疾病病史患者慎用。

3.热敷及理疗

如体外超声波治疗等，活血化瘀中草药外敷或足浴，促进局部血液循环，使慢性退化组织的血管再生。

4.支具应用

减少压迫，可穿厚棉袜及软底鞋、采用杯状鞋垫，必要时卧床休息及夹板或石膏外固定制动。疼痛严重时，可用夜间夹板或石膏托固定踝关节背伸5°～10°，以免使跖腱膜在夜间痉挛。纠正足部力线：如使用足垫，高弓足使用半硬适应性足垫，平足使用稍硬的支撑性足垫，能够减轻跖腱膜牵拉，使用跟骨垫可减轻足跟部的冲击力量，从而减轻疼痛。跟骨垫能减少或分散跟骨撞击的应力，缓冲和支撑跟下的纤维脂肪组织从而起到治疗跟痛症的效果。

5.肢体锻炼

跖腱膜、跟腱牵拉锻炼。由于跟腱挛缩是引起跖腱膜炎常见的原因，而跖腱膜牵拉有助于炎症的消退。每天反复的牵拉跟腱、跖腱膜是减轻跖腱膜炎患者疼痛的最有效的方法之一。减少足部受到撞击性冲击活动，肥胖者减轻体重。每天起床后行走前锻炼，4～5次，每次5～10组，1～2个月。患者坐位，屈膝，患侧足跟置于床面上，踝关节背伸，用手将5个足趾向背侧推压，维持30秒，反复5～10次；足跟抬起，臀部坐于足跟上，维持30秒，反复5次；患者坐位，患侧足跟抬起，跖趾关节尽量背伸，用手向下推挤小腿后部进一步增加跖筋膜牵拉力量，维持30秒，反复5次；患侧足前部抵于墙面，用力跖屈踝关节维持30秒，反复5次；比目鱼肌腱锻炼，患者面向墙面站立，患侧在后，缓慢弯曲膝关节至屈曲位置维持30秒，反复5次。

6.痛点封闭疗法

用泼尼松龙0.5～1.0 mL或氢化可的松0.5 mL局部注射，每周一次，1～3次为1个疗程；泼尼松龙0.5～1.0 mL加2%普鲁卡因1 mL，每周一次，1～3次为1个疗程；泼尼松龙0.5～1.0 mL加2%普鲁卡因0.5 mL，加透明质酸钠150U，每周封闭一次，1～3次为1个疗程。

（二）手术治疗

1.适应证

采用以上正规非手术治疗6个月以上，症状仍然长期存在，如果患者清楚症状仍然有可能不改善，而且愿意接受手术，可以考虑手术治疗。

2.手术方式

局麻C形臂透视下跖筋膜松解部分切断跟骨骨刺切除。

3.术前检查

(1)心电图、足正侧位 X 线片、足负重正侧位 X 线片、双侧跟骨轴位 X 线片、双下肢深静脉彩超。

(2)血常规、尿常规、凝血分析、术前八项、生化全项。

(3)根据患者情况请相关科室会诊。

4.术前准备

(1)术前 8 小时禁食,4 小时禁水。

(2)术区备皮,画手术标识。

(3)完善术前各项相关检查,无明显手术禁忌证。

四、规范化沟通

(1)明确诊断为跖筋膜炎。

(2)既往常采用非手术治疗,其优点为经济、减少手术带来的痛苦,无切口愈合不良、切口感染及神经损伤的风险,缺点为远期效果差,复发率高。

(3)根据患者情况选择治疗方式:①患者无症状者、早期疼痛未进行任何治疗者,选择保守治疗,减少活动,应用激素局部封闭等治疗。②保守治疗 6 个月以上无效或临床症状严重者,以手术治疗为佳。跖筋膜松解加跟骨骨刺切除。

(4)术前检查、检验准备充分,无明显手术禁忌证,局麻下手术。

(5)术前注意事项。术前 6 小时禁食水、备皮范围、做手术标识等。

(6)术后注意事项:①术后需常规镇痛 24 小时。②术后定期换药(有引流条,24 小时将引流条去除,2～3 天换药 1 次),术后 14 天拆线。③术后 2 周完全负重。

五、护理与康复

(一)术前护理

1.病情观察

(1)全身情况:观察患者生命体征及意识。

(2)局部情况:足跟内侧压痛,肿胀。

2.体位

自由体位。

3.饮食

普食,如有合并症给予相应的治疗饮食。

4.用药观察及指导

评估患者用药史及药物过敏史,注意用药效果及不良反应。注意患者有无服用影响麻醉及手术药物,如阿司匹林、华法林、利血平、氯吡格雷等,及时通知医师。应用抗凝药物时应注意观察有无出血倾向。

5.术前准备

(1)完善术前常规检查及化验。

(2)皮肤准备:①检查术区皮肤状况,如是否有破口及血痂;是否有脚气病史。②术前 3 天每天用肥皂清洗患足,手术切口周围如有毛发,在术前 30 分钟剪除。

（3）女性患者如在月经期应通知医师。

（4）术前禁食水时间：术前 8 小时禁食、4 小时禁水。

（5）术前宣教：入院后戒烟戒酒，术前晚保持良好睡眠。

（6）术前练习：练习床上大小便及助行器训练：拐杖、轮椅使用。

（二）术后护理

1.病情观察

（1）观察患者生命体征及意识。

（2）观察患肢外周血运。

（3）观察尿量：留置尿管者观察每小时尿量至术后 6 小时；无尿管者回房后评估膀胱充盈情况，4 小时未排尿应及时查找原因并记录。

2.体位

（1）全麻术后未清醒者取平卧位，头偏向一侧；意识清醒后头下垫枕头。椎管内麻醉去枕平卧 6 小时，禁止抬头及头部剧烈及大范围的移动，6 小时麻醉恢复后可头下垫枕头。

（2）抬高患肢，注意保持关节功能位。

3.饮食

全麻完全清醒和椎管内麻醉者 6 小时后可饮少量温开水，如无呛咳、恶心、呕吐、腹胀再给予流食，以后逐渐过渡到半流食、普食。

4.并发症预防及护理

卧床期间预防肺部感染、泌尿系统感染、下肢深静脉血栓、压疮、便秘等并发症，尤其注意深静脉血栓的预防。

5.伤口及引流管护理

观察切口有无渗血，渗血较多时及时报告。有引流管者，注意保持引流通畅，观察并记录引流液颜色、性质和量，如果引流液短时间内增多，每小时超过 100 mL 或总量超过 400 mL，及时通知医师处理，并注意监测生命体征。

6.用药观察及指导

注意观察用药效果及不良反应。应用抗凝药物时注意观察有无出血倾向。

7.疼痛

根据患者手术方式，评估患者疼痛程度，提前给予相应镇痛措施，并观察镇痛效果。

8.心理护理

多与患者沟通交流，解除患者疑虑。

9.康复锻炼

（1）术后麻醉未消退时，进行膝关节、髋关节被动活动。麻醉消退后，主动进行股四头肌及膝关节、髋关节的活动。

（2）术后足即可进行膝、髋、踝、足部关节活动。

（3）术后 24 小时，疼痛减轻后，应用拐杖辅助患足非负重行走。

（4）术后 2 周完全负重。

（5）术后足跖屈内翻位石膏固定 6 周，邻近关节（膝关节及足趾关节）进行屈伸运动，膝关节伸直抬高运动，防止肌肉萎缩。

（6）术后 6 周去石膏，术后 6～10 周部分负重，锻炼踝关节及足部其他关节的正常活动。

(7)术后10周完全负重,改穿用足弓垫垫半年。

(三)家庭护理

1.复查

术后4周、8周、12周、6个月、1年到足外门诊复查。复查时携带原有的资料。如出现伤口红肿、疼痛等情况及时来医院复查。

2.饮食

可进食富含高蛋白、高维生素、高钙、粗纤维的食物。如:牛奶、瘦肉、鸡蛋、豆类、芹菜、竹笋、粗粮、新鲜蔬菜及水果等。以补充维生素A、维生素D、钙及蛋白质。

3.功能锻炼

(1)下地时间:术后24小时,疼痛减轻后,应用拐杖辅助患足非负重行走。

(2)完全负重时间:术后2周完全负重。

4.生活注意事项

跖筋膜炎患者很多,早期的休息很重要,建议选择一双合适的鞋,垫专业的足弓支撑鞋垫来减轻跖筋膜的压力。另外锻炼是非常重要的手段之一,可以用一个球(网球就可以)踩在鞋底,按摩足底筋膜。

(王　慧)

第九节　踝部骨折

一、概述

(一)解剖学

踝部是小腿的胫骨与腓骨最下端与脚部结合的骨骼点,在生活中行走经常会扭到脚,轻则疼痛,重则拉伤韧带甚至骨膜受损。

(二)病因

踝骨一般不会出现骨折情况,多半是在扭到脚后出现骨裂。踝骨骨折是由于外伤或病理等原因使骨质部分或完全断裂的一种疾病。

(三)分类

1.内翻(内收)骨折

该型骨折可分Ⅲ度。

(1)Ⅰ度:单纯内踝骨折,骨折缘由胫骨下关节面斜上内上,接近垂直方向。

(2)Ⅱ度:暴力较大,内踝发生撞击骨折的同时,外踝发生撕脱骨折,称双踝骨折。

(3)Ⅲ度:暴力较大,在内外踝骨折同时距骨向后撞击胫骨后缘,发生后踝骨折(三踝骨折)。

2.外翻(外展)骨折

此型骨折按骨折程度可分为Ⅲ度。

(1)Ⅰ度:单纯内踝撕脱骨折,骨折线呈横行或短斜行,骨折面呈冠状,多不移位。

(2)Ⅱ度:暴力继续作用,距骨体向外踝撞击,发生外踝斜行骨折,即双踝骨折。如果内踝骨折的同时胫腓下韧带断裂,可以发生胫腓骨下端分离,此时距骨向外移位,可在腓骨下端联合韧带上方,形成扭转外力,造成腓骨下 1/3 或中 1/3 骨折,称为 Dupuytren 骨折。

(3)Ⅲ度:暴力过大,距骨撞击胫骨下关节面后缘,发生后踝骨折,即三踝骨折。

3.外旋骨折

外旋骨折发生在小腿不动足部强力外旋或足不动小腿强力内转时,距骨体的前外侧挤压外踝前内侧,造成腓骨下端斜行或螺旋形骨折,亦可分成Ⅲ度。

(1)Ⅰ度:骨折移位较少,如有移位,其远骨折端为向外、向后旋转。

(2)Ⅱ度:暴力较大,发生内侧副韧带断裂或发生内踝撕脱骨折,即双踝骨折。

(3)Ⅲ度:强大暴力,距骨向外侧移位,并向外旋转,撞击后踝,发生三踝骨折。

4.纵向挤压骨折

高处坠落,足跟垂直落地时,可致胫骨前缘骨折,伴踝关节向前脱位。如果暴力过大,可造成胫骨下关节面粉碎骨折。凡严重外伤,发生三踝骨折时,踝关节完全失去稳定性并发生显著脱位,称为 Pott 骨折。

(四)临床表现

踝骨骨折主要表现为脚踝局部肿胀、疼痛、青紫、功能障碍、畸形及骨擦音等。

二、治疗

踝关节面比髋、膝关节面积小,但其承受的体重却大于髋膝关节,而踝关节接近地面,作用于踝关节的承重应力无法得到缓冲,因此对踝关节骨折的治疗较其他部位要求更高,踝关节骨折解剖复位的重要性越来越被人们所认识,骨折后如果关节面稍有不平或关节间隙稍有增宽,均可发生创伤性关节炎。无论哪种类型骨折的治疗,均要求胫骨下端即踝关节与距骨体的鞍状关节面吻合一致,而且要求内、外踝恢复其正常生理斜度,以适应距骨后上窄、前下宽形态。

(一)无移位骨折

用石膏固定踝关节,背伸 90°中立位,1～2 周待肿胀消退石膏松动后,可更换 1 次,石膏固定时间一般为 6～8 周。

(二)有移位骨折

1.手法复位外固定

手法复位的原则是采取与受伤机制相反的方向,手法推压移位的骨块使之复位。如为外翻骨折则采取内翻的姿势,足部保持在 90°背伸位,同时用两手挤压两踝使之复位。骨折复位后,石膏固定 6～8 周。

2.手术复位内固定

踝关节骨折的治疗,应要求解剖复位,对手法复位不能达到治疗要求者,仍多主张手术治疗。

三、康复

(一)术后 0～2 周

根据损伤和手术特点,为使踝关节可以愈合牢固,有一些患者需要石膏托或支具固定 2～4 周。固定期间未经医师许可只能进行下述练习,盲目活动很可能造成损伤。

1.术后 1～3 天

(1)活动足趾:用力、缓慢、尽可能大范围地活动足趾,但绝对不可引起踝关节的活动。5 分钟/组,

1 组/小时。

(2)开始直抬腿练习:包括侧抬腿和后抬腿,避免肌肉过度萎缩无力。30 次/组,组间休息30 秒,每次 4~6 组/次,2~3 次/天。

练习时有可能因石膏过重无法完成。

2.术后 1 周

(1)膝关节的弯曲和伸直练习:因组织制动,可能影响膝关节活动,要重视。15~20 分钟/次,1 天1 次即可。

(2)大腿肌肉练习:抗阻伸膝、抗阻屈膝。练习大腿的绝对力量,选中等负荷(完成20 次动作即感疲劳的负重量),20 次/组,组间休息 60 秒,2~4 组/天。

(二)术后 2 周

如果患者踝关节没有石膏固定,即可以开始下述练习,如果佩戴石膏,要经医师检查,去石膏或支具后练习踝关节的活动,练习后继续佩戴石膏或支具。

1.主动活动踝关节

活动包括屈伸和内外翻。缓慢用力,最大限度。但必须无痛或略痛,防止过度牵拉造成不良后果。10~15 分钟/次,2 次/天,训练前热水泡脚 20~30 分钟以提高组织的延展性,利于练习。

2.开始被动踝关节屈伸练习

逐渐加力,时间同上。2~3 月内和好脚踝一致即可。

3.内外翻练习

必须在无痛或微痛的范围内,增加活动度和活动力度。因组织愈合尚未完全愈合,不可过度牵拉。时间同上。训练前热水泡脚 20~30 分钟以提高组织的延展性,利于练习。

(三)术后 4~8 周

根据 X 线片检查结果,由专业医师决定是否开始与下肢负重有关的练习。此期可以拆除石膏或支具固定。

1.开始踝关节及下肢负重练习

前跨步、后跨步、侧跨步,要求动作缓慢、有控制、上体不晃动。力量增加后,可双手提重物,增加负荷。20 次/组,组间休息 30 秒,2~4 组/次,2~3 次/天。

2.强化踝关节周围肌肉力量

抗阻勾脚、抗阻绷脚、抗阻内外翻。30 次/组,组间休息 30 秒,4~6 组,2~3 次/天。

(四)术后 8 周

1.强化踝关节和下肢的各项肌力

静蹲:2 分钟/次,休息 5 秒,共 10 分钟,2~3 次/天。提踵:训练量同上,从双腿过渡到单腿。抬脚向前向下练习:要求缓慢有控制,上体不晃动。20 次/组,组间休息 30 秒,2~3 次/天。

2.强化踝关节的活动度

保护下全蹲,双腿平均分配力量,尽可能使臀部接触足跟。3~5 分钟/次,1~2 次/天。

3.注意

此期骨折愈合尚在生长改建,故练习及训练要循序渐进,不可勉强或盲目冒进。且应强化肌力以保证踝关节在运动中的稳定,并应注意安全,绝对避免再次摔倒。

(五)术后 12 周

(1)3 个月后可以开始由慢走过渡到快走练习。

(2)6个月后开始恢复体力劳动和运动。

四、护理

(一)护理评估

1.一般情况评估

评估患者血压、体温、呼吸、心率等。

2.风险因素评估

患者的日常生活活动能力评估,Braden 评估和患者跌倒、坠床风险评估。

3.评估患者心理反应

评估患者面对踝部骨折的心理反应。

4.评估病情

(1)评估患者是否有外伤史。

(2)评估患者是否有骨折专有的体征。

(3)评估患者有无软组织损伤等。

5.X 线片及 CT 检查结果

评估检查以明确骨折的部位、类型和移动情况。

6.评估既往健康状况

评估患者是否存在影响活动和康复的慢性疾病。

7.评估生活自理能力和心理状况

评估患者生活自理能力,有无抑郁、孤独等心理。

(二)护理诊断

1.疼痛

疼痛与骨折有关。

2.恐惧

恐惧与担心疾病的预后有关

3.知识缺乏

与缺乏疾病相关的知识有关。

4.感染危险

有感染的危险与手术和长期卧床有关。

5.潜在并发症

关节僵硬、感染、畸形愈合、创伤性关节炎等。

(三)护理措施

1.术前护理

包括跟骨牵引、石膏护理。

2.术后护理

(1)休息与体位:抬高患肢,高于心脏水平 15～20 cm,促进血液循环,以利消肿,可持续数月,适当使用消肿药物。

(2)渗血情况:渗血较多,以及时更换敷料,保持干燥,防止伤口感染。若有活动性出血,以时通知医师进行处理。

(3)密切观察肢体远端搏动及感觉、活动,注意有无血管神经损伤。

3.出院指导

(1)将后期功能锻炼方法教给患者,指导其有计划地功能锻炼,循序渐进,以不疲劳为度,避免再次损伤。

(2)关节如有僵硬及疼痛,在锻炼的基础上继续配中药外洗,展筋酊按摩;继续服用接骨药物。定期到医院复查,根据骨折愈合情况,确定解除内外固定的时间。

(3)嘱患者进行高热量、高维生素、高钙、高锌饮食,以利骨折修复和补充机体消耗。

(4)鼓励患者每天到户外晒太阳 1 小时,对不能到户外晒太阳的伤员要补充鱼肝油滴剂或含维生素 D 的牛奶、酸奶等。

(5)保持心情舒畅,以利于骨折愈合。

(四)护理评价

(1)疼痛能耐受。

(2)心理状态良好,配合治疗。

(3)肢体肿胀减轻。

(4)切口无感染。

(5)无周围神经损伤,无并发症发生。

(6)X 线片显示:骨折端对位、对线佳。

(7)患者及家属掌握功能锻炼知识,并按计划进行。

(王　慧)

第十节　距骨骨折

一、概述

距骨骨折是以局部肿胀、疼痛、皮下瘀斑、不能站立行走等为主要表现的距骨部骨折。距骨骨折较少见,多由直接暴力压伤或距骨由高处坠落间接挤压所伤,后者常合并跟骨骨折。距骨骨折预后并不十分理想,易引起不愈合或缺血性坏死,应及早诊治。

(一)病因

距骨体骨折多为高处跌下,暴力直接冲击所致。距骨体可在横的平面发生骨折,也可形成纵的劈裂骨折。骨折可呈线状、星状或粉碎性。距骨体骨折往往波及踝关节及距下关节,虽然移位很轻,但可导致上述关节的阶梯状畸形,最终产生创伤性关节炎,因此距骨体骨折预后比距骨颈骨折更差。

1.距骨颈部及体部骨折

距骨颈部及体部骨折多由高处坠地,足跟着地,暴力沿胫骨向下,反作用力从足跟向上,足前部强力背屈,使胫骨下端前缘插入距骨的颈、体之间,造成距骨体或距骨颈骨折,后者较多。如足强力内翻或外翻,可使距骨发生骨折脱位。距骨颈骨折后,距骨体因循环障碍,可发生缺血性坏死。

2.距骨后突骨折

足强力跖屈被胫骨后缘或跟骨结节上缘冲击所致。

(二)临床表现

伤后踝关节下部肿胀、疼痛、不能站立和负重行走。功能障碍都十分显著,易与单纯踝关节扭伤混淆。距骨颈Ⅱ度骨折,踝关节前下部有压痛和足的纵轴冲挤痛。距骨体脱出踝穴者,踝关节后部肿胀严重,局部有明显突起,拇趾多有屈曲挛缩,足外翻外展。可在内踝后部触到骨性突起,局部皮色可出现苍白缺血或发绀。

若为距骨后突骨折,除踝关节后部压痛外,足呈跖屈状,踝关节背伸跖屈均可使疼痛加重;若为纵形劈裂骨折,踝关节肿胀严重或有大片淤血瘀斑,呈内翻状畸形;可在踝关节内侧或外下侧触到移位的骨块突起。

二、治疗

距骨除颈部有较多的韧带附着,血循环稍好外,上、下、前几个方向都是与邻骨相接的关节面,缺乏充分的血循环供给,故应注意准确复位和严格固定,否则骨无菌性坏死和不连接发生率较高。根据骨折的类型及具体情况不同,采取相应的治疗措施。

(一)无移位的骨折

应以石膏靴固定6~8周,在骨折未坚实愈合前,尽量不要强迫支持体重。

(二)有移位的骨折

距骨头骨折多向背侧移位,可用手法复位,注意固定姿势于足跖屈位使远断端对近断端,石膏靴固定6~8周。待骨折基本连接后再逐渐矫正至踝关节90°功能位,再固定4~6周,可能达到更坚实的愈合。尽量不要强迫过早重。距骨体的骨折如有较大的分离,手法复位虽能成功,但要求严格固定10~12周。如手法复位失败,可以采用跟骨牵引3~4周,再手法复位。然后改用石膏靴严格固定10~12周。但因距骨体粉碎或劈裂骨折时,上下关节软骨面在损伤愈合后发生创伤性关节炎的比例较高,恢复常不十分满意。

距骨后突骨折如移位,骨折片不大者可以切除,骨折片较大影响关节面较多时,可用克氏针固定,石膏靴固定8周。

(三)闭合复位失败

闭合复位失败多需手术切开整复和用螺丝钉内固定,距骨颈骨折约占距骨骨折的30%。自高处坠落时,足与踝同时背屈,距骨颈撞在胫骨远端的前缘,发生垂直方向的骨折。可分为3型。

1.Ⅰ型

距骨颈垂直骨折,很少或无移位。

2.Ⅱ型

距骨颈骨折合并距下关节脱位。距骨颈发生骨折后足继续背屈,距骨体被固定在踝穴内,足的其余部分过度背屈导致距下关节脱位。

3.Ⅲ型

距骨颈骨折合并距骨体脱位。距骨颈骨折后,背屈外力继续作用,距骨体向内后方旋转而脱位,并交锁于载距突的后方,常同时合并内踝骨折。常为开放性损伤。

三、护理

（一）护理评估

1.一般情况评估

评估患者血压、体温、呼吸、心率等。

2.风险因素评估

患者的日常生活活动能力评估，Braden 评估和患者跌倒、坠床风险评估。

3.评估心理反应

评估患者对疾病的心理反应。

4.评估病情

（1）评估患者是否有外伤史。

（2）评估患者有骨折专有的体征。

（3）评估患者有无软组织损伤。

5.评估 X 线片及 CT 检查结果

评估检查结果以明确骨折的部位、类型和移动情况。

6.评估既往健康状况

患者是否存在影响活动和康复的慢性疾病。

（二）护理诊断

1.自理能力缺陷

自理能力缺陷与骨折肢体固定后活动或功能受限有关。

2.疼痛

疼痛与创伤有关。

3.焦虑

焦虑与疼痛、疾病预后等因素有关。

4.知识缺乏

缺乏骨折后预防并发症和康复锻炼的相关知识。

5.肢体肿胀

肿胀与骨折有关。

6.潜在并发症

有周围血管神经功能障碍的危险。

7.潜在并发症

有感染的危险。

（三）护理措施

1.非手术治疗及术前护理

（1）心理护理：由于担心疾病预后，害怕患肢残废，患者会产生焦虑、担心等心理问题。针对患者的心态采取不同的措施，讲解有关疾病的知识、治疗过程及可能出现的情况，介绍成功病例，缓解患者心理担忧，稳定情绪。允许家人陪伴，增强患者战胜疾病的信心。

（2）饮食护理：给患者宣教加强营养的重要性，术前给予高热量、高蛋白、高维生素饮食，适当食肉类、鱼类及新鲜水果蔬菜。

（3）体位：抬高患肢，促进静脉血液回流，减轻肢体肿胀，减少疼痛和不适。观察患者患肢的末梢血运循环及运动、感觉、皮肤温度等。

（4）完善术前的各种化验和检查。

2.术后护理

（1）休息与体位：患者平卧时去枕，在两肩胛间垫窄枕，使两肩后伸外展，同时抬高患肢，促进血液回流，减轻肿胀。

（2）术后观察：①与麻醉医师交接班，予以心电监护、吸氧，监测 T、P、R、BP、SpO$_2$ 变化，每小时记录 1 次。②查看伤口敷料包扎情况，观察有无渗血、渗液。③注意伤口引流管是否通畅，防止扭曲、折叠、脱落，记录引流液的量、性质。④密切观察肢体远端动脉搏动及足部的血供感觉、活动、肤色、皮温，注意有无压迫神经和血管的现象，如出现皮肤发冷、发紫、静脉回流差，感觉麻木的症状，立即报告医师查找原因，以及时对症处理。

（3）引流管的护理：告知患者保持引流管通畅的重要性，嘱其在翻身、活动、功能锻炼时避免引流管折叠、扭曲、脱落，引流袋放置应低于切口 30～50 cm，如为负压引流器，指导家属保持引流器负压状态，确保引流效能。有异常时应及时向医护人员反映，以便及时处理。

（4）症状护理：①疼痛，向患者解释手术后疼痛的规律，指导缓解疼痛的方法，如听音乐、看报纸、与家属聊天等分散对疼痛的注意力；按摩伤口周围，缓解肌紧张；正确评估患者疼痛的程度，对疼痛明显者可适当给予止痛剂；采用止痛泵止痛法，利用止痛泵缓慢从静脉内给药，减轻疼痛。②肿胀，伤口局部肿胀可轻度抬高患肢，冰敷；如患有血液循环障碍，患肢肢体肿胀时应检查外固定物是否过紧。

（5）一般护理：协助洗漱、进食，并鼓励、指导患者做些力所能及的自理活动。

（6）饮食护理：早期以清淡饮食为主，后进食高蛋白、高热量、高维生素的食物，在补充蛋白质的同时应补给足够的糖类。还要鼓励患者多吃新鲜蔬菜、水果，多饮水，保持大便通畅。

（7）并发症的护理：①切口感染，术前应严格备皮；加强营养；进行全身检查并积极治疗糖尿病等感染灶；遵医嘱预防性使用抗生素。术中应严格遵守无菌操作原则。术后保持引流通畅，保持伤口清洁干燥，防止局部血液淤滞，引起感染。②出血，了解术中情况，尤其出血量。术后 24 小时内患肢局部制动，以免加重出血。严密观察伤口出血量，注意伤口敷料有无渗血及引流液的颜色、性状、量。观察患者瞳孔、神智、血压、脉搏、呼吸、尿量，警惕失血性休克。

（8）功能锻炼：①在术后固定的早中期，骨折急性损伤处理后 2～3 天，损伤反应开始消退，肿胀和疼痛开始消退，即可开始功能锻炼。②晚期，骨折基本愈合，锻炼目的为恢复踝关节活动。

3.出院指导

（1）心理指导：讲述疾病相关知识及介绍成功病例，帮助患者树立战胜病魔的信心。保持心情愉快，加强营养，促使骨折愈合。

（2）休息与体位：保持活动与休息时的体位要求。半年内不要剧烈活动，避免再次骨折。

（3）用药：出院带药时，应将药物的名称、剂量、用法、注意事项告诉患者，按时用药。

（4）饮食：鼓励患者多食高蛋白、高热量、高维生素、含钙丰富、刺激性小的易消化食物，多食蔬菜、水果，避免辛辣刺激食物，预防便秘。

（5）复查时间及指征：定期到医院复查，术后 1 个月、3 个月、6 个月需行 X 线片复查，了解骨折愈合情况。手法复位外固定者如出现骨折处疼痛加剧、患肢麻木、足部颜色改变，温度低于或高于正常等情况需随时复查。

（王　慧）

第十一节　骨筋膜室综合征

一、概念

骨筋膜室综合征即由骨、骨间膜、肌间隔和深筋膜形成的骨筋膜室内肌肉和神经因急性缺血、缺氧而产生的一系列早期的症状和体征,又称急性筋膜间室综合征、骨筋膜间隔区综合征。是四肢损伤的严重并发症,发病急,进展快,不及时诊治,可产生严重肢体功能障碍,甚至发展为挤压综合征,肾衰竭危及生命。

最多见于前臂掌侧和小腿。高危人群:青壮年骨折后。由于青壮年肌肉粗壮发达,能承受肌肉肿胀的有效间隙相比老年人小。

二、病因

(一)筋膜室内容物体积骤增

(1)肢体创伤骨折后出血、水肿。

(2)严重软组织挤压伤、挫伤。

(3)肢体血管损伤(断裂痉挛栓塞)。

(4)肢体血管损伤修复后,反应性肿胀及再灌注损伤(通透性↑↑)。

(二)筋膜室容积骤减

(1)不适宜的外固定:石膏或小夹板固定。

(2)昏迷或全麻患者肢体长时间压在身下。

(3)筋膜缺损缝合过紧(肌筋膜疝:慢性代偿)。

(4)抗休克裤[>5.3 kPa(40 mmHg)易发生骨筋膜室综合征,2.0~5.3 kPa(15~40 mmHg)安全又止血]。

(三)慢性筋膜室综合征

新兵及运动员可见(前室功能丧失,运动后发作,休息后缓解)。

三、临床表现及诊断

(一)早期临床诊断依据

(1)持续性剧烈疼痛,即持续加重不缓解是最普遍最可靠的症状。特点:①疼痛难以用骨折后局部疼痛来解释,常呈深在性烧灼状,超出骨折区的范围。②不随骨折整复固定后减轻,反而加重。③止痛药不能缓解,肌肉完全坏死。

(2)肢体肿胀、触压痛明显(肌腹处)为最早出现的体征应密切注意。此时肢端脉搏尚可能触及,感觉检查尚可存在。

(3)肌肉被动牵拉痛是最重要的体征,被动牵拉实验(+)(肌肉缺血的早期表现)。

(4)血运障碍远端动脉搏动减弱,皮肤颜色发紫。

(5)肌肉主动活动受限。

(6)神经功能障碍肌力减弱和感觉障碍,主要是感觉障碍,尤其是两点分辨力的变化。有人研究发现皮肤感觉紊乱(触觉、两点分辨觉)是神经缺血最敏感的早期体征。

(1)和(2)、(3)、(4)中任一项联合出现即可诊断/符合(2)、(3)、(5)三项可诊断/压力测定可确诊。值得注意的是,骨筋膜室综合征发展迅速,早期症状及体征易被误认为是外伤后的正常现象。

(二)晚期临床表现

典型的"5P"征:无痛(Painlessness)、苍白或大理石花纹(Pallor)、感觉异常(Paresthesia)、麻痹(Paralysis)、无脉(Pulselessness)。此时常表示病情已进入后期阶段,缺血对神经及肌肉组织造成的损害已不可逆转,并出现往往已失去最佳治疗机会,导致肢体残废甚至截肢的严重后果。

(三)辅助检查

诊断骨筋膜室综合征金标准:测定室内组织的压力。

(1)Whiteside 法简单有效,骨筋膜室内压:正常<1.3 kPa(10 mmHg);1.3~4.0 kPa(10~30 mmHg)增高;4.0~5.3 kPa(30~40 mmHg)明显增高被认为是骨筋膜室综合征的迫近期;>4.0 kPa(30 mmHg)或比动脉舒张压低 1.3~4.0 kPa(10~30 mmHg)可确诊。

(2)组织液压测量仪/近红外光谱/肌内氧分压和腓深神经反应电位。

(3)胫前间隙无损伤测压法:无需任何装置,于趾长伸肌腱与胫前肌腱之间触及动脉搏动,此位置上放置听诊器,患者平卧,患肢尽量抬高,缓缓放下,闻及动脉搏动音后继续缓缓放下至声音消失。测声音消失的平面距肱动脉平面的高度(H),再测肘窝血压。胫前间隙内压力=肱动脉舒张压-0.8×H。

许多研究都指出间隔内压力很少高到闭塞其内主要动脉血流,压力常低于舒张压。因此应避免把动脉搏动是否存在作为诊断筋膜间隔综合征严重程度的指征。否则,可能因动脉损伤并血栓形成,最终因肌肉坏死行截肢术。如果不能触及动脉搏动常常是动脉损伤而不是间隔内在压力增高的结果,最好做动脉造影明确诊断。

四、治疗情况

完善相关检查后,在联合麻醉下行"双足碾压伤骨筋膜室综合征多发跖跗关节脱位清创复位固定减压负压引流术",术区行 VSD 负压引流,给予间断冲洗,妥善安置引流管,左足趾末梢血运佳,感觉好,抬高患肢。对比图见图 8-1 和图 8-2。

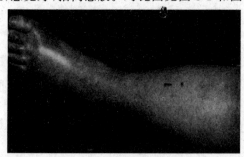

图 8-1　骨筋膜室综合征术前

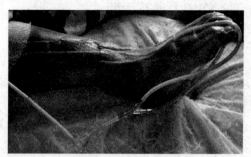

图 8-2　行 VSD 治疗

五、护理措施

(一)术前护理

1.观察和监测远端脉搏及毛细血管充盈时间

受累间隔内肌力减弱、组织肿胀,都会使动脉与皮肤距离增大,脉搏相对减弱,若足背动脉搏动消失,则可能是血管损伤或晚期骨筋膜室综合征致动脉闭塞。

2.观察"5P"征

观察"5P"征即苍白(pallor)、感觉异常(paresthesias)、无脉(pulseless)、瘫痪(paralysis)以及拉伸骨筋膜室时产生的疼痛(pain)。疼痛最早出现,是一种深在的、持续的、不能准确定位的疼痛,拉伸骨筋膜室内的肌肉群时加重。感觉异常(如针刺感)也是常见的典型症状,是皮神经受累的表现。肢体瘫痪往往发生于病程晚期。触诊可感觉到受累骨筋膜室张力升高明显。

(二)术后护理

(1)持续抬高患肢20°,高于心脏 有利于患肢静脉血液及淋巴液回流,减轻肢体肿胀,妥善固定引流管,调节压力值−16.6～−60.0 kPa(−125～−450 mmHg),避免引流管受压、扭曲、打折,保持引流管通畅。

(2)密切观察准确记录24小时引流液的引流量、颜色、性质等,以判断有无活动性出血的可能。正常引流管引流量为20～200 mL/d,前期多为暗红色血性液,而后转为淡红色液,后期可无引流液引出。如果短期内血性引流液较多,应及时通知医师。

(3)负压封闭引流管的护理:①密切观察创腔封闭是否严密,有无漏气,负压是否有效。用0.9%生理盐水冲洗引流管2次/天,保持引流管通畅。②若VSD敷料膨胀、变软说明为无效负压吸引,应仔细检查薄膜是否破损、接口处是否漏气等。若VSD敷料塌陷,现出管型且引流管内可见液体走动,说明负压存在,引流有效。此时应注意保持负压在−16.6～−60.0 kPa(−125～−450 mmHg)。③更换引流装置时,应注意无菌操作,用止血钳夹住引流管,关闭负压源后再更换引流瓶,同时保持引流管低于创面。

(4)通常一次负压封闭引流可维持有效引流7～10天,再根据具体情况部分缝合或植皮配合全身支持治疗及抗感染治疗。

(5)骨筋膜室综合征往往伴随末梢血运的变化,因此必须密切观察末梢血运,根据皮温以及肢体末梢的皮肤颜色判断肢体末梢的血供情况,防止出现组织的缺血坏死影响手术和护理的效果。

(6)创面观察:创面周围出现水疱、红肿表明对透明贴膜过敏,应及时停用,经常更换卧位,用垫圈、被子将肢体抬高置于舒适位置,防止压迫引流管,引流管与创缘皮肤之间应用纱布进行有效衬垫,防止出现压疮。

(7)术后出现吸收热,体温不超过38.5 ℃,嘱患者多饮水,遵医嘱给予抗生素治疗,密切监测体温变化。

六、康复训练

(1)在术后第1天就开始,主要以主动活动为主,被动活动为辅为原则,指导患者进行除患肢以外的各关节的任意活动。股四头肌等长、等张收缩,50 次/组,3 组/天。检查方法:将双手放于髌骨两侧并推动髌骨,如果锻炼方法正确,应为不能活动,且说明股四头肌坚强有力。

(2)踝关节背伸运动,50 次/组,3 组/天。

(3)直腿抬高 5～10 cm,并保持 1～5 分钟,3 次/天。

(4)二期缝合后逐步增加活动量。

(王 慧)

第/九/章

妇科护理

第一节　子宫内膜异位症

　　子宫内膜异位症是指具有生长功能的子宫内膜生长在子宫腔内壁以外引起的症状和体征。异位的子宫内膜绝大多数局限在盆腔内的生殖器官和邻近器官的腹膜面,故临床上称为盆腔子宫内膜异位症。当子宫内膜生长在子宫肌层内称子宫腺肌病,部分患者两者可合并存在。

　　子宫内膜异位症的发病率近年来明显增高,是目前常见的妇科病之一。多见于 30～40 岁的妇女。本病为良性病变,但有远距离转移和种植能力。初潮前无发病者,绝经后异位的子宫内膜组织可逐渐萎缩吸收,妊娠或使用性激素抑制卵巢功能可暂时阻止本病的发展,因此,子宫内膜的发病与卵巢的周期性变化有关。也发生周期性出血,引起周围组织纤维化、粘连,病变局部形成紫蓝色硬结或包块。卵巢的子宫内膜异位症最为常见,卵巢内的异位内膜因反复出血而形成多个囊肿,但以单个多见,故又称为卵巢子宫内膜异位囊肿。囊肿内含暗褐色黏稠的陈旧血,状似巧克力液体,故又称为卵巢巧克力囊肿。

一、护理评估

(一)病史

1.月经史

初潮年龄,月经周期、经期、经量是否正常,有无痛经或其他伴随症状。痛经的性质,是否为进行性加重。

2.婚育史

结婚年龄,婚次,夫妻性生活情况,有无经期性交,生育情况,足月产、早产、流产次数,现有子女数等。

3.既往病史

有无先天性生殖道畸形、子宫手术或经期盆腔检查等情况。

(二)身心状态

1.身体状态

(1)痛经:痛经是子宫内膜异位症的典型症状,其特点为继发性和进行性加重。疼痛多位于下腹部和腰骶部,可放射至阴道、会阴、肛门或大腿,常于月经来潮前1～2天开始,经期第一天最为剧烈,以后逐渐减轻,至月经干净时消失。

(2)月经失调:部分患者有经量增多和经期延长,少数出现经前期点滴出血。月经失调可能与卵巢无排卵、黄体功能不足等有关。

(3)性交痛:由于异位的内膜出现在子宫直肠陷凹或病变导致子宫后倾固定,性交时子宫颈受到碰撞及子宫收缩和向上提升,可引起疼痛。

(4)不孕:占40%左右,其不孕的原因可能与盆腔内器官和组织广泛粘连和输卵管的蠕动减弱,影响卵子的排出、摄取和受精卵的运行有关。

2.心理状态

由于疼痛、不孕造成患者顾虑重重,心理压力大,需要手术的患者会有紧张、恐惧等心理问题。

(三)诊断性检查

1.妇科检查

典型者子宫后倾固定,盆腔检查可扪及盆腔内有触痛性结节或子宫旁有不活动的囊性包块。

2.辅助检查

(1)B超检查:可确定卵巢子宫内膜异位囊肿的位置、大小和形状。

(2)腹腔镜检查:可发现盆腔内器官或子宫直肠陷凹、子宫骶骨韧带等处有紫蓝色结节。

二、护理诊断

(一)焦虑

其与不孕和需要手术有关。

(二)知识缺乏

其与缺乏自我照顾及与手术相关的知识有关。

(三)舒适改变

其与痛经及手术后伤口有关。

三、护理目标

(1)患者能正确认识疾病的性质及发生原因,解除紧张、恐惧的心理,坚定治疗信心。

(2)患者自觉疼痛症状缓解。

四、护理措施

(1)心理护理:许多年轻患者因顽固的痛经、不孕等情况而焦虑。护理人员应多关心和理解患者,说明该病只要坚持用药或采取必要的手术便可改善症状,鼓励患者树立信心,积极配合治疗,对尚未生育的患者应给予指导和帮助,促使其尽早受孕。

(2)做好卫生宣传教育工作,防止经血逆流,如有先天性生殖道畸形或后天性炎性阴道狭窄、宫颈粘连等应及时手术。凡进入宫腔内的经腹手术,应保护腹壁切口和子宫切口,防止子宫内膜种植到腹壁切口或子宫切口。经期应避免盆腔检查和性交。

(3)使用激素治疗患者,应介绍服药的注意事项及用后可能出现的反应(恶心、食欲缺乏、闭经、乏力或体重增加等),使其解除思想顾虑,提高治疗效果。

（4）用药期间注意有无卵巢子宫内膜异位囊肿破裂的征象，如出现急性腹痛应及时通知医师，并做好剖腹探查的各项准备。

（5）对需要手术者应按腹部手术做好术前准备和术后护理。

（6）出院健康教育，加强患者对病程及治疗的认识，指导伤口处理和康复教育，术后6周避免盆浴和性生活，6周后来院复查。

五、评价

（1）患者无焦虑的表现并对治疗充满信心。

（2）患者能按时服药并了解药物的反应。

（3）自觉症状缓解和消失。

（高素丽）

第二节　子宫腺肌病

子宫腺肌病是指当子宫内膜腺体和间质侵入子宫肌层时，形成弥漫或局限性的病变，是妇科常见病。多发生于30～50岁经产妇；约15％患者同时合并子宫内膜异位症；约50％患者合并子宫肌瘤；临床病理切片检查，发现10％～47％子宫肌层中有子宫内膜组织，但35％无临床症状。

多次妊娠及分娩、人工流产、慢性子宫内膜炎等造成子宫内膜基底层损伤，子宫内膜自基底层侵入子宫肌层内生长，可能是主要原因。此外，由于内膜基底层缺乏黏膜下层的保护，在解剖机构上子宫内膜易于侵入肌层。腺肌病常合并子宫肌瘤和子宫内膜增生，提示高水平雌孕激素刺激，也可能是促进内膜向肌层生长的原因之一。

应视患者症状、年龄、生育要求而定。药物治疗，适用于症状较轻，有生育要求和接近绝经期的患者；年轻或希望生育的子宫腺肌瘤患者，可试行病灶挖除术；症状严重、无生育要求或药物治疗无效者，应行全子宫切除术。

一、护理评估

（一）健康史

了解患者年龄、婚姻、月经史、婚育史、生育史、出现典型症状的情况及对患者身心的影响，了解患者既往患病史。子宫腺肌病多发生于生育年龄的经产妇，常合并内异症和子宫肌瘤，有多次妊娠及分娩或过度刮宫史。生殖道阻塞，如单角子宫、宫颈阴道不通畅患者等常同时合并腺肌病。

（二）生理状况

1.症状

询问患者是否有经量过多、经期延长和逐渐加重的进行性痛经。

2.体征

妇科检查时子宫均匀性增大或局限性隆起、质硬且有压痛。

3.辅助检查

阴道B超提示子宫增大，肌层中不规则回声增强；盆腔MRI可协助诊断；宫腔镜下取子宫肌肉活检,可确诊。

(三)高危因素

1.年龄

40 岁以上的经产妇。

2.子宫损伤

多次妊娠、人工流产、慢性子宫内膜炎等造成子宫内膜基底层损伤。

3.先天不足

生殖道阻塞,如单角子宫、宫颈阴道不通、有子宫无阴道的先天畸形等。

4.卵巢功能失调

高水平雌孕激素刺激者,如子宫肌瘤、子宫内膜增生患者。

(四)心理-社会因素

了解患者对疾病的认知,是否存在焦虑、恐惧等表现;了解患者家庭关系,是否因不孕或继发不孕影响夫妻、家庭关系;了解患者的经济水平等。

二、护理诊断

(一)焦虑

其与月经改变和痛经有关。

(二)知识缺乏

其与缺乏自我照顾及与手术相关的知识有关。

(三)舒适改变

其与痛经有关。

三、护理目标

(1)患者能正确认识疾病的性质及发生原因,解除紧张、恐惧的心理,坚定治疗信心。

(2)患者自觉疼痛症状缓解。

四、护理措施

(一)症状护理

1.月经改变

经量增多者,指导患者使用透气棉质卫生巾,保留卫生巾称重,以评估月经量;经期延长者,早晚用温开水清洗外阴各 1 次,以防逆行感染。若合并贫血,需指导患者遵医嘱服用药物,观察贫血的改善情况。

2.痛经

询问患者疼痛部位、性质、疼痛开始时间及持续时间。疼痛轻者,指导患者腹部热敷、卧床休息;疼痛重者,遵医嘱给予前列腺素合成酶抑制剂。

(二)用药护理

1.口服避孕药

其适用于轻度内异症患者,常用低剂量高效孕激素和炔雌醇复合制剂,用法为每天 1 片,连续用 6～9 个月,护士需观察药物疗效,观察有无恶心、呕吐等不良反应。

2.促性腺激素释放激素激动剂

常用药物:亮丙瑞林 3.75 mg,月经第 1 天皮下注射后,每隔28 天注射 1 次,共 3~6 次。需观察有无潮热、阴道干燥、性欲减退和骨质丢失等不良反应,停药后可消失。连续用药 3 个月以上者,需添加小剂量雌激素和孕激素,以防止骨质丢失。

3.左炔诺孕酮宫内节育器(LNG-ZUS)

治疗初期部分患者会出现淋漓出血、下移甚至脱落等,需加强随访。

(三)手术护理

1.保守手术

如小病灶挖除术或子宫肌壁楔形切除术,可明显减轻症状并增加妊娠概率。指导其术后 6 个月受孕。

2.子宫切除术

年轻或未绝经的患者可保留卵巢;绝经后或合并严重子宫内膜异位症者,可行双卵巢切除术。

(四)心理护理

(1)痛经、月经改变及贫血者影响生活质量,患者焦虑烦躁,向患者说明月经时轻度疼痛不适是生理反应、给予舒缓的音乐、舒适的环境,保证足够的休息和睡眠,患者及家属、护士共同制订规律而适度的锻炼计划,家属督促患者适度锻炼,可缓解患者的心理压力。

(2)手术患者担心预后和性生活,说明子宫切除术后症状可基本消失,生活质量会得到改善。此外,子宫是月经来潮和孕育胎儿的器官,切除子宫不会男性化,增加对治疗的信心。

(五)健康指导

(1)指导患者随访:手术患者出院后 3 个月到门诊复查,了解术后康复情况。

(2)保守手术和子宫切除患者,术后休息 1~3 个月,3 个月之内避免性生活及阴道冲洗,避免提举重物,防止正在愈合的腹部肌肉用力,并应逐渐加强腹部肌肉的力量。未经医护人员许可避免从事可增加盆腔充血的活动,如跳舞、久站等。

(3)有生殖道阻塞疾病时,嘱患者积极治疗,实施整形手术。

(4)对实施保守手术治疗的患者,指导其术后 6 个月受孕。

(5)注意高危因素与妇科疾病的相关性,定期做好妇科病普查。

五、评估

(1)医务人员避免过度刮宫,减少内膜碎片进入肌层的机会。

(2)药物治疗过程中如出现严重的绝经期症状,可酌情反向添加治疗提高雌激素水平,降低相关血管症状和骨质疏松的发生,也可提高患者的顺应性。

(高素丽)

第三节 子宫脱垂

子宫脱垂是指子宫从正常位置沿阴道下降,子宫颈外口达到坐骨棘水平以下,甚至子宫部分或全部脱出阴道口外,常伴有阴道前后壁膨出。

一、护理评估

(一)健康史

1.病因与发病机制

(1)分娩损伤:分娩损伤是最主要的原因。在分娩过程中,产妇过早屏气,第二产程延长或经阴道手术助产,盆底肌肉、筋膜及子宫韧带过度伸展,甚至撕裂,分娩后未及时修补或修补不佳。产褥期产妇过早体力劳动,过高的腹压会压迫子宫向下移位发生脱垂。

(2)长期腹压增加:如长期慢性咳嗽、习惯性便秘、久站、久蹲等使腹内压增高,迫使子宫向下移位,导致脱出,产褥期腹压增加更容易导致子宫脱垂。

(3)盆底组织发育不良或退行性变:子宫脱垂偶见于未产妇女,主要为先天性盆底组织发育不良所致。老年妇女盆底组织萎缩退化或支持组织削弱,也可发生子宫脱垂。

2.病史评估

了解患者分娩史,评估其有无第二产程延长、阴道助产等难产史,产后恢复情况;了解患者有无慢性病病史,如长期慢性咳嗽等;是否存在先天性盆底组织发育不良。

(二)身心状况

1.症状

子宫脱垂轻度时(Ⅰ度)可无自觉症状,加重后(Ⅱ、Ⅲ度)出现以下症状:

(1)下坠感及腰背酸痛:常在久站、走路与重体力劳动时加重,卧床休息后症状减轻。

(2)肿物自阴道脱出:走路、蹲或排便等腹压增加时,阴道口有一肿物脱出。轻者平卧休息后可自行恢复,重者不能自行恢复,需用手还纳,甚至用手也难以还纳,行走不便。

(3)阴道分泌物增多:脱出的子宫及阴道壁由于反复摩擦而发生感染,有脓血性分泌物渗出。

(4)大小便异常:由于膀胱、尿道膨出,患者常伴有尿频、尿急甚至尿潴留或压力性尿失禁。直肠膨出的患者可伴有便秘和排便困难等。

2.体征

患者取膀胱截石位,根据患者向下用力屏气时子宫下降的程度,将子宫脱垂分为三度。

(1)Ⅰ度:轻型为子宫颈外口距处女膜处小于4 cm,但未达处女膜缘;重型为宫颈外口已达处女膜缘,检查时在阴道口可见子宫颈。

(2)Ⅱ度:轻型为宫颈已脱出阴道口,但宫体仍在阴道内;重型为宫颈或部分宫体脱出阴道口外。

(3)Ⅲ度:子宫颈及宫体全部脱出至阴道口外。脱出的子宫及阴道壁由于长期暴露摩擦,导致宫颈及阴道壁可见溃疡,有少量阴道出血或脓性分泌物。

3.心理-社会状况

由于长期的子宫脱垂使患者行动不便,不能从事体力劳动,使工作和生活受到影响,患者感到烦恼、痛苦;严重会影响性生活,患者常出现烦躁、焦虑、情绪低落等。

二、辅助检查

注意检查血象,注意张力性尿失禁及妇科检查情况。

三、护理诊断及合作性问题

(1)焦虑:与长期的子宫脱出影响日常生活和工作有关。

(2)舒适的改变:与子宫脱出影响行动有关。

(3)组织完整性受损:与外露子宫、阴道前后壁长期摩擦有关。

四、护理目标

(1)患者情绪稳定,能配合治疗、护理活动。

(2)患者病情缓解,舒适感增加。

(3)患者组织完整,无受损。

五、护理措施

(一)一般护理

(1)指导患者保持外阴干燥、清洁,每天用流水冲洗外阴,禁止使用刺激性强的药液。有溃疡者每天用0.02%高锰酸钾液坐浴1～2次,每次20～30分钟,勤换内衣裤。

(2)有肿块脱出者及早就医,及时回纳脱出物并教会患者正确的回纳手法,病情重不能回纳者,应卧床休息,减少下地活动次数和时间。

(3)教给患者做盆底肌肉锻炼,如做提肛运动;指导患者避免增加腹压的因素,如咳嗽、久站及久蹲等;保持大便通畅,每天进食蔬菜应保持500 g。

(4)每天为患者提供酸性果汁,可保持尿液呈酸性,不利于细菌生长;指导患者练习卧床排尿;若有肿块脱出影响排尿,指导患者排尿前先将脱出物还纳;尿潴留留置尿管者,应间歇放尿以训练膀胱功能。排尿功能恢复正常后,鼓励患者每天饮水2 000 mL以上。

(5)嘱患者加强营养,进食高蛋白、高维生素食物,增强体质。

(二)心理护理

帮助患者树立战胜疾病的信心,耐心讲解子宫脱垂的知识和预后,鼓励病友间交流沟通,促进积极因素。

(三)病情监护

观察患者有无外阴异物感,子宫脱垂的程度;注意阴道分泌物的颜色、气味、性状。

(四)治疗护理

1.治疗原则

治疗以安全、简单、有效为原则。

(1)非手术治疗:用于Ⅰ度轻型子宫脱垂,年老不能耐受手术或需要生育者。①支持疗法:注意休息,增加营养,保持大便通畅,避免重体力劳动,治疗增加腹压的疾病,加强盆底肌的锻炼。②子宫托:子宫托是一种支持子宫和阴道壁使其维持在阴道内不脱出的工具,适用于各度子宫脱垂及阴道前后壁膨出的患者。重度子宫脱垂伴盆底肌明显萎缩及宫颈或阴道壁有炎症或有溃疡者均不宜使用,经期和妊娠期停用。

(2)手术治疗:适用于非手术治疗无效或Ⅱ度、Ⅲ度子宫脱垂者。手术方式主要包括阴道前后壁修补术;阴道前后壁修补加主韧带缩短及宫颈部分切除术,也叫曼彻斯特(Manchester)手术;经阴道子宫全切除及阴道前后壁修补术;阴道纵隔成形术等。

2.治疗配合及特殊专科护理

(1)支持治疗的护理:教会患者做盆底肌肉锻炼增强盆底肌肉张力。做缩肛运动,用力收缩3～10秒,放松5～10秒,每次连续5～10分钟,每天3～4次,持续3个月。

(2)教会患者使用子宫托(图 9-1)。①放托:患者排空直肠、膀胱,洗净双手,取半卧位或蹲位,双腿分开,一手持子宫托盘呈倾斜位进入阴道内,将托柄向内、向上旋转,直至托盘达子宫颈,向下屏气,使托盘吸附于宫颈,托柄弯曲度朝前,对正耻骨弓后面。②取托:手指捏住托柄轻轻摇晃,待负压消失后向后外方牵拉取出。③注意事项:放置子宫托之前阴道应有一定水平的雌激素作用,绝经后的妇女可用阴道雌激素霜剂,4 周后再使用子宫托;经期和妊娠期停用;选择大小合适的子宫托,以放置后不脱出又无不适为宜;每晚取出洗净,次晨放入,切忌久置不取,以免过久压迫导致生殖道糜烂、溃疡甚至瘘;放托后,分别于第 1、3、6 个月时到医院检查 1 次,以后每 3~6 个月到医院复查。

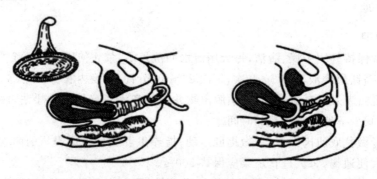

图 9-1 喇叭形子宫托及放置

(3)做好术前、术后护理。术前护理同外阴、阴道手术护理。术后除按外阴、阴道手术患者的护理外,应卧床休息 7~10 天,留尿管 10~14 天。避免增加腹压,坚持肛提肌锻炼。

六、健康指导

休息 3 个月,3 个月内禁止性生活、盆浴,半年内避免重体力劳动;术后 2 个月、3 个月分别门诊复查;宣传产后护理保健知识,进行产后体操锻炼和盆底肌锻炼,增强体质;积极治疗便秘、慢性咳嗽等长期性疾病;实行计划生育。

七、护理评价

评价护理目标是否达到,护理措施的实施情况,健康指导是否落实到位,有无新的护理问题出现。

(高素丽)

第四节 盆腔炎性疾病

盆腔炎性疾病(PID)是指女性上生殖道的一组炎性疾病,主要包括子宫内膜炎、输卵管炎、输卵管卵巢脓肿、盆腔腹膜炎。最常见的是输卵管炎及输卵管卵巢脓肿。

女性生殖系统具有比较完善的自然防御功能,当自然防御功能遭到破坏,或机体免疫力降低、内分泌发生变化或外源性病原体入侵而导致子宫内膜、输卵管、卵巢、盆腔腹膜、盆腔结缔组织发生炎症。感染严重时,可累及周围器官和组织,当病原体毒性强、数量多、患者抵抗力低时,常发生败血症及脓毒血症,若未得到及时治疗可能发生盆腔炎性疾病后遗症。

一、护理评估

(一)健康史

(1)了解既往疾病史、用药史、月经史及药物过敏史。

(2)了解流产、分娩的时间、经过及处理。

(3)了解本次患病的起病时间、症状、疼痛性质、部位、有无全身症状。

(二)生理状况

1.症状

(1)轻者无症状或症状轻微不易被发现,常表现为持续性下腹痛,活动或性交后加重;发热、阴道分泌物增多等。

(2)重者可表现为寒战、高热、头痛、食欲减退;月经期发病者可表现为经量增多、经期延长;腹膜炎者出现消化道症状,如恶心、呕吐、腹胀等;若脓肿形成,可有下腹包块及局部刺激症状。

2.体征

(1)急性面容、体温升高、心率加快。

(2)下腹部压痛、反跳痛及肌紧张。

(3)检查见阴道充血;大量脓性臭味分泌物从宫颈口外流;穹隆有明显触痛;宫颈充血、水肿、举痛明显;子宫体增大有压痛且活动受限;一侧或双侧附件增厚,有包块,压痛。

3.辅助检查

(1)实验室检查:宫颈黏液脓性分泌物,或阴道分泌物0.9%氯化钠溶液湿片中见到大量白细胞;红细胞沉降率升高;血C反应蛋白升高;宫颈分泌物培养或革兰染色涂片淋病奈瑟菌阳性或沙眼衣原体阳性。

(2)阴道超声检查:显示输卵管增粗,输卵管积液,伴或不伴有盆腔积液、输卵管卵巢肿块。

(3)腹腔镜检查:输卵管表面明显充血;输卵管壁水肿;输卵管伞端或浆膜面有脓性渗透物。

(4)子宫内膜活组织检查证实子宫内膜炎。

(三)高危因素

1.年龄

盆腔炎性疾病高发年龄为15~25岁。

2.性活动及性卫生

初次性交年龄小、有多个性伴侣、性交过频及性伴侣有性传播疾病;有使用不洁的月经垫、经期性交等。

3.下生殖道感染

性传播疾病,如淋病奈瑟菌性宫颈炎、衣原体性宫颈炎及细菌性阴道病。

4.子宫腔内手术操作后感染

刮宫术、输卵管通液术、子宫输卵管造影术、宫腔镜检查、人工流产、放置宫内节育器等手术时,消毒不严格或术前适应证选择不当,导致感染。

5.邻近器官炎症直接蔓延

如阑尾炎、腹膜炎等蔓延至盆腔。

6.复发

盆腔炎性疾病再次发作。

(四)心理-社会因素

1.对健康问题的感受

是否存在因无明显症状或症状轻,而不重视致延误治疗。

2.对疾病的反应

是否由于慢性疾病过程长,患者思想压力大而产生焦虑、烦躁情绪;若病情严重,则担心预后,患者往往有恐惧、无助感。

3.家庭、社会及经济状况

是否存在因炎症反复发作,严重影响妇女生殖健康甚至导致不孕,且增加家庭与社会经济负担。

二、护理诊断

(一)疼痛

其与感染症状有关。

(二)体温过高

其与盆腔急性炎症有关。

(三)睡眠型态紊乱

其与疼痛或心理障碍有关。

(四)焦虑

其与病程长治疗效果不明显或不孕有关。

(五)知识缺乏

其与缺乏经期卫生知识有关。

三、护理措施

(一)症状护理

1.密切观察

分泌物增多,观察阴道分泌物颜色、性状、气味及量,选择合适的药液进行阴道冲洗。在不清楚阴道炎的种类时,不可滥用冲洗液,指导患者勤换会阴垫及内裤,保持外阴清洁干燥。

2.支持疗法

卧床休息,取半卧位,有利于脓液积聚于直肠子宫陷凹,使炎症局限;给高热量、高蛋白、高维生素饮食或半流质饮食,及时补充丢失的液体;对出现高热的患者,采取物理降温,出汗时及时更衣,保持身体清洁舒服;若患者腹胀严重,应行胃肠减压。

3.症状观察

密切监测生命体征,测体温、脉搏、呼吸、血压,每4小时1次;物理降温后30分钟测体温,以观察降温效果。若患者突然出现腹痛加剧、寒战、高热、恶心、呕吐、腹胀,应立即报告医师,同时做好剖腹探查的准备。

(二)用药护理

1.门诊治疗

指导患者遵医嘱用药,了解用药方案并告知注意事项。常用方案:头孢西丁钠2 g,单次肌内注射,同时口服丙磺舒 1 g,然后改为多西环素 100 mg,每天 2 次,连服 14 天,可同时加服甲硝唑 400 mg,每天 2～3 次,连服 14 天;或选用其他第三代头孢菌素与多西环素、甲硝唑合用。

2.住院治疗

严格遵医嘱用药,了解用药方案并密切观察用药反应。

(1)头孢霉素类或头孢菌素类药物:头孢西丁钠 2 g,静脉滴注,每 6 小时 1 次。头孢替坦二钠 2 g,静脉滴注,每 12 小时 1 次。加多西环素 100 mg,每 12 小时 1 次,静脉输注或口服。对不能耐受多西环素者,可用阿奇霉素替代,每次 500 mg,每天 1 次,连用 3 天。对输卵管卵巢脓肿患者,可加用克林霉素或甲硝唑。

(2)克林霉素与氨基糖苷类药物联合方案:克林霉素 900 mg,每 8 小时 1 次,静脉滴注;庆大霉素先给予负荷量(2 mg/kg),然后予维持量(1.5 mg/kg),每 8 小时 1 次,静脉滴注;临床症状、体征改善后继续静脉应用 24～48 小时,克林霉素改口服,每次 450 mg,1 天 4 次,连用 14 天;或多西环素 100 mg,每 12 小时 1 次,连续用药 14 天。

3.观察药物疗效

若用药后 48～72 小时,体温持续不降,患者症状加重,应及时报告医师处理。

4.中药治疗

主要为活血化瘀、清热解毒药物。可遵医嘱指导服中药或用中药外敷腹部,若需进行中药保留灌肠,按保留灌肠操作规程完成。

(三)手术护理

1.药物治疗无效

经药物治疗 48～72 小时,体温持续不降,患者中毒症状加重或包块增大者。

2.脓肿持续存在

经药物治疗病情好转,继续控制炎症数天(2～3 周),包块仍未消失但已局限化。

3.脓肿破裂

突然腹痛加剧,寒战、高热、恶心、呕吐、腹胀,检查腹部拒按或有中毒性休克表现。

(四)心理护理

(1)关心患者,倾听患者诉说,鼓励患者表达内心感受,通过与患者进行交流,建立良好的护患关系,尽可能满足患者的合理需求。

(2)加强疾病知识宣传,解除患者思想顾虑,增加其对治疗的信心。

(3)与家属沟通,指导家属关心患者,与患者及家属共同探讨适合个人的治疗方案,取得家人的理解和帮助,减轻患者心理压力。

四、健康指导

(一)讲解疾病知识

向患者讲解盆腔炎性疾病的疾病知识,告知及时就诊和规范治疗的重要性。

(二)个人卫生指导

保持会阴清洁做好经期、孕期及产褥期的卫生宣传。

(三)性生活指导及性伴侣治疗

注意性生活卫生,月经期禁止性交。

（四）饮食生活指导

给高热量、高蛋白、高维生素饮食，增加营养，积极锻炼身体，注意劳逸结合，不断提高机体抵抗力。

（五）随访指导

对于抗生素治疗的患者，应在 72 小时内随诊，明确有无体温下降、反跳痛减轻等临床症状改善。若无改善，需做进一步检查。对沙眼衣原体，以及淋病奈瑟菌感染者，可在治疗后 4～6 周复查病原体。

五、注意事项

（一）倾听患者主诉

应仔细倾听患者主诉，全面了解患者疾病史，认真阅读治疗方案，制订相应的护理计划，配合完成相应治疗和处理。

（二）预防宣传

（1）注意性生活卫生，减少性传播疾病。

（2）及时治疗下生殖道感染。

（3）进行公共卫生教育，提高公民对生殖道感染的认识，明白预防感染的重要性。

（4）严格掌握妇科手术指征，做好术前准备，严格无菌操作，预防感染。

（5）及时治疗盆腔炎性疾病，防止后遗症发生。

（高素丽）

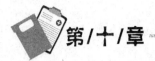

第 十 章

整形美容科护理

第一节 烧伤患者各期的护理

烧伤的临床过程分为体液渗出期、急性感染期、创面修复期及康复期4期。

一、体液渗出期

(一)定义

烧伤早期,由于烧伤局部炎性递质的释放,引起毛细血管通透性增加,导致血管内液向第三间隙渗透,这段时间称为体液渗出期。持续时间为24～72小时,伤后6～12小时最快,48小时达高峰。

(二)疾病相关知识

(1)低血容量或失血浆性休克。

(2)临床表现:烦躁不安、口渴尿少、脉搏增快、脉压缩小或血压下降,严重导致心肺肾等多器官功能衰竭。

(3)治疗:抗休克治疗,及时有效液体复苏;休克相对平稳时,进行创面简单清创。

(4)康复:维持体液平衡。

(5)预后:纠正休克后,转为感染期。

(三)专科评估与观察要点

(1)出入量情况。

(2)疼痛程度。

(3)烧伤面积与深度情况。

(4)意识情况。

(5)治疗效果。

(四)护理问题

1.体液不足

体液不足与大面积烧伤、创面大量渗液致低血容量有关。

2.皮肤完整性受损

皮肤完整性受损与热力、化学、电流等侵蚀有关。

3.舒适的改变

舒适的改变与烧伤组织水肿、渗出、疼痛、肢体活动受限有关。

4.营养失调

低于机体需要量与消耗过多,给予不足有关。

5.有窒息的危险

有窒息的危险与吸入性损伤有关。

6.有感染的危险

有感染的危险与烧伤创面的形成、污染、皮肤屏障破坏有关。

(五)护理措施

1.病情观察

(1)观察尿量、血压、脉搏、意识、皮肤颜色、末梢循环、记录24小时出入量。

(2)动态监测电解质、BUN、Cr、血常规、凝血时间。

(3)密切观察呼吸情况吸氧效果,保持呼吸道通畅、必要时行气管切开。

2.用药指导、观察

镇静止痛药、利尿药在补充血容量的情况下遵医嘱使用,观察药物效果及不良反应。

3.做好自理能力评估与指导

协助督促患者完成患者的生活护理。

4.专科护理

(1)一般护理:①取平卧位,适当抬高头部;头面颈部烧伤患者采取高肩仰卧位,肢体烧伤患者应抬高患肢,关节处于功能位,必要时上床翻身。②有休克症状禁饮食;生命体征平稳后早期进食,从口服电解质液开始向流质、半流质、软食过渡。病情允许时进高热量、高蛋白、富含维生素饮食;有消化道症状时暂禁食,必要时给予胃肠减压。③保持室温,冬天32~34 ℃,夏天28~30 ℃,湿度50%~60%。④留置导尿,准确记录每小时尿量、色泽、尿比重,判断血容量情况。⑤保持呼吸道通畅。

(2)补液护理:建立有效的静脉通道,按时、按质、按量输入液体;遵循先快后慢、先晶后胶、先盐后糖交替输入。

1)补液公式如下:伤后第一个24小时补液量=晶胶体总量+基础水分。晶胶体总量=烧伤面积(Ⅱ度、Ⅲ度)×体重(kg)×常数(成人为1.5,婴儿为2.0,幼儿为1.8),基础水分=5%~10%葡萄糖液2 000~3 000 mL。伤后8小时内补充胶晶总量的1/2,另一半于16小时内输入,水分在24小时内均匀输入。伤后第二个24小时补液量:胶晶总量输入第一个24小时实际输入量的一半,水分量不变。

2)液体种类如下:①胶体溶液,如血浆、全血、清蛋白、血浆代用品、右旋糖酐-40。②晶体种类,如乳酸林格氏溶液、等渗盐水、复方氯化钠。

3)注意事项:不能在较长时间内输入一种液体或短时间内快速输入同一种液体;小儿输液时警惕脑水肿、肺水肿的发生;以受伤时间开始计算,非入院时间。

4)液体复苏有效的监护指标:神志清楚、无烦躁、烦渴有好转;成人心率<120次/分,小儿心率<140次/分,收缩压>12.0 kPa(90 mmHg);呼吸规则、无呼吸困难、无发绀;尿量成人在30~

50 mL/h,小儿为 1 mL/h,血红蛋白或肌红蛋白尿者尿量>50 mL/h;周围循环良好,肢端温暖、毛细血管充盈良好;监测中心静脉压 0.8～1.2 kPa(8～12 cmH₂O)。

(3)创面护理:保持创面清洁干燥,渗液应及时更换敷料。

(六)健康指导

1.饮食指导

给予高热量、高蛋白、富含维生素流食或半流食,禁止大量饮水,少量频服。

2.保持外敷料清洁干燥

避免污染。

3.做好心理护理

了解患者心理反应及需求,给予同情、安慰、开导的同时,针对不同的原因给予相应的支持,并提供整形美容信息,消除患者不必要的担忧,树立战胜疾病的信心。

(七)护理结局评价

(1)休克期平稳度过。

(2)自述不适感减轻或消失。

(3)情绪稳定,积极配合治疗。

(八)急危重症观察与处理

1.急性肺水肿

(1)临床表现:观察有无呼吸增快,呼吸困难、胸前紧迫感、阵咳,大量粉红色泡沫痰。

(2)处理:给予 4～6 L/min 氧气吸入,并经 20%～30%乙醇湿化后吸入。

遵医嘱应用脱水剂、利尿剂、强心剂。

2.急性脑水肿

(1)临床表现:观察有无神经、精神症状以及肌肉抽动、昏迷、呕吐、眼球震颤、呼吸困难等表现。

(2)处理:吸氧;脱水剂 20%甘露醇静脉滴注;镇静,地西泮、苯巴比妥等;给予高渗盐水;停止水分摄入,输入适量胶体;禁止口服大量不含盐的水分和集中一段时间内大量输入水分。

二、急性感染期

(一)定义

急性感染期是指烧伤后短期内发生的局部或全身性感染,一般烧伤后 1～2 周,在急性感染期所发生的严重感染是导致烧伤病员的早期死亡的主要原因之一。

(二)疾病相关知识

1.发生时间

在伤后 1～2 周。

2.临床表现

创面感染或全身性感染。

3.治疗

有效创面清理,抗生素应用。

4.康复

预防院内感染。

5.预后

感染得到纠正,转为修复期。

(三)专科评估与观察要点

(1)焦虑程度。

(2)创面感染情况。

(3)意识情况。

(4)疼痛。

(5)躯体活动情况。

(6)治疗效果。

(四)护理问题

1.焦虑

与烧伤后毁容、截肢、医疗费用等因素有关。

2.舒适的改变

与长时间卧床、疼痛、肢体活动受限创面大换药等因素有关。

3.体温过高或过低

与创面脓毒血症、创面脓毒败血症有关。

4.意识障碍

与毒素吸收有关。

5.营养失调

与食欲缺乏、胃肠道吸收差、持续高代谢状态等因素有关。

6.自理能力缺陷

与大面积烧伤活动受限有关。

7.潜在并发症

感染、应激性溃疡、MODS、急性肾衰竭及 ARDS。

(五)护理措施

1.病情观察

(1)密切观察意识、生命体征的变化。

(2)观察创面有无坏死斑,健康皮肤有无出血点,坏死斑。

(3)密切观察胃肠蠕动及排气情况。

2.用药指导与观察

(1)严格掌握抗生素的使用时机,观察治疗效果及不良反应。

(2)抗生素使用应及时、联合、有效。

(3)观察肝肾功能有无损害。

(六)专科护理

1.心理护理

关心理解患者,分析导致患者心理行为改变的压力源,针对不同的压力源给予相应的指导,使患者及家属了解烧伤治疗的各个环节,正确理解治疗过程中的发热、食欲减退等不适。

2.体位护理

(1)头颈部烧伤:若患者生命体征平稳,取半卧位,有利于头面部消肿;颈部烧伤患者取高肩仰卧位;耳郭烧伤患者侧卧时垫棉圈,使其悬空,严防耳郭受压。

(2)双上肢烧伤:外展90°,充分暴露腋下创面;若上肢伸侧为深度烧伤则保持屈肘位,前臂置中立位,不要旋前、旋后。

(3)手部烧伤:保持腕背屈,虎口张开,掌指关节屈曲。包扎时注意各指间用油纱逐个手指分别包扎。

(4)双下肢烧伤:保持双下肢外展;膝盖深度烧伤保持屈膝位,双踝保持背屈位,防止足下垂。

3.营养护理

(1)供给途径:胃肠道营养(鼻饲、口服)和静脉营养。胃肠功能尚好但进食困难者,可采用鼻饲营养胃肠道摄入,可辅以静脉高营养。

(2)供给种类:口服营养提供高蛋白、高热量、富含维生素清淡易消化饮食。静脉高营养早期以糖、维生素、电解质及微量元素逐步以能量蛋白质、脂肪乳合剂、氨基酸均衡供给。

(3)原则:多样化、少量多餐。注意改进烹调色、香、味,以刺激患者食欲;解除或减少影响患者食欲的不良因素,减少餐前治疗;静脉高营养期间定时测定体重、上臂周径、血浆清蛋白,每天记录出入量,计算氮平衡,保持体液平衡。观察患者对营养物的耐受性,配合医师做好患者营养评估。

4.病情观察及护理

(1)体温:高热的患者每30分钟测1次体温,高于40℃使用降温措施,降室温、物理降温、药物降温;增加水分的补充;低温护理要注意保暖。

(2)脉搏:大面积烧伤患者除测脉搏外,常做心脏听诊,及时发现心律异常,必要时心电监护。

(3)呼吸:观察呼吸变化,保持呼吸道通畅,备气切包、气管插管、呼吸机、呼吸兴奋剂。

(4)神志:保持室内安静,光线不宜太强,减少对患者的刺激;烦躁严重者必要时给予镇静药物;防止患者坠床,置床挡和约束带。

(5)消化道:密切观察胃肠道蠕动及排气情况,腹胀加剧、肠鸣音消失,需禁食,必要时行胃肠减压和肛管排气,观察排便次数、大便性质、颜色、量,做便常规和细菌培养及涂片检查,便后用温水清洁肛门及周围皮肤,肛周可用氧化锌软膏保护。

5.创面护理

保持环境干燥,相对湿度18%~28%;保持创面干燥,观察创面有无坏死斑、健康皮肤有无出血点和坏死斑,采用包扎疗法的患者,如体温升高、创面疼痛加剧或有持续性跳痛或出现烦躁不安者,及时更换敷料,检查创面,根据血培养加药敏选用敏感抗生素;定时进行病室空气通风消毒及紫外线消毒。

(七)健康指导

(1)保持室内安静,减少探视。

(2)肢体保持功能位。

(3)尽早进行功能锻炼。

(八)护理结局评价

(1)焦虑减轻或消除,积极配合治疗。

(2)不适感减轻或消失。

(3)自理能力提升。

三、创面修复期

(一)定义

创面修复期在临床上没有固定的时间阶段,创面深度越浅,修复发生越早。

(二)疾病相关知识

(1)创面的修复期贯穿到临床全过程。

(2)各度烧伤愈合时间不同。

(3)治疗:预防感染,营养支持及免疫支持,清创、切削痂植皮术。

(4)康复:尽早进行防瘢及功能锻炼。

(5)预后:瘢痕、功能障碍,必要时行2次整形手术。

(三)专科评估与观察要点

(1)疼痛程度。

(2)功能障碍程度。

(3)瘢痕情况。

(4)治疗效果。

(四)护理问题

1.疼痛

与瘢痕粘连、功能锻炼有关。

2.自我形象紊乱

与容颜改变、瘢痕粘连有关。

3.躯体活动受限

与瘢痕粘连、关节变形有关。

4.知识缺乏

缺乏功能锻炼相关知识。

(五)护理措施

1.病情观察

(1)严密观察病情变化,监测血生化、及时纠正水电解质失衡;观察有无心悸、心律失常、脉搏短促、大动脉搏动微弱、呼吸困难、发绀等表现;观察并记录尿量,监测肾功能。

(2)观察创面情况,有无创周炎、坏死斑、出血点。

(3)观察关节活动情况。

2.用药指导与观察

遵医嘱使用抗生素,观察药物疗效及不良反应。

3.做好自理能力评估与指导

协助督促患者完成患者的生活护理,早期功能锻炼。

4.专科护理

(1)心理护理:烧伤后期,患者面临日益突出的瘢痕增生挛缩所致的功能障碍和畸形,应对自身与环境的压力,要主动关心患者,及时发现患者的心理变化,介绍自我护理的知识及整形美容的信息,及时解除患者的痛苦,鼓励患者正视现实,坚持配合功能锻炼,积极配合治疗。

(2)营养护理:高蛋白、高热量、富含维生素清淡易消化饮食,禁食辛辣刺激食物,少食多餐,了解患者的饮食习惯,创造整洁的就餐环境,及时清理污染物,就餐前不宜进行换药、清洁卫生等工作;经口进食为主,不能进食者予鼻饲,必要时静脉补充。

(3)体位与活动。①颜面部烧伤:消肿后训练眨眼,转动眼球预防睑外翻;张大口或叼黄瓜、胡萝卜在嘴里预防小口畸形;仰卧时头居中,侧卧时用棉圈使耳部悬空。②颈部烧伤:颈前取高仰卧位或俯卧时抬头,颈前过伸;颈侧头向健侧倾斜和转动。③腋部烧伤:上肢外展90°或上举过头;仰卧时,双手交叉脑后。④肘部烧伤:练习伸、屈旋转运动,休息时保持在伸位,用患肢提重物、手拉门柄等。⑤手部烧伤:锻炼握拳动作及拇指与其他四指做对掌运动,休息时置于功能位置。手背烧伤时用夹板使腕背伸位,掌指关节屈曲,指间关节伸直,拇指外展。掌侧烧伤时腕、指、掌、指间关节均伸展,以夹板固定。加强日常生活训练,鼓励患者自己洗漱、吃饭。⑥膝部烧伤:膝伸直,腘窝伸展,做屈膝动作。⑦下肢烧伤:髋关节、膝关节保持伸直位,踝关节保持中立位,防止足下垂。膝前瘢痕做屈膝活动,练习下蹲。

(4)器官功能的保护:监测血生化,纠正水电解质平衡,保护心肺肾脑功能。

(5)感染预防:保持创面清洁干燥,严格无菌操作,适时手术清创植皮。病室定时空气消毒、开窗通风,严格执行手卫生。教会陪护人员基本的院感防控知识。

(六)健康指导

(1)保护新愈合的皮肤,清洁,避免使用刺激性的肥皂清洗,皮肤瘙痒时,避免抓挠。

(2)保护新愈合皮肤,做好防晒工作。

(3)避免进食刺激性食物。

(4)坚持功能锻炼维持关节部位的功能位置。

(七)护理结局评价

(1)疼痛瘙痒减轻。

(2)情绪稳定,配合治疗。

(3)自理能力提升。

四、康复期

(一)定义

通过防瘢治疗、功能锻炼、理疗、体疗或手术整形恢复外形、躯干的功能。

(二)疾病相关知识

(1)小面积深度烧伤选择早期手术,大面积烧伤患者需植皮分次手术。

(2)治疗:手术疗法、防瘢、理疗、体疗、功能锻炼。

(3)康复:躯体康复+心理康复。

(4)预后:躯体功能和外形改变。

(三)专科护理与观察要点

(1)躯体功能障碍程度。

(2)瘢痕情况。

(3)精神心理创伤程度。

(4)治疗效果。

（四）护理问题

1.失用综合征

与瘢痕挛缩致残有关。

2.自我形象紊乱

与精神心理创伤有关。

（五）护理措施

1.病情观察要点

（1）康复治疗过程中,严密观察病情变化,不适应时立即停止。

（2）观察患者精神心理方面。

2.用药指导与观察

遵医嘱给予外用药、注射药、激素类药物,观察药物疗效及不良反应。

3.做好自理能力评估与指导

协助患者完成生活护理,加强功能锻炼。

（1）心理护理。①心理关怀:根据患者的心理特点,给予安慰、疏导,消除不良心理因素;鼓励患者面对现实,以坚强的毅力、最佳的心态接受治疗和训练。②心理精神康复:大面积深度烧伤,治疗周期长,愈后瘢痕瘙痒,功能障碍,患者承受巨大的心理压力,护士及时给予适当的治疗,使患者心理上的不平衡及早得到调整,精神上的紊乱尽快得到治疗。

（2）瘢痕预防的护理如下。

1）可塑性夹板:起到良好的制动和对抗挛缩的作用,适用于身体各部位的固定,一般疗程3～6个月,抗挛缩、防畸形时可白天功能锻炼,夜间固定。

2）压力疗法:穿用弹性织物对烧伤愈合部位持续压迫可预防和减轻瘢痕增生,是局部深度烧伤愈合后防止瘢痕增生的治疗方法,应尽早实施,要持续 6～12 个月。功能部位穿在弹力套中,会限制功能活动,坚持功能锻炼,以防肌肉失用和关节僵硬。

3）按摩疗法:按摩以按、摩、揉为主,对陈旧瘢痕应增加推、提、捏等手法;按摩力垂直于瘢痕挛缩方向,螺旋状移动,用力循序渐进。

4）被动活动:能放松痉挛肌肉、活动关节,同时牵伸相应组织,起到防止挛缩和粘连的作用;活动时注意手法及力度,由弱到强,循序渐进,逐渐扩大活动范围,增加活动频率及强度。

5）主动活动:活动度由小到大,鼓励患者坚持各个部位循序渐进;卧床期间练习闭眼、张口、双臂上举、外展、屈伸肘、腕、前臂旋前、旋后、握拳,伸指。双下肢练习静力肌肉收缩,外展,直腿抬高,屈伸髋、膝、踝,练习足背伸。每天 2～3 次,每次 15～30 分钟,下床活动时练习穿衣、洗脸、梳头、吃饭、如厕等,指导家属做好监督工作。

6）温水疗法:温水中运动疼痛明显减轻,减轻瘢痕挛缩,促使瘢痕成熟。一般水温 38～39 ℃,每天 1～2 次,每次 20～30 分钟。

7）早期切痂植皮和晚期残余创面植皮,坚持功能锻炼,防止皮片挛缩。

（3）整形手术和美容疗法护理。①整形手术:切除或松解瘢痕,恢复功能;组织缺损方面,用皮片和皮瓣修复。②美容治疗:表浅瘢痕采用皮肤磨削术予以消除,促使局部愈合后改善原有缺陷,同时给予软化瘢痕治疗。

（六）健康指导

（1）加强营养给予高热量、高蛋白饮食,补充维生素和微量元素,不吃含胶原纤维多的食物

(猪蹄、肉皮)少吃辛辣刺激食物。

(2)避免各种不良刺激,禁止挠抓、碰撞、避免日晒。

(3)早期功能锻炼,及早进行日常生活训练,从小范围开始活动,逐渐进行大活动范围和增加活动频率,循序渐进、持之以恒。

(4)尽早开始压力治疗,坚持用弹性绷带固定,穿弹力套、弹力衣,抗瘢痕挛缩。

(七)护理结局评价

(1)自我调节能力提升,正确面对伤残。

(2)知晓功能锻炼的方法及注意事项。

(3)恢复日常生活。

(李　静)

第二节　烧伤患者创面的护理

一、烧伤清创术

(一)定义

清除创面上的污染物、异物或创面坏死、受损组织,采用简单清创术。

(二)疾病相关知识

(1)尽快尽早进行清创术。

(2)清创时要求迅速,时间一般在 30～60 分钟。

(3)治疗:用 0.1% 新洁尔灭或加温后的 0.9% 氯化钠(37 ℃)冲洗,擦洗创面及周边皮肤,去除异物及较大水疱。

(4)康复:防瘢治疗(瘢痕贴,弹力套)。

(5)预后:必要时进行 2 次整形手术。

(三)专科评估及观察要点

(1)焦虑恐惧程度。

(2)烧伤面积及深度。

(3)清创操作配合情况。

(4)治疗效果。

(四)护理问题

1.疼痛

与创伤及清除操作有关。

2.知识缺乏

缺乏与手术过程及配合方法相关知识。

3.恐惧

与疼痛有关。

4.潜在并发症

感染。

(五)护理措施

1.病情观察

观察患者疼痛程度及性质,观察创面的深度、面积、部位。

2.做好自理能力评估与指导

协助患者完成生活护理。

3.专科护理

(1)术前护理。①心理护理:讲解清创的目的、方法及配合注意事项,使患者对清创术有一个正确的认识,取得患者的理解和配合。②清创室准备:紫外线或层流消毒,室温 28～32 ℃。③皮肤准备:剃去创面周围约 5 cm 毛发,剪短趾指甲,健康皮肤用肥皂水及清水擦洗。④饮食:需麻醉的患者,清创前应禁食 6～8 小时,禁饮 4 小时。⑤镇静止痛药物的使用:遵医嘱使用镇静止痛药物。

(2)术中术后护理。①异物的处理:嵌入创面的煤渣、沙屑可不必勉强清除;在面部的皮内异物尽量除去,以免形成外伤性文身。②创面的处理:清创后根据创面的深度、面积和部位,采取包扎疗法或暴露疗法。③疼痛的护理:抬高患肢,促进回流,减轻胀痛。遵医嘱使用镇痛药物,以免剧痛导致患者休克,必要时使用镇痛泵持续镇痛,音乐疗法转移患者的注意力。鼓励患者家属和朋友给予患者关心及支持。

(六)健康指导

(1)向患者及家属强调术后保持创面清洁干燥的重要性,禁止用手抓搔创面及自行在创面涂抹药物。暂时不能清创的患者,如大面积烧伤的患者,解释原因告知清创时间,取得家属及患者的谅解与配合。

(2)鼓励患者进食高热量、高蛋白、高纤维的食物(清淡流质),促进创面愈合。

(七)护理结局评价

(1)患者疼痛程度减轻。

(2)正确认识清创术,能积极配合治疗。

(3)保护创面,预防感染。

二、浸浴疗法

(一)定义

浸浴疗法指将患者的身体浸入浴池中,通过热盐水的浸泡淋浴促使创面焦痂软化,脓液引流,减少创面细菌量,最终使创面愈合的方法。

(二)疾病相关知识

(1)在烧伤后 2～3 周创面开始溶痂后采用浸浴疗法。

(2)临床上对烧伤后残余创面最常用的浸浴疗法。

(3)治疗:浸浴清除残余创面。

(4)康复:功能锻炼、防瘢治疗。

(5)预后:外形改变和功能障碍。

(三)专科评估与观察要点

(1)浸浴时机的评估。

(2)患者配合情况。

(3)残余创面愈合情况。

(4)治疗效果。

(四)护理问题

1.焦虑与恐惧

与浸浴引起创面疼痛及浸浴后体温升高有关。

2.疼痛

与浸浴操作对创面的刺激有关。

(五)护理措施

1.病情观察

(1)严密观察患者的生命体征,如患者出现心悸、面色苍白、出冷汗、脉搏细速等虚脱症状时终止浸浴。

(2)浸浴后观察体温的变化。

2.自理能力的评估与指导

做好自理能力的评估与指导。

3.专科护理

(1)浸浴前准备。①浸浴时机的评估:中小面积及伤后入院较晚的感染创面;严重烧伤后期全身残留散在的顽固小创面;创面脱痂期痂下积脓多及创面为感染创面;需要进行肢体功能锻炼;烧伤创面植皮前及供皮区的术前准备。②浸浴禁忌证:女性患者月经期;有严重心、肺并发症及一般情况较差的患者,避免发生虚脱,不能浸浴。③患者的准备:浸浴前口服糖水或补液,避免造成虚脱;做好患者的心理护理及健康宣教;嘱咐患者排便。④环境准备:室温控制在 28～32 ℃,水温保持在 38～40 ℃,一般高于患者体温的 1～2 ℃。⑤浸浴液准备:食盐配制成 0.9% 氯化钠溶液;浸浴中和浸浴后护理。

(2)患者的保护:①有颜面部烧伤的患者,应先清洗颜面部,再清洗躯干、四肢、会阴及肛周等部位以免污染颜面部。②有气管切开患者,应抬高患者头部,水位线控制在患者锁骨下水平。③下肢泡浴时,患者不能站立,可采用坐位用水桶浸泡,以避免出血。④有静脉输液管道的患者,应妥善保护,防止污水污染。

(3)创面的处理:采用包扎疗法的患者,去掉外敷料后再浸浴,待内层敷料浸泡松动后再慢慢揭掉,先清洗无痂创面,再剪除部分分离的焦痂,防止在浸浴开始时发生创面出血。

(4)浸浴时间及频次:初次浸浴不宜超过 0.5 小时,以后逐渐延长,间隔 3～5 天或根据病情决定。

(5)病情观察:浸浴后若出现体温升高、脉搏增快、畏寒、寒战等烧伤毒素吸收的中毒症状,对症处理,保暖,浸浴后迅速拭干水分,升高室内温度,物理降温等,在 24 小时可好转,继续加重,及时报告医师处理。

(六)健康指导

(1)初次浸浴的患者:向其解释浸浴的目的、过程以及注意事项,使患者在操作中积极配合。

(2)多次浸浴的患者:鼓励患者告知患者浸浴后,可加快创面愈合,使患者对浸浴的效果有一个正确的认识,积极主动配合治疗。

(3)告知患者浸浴后有短时体温升高,经 24 小时后可恢复,给予对症处理。

(七)护理结局评价

(1)患者的恐惧及焦虑减轻或消失。

(2)患者的疼痛减轻,积极配合治疗。

(3)清洁创面,分离软化痂皮,减轻和控制感染。

三、包扎疗法

(一)定义

包扎疗法是用灭菌吸水的厚敷料包扎创面,使之与外界隔离;同时创面渗液被敷料吸收,使创面渗出充分引流。

(二)疾病相关知识

(1)中小面积的烧伤。

(2)创面位于肢体及躯干。

(3)治疗:敷料包扎。

(4)康复:防瘢治疗(瘢痕贴,弹力衣物)。

(5)预后:如有外形和功能改变,后期行二期整形手术。

(三)专科评估与观察要点

(1)烧伤创面面积及深度评估。

(2)患者肢端血运循环情况。

(3)创面敷料渗出情况。

(4)治疗效果。

(四)护理问题

1.焦虑

与担心治疗效果有关。

2.知识缺乏

缺乏创面包扎疗法相关知识。

3.潜在并发症

感染。

(五)护理措施

1.病情观察

(1)观察患肢肢端血循环。

(2)观察患者的体温变化。

(3)观察伤口敷料渗出情况。

2.自理能力评估与指导

做好自理能力评估与指导。

3.专科护理

(1)保持外层敷料干燥清洁,防止敷料湿透造成感染,如有渗液,大小便污染、浸透应及时更换。

(2)创面包扎要舒适平展,松紧适宜,厚度要达到 3～5 cm,保证渗液不至于渗透到外层敷料覆盖范围超过创缘 5 cm 左右;包扎应从远端开始,指、趾末节应外露,以便观察肢体末梢血液循环情况;四肢关节部位包扎,固定在防止挛缩的功能位;手部烧伤的包扎,应对各手指进行分部包扎,防止粘连形成并指;抬高包扎的肢体,促进静脉及淋巴回流。

(3)观察患肢肢端血循环,出现皮肤青紫发凉、苍白或麻木、毛细血管充盈差、肿胀疼痛等症状,立即拆开包扎绷带,告知医师及时处理。

(4)观察体温的变化,伤口有无特殊异味,告知医师及时查看。

(六)健康指导

(1)告知患者包扎疗法的目的及注意事项,积极配合治疗。

(2)嘱患者不要自行拆开包扎敷料,避免感染。

(3)鼓励表达包扎部位的主观感受,及时提供有关创面包扎松紧度的重要信息,如疼痛、麻木。

(七)护理结局评价

(1)患者疼痛感减轻,创面得以很好的保护。

(2)患者对包扎疗法的治疗目的有一定的了解,治疗中能积极配合。

四、暴露疗法

(一)定义

暴露疗法是将烧伤创面暴露于干热空气中,不用敷料覆盖或包扎,创面渗液、坏死组织及创面外用药共同形成一层痂壳,从而将创面与外界暂时隔离,以保护创面。

(二)疾病相关知识

(1)适用于大面积烧伤、Ⅲ度烧伤创面、污染较重的烧伤创面、位于面部及会阴部的烧伤创面。

(2)治疗:外用药和红外线治疗。

(3)康复:尽早进行功能锻炼,防瘢治疗。

(4)预后:外形和功能改变,后期行二期整形手术。

(三)专科评估与观察要点

(1)烧伤创面深度及部位。

(2)创面感染情况。

(3)治疗效果。

(四)护理问题

1.知识缺乏

与不了解烧伤后采用暴露疗法的目的有关。

2.焦虑

与水肿期创面渗出较多及担心治疗效果有关。

3.皮肤完整性受损

与烧伤所致皮肤缺损有关。

4.潜在并发症

感染。

(五)护理措施

1.病情观察

(1)肢体环形烧伤,注意观察患肢末梢循环。

(2)躯干环形烧伤,注意观察患者的呼吸情况。

(3)观察痂下有无积脓。

2.用药指导与观察

给予磺胺嘧啶银糊剂、霜剂,观察药物效果及不良反应。

3.自理能力评估与指导

做好自理能力评估与指导。

4.专科护理

(1)创面评估:特殊烧伤部位创面(头面部、颈部、会阴部、臀部);大面积烧伤创面;污染较重及特殊细菌创面。

(2)充分暴露创面:颈部烧伤的患者,处于高肩仰卧位,腋部烧伤的患者,上肢应充分外展;会阴部烧伤,应做好大小便的护理,保持会阴部清洁干燥,充分外展下肢。

(3)保持创面干燥:使用红外线照射或吹风机,定时翻身,臀部,背部、大腿后侧烧伤的患者用翻身床,便于改变体位避免创面受压及潮湿;如创面涂抹药物掉落,应及时补涂药物,促进创面干燥结痂,如痂下有积脓,给予修剪引流,清除脓液,再用单层油纱保护创面,及时清除创面的渗液及污物,保持痂皮或痂壳完整;及时用消毒棉签清除眼、鼻、口周创面的分泌物。

(4)做好消毒隔离,减少人员流动,控制陪伴人数及探视。

(六)健康指导

(1)嘱患者活动适当,防痂壳开裂出血。

(2)鼓励患者多食高蛋白、高热量、易吸收的食物,促进创面愈合。

(3)告知患者创面清洁和保护创面的重要性,以及防止尿、粪便污染的方法。

(4)定时协助患者翻身,防止创面潮湿,取得患者的配合。

(七)护理结局评价

(1)患者及家属理解暴露疗法的目的及重要性,能积极配合治疗。

(2)患者及家属对创面愈合过程有一定了解,对治疗效果充满信心。

(李　静)

第三节　特殊部位烧伤患者的护理

一、头面部烧伤

(一)头皮烧伤

1.定义

各种原因导致头皮烧伤,严重者可波及颅骨,甚至颅内组织,发生局限性脑积液或脑水肿。

2.疾病相关知识

(1)临床特点:头皮破损、水肿、疼痛。

(2)治疗:皮瓣及皮片修复术。

(3)康复:防瘢治疗。

(4)预后:必要时行2次手术。

3.专科评估与观察要点

(1)头皮水肿、渗出、溃烂情况。

(2)患者心理精神情况。

(3)焦虑恐惧程度。

(4)治疗效果。

4.护理问题

(1)疼痛:与烧伤的深度、个人耐受力有关。

(2)自我形象紊乱:与烧伤后毁容有关。

(3)焦虑:与烧伤疼痛、担心愈后有关。

(4)皮肤完整性受损:与烧伤后导致皮肤损伤有关。

5.护理措施

(1)病情观察:观察创面的颜色、有无异味及红、肿、热、痛。

(2)用药指导与观察:遵医嘱合理使用有效抗生素及镇痛药,观察药物效果及不良反应。

(3)做好自理能力评估与指导,协助患者完成生活护理。

(4)专科护理:①针对不同的原因给予相应的支持;介绍烧伤后创面水肿、吸收、愈合的过程,使患者对较长的治疗过程有正确的认识;对深度烧伤导致毁损伤的患者,注意沟通中把握言语的分寸;了解患者家庭成员、社会关系和经济情况等,取得亲人和朋友的支持,消除其顾虑。②保持环境安静,减少探视,定时通风。③保持创面干燥及时清除分泌物,头部经常更换受压部位。④抬高床头,减轻水肿,愈合后经常剪除头发,保持清洁,防止创面再次溃烂或局限脓肿。

6.健康指导

(1)严格限制探视人员。

(2)保持创面清洁干燥,防止不洁的手去摸抓搔。

7.护理结局评价

(1)患者心理平静积极配合治疗。

(2)未受伤的部位保持皮肤完整。

(3)患者的头皮及时得到治疗和护理,预防修复头皮创面感染。

(二)面部烧伤

1.定义

热力、化学物理等原因造成颜面部的不同程度的烧伤,深度烧伤常留畸形和功能障碍,严重影响着患者的心理健康,为严重烧伤。

2.疾病相关知识

(1)临床表现:水肿,重者眼睑外翻,口唇肿胀,张口困难。常伴有耳、鼻、喉、口腔等器官的烧伤。

(2)治疗:创面植皮术。

3.康复

深度烧伤愈合后,尽早进行康复锻炼。

4.预后

面部深度烧伤遗留瘢痕,一般等待伤后 6～12 个月进行手术;严重睑外翻畸形创面未愈,也可行整形手术。

5.专科评估与观察要点

(1)面颈部烧伤程度。

(2)呼吸的频率节律及深浅,有无呼吸困难发生。

(3)意识情况。

(4)患者精神心理情况。

(5)治疗效果。

6.护理问题

(1)低效型呼吸形态:与水肿压迫喉部有关。

(2)有体液不足的危险:与口腔烧伤程度、补给不足有关。

(3)疼痛:与烧伤的深度、个人耐受力有关。

(4)焦虑:与烧伤后疼痛、担心预后有关。

(5)自我形象紊乱:与颜面部烧伤有关。

(6)睡眠形态紊乱:与烧伤后疼痛有关。

7.护理措施

(1)病情观察:观察创周有无红、肿、热、痛,患者有无反复持续高热,创面上有无脓点等感染迹象。

(2)用药指导与观察:遵医嘱合理使用有效抗生素及镇痛药,观察药物效果及不良反应。

(3)做好自理能力评估与指导,协助患者完成生活护理。

(4)专科护理:①做好患者思想工作,减少思想顾虑,稳定情绪配合治疗。针对不同的原因给予相应的支持;介绍烧伤后创面水肿、吸收、愈合的过程,使患者对较长的治疗过程有正确的认识;对深度烧伤导致毁损伤的患者,注意沟通中把握言语的分寸;了解患者家庭成员、社会关系和经济情况等,取得亲人和朋友的支持,消除其顾虑。②保持创面干燥,渗出多时更换敷料,保持清洁。③抬高床头,取平卧位,以利于肺扩张和呼吸保持正常,给予氧气吸入,床旁备气切包。④定时翻身拍背,指导患者做深呼吸运动;更换头的位置,以防压疮发生。⑤张口困难者,给予高蛋白、高营养、易消化流食,做好口腔护理。

8.健康指导

(1)严格限制探视人员。

(2)保持创面清洁干燥,防止不洁的手抓搔创面。

(3)以软食为主,进食时注意保护口周创面,防污染。

(4)创面愈合后使用瘢痕贴、弹力套预防瘢痕的增生,弹力套使用的原则"一早、二紧、三持久"。

9.护理结局评价

(1)焦虑减轻或消除,主动表达自身感受。

(2)疼痛减轻,配合治疗。

(3)创面得到有效的保护和治疗。

10.急危重症观察与处理

窒息的临床表现与处理如下。

(1)临床表现:口唇发绀、进行性呼吸困难等呼吸道梗阻症状。

(2)处理:保持呼吸道通畅,随时清除呼吸道分泌物;颈部深度烧伤应及时行焦痂切开减压术;气管切开,随时吸痰。

(三)眼部烧伤

1.定义

各种原因导致眼部组织的损伤,轻微损伤也可引起严重的视力障碍,眼部烧伤较常见,占烧伤患者13%。

2.疾病相关知识

(1)临床表现:眼睑水肿、视力模糊、易怒、烦躁不安。

(2)治疗:大量清水冲洗,降低温度及洗净化学物质;移除眼球异物,局部抗生素预防感染。

(3)康复:眼部功能锻炼。

(4)预后:易视力障碍,眼睑瘢痕形成。

3.专科评估与观察要点

(1)眼睑水肿程度。

(2)视力恢复程度。

(3)患者能否正确对待现状,积极配合。

(4)治疗效果。

4.护理问题

(1)焦虑:与烧伤后视力障碍、疼痛有关。

(2)疼痛:与烧伤的深度有关。

(3)自我形象紊乱:与视力障碍有关。

(4)睡眠形态紊乱:与疼痛有关。

5.护理措施

(1)病情观察:观察患者视力减退情况。

(2)用药指导与观察:遵医嘱合理使用有效抗生素及镇痛药,观察药物效果及不良反应。

(3)做好自理能力评估与指导,协助患者完成生活护理。

(4)专科护理:①眼球烧伤后有疼痛、流泪、畏光感及视力减退等症状,要及时告知患者,消除恐惧和疑虑,积极配合治疗。针对不同的原因给予相应的支持;介绍烧伤后创面水肿、吸收、愈合的过程,使患者对较长的治疗过程有正确的认识;对深度烧伤导致毁损伤的患者,注意沟通中把握言语的分寸;了解患者家庭成员、社会关系和经济情况等,取得亲人和朋友的支持,消除其顾虑。②保护眼部清洁,及时清理眼部分泌物,大量清水清洗。遵医嘱滴眼药水,涂眼膏,取俯卧位时额部垫棉垫悬空眼部,防止眼部受压。眼睑外翻时用无菌纱布覆盖或涂大量眼膏,防止角膜感染。③剧烈疼痛时,遵医嘱使用止痛剂。

6.健康指导

(1)消除患者思想顾虑。

(2)加强患者陪护人员的防感染意识,勤洗手。

7.护理结局评价

(1)焦虑减轻或消除,积极配合治疗。

(2)疼痛减轻,情绪稳定。

(四)耳部烧伤

1.定义

任何原因导致外耳和外耳道的烧伤,烧伤常波及耳软骨,且凹凸不平,易合并感染,耳烧伤占烧伤的24%。

2.疾病相关知识

(1)临床特点:外耳水肿、发红、破溃、焦痂,发生化脓性耳软骨炎时,外耳持续性剧烈疼痛,伴有畏寒、发热、精神差、食欲缺乏。白细胞计数增高,全身中毒症状。

(2)治疗:修复创面,恢复耳外形。

(3)康复:保持耳外形。

(4)预后:易软骨坏死致小耳畸形,必要时行2次整形手术。

3.专科评估与观察要点

(1)受压部位有无红、肿、热、痛,皮肤破溃情况。

(2)有无发热,全身不适。

(3)疼痛。

(4)治疗效果。

4.护理问题

(1)疼痛:与烧伤后的深度、个人耐受力有关。

(2)皮肤完整性受损:与烧伤的严重程度有关。

(3)自我形象紊乱:与颜面部外伤有关。

5.护理措施

(1)病情观察:观察患者耳软骨有无红、肿、热、痛,伤口有无异味、渗出情况。

(2)用药指导与观察:遵医嘱合理使用有效抗生素及镇痛药,观察药物效果及不良反应。

(3)做好自理能力评估与指导,协助患者完成生活护理。

(4)专科护理:①解释外耳烧伤的特点及治疗护理的方法,密切配合的重要性。对不同的原因给予相应的支持;介绍烧伤后创面水肿、吸收、愈合的过程,使患者对较长的治疗过程有正确的认识;对深度烧伤导致毁损伤的患者,注意沟通中把握言语的分寸;了解患者家庭成员、社会关系和经济情况等,取得亲人和朋友的支持,消除其顾虑。②用无菌棉签吸干渗出液及脓性分泌物,保持外耳创面干燥,防止渗液流入耳内引起感染,局部悬空防受压;化脓性耳软骨炎发生后,做到引流通畅,清洁坏死耳软骨。

6.健康指导

(1)避免患侧卧位,以防压疮发生。

(2)保护创面,禁止用手抓搔外耳。

7.护理结局评价

(1)疼痛减轻,情绪稳定,积极配合治疗。

(2)创面得到有效的保护和治疗。

二、手部烧伤

(一)定义

任何原因导致手部的不同程度的烧伤,深度烧伤遗留畸形和功能障碍。严重者可丧失劳动,手的烧伤为严重烧伤。

(二)疾病相关知识

1.临床表现

手部水肿、破溃、疼痛、不能背伸、内收、合并感染时伴有发热、寒战等全身中毒症状。

2.治疗

尽快消灭创面,最大限度保存手的功能。

3.康复

早期功能锻炼,保持手的功能位。

4.预后

手掌深度烧伤,因瘢痕挛缩导致手指屈曲,伴有指蹼粘连及指蹼过浅呈"拳样手畸形"。行2次整形手术。

(三)专科评估与观察要点

(1)疼痛。

(2)活动功能改善情况。

(3)发热、全身不适、伤口渗出物情况。

(4)治疗效果。

(四)护理问题

1.疼痛

与烧伤有关。

2.自理能力缺陷

与烧伤后功能障碍、疼痛,适应不良有关。

3.焦虑

与烧伤后疼痛,担心手功能恢复有关。

4.自我形象紊乱

与烧伤后手部瘢痕畸形功能障碍有关。

(五)护理措施

1.病情观察

密切观察患者手指端血循环、颜色、温度、疼痛、肢端肿胀等情况。有无痂下积液积脓,创周有无红肿等感染征象及时发现及时处理。

2.用药指导与观察

遵医嘱合理使用有效抗生素及镇痛药,观察药物效果及不良反应。

3.自理能力的评估与指导

做好自理能力的评估与指导,协助患者完成生活护理。

4.专科护理

(1)心理护理:介绍手部烧伤的深度、面积治疗方案和护理方法,让患者积极配合治疗,强调手术的必要性和重要性。对可能致残者,及时得到亲人和朋友的支持,正视现实。

(2)体位:抬高患肢,手高过肘,肘高过肩,利于静脉回流,减轻水肿。保持功能位,即腕背伸屈30°或中位,分开各指,拇指对掌位,第2～5掌指关节屈20°,指间关节屈伸。

(3)活动:伤后48小时制动,48～72小时后逐渐进行被动或主动活动手指各关节;鼓励患者自己穿衣吃饭、大小便等日常生活训练;植皮术后8～10天开始理疗和功能锻炼,以免关节僵硬残疾。

(4)禁忌:禁止患肢输液、抽血、测血压和做有创操作等。

(六)健康指导

1.功能锻炼

维持手部功能位2～3个月,进行主动和被动功能锻炼,以手指最大限度屈伸和虎口张大为主。

2.自理生活

鼓励患者独立完成吃饭、穿衣、洗脸、梳头、刷牙、拿书等日常生活动作。

3.防瘢治疗

使用弹力手套、瘢痕贴等进行防瘢治疗,疗程3～6个月甚至1年以上。

4.复查

一般为1个月、3个月、半年、一年各复查一次,检查并指导手的功能恢复情况,必要时行整形手术治疗。

(七)护理结局评价

(1)自理能力提升。

(2)焦虑减轻或消除,主动表达自身感受。

(3)创面得到有效的保护和治疗。

三、会阴烧伤

(一)定义

各种原因导致会阴部位的烧伤,会阴较隐秘,占烧伤2%,但会阴烧伤易被大小便污染,容易感染。

(二)疾病相关知识

1.临床表现

会阴部水肿、发红、破溃,合并感染时,周围皮肤发红、肿胀,有发热寒战等全身中毒症状。

2.治疗

会阴植皮术。

3.康复

进行康复训练,进行大腿外展和下蹲训练。

4.预后

创面愈合后易瘢痕挛缩导致功能障碍。

(三)专科评估与观察要点

(1)会阴烧伤程度。

(2)焦虑恐惧程度。

(3)治疗效果。

(四)护理问题

1.焦虑、恐惧

与烧伤部位的特殊性及担心愈后有关。

2.自理能力缺陷

与特殊部位致如厕困难有关。

(五)护理措施

1.病情观察

观察烧伤创面有无感染征象。

2.用药指导与观察

遵医嘱合理使用有效抗生素及镇痛药,观察药物效果及不良反应。

3.自理能力的评估与指导

做好自理能力评估与指导,协助患者完成生活护理。

4.专科护理

(1)心理护理:加强与患者及家属沟通;对患者的担心(性功能、大小便)给予理解同情;加强对隐私的保护。介绍疾病相关知识及治疗和护理的注意事项,取得患者和家属的配合。了解其社会关系,取得情感支持。

(2)饮食护理:非手术患者给予高营养、新鲜、清淡,忌辛辣。手术患者术前 2 天进无渣饮食;术前晚及术晨禁食水;术进无渣流质 4~5 天,加强肠外营养。

(3)体位护理:仰卧位。大面积会阴烧伤者睡翻身床,便于创面暴露和大小便的护理。保护隐私,将患者安置在单、双人间病房,或用屏风遮挡。

(4)创面护理:彻底清创剔除阴毛,采用半暴露或暴露疗法,反复冲洗皱褶及凹陷处。保护创面随时用棉签拭去渗液和分泌物,保持创面干燥。

(5)二便护理:睡翻身床或有孔床,双下肢外展位;大便后用 0.1% 新洁尔灭或 0.9% 氯化钠溶液清洗肛周,减少污染;必要时留置尿管尿道口护理,每天 2 次;男性患者托阴囊用无菌接尿器接尿,避免污染创面,早日植皮,便器专用并消毒,防交叉感染。

(六)健康指导

(1)康复训练,循序渐进地进行大腿外展和下蹲训练。

(2)饮食清淡,忌辛辣刺激,瘢痕瘙痒时忌抓挠,防止裂开出血感染。

(3)防瘢治疗,坚持瘢痕贴,弹力裤的使用。

(七)护理结局评价

(1)焦虑情况有减轻或消除,能主动配合治疗和护理。

(2)患者合理要求得到满足,感觉舒适,逐渐恢复自理。

四、呼吸道烧伤

(一)定义

热力或烟雾引起的呼吸道以及肺实质的损害,是烧伤患者早期死亡主要原因之一。

(二)疾病相关知识

1.临床表现

口鼻咽发白、充血、水肿,声音嘶哑和呼吸困难;烦躁不安、心率加快、全身冷汗、发绀。

2.治疗

保持呼吸道通畅,解除气道梗阻,重度患者应尽早机械通气。

3.康复

肺功能训练及监测。

4.预后

严重者有肺功能损害。

(三)专科评估与观察要点

(1)呼吸道通畅情况。

(2)患者安静及全身情况。

(四)护理问题

1.焦虑、恐惧

与患者对受伤死亡场景,担心预后有关。

2.清理呼吸道功能低下或无效

与呼吸道受损,分泌物增多及肺部感染有关。

3.气体交换受损

与呼吸道受损有关。

4.睡眠形态紊乱

与呼吸困难有关。

(五)护理措施

1.病情观察

严密观察呼吸及心肺功能情况;观察有无呼吸困难,口唇发绀等情况;监测血氧饱和度和血气分析。

2.用药指导与观察

遵医嘱合理使用有效抗生素及镇痛药,观察药物效果及不良反应。

3.自理能力的评估与指导

做好自理能力评估与指导,协助患者完成生活护理。

4.专科护理

(1)心理护理:解释呼吸道损伤的病变过程及伴随的不适,告知治疗方案和注意事项;气管切开术后患者可通过手势、文字和医护人员沟通,了解患者需求;鼓励家属给予患者关心和支持。

(2)饮食护理:非气管切开患者口服流质或半流质、高热量、高蛋白、高维生素饮食;气管切开患者行鼻饲或全胃肠外营养。

(3)体位与活动:单纯的吸入性损伤给予半卧位;轻度吸入性损伤给予半卧位或仰卧头高位;定时更换体位,翻身拍背,鼓励患者深呼吸、自行咳嗽,促进体位引流,防止肺部感染。

(4)气管切开护理:保持切口清洁,每天清洁伤口 2 次,随时更换覆盖开口纱布;气管导管固定牢靠,防止滑脱(在水肿回吸收期,套管系带及时调整),严格无菌操作。

(六)健康指导

(1)严格限制陪伴探视人员。

(2)教会患者自行咳嗽方法,防止肺部感染。

(3)嘱患者出院后定期进行肺功能检查,及时进行防治。

(七)护理结局评价

(1)焦虑恐惧减轻,安静休息。

(2)呼吸道通畅,全身症状良好。

(李 静)

第四节 唇裂修复术的护理

唇裂是由于妊娠初 3 个月,胚胎原口周围组织发育受阻而致上唇融合缺陷造成的先天性疾病。发病原因可能与遗传和环境有关,目前尚不清楚。

一、护理措施

(一)术前护理

1.心理支持

向患者及家属讲述麻醉方式,术中、术后可能遇到的问题,取得患者的正确理解,使其有充分的思想准备,减轻思想顾虑,积极配合手术。

2.常规术前准备

婴幼儿患者入院时即训练用滴管或汤勺喂食。纠正患者吃零食和吸吮手指的习惯。

3.手术区皮肤准备

术前一天成人需修面、剪鼻毛,婴儿无须修面和剪鼻毛。术前一天及术晨用 0.02% 氯己定漱口液漱口,保持口鼻腔清洁。

4.手术前胃肠道准备

包括:①根据手术部位及麻醉方式做肠道准备,成人术前禁食 10~12 小时,禁水 4~6 小时。婴幼儿 4 小时禁食,2 小时禁水。②根据手术需要,在术前晚及术日晨清洁灌肠,或术前晚采用甘油灌肠剂灌肠。③如为局麻手术,术前一天晚可进食少量易消化、不导致肠胀气的食物。

5.术前一天晚常规准备

包括:①遵医嘱做术前准备;②通知患者次日手术时间,术前注意事项;③向患者及家属交代,术前一天将固体食物如水果、蛋糕等收起,或嘱家人带回,防止术后误食;④术前晚洗澡,换干净衣服,小儿特别注意防止因洗澡引起上呼吸道感染而影响手术;⑤注意保持充足睡眠,必要时遵医嘱给予镇静剂。

6.术日晨常规

包括:①了解患者一般情况,测生命体征并记录,询问女患者有无月经来潮,如有异常情况及时通知医师;②再次检查术区皮肤准备情况;③遵医嘱按时给予术前用药;④嘱患者取下身上所有饰物及眼镜、义齿等,准备病历及手术所需物品(如胸腹带等),与手术室人员交班;⑤备唇弓一个。

(二)术后护理

1.术后麻醉恢复期护理

包括:①患者全麻术后,为防止患儿抓破伤口或拔掉唇弓,应制动肘关节,可用手肘制动带,并请家长配合;②保持伤口清洁,干血痂可用 3% 过氧化氢溶液擦洗,然后用生理盐水清洗干净,涂眼药膏保护。

2.卧位护理

患者全麻术后去枕平卧 4～6 小时,头偏向一侧,待完全清醒后,可根据医嘱调整体位。

3.饮食护理

患者完全清醒后,可进温流质饮食,采用勺喂。3 天后改为半流质饮食。注意不可张大口咬食物或吃较硬的食物,以免伤口裂开。

4.病情观察

包括:①手术当天有渗血,可用消毒棉签轻轻擦去,24 小时后形成血痂,可用 3% 过氧化氢溶液擦洗,待血痂溶化后再用蘸有生理盐水的棉签擦净,并在伤口上涂抗生素软膏,如有鼻涕及时擦去;②保持唇弓固定牢固。

5.用药护理

包括:①遵医嘱给药,保持静脉输液通畅;②观察用药后的反应,有过敏现象及时通知医师。

6.拆线

伤口愈合良好,可在 5～7 天拆线。拆线后继续用唇弓固定面颊。

(三)健康指导

拆线后仍需遵医嘱饮食和佩戴唇弓 3 周,防止伤口裂开。

二、主要护理问题

(一)疼痛

疼痛与手术有关。

(二)营养失调

低于机体需要量与术后进食困难有关。

(三)焦虑

焦虑与担心手术效果有关。

(四)有出血的倾向

有出血的倾向与患儿术后活动和饮食情况有关。

(五)有感染的危险

有感染的危险与局部清洁不及时有关。

(六)有伤口裂开的危险

有伤口裂开的危险与唇弓固定不牢固,局部张力过大有关。

(李　静)

第五节　腭裂修复术的护理

腭裂是由于胚胎早期原腭正常发育受阻而致上腭未能正常联合,形成不同程度裂开的先天性疾病,常与唇裂同时存在。胚胎腭突的融合过程是由前向后逐渐推进的,因而腭部裂隙的长度是从后向前依次加重的。最轻的是悬雍垂裂,其次是软腭裂,一直到门齿孔后方的硬腭都裂开者为部分腭裂,最重的是由软腭至上齿槽的腭全裂。

一、护理措施

(一)术前护理

1.心理支持

包括:①做好患儿家属的宣教工作,使家属能理解并配合治疗;②做好患儿家属的安慰工作;③帮助患儿家属练习用汤勺喂食患儿;④纠正吃零食、吮手指习惯;⑤讲解预防上呼吸道感染的意义,使家属照顾好患儿。

2.常规术前准备

包括:①禁食原则,术前8～12小时禁食、禁水,患儿在术前4小时停止哺乳,术前2小时停止喂水,以防因麻醉或手术刺激引起术中及术后呕吐,从而污染术区或导致吸入性肺炎或窒息;②肠道准备,术前1天晚遵医嘱灌肠;③术日晨准备,测量患者体温、脉搏、呼吸、血压、体重;④准备麻醉床;⑤准备患儿使用的夹板等固定用具;⑥将手术用药备齐,与手术病历放在一起,与手术室工作人员交班。

(二)术后护理

1.术后麻醉恢复期护理

患儿全麻术后去枕平卧4～6小时,或平抱患儿,使患儿头偏向一侧,待完全清醒后,可根据医嘱调整体位。

2.卧位护理

患儿全麻术后,为防止患儿抓破伤口,应制动肘关节,可用手肘制动带,并请家长配合。

3.饮食护理

包括:①患儿完全清醒后,可进冷流质饮食,采用勺喂。4～5天后改为半流质饮食,2周后进软食。注意不可张大口咬食物或吃较硬的食物,以免伤口裂开;②保持口腔清洁,每天进餐后饮少量开水,冲洗食物残渣,利于口腔卫生。

4.病情观察

包括:①全麻术后注意伤口出血,当患者出现频繁的吞咽动作时,应立即检查伤口有无活动性出血,同时通知医师做进一步处理;②保持患者安静,避免大声哭闹,防止术后伤口出血或腭部复裂;③患儿口内如有血凝块,予以及时清除,防止脱落而窒息,注意勿使用负压吸引直接接触切口及三碘甲烷纱条,以免因纱条脱落引起出血。

5.抗感染治疗

遵医嘱补液,抗感染治疗,记录出入量。

6.拆线

取出三碘甲烷纱条及拆线,术后7～9天先取一侧,隔1～2天再取另一侧。取出三碘甲烷纱条前先让患者漱口,取出后4小时内禁止进食,4小时后给冷流食。幼儿腭部伤口一般不拆线,待其自行脱落。

(三)健康指导

做好随诊安排,与专业语言训练医师联系,进行语言训练。

二、主要护理问题

(一)疼痛
与手术有关。

(二)有出血的倾向
与手术有关。

(三)有感染的危险
与局部清洁不及时有关。

(四)有窒息的危险
与口内血凝块未及时清除有关。

(五)知识缺乏
与缺乏术后康复护理知识有关。

(李 静)

第六节 眼部整形术的护理

眼部的整形修复手术是对包括先天性畸形、外伤及感染造成的畸形和切除各种肿瘤后的缺损以及其他畸形在内的修复手术。

一、护理措施

(一)术前护理

1.术区准备

(1)入院后常规滴入抗生素眼药水,每天4次。滴眼药时应轻牵下睑,嘱患者睁眼向上看,药瓶距眼5 cm,滴入下穹隆1~2滴。

(2)术前1天晚用生理盐水100 mL冲洗结膜囊,让患者拿授水器紧贴脸颊,护士一手轻牵下睑一手持冲洗壶,冲洗时嘱患者轻轻转动眼球。如分泌物较多应先用消毒棉签轻轻拭去,再冲洗,并避免冲洗液流入耳内,冲洗后遵医嘱滴抗生素眼药水。

(3)睑外翻或眼部缺损者,术前必须注意对眼部的保护。晚间睡前用抗生素眼膏涂眼并用纱布覆盖眼部,避免暴露球结膜和角膜干燥。此外,此类患者术前多有结膜炎,所以除晚间用药外,日间还应用抗生素眼药水滴眼,每天4~5次或遵医嘱。

(4)眼窝再造术前注意冲洗结膜囊,保持局部清洁、干燥和无感染病灶,并协助医师做好手术设计,挑选好义眼,高压灭菌后备用。

(5)如患者头发较污浊,应在术前清洗头发(可用0.05%氯己定清洗)。

(6)眼部手术前的皮肤准备:不剃眉毛及睫毛,修面。

(7)对上睑下垂的患者,术前应协助医师测患眼视力,测量眼裂宽度,测定上睑提肌功能。

2.术前心理准备

评估患者心理状态,经常与患者沟通,及时了解患者的心理问题和需求,根据麻醉种类不同向患者说明术前注意事项、术后可能发生的问题及正确配合方法,使患者对手术有所了解,减轻其心理负担,以使之能积极主动地配合手术及治疗。

(二)术后护理

(1)术后双眼包扎的患者,生活不能自理,可提前安排护工或专人护理。

(2)拆线:①术后 4～5 天协助医师更换敷料,用生理盐水棉球擦除眼裂部分泌物,并涂抗生素眼药膏;②术后 7～10 天拆线,睑外翻患者睑粘连缝线酌情推迟数天拆除,一般术后 3～6 个月才拆开睑粘连线;③重睑术及眼袋切除术后 24 小时拆除敷料,术后 5～7 天伤口拆线。

(三)健康指导

(1)患者术后恢复期间不能视物,心理上会感到寂寞,可利用现有条件改善其心理状态,如与其谈话、读书、读报、听音乐等。

(2)教会患者如何使用呼叫器,并将其放置在患者使用方便的部位。

(3)嘱患者尽量少看书、看电视,避免眼睛疲劳。

(4)告知患者术后不可自行下床活动,并将暖瓶、锐器等妥善放置,以免出现意外。

二、主要护理问题

(一)疼痛

疼痛与手术伤口有关。

(二)有受伤的危险

有受伤的危险与眼部术后行动不便有关。

(三)生活自理能力减退

生活自理能力减退与眼部术后行动不便有关。

(李　静)

第七节　面部除皱术的护理

面部除皱术是将面部松弛下垂的皮肤去除,使面部皮肤皱纹舒平,患者年轻化。

一、护理措施

(一)术前护理

1.心理支持

包括:①手术后由于头部加压包扎和麻醉药物的不良反应,出现恶心、呕吐现象是正常反应,消除不必要的紧张,以取得患者的理解,使其有充分的思想准备,减轻思想顾虑;②教会患者应对不适反应的办法,如头偏向一侧,避免恶心、呕吐时引起窒息;③如有恶心、呕吐等不适症状,及时通知医务人员;④翻身时动作不宜过大;⑤可遵医嘱使用止吐药物。

2.术前准备

包括:①于术前 1 天晚和术日晨用 0.05% 氯己定洗头各 1 次,并戴一次性圆帽。洗头时注意勿使消毒液流入眼、耳内,引起不适。②根据医师需要,剃除手术野部位头发。

3.手术病历准备

包括:①了解患者一般情况,测生命体征并记录,询问女患者有无月经来潮,如有异常情况及时通知医师;②再次检查术区皮肤准备情况;③遵医嘱按时给予术前用药;④嘱患者取下身上所有饰物及眼镜、义齿等,准备病历及手术所需物品(如胸腹带等),与手术室人员交班。

(二)术后护理

1.术后麻醉恢复期护理

包括:①准备氧气、负压吸引器和心电监护仪。②患者回病房后取去枕平卧位 4~6 小时,头偏向一侧,防止呕吐后窒息和吸入性肺炎的发生。患者完全清醒后,取头高卧位(25°),以减轻头面部水肿。③密切观察生命体征,随时做好记录。④及时执行术后医嘱。

2.饮食护理

术后最好进流食,少说话,减少面部肌肉运动。

3.病情及引流观察

局部观察及护理:头部加压包扎 3 天,有利于创面修复愈合。随时检查敷料有无脱落或移位,引流是否通畅,伤口有无新鲜渗血及血肿。术后 2~3 天拔除引流。如发现异常,及时通知医师。

4.拆线

耳前切口可 7~8 天可拆线,头皮切口需 2 周左右拆线。拆线前,可由护士用 0.05% 氯己定给患者进行治疗性洗头,清洁伤口结痂,有利于拆线。

(三)健康指导

(1)2~3 周内可将缝线完全拆除,嘱患者可以次日洗头,但不能强行揭掉头皮伤口上的痂皮,避免伤口感染、裂开,洗后,及时烘干头发。

(2)手术部位感觉未完全恢复,建议局部不要热敷,不做理疗,必要时,可在医师指导下进行。

(3)当局部发现青紫、血肿时,应及时复诊。

(4)面部感觉异常如麻木、面具感、脱发等一般可于术后 3~6 个月逐渐恢复。

二、主要护理问题

(一)疼痛

疼痛与手术有关。

(二)焦虑

焦虑与担心术后效果有关。

(三)有受伤的危险

有受伤的危险与术后加压包扎有关。

(四)潜在并发症

血肿、面部肿胀与术后加压包扎不够有关。

(五)舒适的改变

舒适的改变与术后加压包扎有关。

(李　静)

第八节　隆乳术的护理

隆乳手术是指在乳房深层填充内容物的方法来矫正发育不良的乳房的外科手术,能塑造出外形美观的乳房。

一、护理措施

(一)术前护理

(1)心理护理:解除患者的思想顾虑,使之以最佳的心理状态愉快地接受手术治疗。

(2)手术区皮肤的准备:保持术区皮肤清洁干燥,备皮范围是胸部、双腋下。

(3)胃肠道准备:手术前1天晚嘱患者进清淡饮食,晚12时禁食,手术前4～6小时禁水。

(4)根据患者的自身特点与要求,协助医师为患者选择合适的假体,并做好手术标记(切口及剥离范围)。

(5)遵医嘱,备齐手术用药及敷料。

(二)术后护理

(1)患者返回病室后平卧4～6小时,待完全清醒后,取半卧位。

(2)伤口引流的护理:妥善固定引流管,避免打折、牵拉、受压、脱出。定时观察引流液的颜色、性质及量,及时更换。

(3)病情观察:术后除按医嘱给予止血药外,护士应密切观察患者是否有局部肿痛及皮肤淤血、青紫,引流液量等表现,如发现异常应通知并协助医师检查伤口,必要时需进手术室打开伤口清除血肿并彻底止血。

(4)患者术后应早下地,早活动,利于引流和恢复。

(5)术后限制患者上臂活动1～3个月,以防假体移位。

(三)健康指导

(1)术后7～10天拆线,防止用力压迫、碰撞胸部,遵医嘱穿着合适文胸。

(2)术后1个月内禁止做剧烈运动,尤其是两臂上举、持重物、扩胸等运动。

(3)手术切口处,遵医嘱应用抑制瘢痕增生的药物。

二、主要护理问题

(一)疼痛

与手术有关。

(二)潜在并发症:有术区血肿的危险

与术后引流管更换不及时有关。

(李　静)

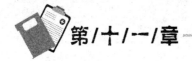

推拿科护理

第一节 概　述

推拿疗法又称按摩疗法,是指通过特定手法作用于人体体表的特定部位或穴位的一种治疗方法,具有疏通经络、滑利关节、强筋壮骨、散寒止痛、健脾和胃、消积导滞、扶正祛邪等作用。推拿疗法在我国历史悠久,不但用于治病,还广泛用于预防保健。推拿疗法具有简便易行、行之有效、安全易学等优点。特别是小儿推拿法能免除针药之苦,容易被家长和小儿接受,故在临床护理应用较为广泛。

一、推拿作用原理

推拿属中医的外治法范畴,它是以中医理论为指导,通过运用各种手法作用于人体体表的特定部位,以调节机体的生理活动、病理状况,达到治疗效果的一种治疗方法。

(一)平衡阴阳,调和五行

中医学认为,阴阳失调是疾病发生、发展、变化的根本机制,贯穿于一切疾病的始终。同时,人体是一有机整体,各脏腑器官之间的相互依存、相互制约的关系是用五行规律来阐述的,从而进一步阐明疾病发生和防治的机制。

推拿对内脏功能有明显的调整阴阳平衡、调和五行的作用,是通过经络、气血而达到的,即运用推拿手法在体表局部通经络、行气血、濡筋骨,并借助气血、经络影响到内脏及其他部位而发挥作用的。如肠蠕动亢进者,在腹部和背部进行适当的推拿,可使肠蠕动亢进受到抑制而恢复正常。又如治疗心肾不交所致的失眠证,在心经上掐神门、灵道、通里、少海,拿腋窝以泻心火;在肾经上推涌泉配合揉腰眼,按揉三阴交以滋补肾水,如此可使水火既济,心肾相交,其病可愈。

(二)疏通经络,调畅营卫气血

经络是人体气血运行的通路,可通达表里、贯穿上下。一旦经络失去正常的机能,就会导致气血失调,不能行使正常的营内卫外功能,则变生百病。

推拿手法作用于体表,能激发和调整经气,并通过经络的传导使百脉疏通、脏腑安和,从而达到治疗全身疾病的效果。

(三)活血祛瘀,理筋整复

凡是人体各个关节、筋络肌肉受到外来暴力的撞击、强力扭转、牵拉压迫,或因不慎而跌仆闪挫,或体虚、劳累过度及持续活动、经久积劳等因素所引起的损伤,而无骨折、脱位或皮肤破损的均为伤筋。伤筋无论是急性或慢性,疼痛往往是其主要症状。中医学认为,筋伤之后导致血离经脉,经脉受阻,气血运行不通畅,"不通则痛"。故治疗的关键在于"通","通则不痛"。

"动"是推拿疗法的特点,使用适当的手法理筋,一方面能促进损伤组织周围的气血运行,并加强气血的滋润和濡养,从而起到活血化瘀、祛瘀生新的作用;另一方面可使经络、关节气血运行通顺,即顺则通。

(四)松解粘连,滑利关节

被动运动是推拿手法的一个重要组成部分,对关节粘连、僵硬者,适当的被动活动则有利于松解粘连、滑利关节;对局部软组织变性者,则可改善局部营养供应,促进新陈代谢,增强肌肉的伸展性,从而使变性组织逐渐得到改善或恢复。如临床上治疗肩周炎、肱骨外上髁炎等疾病,采用弹拨、拔指、摇转等手法,可使粘连松解、关节滑润。

(五)行气止痛,镇痛移痛

经络不通,气血瘀滞,不通则痛,是软组织疾病的基本病理变化。通过推拿手法即可达到行气、通络、止痛的目的。从经验中得知,凡有疼痛,则肌肉必紧张;凡有肌肉紧张,则势必疼痛,它们称为互为因果的两个方面。故治疗的目标应针对疼痛和肌肉紧张这两个重要环节,打破恶性循环,才有利于组织的修复和恢复。

推拿是解除肌肉紧张、痉挛的有效方法,因为推拿不但可以直接放松肌肉,并能解除引起肌肉紧张的原因,即做到标本兼治。

总之,中医学"通则不痛"的理论,在推拿治疗中可具体分化为"松则通""顺则通""动则通"三个方面。其中,"松"中有"顺","顺"中有"松",而"动"也是为了软组织的"松"和"顺",这三者结合起来可达到"通则不痛"的目的。

二、推拿介质与热敷

(一)推拿介质

推拿时应用介质,在我国有着悠久的历史。推拿时为减少手法对皮肤的摩擦损害,或为借助药物的辅助作用来提高疗效,可在推拿部位的皮肤上涂些液体、膏剂或撒些粉末。这些能够辅助推拿手法、提高临床疗效的液体、膏剂或粉末通称为推拿介质。应用推拿介质不但可以借助药物加强手法作用以提高治疗效果,而且还可起到保护皮肤的作用。常用的推拿介质有以下几种。

1.葱姜水

由葱白和生姜捣碎取汁使用,能加强温热散寒作用,常用于冬春季节及小儿虚寒证。

2.白酒

适用于成人推拿,有活血祛风、散寒止痛、通经活络的功效,一般用于急性扭挫伤、风寒湿痹和慢性劳损的治疗。

3.薄荷酊

将5%薄荷脑5 g浸入75%乙醇100 mL内配制而成。具有温经散寒、清凉解表、清利头目和润滑的作用,常用于治疗小儿虚寒性腹泻及软组织损伤,多用于擦法、按揉法,可加强透热效果。

4.滑石粉

有清热利窍、渗湿润燥作用。常用于摩擦类手法,可保护皮肤,有利于手法的施行。

5.红花油

常用于寒痹、痛痹等病证的治疗。

6.按摩乳

市售常用外用药,具有舒筋通络、活血化瘀、消肿止痛之功。

(二)热敷

运用热敷法治疗某些疾病,这在我国已有两千多年的历史了。《黄帝内经》中所述的熨法就是热敷法。古代应用热敷的方法很多,有药熨、汤熨、酒熨、铁熨、葱熨、土熨等。热敷的主要作用是透热,以加强温经通络、活血祛瘀、散寒止痛等作用。热敷可分为干热敷和湿热敷两种,在推拿临床中以湿热敷为常用,一般在手法操作以后应用,既能加强手法的治疗效果,也可减轻用手法刺激过度对机体局部所引起的不良反应。

应用时的注意事项如下。

(1)热敷时须暴露患部,室内保持温暖无风,以免患者受到风寒。

(2)毛巾须折叠平整,使热量均匀透入,这样不易烫伤皮肤。

(3)热敷时可隔着毛巾使用拍法,但切勿按揉,被热敷的部位不可再用其他手法,否则,容易使局部皮肤破损。

(4)热敷的温度应以患者能忍受为限,要防止发生烫伤和晕厥。

三、推拿的适应证与禁忌证

(一)适应证

推拿疗法适用范围相当广泛,可应用于临床各科疾病,同时亦可用于减肥、美容及保健等。

1.骨外科疾病

颈椎病、落枕、腰椎间盘突出症、肩周炎、急性腰扭伤、慢性腰肌劳损等。

2.普外科疾病

术后肠粘连、慢性前列腺炎、慢性阑尾炎、下肢静脉曲张、乳痈等。

3.内科疾病

胃脘痛、失眠、头痛、感冒、久泻胃下垂、呃逆、便秘、胆绞痛中风后遗症、尿潴留、高血压等。

4.妇科疾病

月经失调、痛经、闭经、慢性盆腔炎、子宫下垂等。

5.儿科疾病

小儿发热、腹泻、疳积、惊风、便秘、百日咳、脱肛、遗尿、夜啼、小儿麻痹后遗症等。

6.五官科疾病

鼻炎、耳聋、耳鸣、斜视、近视、慢性咽喉炎、慢性鼻炎等。

(二)禁忌证

(1)急性传染病、溃疡性皮肤病、恶性肿瘤、感染性化脓性疾病、出血性疾病等。

(2)烧伤、烫伤等。

(3)月经期、妊娠期妇女疾病。

(4)外伤出血、骨折早期及内脏受损等。

(5)诊断不明的急性脊柱损伤或伴有脊髓症状者。

(6)严重的心脏病、肝病、脑血管疾病患者。

(7)严重的精神病、醉酒等与医师不合作者。

四、推拿注意事项

(1)推拿须在诊断明确的情况下方可实施。选择适当的体位,嘱患者身心放松,取穴和手法要正确。对推拿中可能出现的身体反应,如疲劳、局部轻度肿胀甚至疼痛加剧等,应做好解释工作。

(2)操作时精力要集中,能随时观察患者的反应,以便根据实际情况对手法、强度及持续时间等做出相应调整。

(3)操作时手尽量直接接触皮肤,把握刺激强度,手法的变换要自然流畅、连续、循序渐进。推拿手法的次数要由少到多,力量由轻渐重,腧穴可逐渐增加,并且要掌握推拿的时间,每次以20分钟左右为宜,早晚各1次,持之以恒。

(4)为加强疗效,防止皮肤破损,推拿时可选用润滑剂;推拿后有出汗现象时,应注意避风,以免感冒;过饥、过饱、酗酒或过度疲劳时,不宜做保健推拿。

(5)施术者应勤剪指甲,双手保持干净且温暖。推拿所需物品要严格消毒,防止感染。

(6)推拿时应尽量使用介质,以减轻对皮肤的损伤。

五、常用推拿手法

(一)推拿手法的基本要求

用手或肢体其他部分,按各种特定的技巧动作,在体表操作的方法,称为推拿手法。手法是推拿治病的主要手段,其熟练程度及如何适当地运用手法对治疗效果有直接的影响。手法的基本要求如下。

1.持久

即指手法能按要求持续运用一定时间。

2.有力

即指手法必须具有一定的力量,且应根据患者体质、病证、部位等不同有所增减。

3.均匀

即指手法动作要有节奏性,速度不要时快时慢,压力不要时轻时重。

4.柔和

即指手法要轻而不浮,重而不滞,用力勿生硬粗暴或用蛮力,变换动作要自然,从而达到深透。

要熟练掌握各种手法并能在临床上灵活运用,必须经过一段时间的手法练习和临床实践,才能由生而熟,熟而生巧,乃至得心应手,运用白如,做到如《医宗金鉴》所说:"一旦临证,机触于外,巧生于内,手随心转,法从手出。"

(二)常用推拿手法的分类与应用

根据推拿手法的动作形态的不同,可将其分为以下手法。

1.摆动类手法

(1)一指禅推法:用大拇指指端、螺纹面或偏峰着力于施术部位或穴位上,沉肩、垂肘、悬腕、虚掌,以肘部为支点,前臂做主动摆动,带动腕部摆动和拇指关节做屈伸活动,使之产生的力持续地作用于受术部位上的一种手法。

动作要领:术者取端坐位或站姿。操作时施术者必须姿势端正,神气内聚,肩、肘、腕、指各部位都要放松，以气御劲，蓄力于掌，发力于指，将功力集中于着力部位，才能真正做到形神兼备。手握空拳，拇指自然伸直盖住拳眼，使拇指位于示指第 2 节处。沉肩、垂肘、悬腕、掌虚、指实、紧推、慢移。沉肩，即肩部要自然放松，不可耸肩，以腋下能容一拳为宜；手法的力度、摆动的幅度和频率要均匀，一般摆动的频率为每分钟 120～160 次。

临床应用：一指禅推法的特点是接触面小，但渗透力强，灵活度大，是一种持续的、节律性强的、柔和的推拿手法，故可适用于全身各处的穴位。适用于全身各部，治疗全身各种疾病。临床上多用于头痛、失眠、面瘫、近视、咽喉肿痛等头面诸疾，四肢关节酸痛、颈项强痛、落枕、颈椎病、腰痛等痛症，便秘、泄泻、胃脘痛等胃肠道疾病，冠心病、胆绞痛等胸腹疾病，痛经、月经不调等妇科疾病的治疗，具有舒筋活络、调和营卫、活血祛瘀、健脾和胃、解痉止痛等功效。

（2）滚法：是用小鱼际侧部或掌指关节部附着于人体的一定部位，以肘部为支点，通过前臂的旋转运动带动腕关节做屈伸运动，使之产生的力持续地作用于受力部位上的一种手法。

动作要领：手法吸定的部位要紧贴体表，不能拖动、辗动或跳动。压力、频率、摆动幅度要均匀，动作要协调而有节律。操作时要注意沉肩、垂肘，腕关节放松，呈微屈或水平状，拇指内收，其余 4 指伸直，用大鱼际附着于治疗部位，稍微用力下压，以肘关节为支点，前臂做主动转动，并带动该处的皮下组织一起揉动，频率为每分钟 120～160 次。

临床应用：滚法压力大，接触面也较大，适用于肩背、腰臀及四肢等肌肉较丰厚的部位。对风湿酸痛、麻木不仁、肢体瘫痪、运动功能障碍等常用本法治疗。具有舒筋活血，滑利关节，缓解肌肉、韧带痉挛，增强肌肉、韧带活动能力，促进血液循环及消除肌肉疲劳等作用。

（3）揉法：用掌根，或大、小鱼际，或手指螺纹面着力吸定于一定部位或腧穴上，通过手臂轻柔和缓的主动回旋运动带动着力部皮肉回旋运动的一种手法。

动作要领：手法吸定的部位要紧贴体表，不能移动。肩、肘、腕关节要充分放松，以前臂的主动摆动带动腕、指的回旋运动，动作要连续而有节律，压力要小，着力部位应自然放在治疗部位，为加强刺激，临床上常和按法结合使用而称按揉法。在每次揉动吸定的基础上，可逐渐在一定的部位或面上缓慢移动，回旋的速度要快，而移动的速度要慢。

临床应用：本法轻柔和缓、深透、刺激量小，适用于全身各部位。可使皮下组织产生摩擦而产生温热作用，具有调和气血、舒筋活络、缓解痉挛、消肿止痛、消积导滞、健脾和胃等功效，常用于脘腹痛、胸闷肋痛、便秘、泄泻等肠胃疾病，以及因外伤引起的红肿疼痛等。

2.摩擦类手法

（1）摩法：用掌面或示指、中指、无名指 3 指指面作为着力点，附着于腧穴表面，以腕关节为中心，连同前臂在皮肤上做有节律的环旋摩擦的手法，称为摩法(图 11-1)。摩法分为指摩法、掌摩法等。用手指进行操作的称为指摩法，适用于头面、眼球等部位；用掌面进行操作的称掌摩法，适用于胸腹及胁肋部等处。

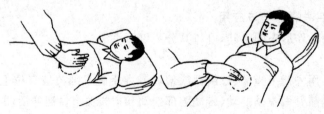

图 11-1 摩法

300

动作要领：操作时肘关节自然屈曲，沉肩，腕部放松，指掌自然伸直，用力平稳、均匀，动作协调、轻快柔和。不得按压或带动皮肉运动。手法频率每分钟 60～120 圈。

临床应用：本法的刺激轻柔缓和，是胸腹、胁肋部的常用手法。临床应用广泛，多用于胃肠道疾病，呼吸道疾病，四肢痛症及生殖系统疾病，具有调畅气机、宽胸理气、健脾和胃、消积导滞、活血祛瘀等作用。

(2)擦法：擦法又称平推法，是用手掌的大鱼际、掌根或小鱼际附着在一定的部位，进行直线来回摩擦，使之产生一定热量的。

动作要领：操作时腕关节伸直，使前臂与手接近相平，且手指自然伸开，整个指、掌紧贴皮肤，以肩关节为支点，上臂主动带动手掌做前后或上下的往返移动，向下的压力不宜大，但移动的幅度要大。用力平稳，动作均匀、连续，呼吸自然。加适当介质，防止擦破皮肤；节奏感要强，手法频率每分钟 100～120 次。

临床应用：本法是一种柔和温热的刺激，具有温经通络、行气活血、消肿止痛、健脾和胃等作用，尤以活血化瘀的作用更强。常用于治疗内脏虚损及气血功能失常的病证。掌擦法多用于胸胁及腹部，小鱼际擦法多用于肩背腰臀及下肢部，大鱼际擦法在胸腹、腰背、四肢等部均可运用。

擦法使用时要注意：治疗部位要暴露，并辅以润滑作用的介质，既可防止擦破皮肤，又可通过药物的渗透以加强疗效。

(3)搓法：用双手掌面夹住一定的部位，相对用力做快速的往返交转搓揉的手法，称为搓法。

动作要领：操作时，夹持的双手松紧适宜，用力对称，搓动要轻快、柔和、均匀、连续，移动要缓慢。手法频率每分钟 120 次以上。

临床应用：搓法适用于腰背、胁肋及四肢部，以上肢部最为常用，一般作为推拿治疗的结束手法，具有调和气血、舒筋通络的作用，常用于治疗腰背疼痛、胸胁胀痛、四肢酸痛等病证。

(4)抹法：用单手或双手拇指螺纹面紧贴皮肤，做上下交替或左右往返移动的一种手法，称为抹法。

动作要领：拇指螺纹面着力而其余四指固定被操作部位，操作时用力要轻而不浮，重而不滞；压力应均衡，动作应缓和，防止皮肤损伤；施力要对称，动作要协调。

临床应用：本法常用于头面及颈项部，具有开窍镇静、醒脑明目、疏肝理气、活血通络等作用，对头晕、头痛及颈项强痛等症常用本法做配合治疗。

(5)推法：推法是用指、掌或肘部着力于一定部位或腧穴上，或按经络的循行方向进行单推方向的直线移动的手法（图 11-2）。用手指进行操作的，称指推法；用掌根部进行操作的，称掌推法；用肘部进行操作的，称肘推法。

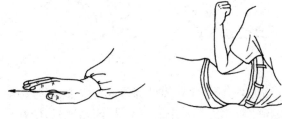

图 11-2 推法

动作要领：操作时各着力部应紧贴体表皮肤，用力要稳，速度要缓慢而均匀，切忌耸肩、滑动或跳动，不可用力下压。手法频率一般每分钟 30～60 次。

临床应用:该法适用于人体各部位。指推法适用于擦法各疾病,掌推法适用于四肢、腰背、运动障碍等,肘推法适用于腰臀、股骨部等。推法能提高肌肉的兴奋性,促进血液循环,并有舒筋活络、疏泄积滞等作用。

3.振动类手法

(1)抖法:用单手或双手握住患肢远端,微用力做连续的、小幅度的、频率较高的上下抖动的手法,称为抖法。

动作要领:此法属较轻松、柔和、舒畅的一种手法。操作时上身应前倾,肘关节屈曲,双手同时抖动,幅度小而频率快。

临床应用:抖法具有疏经通络、通利关节、松解粘连、消除疲劳等功效,适用于四肢,尤以上肢最为常用。在上肢应用抖法进行治疗时,常配合搓法,作为上肢或者肩部治疗的结束手法,多用于治疗肩关节周围炎、肩部伤筋,以及肩、肘关节酸痛、活动不利等。在下肢应用抖法进行治疗时,常配合搓法、扣法及牵引法等方法,常用于治疗腰部扭伤、腰椎间盘突出症和腰椎退行性病变等。

(2)振法:用拇指或中指,或手掌掌面为着力部位,术者手臂的肌肉强力地静止性用力而产生震颤并传导,引起着力部位被动震颤的一种手法。

动作要领:患者取坐位或卧位,医者用指端或掌面着力于治疗部位,前臂和手部的肌肉强烈地做静止性收缩,使手臂发出快速而强烈的震颤,振动的频率较高,着力稍重,使被推拿部位的内部出现舒松和温热感。

临床应用:指振法适用于全身各部的腧穴,而掌振法常用于胸腹部和肩背部。在胸腹部应用振法,具有温中理气、消食导滞、调节胃肠功能等功效;在头目部应用振法,具有疏经通络、镇静安神等功效,常用于治疗失眠和脑震荡后遗症、头痛等;在肩背部应用,具有活血止痛、疏经通络的功效,常与擦法和揉法配合运用,治疗肩背部肌肉酸、痛、肿等症。

4.挤压类手法

(1)按法:用拇指端或中指端或掌根部或肘尖为着力部位,按压一定的部位或穴位并逐渐加力,按而留之的一种手法(图 11-3)。

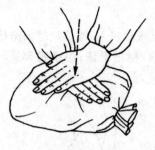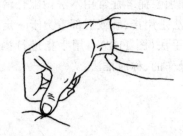

图 11-3　按法

动作要领:操作时要紧贴体表,着力于一定的部位或腧穴上,不可移动,用力要平稳并由轻到重,不可突加暴力按压。按压过程用力有一定的节奏性,渐加渐减,使刺激逐步渗透到组织内部。当按压到一定的深度时,需要按而留之,即静待患者出现得气的感觉后,方可将掌、指、肘由深出浅地徐徐上提。掌按法用于腰背及胸腹时要患者配合呼吸,呼气时逐渐用力向下按,吸气时逐渐减压。

临床应用：按法在临床上常与揉法结合应用，组成按揉复合手法。指按法由于接触面积小，可用于全身各部位的经络腧穴；掌按法接触面积大，适用于较平坦部位，常用于腰背部、腹部、四肢、肩部等处；肘按法则适用于肌肉丰厚而坚实的部位，常用于腰臀部的按摩。本法具有放松肌肉、调节脏腑、开通闭塞、舒筋通络、解痉止痛、缓急矫形、温经散寒止痛等功效。可适用于胃脘痛、头痛、牙痛、痛经、腹痛、腰腿痛、坐骨神经痛、痹症等各种痛症。

（2）点法：用指端或屈指后第一指间关节突起部为着力部位，在一定部位或穴位上用力下压的一种手法。

动作要领：用力平稳，并随呼吸逐渐加重，但不可久点，应根据患者的体质、耐受性等酌情选用。

临床应用：本法作用面积小，刺激力较强。常用在穴位或压痛点。对脘腹挛痛、腰腿痛等病症常用本法治疗。具有开通闭塞、活血止痛、调整脏腑功能的作用。

（3）捏法：用拇指和其他手指相对用力，在一定的部位做有节律的、一紧一松的挤捏，并可沿其分布及其结构形态作匀速上下移动的手法，称为捏法。用拇指和示指、中指操作的，称为三指捏法；用拇指和其余四指操作的，称为五指捏法。

动作要领：施力时用力要对称，力量由轻渐重，轻重交替；压力要均匀，动作要有节奏性、连续性。

临床应用：三指捏法常适用于颈部、肩部，五指捏法常适用于四肢、背部。本法具有舒筋通络、通经活血、行气活血、解痉止痛、消炎利肿等功效，对疲劳性四肢酸痛、四肢关节疼痛、颈痛等痛症，以及水肿、脉管炎、骨折后期四肢肿胀等病症均具有治疗效果。

（4）拿法：用拇指与示指、中指或拇指与其余4指的指腹为着力部位，对称用力，捏提受术部位的一种手法，即"捏而提之谓之拿"（图11-4）。根据拇指与其配合手指的数目不同，可分为三指拿法和五指拿法。

动作要领：操作时，力度要由轻而重，不可突然用力，动作要缓和而有连贯性。

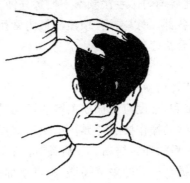

图 11-4 拿法

临床应用：三指拿法多适用于颈、肩部，五指拿法多适用于头部、腰部及四肢部。本法具有舒筋通络、解痉止痛、发散风寒、升举阳气、行气活血、消积导滞等功效，临床应用广泛，常用于治疗临床各种疾病，如治疗颈椎病和落枕等病，可拿颈项部、肩井和患侧上肢；如风寒外感、头痛身痛时，常拿风池、颈项部、肩井及头部，多用重拿法，以发汗解表，而风热外感，可轻拿肩井、颈项部。

（5）捻法：用拇指、示指指腹面捏住一定的部位，两指相对用力做搓揉动作的一种手法。

动作要领：操作时，用力要缓和、持续，动作要灵活、快速，不可重滞。

临床应用：本法一般适用于四肢小关节，具有理筋通络、滑利关节的作用，常配合其他手法治疗指(趾)间关节的酸痛、肿胀或屈伸不利等症。

5.叩击类手法

(1)击法：用拳背、掌根、掌侧小鱼际、指尖或桑枝棒击打体表一定部位或穴位的一种手法。依据施力部位的不同，可分为拳击法、掌击法、侧击法、指尖击法和桑枝棒击法。

动作要领：操作时肩、肘、腕要放松，用力均匀，动作要连续而有节奏感；击打时用力要稳，着力应短暂而迅速，要有反弹感，不可停顿和拖拉；击打的方向要与体表垂直；击打的部位要有一定的顺序；击打的速度宜快慢适中；力量应因人、因病、因部位而异。

临床应用：拳背击法多用于腰背部；掌跟击法适用于头顶、腰臀及四肢部；小鱼际击法多用于腰背及四肢部；指尖击法常适用于头面和胸腹部；桑枝棒击法多用于肩胛区、腰臀部及四肢部。本法具有舒筋通络、活血祛瘀、行气止痛等功效，临床上常用于颈椎病、腰椎间盘突出症、四肢痹痛、偏瘫、头痛、头晕、失眠等疾病的治疗。

(2)拍法：五指并拢，用虚掌拍击体表的手法，称为拍法。

动作要领：操作时手指自然并拢，掌指关节自然微屈，指间关节伸直，使掌心空虚，沉肩，垂肘，腕关节放松，肘关节主动屈伸运动，带动虚掌有弹性、有节奏、平稳地拍击施术部位。用双掌操作时，以双掌一起一落交替拍击施术部位。

临床应用：拍法多适用于肩背、腰臀及下肢部，具有舒筋通络、行气活血、缓急止痛、益气升阳等作用。临床上常用于肩背部、腰骶部和下肢后侧，治疗各种痛症、风湿痹痛、肌肉痉挛、肢体麻木、感觉迟钝等症。如对于腰椎间盘突出症，可拍背部、腰骶部及下肢后侧，反复操作，具有较好的活血化瘀止痛的作用。常作为推拿结束手法和保健手法使用。

(3)弹法：用一手指的指腹紧压住另一手指的指甲，用力弹出，连续弹击一定部位或穴位的一种手法。

动作要领：操作时，弹击力度要均匀。手法频率一般每分钟 $120\sim160$ 次。

临床应用：本法适用于全身各部，尤以头面、颈项部最为常用，具有舒筋通络、祛风散寒的作用。项强、头痛等证常用本法配合治疗。

6.运动类手法

(1)摇法：使各关节做被动环转活动的一种手法。

动作要领：用力平稳，动作缓和，幅度应视被摇关节的活动受限情况由小渐大、从慢到快、顺其自然。摇法因关节部位的不同，其操作要点各异。①颈项部摇法，用一手扶住患者头顶后部，另一手托住患者下颌，做左右、前后的环转摇动。②肩关节摇法，用一手扶住患者肩部，另一手握住患者腕部或托住肘部，做环转摇动。③髋关节摇法，患者取仰卧位，髋膝屈曲。术者一手托住患者足跟，另一手扶住患者膝部，做环转摇动。④踝关节摇法，一手托住患者足跟，另一手握住患者大趾部，做环转摇动。

临床应用：本法适用于四肢关节及颈项部等，对关节强硬、屈伸不利等症具有滑利关节、增强关节活动功能的作用。

(2)背法：术者和患者背靠背站立，术者两肘套住患者肘弯部，然后弯腰屈膝挺臀，将患者反背起，使其双脚离地，以牵伸患者腰脊柱，再做快速伸膝挺臀动作，同时以术者臀部着力，颤动或摇动患者腰部的一种方法。

动作要领:本法应量力而行。颤动或摇动时应有节律,幅度可大可小,但频率不宜过快,整个动作应协调。

临床应用:本法可使腰脊柱及其两侧伸肌过伸,促使小关节复位,并有助于缓解腰椎间盘突出症的症状。腰部扭闪疼痛及腰椎间盘突出症等常用本法配合治疗。

(3)扳法:用双手做相反方向或同一方向用力扳动肢体的一种方法。

动作要领:两手用力应稳实、恰当,配合协调。操作要缓和准确,不可硬扳或施以暴力。幅度应视病变关节的活动度而定,一般由小到大,循序渐进。扳法因部位的不同,其操作要点各异。

颈项部扳法:操作时有两种方法。①颈项部斜扳法:患者头部略向前屈。术者一手抵住患者头侧后部,另一手抵住对侧下颌部,使头向一侧旋转至最大限度时,两手同时用力做相反方向的扳动。②旋转定位扳法:患者坐位,颈前屈到某一需要的角度后,术者在其背后,用一肘部托住其下颌部,手则扶住其枕部(向右扳则用右手,向左扳则用左手),另一手扶住患者肩部。托扶其头部的手用力,先做颈项部向上牵引,同时把患者头部做被动向患侧旋转至最大限度后,再做扳法。

胸背部扳法:操作时有两种方法。①扩胸牵引扳法:患者坐位,令其两手交叉扣住,置于项部。术者两手托住患者两肘部,并用一侧膝部顶住患者背部,嘱患者自行俯仰,并配合深呼吸,做扩胸牵引扳动。②胸椎对抗复位法:患者坐位,令其两手交叉扣住,置于项部。术者在其后面,用两手从患者腋部伸入其上臂之前,前臂之后,并握住其前臂下段,同时术者用一侧膝部顶住患者脊柱。嘱患者身体略向前倾,术者两手同时向后上方用力扳动。

腰部扳法:本法操作时,常用的有腰部斜扳法、腰部旋转扳法、腰部后伸扳法3种。①腰部斜扳法:患者侧卧位,术者用一手抵住患者肩前部,另一手抵住臀部,或一手抵住患者肩后部,另一手抵住髂前上棘部。把腰被动旋转至最大限度后,两手同时用力做相反方向的扳动。②腰部旋转扳法:有两种操作方法。直腰旋转扳法,患者取坐位,术者用腿夹住患者下肢,一手抵住患者近术者侧的肩后部,另一手从患者另一侧腋下伸入抵住肩前部,两手同时用力做相反方向的扳动。弯腰旋转扳法,患者取坐位,腰前屈到某一需要角度后,一助手帮助固定患者下肢及骨盆,术者用一拇指按住需扳动的脊椎的棘突(向左旋转时用右手),另一手钩扶住患者项背部(向左旋转时用左手),使其腰部在前屈位时再向患侧旋转。旋转至最大限度时,荐使其腰部向健侧侧弯方向扳动。③腰部后伸扳法:患者俯卧位,术者一手托住患者两膝部,缓缓向上提起,另一手紧压在腰部患处,当腰后伸到最大限度时,两手同时用力向相反方向扳动。

临床应用:本法在临床上常和其他手法配合使用,起到相辅相成的作用,常用于脊柱及四肢关节。关节错位或关节功能障碍等病证常用本法治疗。本法具有舒筋通络、滑利关节、纠正解剖位置的失常等作用。

(4)拔伸法:拔伸即牵拉、牵引之意。拔伸法是指固定肢体或关节的一端,牵拉另一端的一种方法。

动作要领:操作时,用力要均匀而持久,动作要缓和。拔伸法因部位的不同,其操作要点各异。①头颈部拔伸法:患者正坐,术者站于患者背后,用双手拇指顶住枕骨下方,掌根托住两侧下颌角的下方,并用两前臂压住患者两肩,两手用力向上,两前臂下压,同时做相反方向用力。②肩关节拔伸法:患者取坐位。术者用双手握住其腕或肘部,逐渐用力牵拉,嘱患者身体向另一侧倾斜(或由一助手帮助固定患者身体),与牵拉之力对抗。③腕关节拔伸法:术者一手握住患者前臂下端,另一手握住其手部,两手同时做相反方向用力,逐渐牵拉。④指间关节拔伸法:用一手捏住被拔伸关节的近侧端,另一手捏住其远侧端,两手同时做相反方向用力牵拉。

临床应用:本法常用于关节错位、伤筋等。对扭错的肌腱和移位的关节有整复作用。

(三)捏脊疗法

捏脊疗法是用拇指指面与示指、中指二指指面或用拇指指面与屈曲成弓状的示指中节指骨桡侧面相对用力,由下而上轻轻捏拿脊柱部皮肤的一种方法,又称为捏脊法。

操作时,用拇指指面顶住皮肤,示、中两指前按,两手同时相对用力轻轻提拿、捻捏皮肤,双手交替,缓缓前移;或示指屈曲,以中节指骨桡侧面顶住皮肤,拇指前按,两手同时相对用力轻轻提拿、捻捏皮肤,双手交替,缓缓前移。从尾骨端直到大椎穴为止。每交替捻捏 3 次,双手便轻轻用力将皮肤上提 1 次,有时可听到"叭、叭"的响声。

此法只用于脊柱部皮肤,为常用的保健手法之一,无论小儿或成人均可应用,具有健脾和胃、调阴阳、补气血、培元气、强身体等作用。

(王迎春)

第二节 脑 卒 中

脑卒中是一种突然起病的脑血液循环障碍性疾病,又叫脑血管意外。其中缺血性脑卒中又称为脑梗死,包括脑血栓形成、脑栓塞和腔隙性脑梗死等。出血性脑卒中包括脑出血和蛛网膜下腔出血。

由于脑损害的部位、范围和性质不同,脑卒中发病后的表现不尽相同,多见一侧上下肢瘫痪无力,肌肤不仁,口眼㖞斜,时流口水,面色萎黄,舌强语謇。久之,则肢体逐渐痉挛僵硬,拘急不张,甚则肢体出现失用性强直、挛缩,进而导致肢体畸形和功能丧失等。可分为运动功能障碍、感觉功能障碍、言语功能障碍、认知障碍、心理障碍及各种并发症,其中运动功能障碍以偏瘫最为常见。

传统医学认为本病的发生,主要因素在于患者平素气血亏虚,心、肝、肾三脏阴阳失调,兼之忧思恼怒,或饮酒饱食,或房室劳累,或外邪侵袭等因素,以致气血运行受阻,经脉痹阻,失于濡养;或阴亏于下,肝阳暴涨,阳化风动,血随气逆,夹痰夹火,横窜经络,蒙闭清窍而猝然仆倒,半身不遂。

传统康复疗法主要以针灸、推拿、中药和传统运动疗法等为手段,从而减轻结构功能缺损(残损)程度,在促进患者的整体康复方面发挥重要作用。

一、康复评定

(一)现代康复评定方法

1.整体评定内容

(1)全身状态的评定:包括患者的全身状态、年龄、并发症、主要脏器的功能状态和既往史等。

(2)功能状态的评定:包括意识、智能、言语障碍、神经损害程度及肢体伤残程度等。

(3)心理状态的评定:包括抑郁症、焦虑状态和患者个性等。

(4)患者本身素质及所处环境条件的评定:包括患者爱好、职业、所受教育、经济条件、家庭环境、患者与家属的关系等。

(5)其他：对其丧失功能的自然恢复情况进行预测。

2.具体康复评定

脑卒中康复评定是脑卒中康复的重要内容和前提，它对康复治疗目标和康复治疗效果起着决定作用，且有利于评估其预后。原则上，在脑卒中早期就应进行评定，之后应定期评定。康复评定涉及的内容包括有脑损害严重程度、脑卒中的功能障碍、言语功能、认知障碍、感觉、心理、步态分析、日常生活活动能力等评定。

(二)传统康复辨证

1.病因病机

中医认为本病的发生多因肝肾阴虚，肝阳偏亢，肝风内动为其根本，当风阳暴涨之际，夹气、血、痰、火，上升于巅，闭塞清窍，以致猝然昏迷，横窜经络，气血瘀阻，形成脑卒中。

2.辨证分型

临床上常将本病分为中脏腑与中经络两大类。中脏腑者，病位较深，病情较重，主要表现为神志不清，半身不遂，并且常有先兆及后遗症状出现。中经络者，病位较浅，病情较轻，一般无神志改变，仅表现为口眼㖞斜，语言不利，半身不遂。具体证型如下。

(1)风痰入络：肌肤不仁，手足麻木，突然发生口眼㖞斜，语言不利，口角流涎，舌强语謇，甚则半身不遂，或兼见手足拘挛，关节酸痛等症，舌苔薄白，脉浮数。

(2)阴虚风动：平素头晕耳鸣，腰酸，突然发生口眼㖞斜，言语不利，甚或半身不遂，舌红苔腻，脉弦细数。

(3)气虚血瘀：半身不遂，肢软无力，或见肢体麻木，患侧手足水肿，语言謇涩，口眼㖞斜，面色萎黄，或黯淡无华，舌色淡紫，瘀斑瘀点，苔白，脉细涩无力。

(4)风阳上扰：平素头晕头痛，耳鸣目眩，突然发生口眼㖞斜，舌强语謇，或手足重滞，甚则半身不遂等症，舌红苔黄，脉弦。

二、康复策略

(一)目标

脑卒中康复目标是采用一切有效的措施预防脑卒中后可能发生的残疾和并发症(如压疮、泌尿道感染、深静脉血栓形成等)，改善受损的功能(如运动、语言、感觉、认知等)，提高患者的日常活动能力和适应社会生活的能力。

(二)治疗原则

(1)只要患者神志清楚，生命体征平稳，病情不再发展，48小时后即可进行康复治疗。

(2)康复治疗注意循序渐进，需脑卒中患者的主动参与及家属的配合，并与日常生活和健康教育相结合。

(3)采用综合康复治疗，包括物理因子治疗、运动治疗、作业治疗、言语治疗、心理治疗、传统康复治疗和康复工程等。

(4)康复与治疗并进。脑卒中的特点是障碍与疾病共存，故康复应与治疗同时进行，并给予全面的监护与治疗。

(5)重建正常运动模式。在急性期，康复运动主要是抑制异常的原始反射活动(如良好姿位摆放等)，重建正常运动模式；其次才是加强肌力的训练。脑卒中康复是一个改变"质"的训练，旨在建立患者的主动运动，保护患者，防止并发症的发生。

(6)重视心理因素。严密观察脑卒中患者有无抑郁、焦虑情绪,它们会严重影响康复治疗的进行和效果。

(7)预防复发,即做好二级预防工作,控制危险因素。

(8)根据患者功能障碍的具体情况,采取合理的药物治疗和必要的手术治疗。

(9)坚持不懈,康复是一个持续的过程,重视社区及家庭康复。

偏瘫恢复的不同阶段治疗方法不同。软瘫时以提高患侧肌张力、促进随意运动产生为主要治疗原则;痉挛时要注意降低肌张力,而在本阶段不恰当的针刺治疗易引起肌张力增高,故应特别注意。

三、推拿治疗

以舒筋通络、行气活血为原则,病程长者须辅以补益气血、扶正固本。重点选取手、足阳明经脉及腧穴。推拿对于抑制痉挛、缓解疼痛、防止关节挛缩、促进随意运动恢复都有良好作用。

在偏瘫的不同阶段,应采用不同的推拿手法。如在偏瘫弛缓期,多采用兴奋性手法提高患肢肌张力,促使随意运动恢复。可在肢体上进行㨰、揉、捏、拿、搓、点、拍等手法。痉挛期,则多采用抑制性手法控制痉挛,一般用较缓和的手法,如揉、摩、捏、拿、㨰、擦手法,治疗时间宜长,使痉挛肌群松弛。但不恰当的手法可能会增强肌张力,进一步限制肢体功能的恢复,须特别注意。操作方法如下。

(1)患者取俯卧位(若不能俯卧或较久俯卧者可改为侧卧位,患侧在上),医师立于患侧。从肩部起施以掌根按揉法,自肩后、上背、经竖脊肌而下至腰骶部,上下往返多次按背腰部肌肉。在按压背俞穴基础上,重点按压膈俞、肝俞、三焦俞、肾俞等及督脉大椎、筋缩、腰阳关等穴,约5分钟。

(2)继以上体位,在患侧臀部施掌根按揉法和按压环跳、八髎等穴相结合,并配合做髋关节内、外旋转的被动运动。按压承扶、殷门、委中、承山诸穴;掌根按揉股后、腘窝,小腿后屈肌群;重点是拿、捻跟腱并配合踝关节背伸的被动运动,总共5~6分钟。

(3)患者仰卧位,医师立于患侧。先掌根按揉三角肌,指揉肩三穴,拿三角肌、肱二头肌、肱三头肌,以肱三头肌为主,并配合肩关节外展、外旋、内旋、内收、前屈等被动运动。继而指揉曲池、手三里,拿前臂桡侧肌群和前臂尺侧肌群,配合肘关节屈伸的被动运动;再指揉外关、阳池,拿合谷,按揉大、小鱼际肌,指揉掌侧骨间肌和背侧骨间肌,配合腕关节屈伸、尺偏、桡偏的被动运动;捻、摇诸掌指、指间关节,总共约5分钟。

(4)继以上体位,先在股前、外、内三侧分别施掌根按揉法,按压髀关、伏兔、风市、血海诸穴,拿股四头肌,拿股后肌群,拿股内收肌群,并配合髋关节屈伸和环转的被动运动。以掌根按揉股骨,指揉内外膝眼、阳陵泉、足三里、绝骨、太溪、昆仑诸穴,拿小腿腓肠肌,配合膝关节屈伸的被动运动。再指揉解溪、涌泉及诸骨间肌,抹、捻诸足趾,并配合踝关节及诸足趾的摇法,共5~6分钟。

(5)继以上体位,抹前额,扫散两侧颞部,按揉百会、四神聪,拿风池结束治疗。

四、注意事项

(1)推拿操作时力量应由轻到重,强度过大或时间过长的手法有加重肌肉萎缩的危险。在软瘫期,做肩关节活动时,活动幅度不宜过大,手法应柔和,以免发生肩关节半脱位。对于肌张力高的肢体切忌强拉硬扳,以免引起损伤、骨折或骨化性肌炎。

(2)针刺治疗包括电针时,应注意观察患者肌张力的变化。如果发现肌痉挛加重,应调整治疗方法或停止针刺。对于体质瘦弱者,针刺手法不宜过强。针刺眼区、项部的风府等穴及脊柱部的腧穴,要掌握一定的角度,不宜大幅度的提插、捻转和长时间留针,以免伤及重要组织器官;胸胁腰背部腧穴,不宜深刺、直刺。电针时电流调节应逐渐从小到大,不可突然增强,以免造成弯针、折针、晕针等情况。应避免电针电流回路经过心脏。安装心脏起搏器者禁用电针。

(3)灸法操作时应防止因感觉障碍而造成皮肤的烧烫伤。

(王迎春)

第三节　颈　椎　病

颈椎病是指颈椎间盘退变及颈椎骨质增生,刺激或压迫邻近的脊髓、神经根、血管及交感神经而引起颈、肩、上肢的一系列复杂的综合征,称为"颈椎综合征",简称"颈椎病"。主要表现为颈部不适及肩背疼痛、感觉异常、上肢麻木和/或乏力、头晕、耳鸣、恶心、猝倒等。本病好发于30～60岁之间的中老年人,尤其多见于长期低头或伏案工作的人群,无性别差异,本病逐渐有年轻化的趋势。好发部位在 $C_{4\sim5}$、$C_{5\sim6}$、$C_{6\sim7}$。

目前一般将颈椎病分为颈型、神经根型、脊髓型、椎动脉型、交感型和混合型6型。颈椎病的发病机制尚不清楚,但一般认为颈椎长期受风寒、慢性劳损、创伤及轻微外伤、反复落枕、坐姿不当、退行性变、先天性畸形等,是发病的重要原因。

本病属于中医学的"项痹病""项筋急""项肩痛""眩晕"等范畴。中医学认为,本病是由于长期低头工作,使颈部劳损,或外伤,或由于肝肾不足,气血两亏,出现气血瘀阻,经脉痹塞不通所致。

一、康复评定

(一)现代康复评定方法

1.康复问题

(1)疼痛:颈肩及上肢均可出现疼痛、麻木、酸胀,程度及持续时间不尽相同,可坐卧不安,日夜疼痛。因此解除疼痛是康复治疗的主要目的,也是患者的迫切要求。

(2)肢体活动障碍:神经根型颈椎病患者可因上肢活动而牵拉神经根,使症状出现或加重,限制了正常的肢体活动。脊髓型颈椎病患者因锥体束受压或脊髓前动脉痉挛缺血而出现上下肢无力、沉重,步态不稳,易摔倒,肌肉抽动等。

(3)日常生活活动能力下降:颈椎病患者四肢、躯干和头颈部不适等而使日常生活和工作受到很大影响,如梳头、穿衣、提物、个人卫生、站立行走等基本活动明显受限。

(4)心理障碍:颈椎病是以颈椎间盘、椎体、关节突退行性变为基础,影响周围组织结构,并产生一系列症状,这种退行性变无法逆转,尽管临床症状可以通过治疗而缓解或解除,但病理基础始终存在,因此症状可能时发时止,时轻时重,不可能通过几次治疗而痊愈。患者可能出现悲观失望、抑郁、恐惧和焦虑等心理,也可能心灰意冷而放弃康复治疗。

2.康复功能评定

（1）颈椎活动度：颈椎的屈曲与伸展的活动度，枕寰关节占 50%，旋转度寰枢关节占 50%，所以，颈椎的疾病最易引起颈椎活动度受限。神经根水肿或受压时，颈部出现强迫性姿势，影响颈椎的活动范围。令患者做颈部前屈、后伸、旋转与侧屈活动。正常范围：前后伸屈各 35°～45°，左右旋转各 60°～80°，左右侧屈各 45°。老年患者活动度会逐渐减少。

（2）肌力、肌张力评定：主要为颈、肩部及上肢的检查，包括胸锁乳突肌、斜方肌、三角肌、肱二头肌、肱三头肌、大小鱼际肌等。有脊髓受压症状者，要进行下肢肌肉的肌力、肌张力、步态等检查。常用方法有：①徒手肌力评定法，对易受累及的肌肉进行肌力评定，并与健侧对照。②握力测定，使用握力计进行测定，测试姿势为上肢在体侧下垂，用力握 2～3 次，取最大值，反映屈指肌肌力。正常值为体重的 50%。

（3）感觉检查：对神经受损节段的定位有重要意义，主要包括手部及上肢的感觉障碍分布区的痛觉、温觉、触觉及深感觉等检查，均按神经学检查标准进行。如疼痛是最常见的症状，疼痛的部位与病变的类型和部位有关，一般有颈后部和肩部的疼痛，神经根受到压迫或刺激时，疼痛可放射到患侧上肢及手部。若头半棘肌痉挛，可刺激枕大神经，引起偏头痛。常用的疼痛评定方法有视觉模拟评分法、数字疼痛评分法、口述分级评分法、麦吉尔疼痛调查表。

（4）反射检查：包括相关的深反射、浅反射及病理反射，根据具体情况选用。

（5）特殊检查。①前屈旋颈试验：令患者头颈部前屈状态下左右旋转，出现颈部疼痛者为阳性。阳性结果一般提示颈椎小关节有退行性变。②臂丛神经牵拉试验：患者坐位，头稍前屈并转向健侧。检查者立于患侧，一手抵于颈侧，并将其推向健侧，另一手握住患者的手腕将其牵向相反方向。如患者出现麻木或放射痛时，则为阳性，表明有神经根型颈椎病的可能。③椎间孔挤压试验和椎间孔分离试验：椎间孔挤压试验又称压头试验。具体操作方法：先让患者将头向患侧倾斜，检查者左手掌心向下平放于患者头顶部，右手握拳轻轻叩击左手背部，使力量向下传递。如有神经根性损伤，则会因椎间孔的狭小而出现肢体放射疼痛或麻木等感觉，即为阳性。椎间孔分离试验又称引颈试验，与椎间孔挤压试验相反，疑有神经根性疼痛，可让患者端坐，检查者两手分别托住其下颌，并以胸或腹部抵住其枕部，渐渐向上牵引颈椎，以逐渐扩大椎间孔。如上肢麻木、疼痛等症状减轻或颈部出现轻松感则为阳性。神经根型颈椎病患者一般两者均为阳性。④旋颈试验：又称椎动脉扭曲试验，主要用于判定椎动脉状态。具体操作方法：患者头部略向后仰，做向左、向右旋颈动作，如出现头痛、眩晕等椎-基底动脉供血不全症状时，即为阳性。该试验有时可引起患者呕吐或猝倒，故检查者应密切观察，以防意外。

（6）影像学的评定：包括 X 线摄片、CT 检查、MRI 检查等。①X 线摄片：正位示棘突偏斜（不在一条直线上），钩椎关节增生；侧位示颈椎生理曲度异常（生理曲线变直，反张或"天鹅颈"样改变），前纵韧带钙化，项韧带钙化，椎体前后缘增生，椎间隙狭窄，椎体移位，椎管狭窄等；双斜位示椎间孔变形或变小，小关节增生；颈椎过伸过屈位示椎体移位，椎体不稳定等。②CT 检查：着重了解椎间盘突出，后纵韧带钙化，椎管狭窄，神经管狭窄，横突孔大小等。对后纵韧带骨化症的诊断有重要意义。③MRI 检查：了解椎间盘突出程度（膨出、突出、脱出）、硬膜囊和脊髓受压情况，髓内有无缺血和水肿灶，脑脊液是否中断，神经根受压情况，黄韧带肥厚，椎管狭窄等。

3.专项评定

有颈椎稳定性评定、颈椎间盘突出功能损伤的评定和脊髓型颈椎病的功能评定等。针对脊髓型颈椎病可以采用日本骨科学会（Japan Orthedic Association，JOA）对脊髓型颈椎病的 17 分评定法,17分为正常值,分数越低表示功能越差,以此评定手术治疗前、后功能的变化。

(二)传统康复辨证

1.病因病机

传统医学认为,本病多因肾气不足,卫阳不固,风寒湿邪乘虚而入,或因跌仆损伤、动作失度及长期劳损,导致颈部经脉闭阻,气血运行不畅而致。肝肾亏虚,气血不足为内因,风寒湿邪入侵和长期劳损为外因。

2.辨证

(1)风寒湿型:症见颈、肩、上肢窜痛麻木,以痛为主,头有沉重感,颈部僵硬,活动不利,恶寒畏风。舌淡红,苔薄白,脉弦紧。

(2)气滞血瘀型:症见颈肩部,上肢刺痛,痛处固定,伴有肢体麻木。舌质黯,脉弦。

(3)痰瘀阻络型:症见头晕目眩,头重如裹,四肢麻木不仁,纳呆。舌质黯红,苔厚腻,脉弦滑。

(4)肝肾不足型:症见眩晕头痛,耳鸣耳聋,失眠多梦,肢体麻木,面红目赤。舌红少津,脉弦。

(5)气血亏虚型:症见头晕目眩,面色苍白,心悸气短,四肢麻木,倦怠乏力。舌淡苔少,脉细弱。

二、康复策略

目前,本病的康复治疗多采用非手术疗法,以牵引、推拿、针灸疗法最为有效。本病初期多实,当视其不同证情,应用祛风散寒、除湿通络、活血化瘀等法以祛邪;久病多虚,或虚实错杂,则选益气养血、滋补肝肾等法以扶正,或扶正祛邪兼顾治之。在康复治疗的同时,颈椎病必须与颈部风湿症、肩背部肌间筋膜炎、进行性肌萎缩、前斜角肌综合征、类风湿颈椎炎、颈椎结核、脊髓肿瘤、脊髓空洞症、原发性或转移性肿瘤、颈肋综合征、锁骨上窝肿瘤等病鉴别。颈椎病具体证型表现及治疗分析如下。

(一)颈型

约占3%,多见于青壮年,症状较轻,以颈部症状为主,预后较好,多可自愈。临床主要表现为反复落枕、颈部不适、僵硬、疼痛、活动受限,少数患者有一过性上肢麻木、痛、感觉异常;体征可见颈项僵直,颈肌紧张,患椎棘突间有压痛,颈两侧、两冈上窝、两肩胛区可有压痛,头颈部活动时颈痛,头颈活动范围缩小;X线提示颈椎生理曲度变直,椎间关节不稳定,椎体移位。以牵引、推拿、针灸、中药为主,辅以运动疗法。平时要养成良好的日常生活习惯。

(二)神经根型

神经根型约占60%,是最常见的一个类型。临床主要表现为颈僵不适、活动受限,头、枕、颈、肩、臂痛、酸,手臂有触电样、针刺样串痛;体征可见颈椎棘突、横突、冈上窝、肩胛内上角和肩胛下角有压痛点,压顶试验阳性,臂丛牵拉试验阳性,低头试验和仰头试验阳性,手肌肉萎缩,上肢皮肤感觉障碍;颈椎正、侧、双斜位片子提示生理曲度异常,椎体前后缘增生,椎间隙狭窄,钩椎关节增生,小关节增生,前纵韧带、韧带钙化,椎间孔狭窄。

急性期慎用牵引,以推拿、针灸为主。慢性期以推拿、针灸、牵引为主,辅以其他康复疗法、运动疗法。治疗的同时,要养成良好的日常生活习惯。

(三)脊髓型

脊髓型占10%~15%,是颈椎病中最严重的一种类型,由于起病隐匿、症状复杂,常被漏诊和误诊。临床主要表现为下肢无力、酸胀,小腿发紧,抬腿困难,步态笨拙,下肢、上肢麻,束胸感,束腰感,手足颤抖,严重者大小便失控,单瘫、截瘫、偏瘫、三肢瘫、四肢瘫(均为痉挛性瘫痪);体征可见上下肢肌紧张,肱二头肌、三头肌腱反射亢进或降低(前者病变在颈高位,后者在低位),膝、跟腱反射亢进,腹壁反射、提睾反射、肛门反射减弱或消失,霍夫曼征、罗索利莫征、巴宾斯基征等病理反射阳性,踝阵挛阳性,低、仰头试验阳性,屈颈试验阳性;侧位 X 线或断层检查提示,颈椎后缘增生、椎间隙狭窄、椎管狭窄、后纵韧带钙化、椎间盘膨出、突出、脱出、硬膜囊或脊髓受压变形。

以推拿、针灸为主,禁用牵引,辅以其他传统康复疗法、运动疗法,平时要养成良好的日常生活习惯。此类型致残率高,应引起重视。提倡早期诊断、及时治疗,阻止病情的发展。

(四)椎动脉型

椎动脉型占 10%～15%,临床主要表现为发作性眩晕(可伴有恶心、呕吐)、耳鸣、耳聋、突然摔倒;体征可见椎动脉扭曲试验阳性,低、仰头试验阳性;颈椎正、侧、双斜位片提示钩椎关节增生、椎间孔变小;椎动脉造影提示 72%～85%有椎动脉弯曲、扭转、骨赘压迫等;脑血流图检查提示枕乳导联,波幅低、重搏波消失、流动时间延长。转颈或仰头、低头时,波幅降低更明显。

以推拿、针灸为主,慎用牵引,辅以其他传统康复疗法、运动疗法。平时要养成良好的日常生活习惯。

(五)交感神经型

交感神经型约占 10%,临床主要表现为枕颈痛、偏头痛、头晕、恶心、呕吐、心慌、胸闷、血压不稳、手肿、手麻、怕凉、视物模糊,疲劳、失眠、月经期可诱发发作,更年期多见;体征可见心率过速、过缓,血压高低不稳,低头和仰头试验可诱发症状产生或加重;颈椎正、侧、双斜位片提示颈椎退行性改变;脑血流图提示额乳导联和枕乳导联的波幅明显增高。

辅以其他传统康复疗法、运动疗法。平时要养成良好的日常生活及活动习惯。

(六)混合型

同时存在两型或两型以上的症状和体征,即为混合型颈椎病。其疗策略为对症治疗,具体方法参考以上各型。

三、康复疗法

(一)卧床休息

可减少颈椎负载,有利于椎间关节创伤炎症的消退,症状可以消除或减轻。但要注意枕头的选择与颈部姿势。枕头应该是硬度适中、圆形或有坡度的方形枕头。习惯于仰卧位休息,可将枕头高度调至12～15 cm,将枕头放置于颈后,使头部保持略带后仰姿势;习惯于侧卧位休息,将枕头调到与肩等高水平,维持颈椎的生理曲度,使颈部和肩胛带的肌肉放松,解除颈肌痉挛。

(二)颈围领及颈托的使用

颈围领和颈托可起到制动和保护颈椎,减少对神经根的刺激,减轻椎间关节创伤性反应,并有利于组织水肿的消退和巩固疗效,防止复发的作用。只是长期应用颈托和围领可以引起颈背部肌肉萎缩,关节僵硬,所以穿戴时间不宜过久。

(三)推拿治疗

中医认为推拿治疗可以调和气血,祛风散寒,舒筋通络,从而达到解痉止痛的作用。适用于除了严重颈脊髓受压的脊髓型以外的所有各型颈椎病。其手法应刚柔结合,切忌粗暴,常用手法程序如下。

(1)在颈背部反复掌揉、滚法和一指禅推法,然后在颈肩部的督脉、手三阳经的部分腧穴如风池、风府、肩内俞、肩井、天宗、缺盆等穴作点、压或拿法,再在斜方肌与提肩胛肌处行弹拨法。若为神经根型,手法治疗应包括肩、肘、手的主要穴位;若为椎动脉型,应包括头面部的百会、太阳等穴位。接着用旋扳手法。最后以抹法、叩击、拍法作结束。

(2)施行旋扳手法时,先嘱患者向一侧旋转颈部,施术者两手分别置于患者的下枕部和枕后部顺势同时稍用力旋转头颈。此时必须注意:①旋转角度不可过大。②不可片面追求旋颈时可能发出的"咔嗒"声。③脊髓型及椎动脉型颈椎病不可用旋扳手法。

(四)针灸治疗

针灸治疗颈椎病的主要作用在于止痛,调节神经功能,解除肌肉和血管痉挛,改善局部血液循环,增加局部营养,防止肌肉萎缩,促进功能恢复。

1.治疗原则

祛风散寒、舒筋活络、通经止痛。

2.选择穴位

主穴:大椎、后溪、天柱、颈夹脊。

配穴:颈型加风池、阿是穴等;神经根型加肩外俞、肩井、合谷等穴;椎动脉型加风池、天柱、百会等穴;脊髓型加肩髃、曲池等穴;交感神经型加百会、太阳、合谷等穴;混合型随症加减,多循经取穴。颈肩疼痛加外关、阳陵泉、大椎、肩井;上肢及手指麻痛甚者加曲池、合谷、外关;头晕、头痛、目眩者加百会、风池、太阳;恶心、呕吐加内关、足三里。

3.具体操作

可单用毫针刺法,泻法或平补平泻。寒证所致者局部加灸。疼痛轻者取大椎、肩井、阿是穴拔罐;疼痛较重者先在局部用皮肤针叩刺出血,然后再拔火罐或走罐(出血性疾病者禁用)。

(五)传统运动疗法

运动疗法可增强颈部、肩部、背部肌肉的肌力,使颈椎结构稳定,减少神经刺激,改善颈椎间各关节功能,增加颈椎活动范围,解除或减轻肌肉痉挛,纠正不良姿势。常用的运动疗法有易筋经、八段锦、太极拳等。

(六)其他传统康复疗法

1.颈椎牵引疗法

主要作用是解除颈肩肌痉挛、增大椎间隙与椎间孔、减轻骨赘或突出椎间盘对神经根的压迫、减少椎间盘内压力、牵开被嵌顿的关节滑膜。通常用枕颌布带法,患者多取坐位(也可卧位),牵引角度按病变部位而定,$C_{1\sim4}$ 用 $0°\sim10°$,$C_{5\sim6}$ 用 $15°$,$C_6\sim T_1$ 用 $25°\sim30°$,治疗时间 15～30 分钟,牵引重量由 6 kg 开始,每治疗 1～2 次增加 1.0～1.2 kg(或 1.5 kg)。治疗过程中要经常了解患者的感觉,如出现头晕、心慌、胸闷或原有症状加重,应立即停止治疗。对于牵引后有明显不适或症状加重,经调整牵引参数后仍无改善者,脊髓受压明显、节段不稳严重者,年迈椎骨关节退行性变严重、椎管明显狭窄、韧带及关节囊钙化骨化严重者要严禁操作。

2.药物治疗

药物在颈椎病的治疗中可以起到辅助的对症治疗作用,常用的西药有:非甾体类消炎止痛药(如口服芬必得、布洛芬,或用吲哚美辛栓,肛内塞药每晚一次,有较好的止痛作用)、扩张血管药物(如地巴唑、复方路丁、维生素 C、维生素 E)、营养和调节神经系统的药物(如维生素 B_1、维生素 B_{12} 口服或肌内注射等)、解痉药物(如氯美扎酮 0.2 g,每天 2 次)。

(1)风寒湿型:祛风散寒,祛湿止痛,方用蠲痹汤加减。

(2)气滞血瘀型:活血化瘀,舒经通络,方选血府逐瘀汤加减。

(3)痰瘀阻络型:祛湿化痰,通络止痛,方选涤痰汤加减。

(4)肝肾不足型:滋水涵木,调和气血,方选独活寄生汤加减。

(5)气血亏虚型:益气活血,舒筋通络,方用归脾汤加味。

口服中成药如骨仙片、天麻片、颈复康、根痛平冲剂等。

3.注射疗法

常用方法有局部痛点封闭,颈段硬膜外腔封闭疗法和星形神经节阻滞。

4.日常生活及活动指导

不良的姿势可诱发颈椎病或使颈椎病症状加重,故对患者日常生活活动的指导非常重要。如行走要挺胸抬头,两眼平视前方;不要躺在床上看书;喝水、刮胡子、洗脸不要过分仰头;缝纫、绣花及其他手工劳作不要过分低头;看电视时间不宜太长;切菜、剁馅、擀饺子皮、包饺子等家务劳动,时间也不宜太长。

四、注意事项

(1)低头或伏案工作不宜太久,宜坚持做颈保健操。

(2)注意颈肩部保暖,避免受凉。

(3)睡眠时枕头高低和软硬要适宜。

(4)使用被动运动手法治疗时,动作应缓和、稳妥,切忌暴力、蛮力和动作过大,以免发生意外。

(5)对于椎动脉型颈椎病不宜施用旋转扳法治疗,该类型患者也禁忌做颈部旋转锻炼。

(6)牵引疗法面对脊髓压迫严重、体质差或牵引后症状加重者不宜做牵引,神经根型和交感型急性期、脊髓型硬膜受压、脊髓轻度受压暂不用或慎用牵引。

(7)脊髓型颈椎病预后不好,应考虑综合治疗(例如手术治疗)。

(王迎春)

第四节 肩 周 炎

一、概述

肩周炎又称"五十肩""冻结肩""漏肩风",属中医肩痹、肩凝等范畴,是肩关节周围肌肉、肌腱滑液囊及关节囊的慢性损伤性炎症,以肩部疼痛、肩关节活动受限或僵硬等为临床特征。肩周炎的发生与发展大致可分为急性期、粘连期、缓解期。

(一)急性期

病程约1个月,主要表现为肩部疼痛,肩关节活动受限,但有一定的活动度。

(二)粘连期

病程2~3个月,本期患者疼痛症状已明显减轻,主要表现为肩关节活动严重受限,肩关节因肩周软组织广泛性粘连,活动范围极小,以外展及前屈运动时,肩胛骨随之摆动而出现耸肩现象。

(三)缓解期

病程2~3个月,患者疼痛减轻,肩关节粘连逐渐消除而恢复正常功能。

二、治疗原则

主要采取非手术治疗。治疗方法有推拿、中药熏洗、封闭、理疗、小针刀、针灸、药物治疗、功能锻炼。

三、护理常规

(一)心理护理

肩周炎因病程长,患者畏痛而不敢活动,首先护理人员以亲切的语言同患者交谈,介绍肩周炎的发生发展及形成机制,使患者对自己的病情有所了解,鼓励患者树立战胜疾病的信心,积极配合治疗护理。

(二)侵入性治疗的护理

环境宜保持温暖,防止局部暴露受凉,同时要严格消毒,防止感染,注意观察患者面色、神志,防止晕针。封闭、针刺后24小时以内不宜熏洗,小针刀治疗1周内局部保持干燥。熏洗时,按中药熏洗护理常规护理。

(三)功能锻炼

护士亲自示范讲解,教会患者主动行肩关节功能锻炼的方法,与患者一起制订锻炼计划和工作量。

(1)手指爬墙:双足分开与肩同宽面向墙壁或侧向墙壁站立,在墙壁画一高度标志,用患手指沿墙徐徐上爬。使上肢抬举到最大限度,然后沿墙回位,反复进行。每天2~3次,每次10~15分钟。

(2)手拉滑车:患者坐位或站立,双手拉住滑轮上绳子的把手,以健肢带动患肢,慢慢拉动绳子一高一低,两手轮换进行,逐渐加力,反复运动5~10分钟。

(3)弯腰划圈:两足分开与肩同宽站立,向前弯腰,上肢伸直下垂做顺逆时针方向划圈,幅度由小到大,速度由慢到快,每天2次,每次5~10分钟。

(4)梳头,摸耳,内收探肩,后伸揉背,外展指路。

(四)出院指导

(1)继续肩部功能锻炼,预防关节粘连,防止肌肉萎缩。

(2)日常生活中注意颈肩部保暖防寒,夏季防止肩部持续吹风,避免受凉,在阴凉处过久暴露。防止过猛过快,单调重复的肩部活动,提重物,承受应力时要有思想准备,防止肩损伤。

(3)加强营养,积极锻炼身体,多晒太阳,打太极拳。做好预防保健。

(王迎春)

第五节　腰椎间盘突出症

一、概述

　　腰椎间盘突出症是指由于椎间盘的纤维环破裂和髓核突出,压迫和刺激神经根所引起的脊柱及其周围软组织一系列复杂变化与表现的一种综合征。是常见的腰腿痛疾病。患者常表现腰部疼痛,轻者仅腰部发酸不适,重者如刀割或针刺、抽搐、电击样疼,夜间加重,不能远距离行走,而且行走疼痛不能忍受。患者弯腰伸膝坐起、咳嗽、打喷嚏、排便用力都可使疼痛加重。腰痛及放射性下肢痛可同时出现,疼痛多在腰臀部及大腿后外侧,若病程较长,下肢放射性疼痛可合并感觉麻木。主要体征:腰部畸形,腰椎正常生理弯曲减小或消失,脊柱侧弯,运动障碍,弯腰活动受限明显,腰部压痛,肌力减退和肌萎缩,皮肤感觉减退等。

二、主要治疗

(一)非手术治疗

骨盆牵引、推拿按摩、手法复位。

(二)手术疗法

半椎板切除髓核摘除术、全椎板切除髓核摘除术、髓核摘除植骨内固定术。

三、护理常规

　　(1)入院时热情接待患者,详细介绍医院环境。

　　(2)详细询问病史,了解患者的生活习惯,认真观察患者疼痛性质、部位及肢体感觉、运动情况。

　　(3)加强心理护理:了解患者的心理所需,及时解除心理障碍,保持心理健康,协助患者做好各项检查。

　　(4)入院后指导练习床上大小便,准备手术者进行俯卧位训练,1 次 30 分钟,循序渐进至2 小时。

　　(5)牵引患者要注意牵引的角度、重量及患者的感觉,观察牵引是否有效,牵引带扎缚松紧是否适中,牵引过程中加强巡视,牵引完毕嘱患者继续卧床休息 20 分钟。

　　(6)饮食护理:整复或手术前,尊重患者的生活习惯,进食高蛋白、高维生素、高纤维易消化饮食,每天饮鲜牛奶 250～500 mL。手术当天根据麻醉方式选择进食时间,硬膜外麻醉禁食 4～6 小时后进流食;术后第 2 天根据患者的食欲,宜食高维生素,清淡可口、易消化食物,如新鲜蔬菜、香蕉、米粥、面条等;忌生冷辛辣、油腻、煎炸食物。以后根据患者食欲及习惯进食如牛奶、鸡蛋、排骨汤、瘦肉、水果、新鲜蔬菜等,注意饮食节制。

　　(7)生命体征的观察:手术或复位后,严密观察体温、脉搏、呼吸、血压变化。

　　(8)体位的护理:牵引或复位后患者下床活动须佩戴腰围,平卧时取下,站立前戴好。整复后双腿平直,仰卧于硬板床上,腰部加一宽 15～20 cm,厚 5～7 cm 的纸垫,以维持腰部生理曲度。

6 小时内躯干及双下肢绝对制动,6 小时后在维持腰部背伸位的情况下,可协助翻身,翻身时应保持躯干轴向运动,避免腰部扭曲,采取仰卧位、俯卧位交替,避免侧卧位,避免下肢抬高和屈曲。

(9)手术后患部制动,搬动时平抬平放,硬膜外麻醉 4 小时可滚动式翻身,每 2 小时 1 次,避免腰部扭转。

(10)病情观察:整复或手术后,严密观察患者的肢体感觉、运动情况,观察大小便情况,并与术前相比较,有异常情况报告医师及时处理。

(11)刀口及引流管护理:严密观察刀口渗血、引流量、颜色。24 小时内引流量超过 300 mL、色淡呈血清样,伴有头痛、恶心,可能有脑脊液漏;应报告医师关闭或拔除引流管,抬高床尾,俯卧与侧卧交替,局部加压。

(12)大小便护理:术后第 1 次排尿不应等待患者主诉有尿意时才放便器,而应让患者尽早调动排尿意识,以减少尿潴留的发生。若发生尿潴留,可给予腹部热敷、按摩、温水冲洗外阴,让患者听流水声,针灸三阴交、膀胱俞等。若上述方法无效则行导尿。对于合并马尾神经综合征保留尿管的患者,采用定时、定量开放尿管,配合患者正确运用腹压的方法进行膀胱功能的训练尽早拔除尿管。术后第 2 天根据患者排便习惯,不论有无便意均应按时给予便盆。术后第 3 天,若大便未解,可顺时针腹部按摩 20～25 分钟,在脐下 2 寸,旁开 2 寸处重手法按摩 5 分钟。若 3 天后大便仍未解,可遵医嘱使用番泻叶、开塞露、灌肠等方法处理。

(13)防止并发症的发生。①尿潴留:局部热敷,引导、穴位按压或导尿,留置尿管者,注意局部清洁,每天消毒 2 次,每天饮水量 2 500 mL 以上,防止泌尿系统感染。②坠积性肺炎:指导患者吹气球,深呼吸、主动咳嗽、排痰。③椎间隙感染:严格无菌操作,严密观察患者的体温变化。若出现剧烈的腰疼,伴臀部或下腹部抽痛,肌肉痉挛,须高度重视。④压疮:每 2 小时翻身 1 次,每天 2 次红花酒按摩受压部位,必要时可卧气垫床。

(14)功能锻炼:术后第 1 天,开始进行踝关节背伸、跖屈,膝关节及髋关节屈伸等下肢各关节的锻炼,每天 3 次,每次 10 分钟。术后第 2 天,开始主动加被动进行直腿抬高锻炼,每天 2 次,每次 5～10 分钟,活动度应达 60°～90°。术后第 4 天,行主动直腿抬高锻炼,活动度数及次数同前;以后逐渐增加次数,以不疲劳为度。术后第 3 周,开始做“五点式”“飞燕式”等腰背肌锻炼,每天 2 次,每次 5～10 分钟,逐渐增加次数,以不疲劳为度。术后第 4 周,患者下床行走,开始练习倒走,每天 1 000 步,步伐以感到腹肌受到牵拉为度,坚持 1 年以上。手法复位后,在患者俯卧位时,用滚法、摩法、拍打法等,轻手法放松下肢肌肉,整复后 3 天开始做昂胸式锻炼,每天 5～10 分钟,复位 3～7 天,开始飞燕式、拱桥式锻炼,每天 2 次,每次 10～15 分钟,循序渐进,逐渐增加次数,以不疲劳为度。

(15)出院指导:①加强营养,增强机体抵抗能力,根据不同体质进行饮食调护,如肾阳虚者多食温补之品,羊肉、猪肉、桂圆等;肝肾阴虚者多食清补之品,如山药、鸭肉、牛肉、百合、枸杞等;一般患者可食胡桃、瘦肉、骨头汤、山芋肉、黑芝麻等补肝肾强筋骨之食品。②手法复位后卧床 1～2 周,手术后卧床 3～4 周,下地练习活动,需佩戴腰围 3 个月,宜多卧硬板床。③继续双下肢及腰背肌锻炼,进行倒走锻炼,3 个月内避免弯腰,拾取低处物品,应屈髋、屈膝、下蹲,6 个月内避免挑抬重物。④慎起居,避风寒,避免久坐久站及弯腰。⑤3 个月可恢复正常活动,并逐渐恢复工作。⑥保持正确的站姿、坐姿及行走姿势,常做搓腰动作。

(王迎春)

第六节　腰椎椎管狭窄症

一、概述

凡造成腰椎椎管、神经根管及椎间孔变形或狭窄而引起马尾神经或神经根受压、并产生相应的临床症状者,称为腰椎椎管狭窄症。该病是由先天性或后天性等各种原因使椎管前后、左右内径缩小或断面形状异常,而使腰椎椎管狭窄。这种狭窄可能使骨的变化,如腰椎骨质增生,小关节突肥大等,也可能是软组织的改变,如腰椎间盘后突,黄韧带肥厚所引起。患者的主要症状是腰、腿疼痛和间歇性跛行,腰痛的特点多显现于站立位或走路过久时,若躺下或蹲位以及骑自行车时,疼痛多能缓解或自行消失,腿疼是一侧、双侧或双下肢交替出现,鞍区麻木、肢体感觉减退。X 线、CT、MRI 能进一步确定并定性。

二、主要治疗

(一)非手术治疗

骨盆牵引,推拿按摩,手法复位,骶管注射。

(二)手术治疗

全椎板切除术、椎管扩大成形术及植骨内固定术。

三、护理常规

(一)心理护理

患者病情重,病程长,容易出现焦虑悲观情绪,多与患者交谈,给患者以安慰和必要的解释。介绍治疗成功的病例,增强其战胜疾病的信心。

(二)牵引护理

嘱患者仰卧于硬板床上行胸腰对抗牵引,牵引带松紧适宜,以不影响患者呼吸为度,髋部的牵引带应在髂前上棘稍上的位置,以患者能忍受不滑脱为度,牵引过程中要加强巡视,保持有效牵引,询问患者有无疼痛加重,给予及时处理,牵引后嘱患者卧床休息 10～20 分钟。

(三)骶管注射护理

简单介绍骶疗的过程,解除紧张不安心理,血糖控制在正常范围内。骶管注射过程询问患者有无特殊不适,如双下肢感觉、运动等情况。骶管注射后嘱患者卧床休息 30～60 分钟,观察小便及双下肢感觉运动,针眼处保持干燥清洁,避免感染。

(四)腰部中药熏蒸护理

熏蒸时应巡视患者情况,调节适宜的温度,防止烫伤。如年老患者合并心脏病、高血压病,熏蒸时有头晕、心慌、乏力等不适,应及时处理。熏蒸完毕,用干毛巾擦干,并用衣物围腰,局部保暖,防止受凉感冒,忌用凉水或凉性药物外洗及外敷。

(五)手法复位前后患者护理

(1)复位前嘱患者在床上练习大小便。

(2)腰椎复位后,嘱其绝对卧床制动 72 小时,协助其直线翻身,平卧时腰部加垫厚约 2 cm。

(3)观察大小便及双下肢感觉运动情况。

(4)做好皮肤护理,防止压伤。

(5)指导行双下肢肌肉等长收缩锻炼,每天 2 次,每次 10～20 分钟。

(6)初次由医务人员指导佩戴腰围下床,观察是否有头晕等不适,并及时处理。

(六)术前训练

指导患者床上练习大小便,进行四肢的各项锻炼及俯卧位训练,坚持每次 30 分钟,循序渐进至俯卧位 2 小时,使其适应手术。

(七)饮食护理

手术前,尊重患者的饮食习惯,进食高蛋白,高维生素,高纤维素易消化的食物,每天饮鲜牛奶 250～500 mL。准备手术的患者应在麻醉前 6～8 小时禁食,4～6 小时禁水。手术当天根据麻醉方式选择进食的时间,硬膜外麻醉禁食 4～6 小时后进流食,全麻手术 6 小时后无胃肠道反应者可先进流食,逐渐改为半流食或普食。术后第 2 天可根据患者的食欲习惯,宜食清淡高维生素的易消化食物,如新鲜蔬菜、香蕉、稀饭、面条等;忌食生冷、辛辣、油腻、煎炸食物。以后可指导其进食高蛋白,高营养的食物,如牛奶、鸡蛋、瘦肉、骨头汤等,节制饮食,鼓励少食多餐,防止腹胀、便秘。

(八)体位护理

手术后患处制动,搬动时平抬平放,保持脊柱平直,避免腰部扭曲。指导正确的翻身方法,防止发生畸形或进一步损伤,滚动式翻身,每 2 小时翻身 1 次。

(九)病情观察

手术后,严密观察患者的肢体感觉运动情况,注意大小便情况,并与术前相比较,发现异常,通知医师处理。观察伤口渗血情况,引流管是否通畅以及引流量和颜色,如果刀口处渗血较多,通知医师及时更换敷料,若 24 小时引流量超过 300 mL 且色淡呈血清样,伴有恶心、呕吐,可能有脑脊液漏,应报告医师关闭或拔除引流管,抬高床尾,俯卧与侧卧位交替,局部加压,并注意观察神志、瞳孔、生命体征及是否有颈项强直等症状出现。

(十)预防并发症

1.尿潴留

尿潴留者给予局部热敷、刺激、按摩、诱导,必要时留置导尿,引流袋不能高于膀胱水平,勿用力挤压,同时注意关闭开关,定时放尿,引流袋应放置妥当,固定牢靠,避免引流管弯曲受压,保持通畅。保持会阴部清洁干燥,尿道外口及接近尿道口段的尿管应每天用 0.5% 碘附擦拭消毒 2 遍;若有大便污染或女性月经期时,应及时清洗消毒,保持干燥;告知患者禁饮浓茶和咖啡等,多饮水,每天 2 500～3 000 mL,以便有足够的尿液自然冲洗尿道。

2.坠积性肺炎

卧床患者协助进行翻身拍背,鼓励主动排痰,咳嗽,指导进行深呼吸和吹气球锻炼,鼓励患者早期进行主动活动,经常改变体位,病房内定时通风。

3.血栓性静脉炎

术后 6 小时协助患者做下肢伸屈运动,改善肢体及足趾的血运,协助患者翻身,鼓励在床上做肢体活动;活动不便者,应做肢体被动活动或按摩;对于手术大、时间长,或有下肢静脉曲张者,应密切观察病情,早发现及时治疗;如发生血栓性静脉炎时,应绝对卧床休息,避免肢体活动忌按摩,保持患肢抬高,以利于静脉回流。

4.褥疮

卧床患者保持床铺平整、松软、清洁、干燥,保持皮肤的清洁;条件允许的情况下,最好每天用温水擦浴,使局部皮肤血液循环得到改善,定时翻身,防止局部长期受压。在为患者翻身、按摩、床上使用大小便器时,应注意不要推、拉、拖,以免损伤局部皮肤,增加营养,多食富含高蛋白,脂肪,维生素等营养食物,增强机体抵抗能力。必要时卧气垫床。

5.便秘

术后应指导患者保证足够的饮水量,注意饮食搭配,在保证营养摄入的基础上,进食新鲜的水果和富含纤维素的蔬菜,如芹菜,韭菜,青菜等;还可嘱患者可服适量的蜂蜜,养成定时排便的习惯,在不影响病情的条件下,改变体位,以利通便。卧床时间较长的患者,进行腹部按摩,以一手食、中、无名指放于患者右下腹,另一手3指重叠于上,按顺时针方向,沿升结肠、横结肠、降结肠方向依次按摩,促进肠管蠕动,必要时可使用药物或灌肠等方法解除便秘。

(十一)功能锻炼

手术当天做踝关节的背伸跖屈旋转,上肢的伸屈外展、抓举等活动,术后第1天主动加被动直腿抬高以及双下肢各关节活动,每天2～3次,每次5～10分钟,以后逐渐增加次数,以不疲劳为度。根据病情术后2～3周,指导进行腰背肌功能锻炼,每天2～3次,每次5～10分钟,逐渐增加次数,以不疲劳为度,坚持1年以上。

(十二)出院指导

(1)慎起居,避风寒,腰部注意保暖。保持日常生活的正确站姿、坐姿及行走姿势,避免久坐久站,弯腰扭腰。

(2)加强营养,增加机体抵抗能力,根据不同体质进行饮食调护,如肾阳虚者多食温补之品,如羊肉,猪肉,桂圆等;肝肾阴虚者,多食清补之品,如山药、鸭肉、牛肉、百合、枸杞等;一般患者可食胡桃、瘦肉、骨头汤、黑芝麻等补肝肾强筋骨的食物。

(3)继续佩戴腰围1～3个月。

(4)继续进行双下肢及腰背肌功能锻炼,进行倒走锻炼,3个月内避免弯腰,拾取低处物品应先下蹲,6个月内避免挑抬重物。宜多躺,不宜久坐,经常变换姿势,适当卧床休息。保持正确的站姿,坐姿及行走姿势。

(5)定期复查。

(王迎春)

第七节 腰 肌 劳 损

一、概述

腰肌劳损是腰痛中最常见的一种,它是指腰部肌肉、筋膜、韧带等软组织的慢性损伤,又称为腰肌筋膜炎、腰部纤维组织炎。临床以腰部长期反复酸胀疼痛,时轻时重为特征。本病属中医学"腰痛"范畴。

腰肌劳损大多是骶棘肌下段损伤。骶棘肌为腰部强有力的脊柱竖肌,起源于骶骨背面和髂嵴后部,其纤维向上分为三列。外侧列止于肋骨称为髂肋肌;中间列止于横突,向上达乳突,称最长肌;内侧列附于棘突,称为棘肌。此肌的作用为主脊柱后伸,上部兼可仰头。当长时间的强迫体位(弯腰、弓背)负重工作,使腰肌持续处于高张力状态。久之则引起腰肌及其附着点处的过度牵拉应力损伤,于是局部软组织出现血供障碍,充血、缺氧及渗出增加等炎性反应,而造成原发性腰肌劳损。或因受力姿势不当及腰部负重过大造成腰部急性外伤,腰肌受损的组织未能完全恢复或残留之后遗症,使局部组织对正常活动和负荷承受力下降,而产生慢性劳损形成恶性循环,也可形成慢性腰肌劳损。另外,气温过低或湿度太大的环境,受潮着凉以及女性更年期内分泌紊乱,身虚体弱等都是易患本病的诱因。

本病多发生于青壮年,曾有过劳、损伤或腰部外伤史。临床主要表现为腰痛,多为持续性的酸、胀、钝痛,时轻时重,反复发作、休息后减轻,劳累或天气变化时疼痛加重。保持弯腰姿势稍久即引起疼痛,甚至不能弯腰。疼痛范围多不局限,常出现在两侧腰肌、腰骶部,有时可涉及臀上部和下肢。检查时脊柱外观一般正常,俯仰卧活动多无障碍,疼痛范围的软组织处可找到明显的压痛点,劳损的肌群有紧张感。

中医学认为本病多因风寒湿邪侵袭,经脉不畅,气血运行受阻而引起;或肾虚后复感外邪,致经筋不舒,气滞血瘀而致。

二、按摩刮痧法治验

(一)治疗部位
八髎、秩边、命门、腰阳关、大肠俞、脾俞、肾俞、腰俞等。

(二)手法
按揉、擦、拍打、刮痧等法。

(三)操作

1.按摩治疗

患者俯卧位,医者站于一侧,先在患者督脉及两侧膀胱经,用法、揉法治疗10分钟;然后用较轻的手法刺激两侧的组织,接着用较重手法刺激、按揉大肠俞、八髎、秩边等穴;术者再用掌面直擦患者腰背部两侧膀胱经,横擦腰骶部,均以透热为最佳;最后拍打腰两侧骶棘肌,以皮肤微红为度。每天1次,15天为1个疗程。

2.刮痧治疗

术者先用刮痧板,拉长刮患者背部督脉及两侧膀胱经,重点刮脾俞、命门、肾俞、腰阳关、大肠俞、八髎和腰俞等穴,用泻法刮至出痧。然后,刮腰部压痛点,先用补法刮拭,再用泻法加强刺激至出痧。最后,刮下肢后侧,重点刮殷门、委中、承山等穴,要循经拉长刮至出痧。刮痧时,宜让患者充分暴露治疗部位,医者紧握刮痧板与皮肤约成45°,在需要刮拭的部位(腧穴,皮肤)涂抹刮痧剂,顺经而刮,用力均匀柔和,痛点、腧穴及重点应刮至出痧。治疗后,患者宜喝盐开水2 000 mL。3天1次,5次为1个疗程。

三、推拿配合运动疗法治验

(一)治疗部位
阿是穴为主。

（二）手法

揉、斜扳、擦、捏拿、弹拨、提弹、捏按等法。

（三）操作

1.推拿疗法

患者俯卧，医师站于左侧，根据"轻—重—轻"的原则，先用揉法在患者腰椎两侧软组织（膀胱经）进行治疗，以患者肌肉放松为准。然后嘱患者侧卧位，医师用一手抵住患者肩前部，另一手抵住臀部，或一手抵住患者肩后部，另一手抵住髂前上棘部，把腰部被动旋转至最大限度后，两手同时用力作相反方向扳动（操作时动作必须果断而快速，用力要稳，两手动作配合要协调，扳动幅度一般不能超过各关节的生理活动范围）；再嘱患者侧卧于另一侧，用同样的方法作另一侧腰部斜扳法。最后，术者再直擦腰椎两侧软组织，横擦腰骶部，以达透热为度。如果患者腰部椎旁出现软组织硬结（劳损点）、索状硬结（痉挛的肌肉、肌腱）、痛性硬结（纤维肌炎）等，可根据病情选用捏拿法、捏拿弹拨法、拇指弹拨法、提弹法或捏按法等手法进行治疗，治疗时可有些痛感，当手法治疗使痉挛或粘连的软组织松解后即有轻松舒适的感觉。每次治疗 15～20 分钟，每天 1 次，10 次为 1 个疗程。

2.运动疗法

可根据患者的年龄、性别、病情、体质等情况调整运动量，每个动作做 3～6 次，训练每天 1 次，10 次为 1 个疗程。具体方法如下：①仰卧位，两膝屈曲贴腹，用手抱膝，使腰部平贴床上，腰肌和下背部肌肉放松；②俯卧位，两手扶床，抬起头及上体。③俯卧位，直腿抬起，两侧交替。④俯卧位，两手放背后，抬起头及上体。⑤俯卧位，两手放背后，同时抬起两腿和头及上体。⑥仰卧位，挺胸，使背部离床。⑦仰卧位，抬起臀部离床。⑧立位，两手叉腰，做转体运动，同时外展该侧上肢，眼望掌心，两侧交替。

四、推拿拔罐治验

（一）治疗部位

脾俞、肾俞、大肠俞、环跳、委中、委阳、承山、昆仑等。

（二）手法

点按、弹压、推按、旋转、侧扳等法。

（三）操作

1.推拿

患者取俯卧位，术者位于患侧一方，在腰背部行法 10 分钟左右，以放松患者腰背部的肌肉；接着，术者双手大拇指点按脾俞、肾俞、大肠俞、环跳、委中、委阳、承山、昆仑诸穴，双手重叠以小鱼际自上而下压住骶棘肌，同时行揉法 2～3 遍，再以拇指于痛点或条索处行弹压法。然后，术者又站在患者的前方，一手扶住背部的按摩巾，一手用大小鱼际的掌根部由上向下推按其腰背肌。对于腰骶部疼痛明显的患者，则取仰卧位且屈髋屈膝，术者站于患侧，双手握住患者双下肢膝关节处，做左右的旋转运动 5～6 次；然后，将一侧上肢的前臂压在患者双膝下（相当于足三里处），另一只手托住患者腰骶部向上做托法，扶膝部之手向向心方向做压法，反复数次，令患者伸直双腿，平卧 1 分钟左右。对于腰部旋转受限或腰肌紧张明显者，术者可行侧扳法以牵拉其紧张之腰肌。以上手法在操作过程中，均要求和缓、持久、均匀、深透，不可过度粗暴，以防损伤其他脏器和组织。以上全部治疗过程需 20～30 分钟，每天 1 次，10 次为

1个疗程,休息5天后进行第2疗程。

2.拔罐

选用大号玻璃罐6个,检查罐口有无破损和裂纹等。术者先将按摩乳或油性制品涂在患者腰背部,用止血钳夹95%的酒精棉球点燃,深入火罐中,随即快速将燃烧的棉球取出,并将罐扣于患者的皮肤,接着将罐迅速拔起,从上至下沿背部的膀胱经进行闪动,两侧各闪5遍;然后,再沿背部的膀胱经二侧线,从上到下走罐,速度要缓慢而平稳,直到皮肤发红为止。最后,将火罐停吸在肾俞上,再用4个罐分别吸拔于环跳、委中、委阳穴上,以活血行气。共约20分钟。

五、推拿配合超短波治验

(一)治疗部位

腰夹脊穴、悬枢、命门、腰阳关、腰俞、肾俞、气海俞、大肠俞、关元俞、小肠俞、膀胱俞、上髎、次髎等。

(二)手法

推、点按、拿、揉、擦、拍、斜扳、抖腰等法。

(三)操作

1.手法治疗

患者取俯卧位,腹部垫一枕头使腰部平坦放松,医者立于患侧,先以推法在腰背部两侧骶棘肌由上而下地来回操作(重点在患侧)5～10分钟,用拇指螺纹面加压(以另一拇指压于主要操作指上加力),或用肘尖循经依序点按上述穴位3～5遍,接着用拿、手法交替在脊柱两侧膀胱经部位来回操作5～8分钟,放松腰背肌。再嘱患者侧卧位,进行腰部斜扳,左右侧各扳一次(无论是双侧病变或单侧病变),操作时要让患者充分放松,尽量使腰椎作超功能度的旋转,术者手法用力宜掌握时机,动作要协调,快速而有力(忌用蛮力,提倡使巧劲),听到"咔嗒"声为佳。然后,医者与患者背向而立,两臂相挽,术者将其背起并使双足离地,弯腰抖动数次,使椎体关节间隙拉开。患者回复俯卧位,术者用掌根揉、抚擦法,放松腰骶部肌肉2～3分钟,并以空掌拍打腰部3～5次,结束手法。每次20～30分钟,急性发作期每天1次,慢性恢复期间每天1次,10次为1个疗程,疗程间隔2～3天。

2.超短波疗法

频率取50 Hz,连续振动与间歇振动交替进行,温度控制在50～60 ℃(以患者能忍受为度)。治疗时间每次20～30分钟,急性发作期每天1次,与推拿同日进行或间日1次,与推拿交替进行。治疗期间注意腰部保暖及卧硬板床。

六、五步推拿法治验

(一)治疗部位

三焦俞、肾俞、气海俞、大肠俞、腰部夹脊穴等。

(二)手法

拿、揉、推拉、推按、拢、运、抖、提等法。

(三)操作

患者俯卧位,医者站立于治疗床一侧,施行以下推拿操作:①揉拿腰背肌法。术者以双手的拇指与余四指指腹对合,着力于患者腰背肌,一松一紧、一揉一拿,循两侧腧穴反复揉拿,着力由浅入深。②推按腰背法。医者沉肩、前倾、伸臂,双手交叉横置于患者脊椎的两侧,同时反方向用力,从上至下推而按之,推以横行,按以移行。③肩髋推拉法。患者侧卧位,上腿屈膝、下腿伸直,医者站于患者背后,一手扶于患者肩部,另一手扶于患髋,双手先轻晃肩髋,再交叉用力逐渐加大活动范围,待腰部肌肉充分放松后,以巧力反方向推而按之、拉而拢之,牵动腰脊的患腰"咔咔"作响,再反之施力;然后患者俯卧位,再按压、疏揉。④拢腿运腰法。患者取俯卧位,医者以一手食指与拇指扣按于腰部脊椎两侧,另一手自患者股下 1/3 处穿于对侧将双腿拢锁,施以导引摇转,使双腿同时旋转(内旋及外旋),而腰部随之摇运。⑤提踝抖腰法。患者俯卧位,双手固定握于床头,医者双手分别紧握患者两踝,先以轻力抖动双下肢,使腰部充分放松后,再用劲提抖双踝,以带动腰部充分抖动,连续 3 次。此外在推、拉、压的施术过程中,术者可同时用手指点压三焦俞、肾俞、大肠俞等穴位,以增加疗效。每次治疗时间约 30 分钟左右。

七、推拿加药物熏洗治验

(一)治疗部位
肾俞、气海俞、关元俞、昆仑、阿是穴、委中等。

(二)手法
点压、推、擦、拍、按压、斜扳、牵抖、直立倒背等法。

(三)操作

1.推拿

具体:①腰背部松解法。患者取俯卧位,医者首先用双手拇指分别点压肾俞、气海俞、关元俞、昆仑、阿是穴、委中穴,每穴点按半分钟;然后推拿脊柱及两侧膀胱经,上下往返推擦 10~20 次;再反复施法于腰背部、肩部、臀部及下肢后侧,约 10 分钟;接着,术者用拇指由上至下弹拨脊椎两侧肌肉,横擦两侧骶棘肌,以腰部有轻松感为宜;最后用拍打手法拍打肩背部,从而使肩背部进一步放松。②按压腰骶部法。患者俯卧位,医者立于患者一侧,将患者靠近医者一侧下肢屈膝,踝部放置于另一侧伸直下肢的腘窝处,医者一手抓住屈膝关节向上抬,同时另一手掌根部用力,同频率按压同侧腰骶部 5~6 次;然后,术者换到患者另一侧站立,用上述同一方法重复操作一遍。③斜扳腰椎法。患者取侧卧位,嘱患者上侧下肢屈髋屈膝,医者立于患者对面,两手分别按其上侧肩部和臀部,反方向用力推拉 5~10 次;然后,患者再变化到另一侧卧位,医者换到另一侧站立,用上述同样方法再次斜扳另一侧腰椎 5~10 次。④牵抖腰部法。患者取仰卧位,医者立于患者足底一侧,医者双手紧握患者双踝部,然后进行上下牵抖 10~20 次。⑤直立倒背法。患者与医者背背相对站立,医者与患者双肘部紧紧相扣,医者臀部顶在患者腰骶部,缓慢背起患者,使患者的双足离开地面,此时医者双足颠动 5~6 次。每天治疗 1 次,10 次为 1 个疗程。

2.熏洗

在运用推拿手法治疗的同时,可采用药物进行熏洗疗法治疗。组方:桃仁、红花、乳香、没药、五倍子、黑豆各 20 g,赤芍 15 g,甘草 15 g,白酒 30 mL。上述药加水 3 000 mL,煎至一半,加入白酒趁热熏洗患处,待药液温度稍减,用毛巾浸液洗患处,每次熏洗 30 分钟。一剂药洗 5 次,每天 1 次,10 次为 1 个疗程。

八、综合推拿手法配合腰部功能锻炼治验

(一)治疗部位

阿是穴、肾俞、腰阳关、承扶、委中等。

(二)手法

揉、按、拿、拨络点穴、斜扳、热擦拍打等法。

(三)操作

1.手法

患者取俯卧位,医者站立于治疗床的一侧,施行以下推拿治疗:①揉按拿法。术者用手掌揉按脊柱两侧的足太阳膀胱经,从上至下 3~5 次,并用法施术 2~3 分钟;然后对腰痛点及腰肌痉挛处采用拿法,由上至下 3~5 次。②拨络点穴法。医者用拇指拨动患者腰部肌群,以有剥离感的肌腱为主,3~5 遍;再用点穴加镇定法,点按痛点及肾俞、腰阳关、承扶、委中和腰痛反应点等穴,此法应因人而异,体虚者为慎。③斜扳牵引法。术者按常规操作,行斜扳腰椎手法,左右各 1~3 次;然后,双手握患者双踝向上方牵引 2~3 分钟,再用力抖动 3~5 次,也可用机械牵引床。④热擦拍打法。用冬青油膏抹于患者腰骶部,术者施行直擦手法,以透热为度;然后,用拍打棒拍打患者腰部和下肢 3~5 遍,结束治疗。

2.功能锻炼

可嘱患者配合功能锻炼。仰卧起坐连续做 20~30 次(有椎管内疾病者不宜做此项运动);飞燕式运动,即病员俯卧位,上半身和下肢向上同时抬高,每次抬高后停 10 秒左右再放下,10~20 次;站立压腿或仰卧直腿抬高活动,20~30 次;旋转腰部活动,并放松腰部肌肉,结束锻炼。每天早晚坚持锻炼。

九、护理规范

(一)一般护理

(1)急性腰痛患者宜卧硬板床休息,平时可佩戴腰围保护。

(2)深入病房,观察患者的疼痛性质、部位、规律,缓解或加重的原因,给予心理安慰,必要时口服活血化瘀或通络止痛的药物,观察药物作用及不良反应。

(3)推拿按摩。治疗时让患者排空大小便,稳定情绪,全身放松;在治疗过程中随时观察患者病情,如有不良反应,应停止治疗。

(二)理疗护理

(1)保持室内清洁、安静、空气流通,遮挡患者,保护隐私。

(2)加强巡视,注意倾听患者的主诉,观察患者面色、呼吸等。

(3)注意温热度,以患者舒适为宜,以防烫伤。

(4)根据个体的耐受能力,调节电流强度。

(5)使用电极者,应观察安放电极处皮肤的反应,有无接触性皮炎,治疗完毕后除去电极片,清洁皮肤。

(6)加强腰背部肌锻炼。如拱桥式、燕飞式,每天 2~3 次,每次 5~10 分钟,以不疲劳为度。

(三)出院指导

(1)继续腰背肌锻炼。

(2)慎起居避风寒,禁止吸烟。

(3)掌握正确搬重物的姿势,弯腰搬重物时,屈髋屈膝。

(4)工作中避免久坐,适当活动。工作一段时间后应站起来活动变换姿势。

(5)长时间站立时,避免将身体的重心放在一侧肢体上。

(6)专业体育运动者,每天剧烈运动前要做充分的准备活动,活动后不宜立即行冷水浴。

(7)睡眠姿势以侧卧为宜,让髋膝处于适当的屈曲位。使腰部肌肉,韧带处于松弛状态,床垫不宜过软。

(王迎春)

第八节　类风湿关节炎

一、概述

类风湿关节炎(rheumatoidarthritis,RA)是一种以慢性、对称性、多关节炎为主的全身性自身免疫性疾病,其特点是关节痛和肿胀反复发作逐渐导致关节破坏、强直和畸形,是全身结缔组织疾病的局部表现,是致残率较高的疾病,其特征性的病理变化为非特异性的滑膜炎症。

(一)发病概况

世界各地患病率非洲黑人较低(肯定 RA 为 0.1%,可能 RA 为 0.5%)。以色列居民患病率略高(男 0.5%～1.3%;女 1.2%～3.1%)。德国农村患病率男性 5.7%、女性 3.0%,其他各地患病率为 0.4%～1.0%。美国按 1952 年诊断标准,患病率为 0.3%～1.5%。我国人群患病率约为 0.3%～0.5%,男女之比约为 1:4,约 80% 的患者发病年龄为 20～45 岁。

(二)病因

发病原因尚不完全明确,与发病有关的因素如下。

1.感染

病灶与本病发病有关。

2.遗传

本病患者 HLA-DRwu 抗原检出率明显升高,提示发病与遗传有关。

3.免疫功能紊乱

目前大量实验资料支持类风湿关节炎是免疫系统调节功能紊乱所致的炎症反应性疾病。

4.吸烟

无论是现在还是过去吸烟均加重 RA 病情(包括类风湿结节、RF、关节受累数),已戒烟比未戒烟者危险性下降。

5.其他

与内分泌失调、受寒、受潮、劳累等不良因素有关。

二、临床表现

(一)全身症状

通常起病缓慢,有乏力、食欲缺乏、全身肌肉痛、体重减轻、低热和手足麻木、刺痛等。

(二)局部症状

患者常表现为对称性的多关节炎,手的小关节如近端指间关节及掌指关节、腕、膝、足关节最常受累,其次为肘、踝、肩、髋关节等,表现为关节肿胀、疼痛、僵硬及活动受限,关节肿时温度增加,但表皮很少发红。指关节呈梭形肿胀。关节僵硬以晨间起床后最为明显,活动后减轻,称为晨僵。晚期可强直和畸形。常见的有手指的鹅颈状畸形,掌指关节向尺侧半脱位和手指的尺侧偏斜,腕、肘、膝、髋等关节强直于屈曲位,严重影响患者的正常活动,甚至生活不能自理。除四肢关节外,颞下颌关节及颈椎也易累及。

三、主要功能障碍

(一)关节活动受限

急性期主要与关节炎性渗出、肿胀、疼痛有关,慢性期主要与关节周围软组织粘连、挛缩、关节僵硬,甚至强直、关节破坏、承重能力下降有关。关节肿胀是由于不同程度的滑膜增生变厚和滑膜积液,以浮沉触诊法可区分两者的不同程度。

(二)肌肉萎缩、肌力下降

常见于严重关节炎后期,与活动减少引起的肌肉失用性萎缩及体质下降、营养不良有关。

(三)晨僵

主要与关节炎性渗出、关节周围组织水肿和肌炎引起的肌紧张有关。

(四)心理、情绪的变化

患者常表现为忧郁、焦虑、悲观失望、情绪低落等,主要原因是类风湿关节炎病程长,反复发作,后期活动不便,日常生活、工作受影响,生活质量下降。

(五)生活自理能力下降

早期与关节疼痛、肿胀、肌痉挛、关节活动受限有关,中、晚期与关节僵硬、关节软骨破坏、关节变形、关节周围软组织粘连、挛缩、肌肉萎缩无力等因素有关。

四、康复评定

(一)实验室检查

血红蛋白减少,为正细胞正色素性贫血,白细胞计数一般正常或降低,但淋巴细胞计数增加。70%~80%的患者类风湿因子阳性,但其他结缔组织疾病也可为阳性,注意鉴别。

(二)X线表现

早期可见关节周围软组织肿大阴影,关节间隙因积液而增宽,骨质疏松,正常骨小梁排列消失,以后关节软骨下有囊腔形成,附近骨组织呈磨砂玻璃样改变,关节间隙因软骨面破坏而逐渐狭窄。晚期关节间隙渐消失,最终出现骨性强直。

(三)关节活动度的评估

类风湿关节炎患者关节活动常受限,早期 RA 因软组织的挛缩而关节活动范围减小,晚期关节活动范围的受限常因骨性或纤维性强直所致。一旦关节活动受限,应作 ROM 评估,主动式

ROM 是被评估者自己力量能达到的活动范围,由肌肉主动收缩完成,依靠外界力量达到的称之为被动式 ROM,两者应同时评估,正常时两者得数应相等。被动式得数在关节活动受限时,预示关节所能恢复之数。

评定目的在于了解关节活动范围,了解病变关节是否具备功能性运动最低要求,是否已影响日常生活活动的完成,从而决定康复治疗内容为各关节功能性运动最低要求。

一般认为手指伸展活动明显丧失,不会严重影响手功能,远端指间关节屈曲活动丧失少有影响功能,掌指关节(特别是小指和环指)轻度丧失屈曲功能,即有明显功能限制,拇指关节应注意其稳定性,掌腕关节没有前臂 30°的内旋,正常的对掌不可能。

(四)肌力的评估

肌力是指肌肉能产生最大的力强度,评估的目的在于了解肌力对残疾的影响。类风湿关节炎患者常发生关节周围肌肉萎缩,使肌力减弱。一般采用徒手肌力检查法,检查时尤其要评估患者手的握力和手指的捏力。因类风湿关节炎关节肿胀、畸形、挛缩和疼痛等,用一般握力计误差较大,常采用汞柱式血压计测量(将袖带卷折充气形成内压为 4.0 kPa(30 mmHg)的气囊,令患者双手分别在无依托情况下,紧握此气囊,水银柱上升读数减去 4.0 kPa(30 mmHg),即为实测握力数),连测 3 次,取其均值,一般认为男性低于 25.6 kPa(192 mmHg),女性低于 19.5 kPa(146 mmHg)为握力低下。

同时应进一步了解关节的稳定性,因为它与关节囊的厚薄、松紧、关节韧带的强弱、关节周围肌群的肌力有关。认为骨骼和韧带对关节的静态稳定起主要作用,肌力和拉力对动态稳定起重要作用。

影响测定肌力的因素有疼痛、关节挛缩、肌肉痉挛、关节畸形、疲劳及肌肉不能产生最大收缩。

(五)疼痛的评估

RA 患者关节疼痛为其主要表现,常见疼痛原因为局部炎症、组织的破坏、继发感染、局部缺血坏死、骨质疏松合并椎体病理性骨折、畸形导致结构变化、腕管综合征和其他嵌压性神经疾病、修复后关节松动、合并纤维肌痛综合征等。疼痛常是患者最主要的主诉,应评定患者疼痛的部位、时间、性质、程度、诱发因素等,目前国际上常采用视觉模拟评分法(VAS),数字评分法(NRS)、文字描述评分法(VDS)等。

(六)步态分析与评估

患者由于疼痛、肌力减弱、关节挛缩、畸形等原因而造成各种异常步态。

1.两腿长度不等跛行

因肌腱挛缩、关节畸形等原因,两腿长短不一,如长短之差不足 3.75 cm 时,健侧肩抬高,短腿侧下垂,骨盆下降。摆动期,长腿侧髋、膝、踝过度屈曲。如长度之差超过 3.75 cm,短腿侧取代偿性足尖行走。

2.髋关节活动受限步态

此时腰段出现代偿运动。骨盆和躯干倾斜,腰椎和健侧髋关节出现过度活动。

3.膝关节活动受限步态

膝屈曲挛缩<30°,快走时能显示。屈曲挛缩>30°,慢走时呈短腿跛形。膝关节伸直位强直时,为了摆动患肢,健腿做环形运动,髋关节升高,踮足行走。站位因膝不能屈曲至 15°,结果骨盆和重心升高。

4.马蹄足畸形步态

为跨阈步态。患者腿相对变长,摆动期髋、膝弯曲增加。由于跟骨的畸形影响有效后蹬动作。

5.减痛步态

目的在于减少或避免患肢的负重而减轻疼痛,表现为站立相(患侧)时间缩短,迅速转为健侧站立相,步幅变短。脊椎疼痛时,步态变慢而对称,避免足跟着地时所产生震动。髋关节疼痛时,患肢负重时,同侧肩下降,躯干稍倾斜,患肢外旋屈曲,避免足跟击地。膝关节疼痛时,患膝微屈以足趾着地行走。

(七)日常生活活动能力评估

RA患者日常生活活动如穿脱衣服、洗漱、移动体位、如厕等能力常有不同程度障碍。因仅涉及躯体功能不涉及言语、记忆、解决问题等功能,特称为躯体性ADL,评定方法一般参用(MBI)。对患者的日常生活活动能力进行评估,有助于治疗师制订具体的康复计划。应关注患者存在的能力而不是丧失了的能力,这样有助于建立患者的自尊和自信。当患者在做某些活动有困难时,为了更全面、更准确地了解患者的障碍情况,应进行活动分析,弄清在什么情况下活动时的哪个具体动作有困难,以明确患者在生活中所需要的帮助,有针对性地提供生活辅助工具。

(八)畸形的分析

RA致残率较高,常与各种畸形有关,应当进行分析,以便避免或矫正畸形。

1.手的畸形

(1)手内在肌萎缩,引起手指活动障碍。

(2)掌指、掌腕关节尺位偏。

(3)天鹅颈畸形,近端指间关节过伸,远端指间关节屈曲(图11-5)。

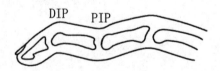

图11-5 天鹅颈畸形

DIP:远端指间关节;PIP:近端指间关节

(4)纽扣花畸形,近端指间关节屈曲,远端指间关节过伸(图11-6)。

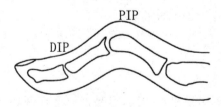

图11-6 纽扣花畸形

DIP:远端指间关节;PIP:近端指间关节

(5)垂指,肌腱断裂所致。

(6)Z形指,拇指关节不稳定,即掌指关节过伸,指间关节屈曲畸形(天鹅颈畸形)。

(7)掌指关节、近端指间关节半脱位、脱位、角度畸形。

2.腕关节畸形

(1)桡尺关节半脱位。

(2)第4、第5指伸肌腱的损害,常见为断裂,引起垂指。

(3)腕管综合征:腕关节肿胀,正中神经受压,拇指和第2、第3、第4指桡侧掌面感觉障碍,拇指外展肌萎缩。

(4)垂腕或伸直位强直,是RA最易出现强制的关节。

3.肘的畸形

(1)屈曲,前臂旋前畸形。

(2)伸直位强直。

4.肩的畸形

内收、内旋、前屈畸形。

5.足的畸形

(1)跖趾关节半脱位约占67%。

(2)趾外翻占70%。

(3)爪形趾、上翘趾。

(4)足内、外翻、足弓塌陷。

6.踝的畸形

外翻、马蹄足畸形。

7.膝的畸形

(1)伸直强直。

(2)屈曲挛缩畸形。

(3)膝内外翻。

(4)膝半脱位。

8.髋的畸形

(1)屈曲挛缩。

(2)内收、外展障碍。

(3)伸直强直。

9.颈椎的畸形

(1)寰枢关节横韧带松弛的各种半脱位。

(2)颈椎前屈短缩畸形。

(3)痉挛性斜颈。

(九)心理功能评估

RA患者,躯体因素和心理因素相互作用,容易形成恶性循环,原发躯体因素进一步恶化和复杂化,使治疗更趋困难。故应对患者进行心理分析和评估,了解其焦虑、抑郁、情感冲突等心理及情绪障碍的情况,从而采取针对性的心理护理及治疗。

五、推拿治疗

(一)治则

舒经通络、活血止痛、滑利关节。

(二)手法

法、一指禅推法、按揉法、拿法、摇法、搓揉法、擦法等。

(三)取穴

肩髃、肩贞、肩髎、曲池、尺泽、手三里、外关、阳池、合谷、中渚、养老、大陵、阿是穴、环跳、委中、承山等。

(四)操作方法

1.上肢部

(1)患者坐位,术者站于患肢侧方,先以法施于肩部,沿肩前、肩后、肩外侧和手臂内、外侧,由肩至肘至腕,上下往返操作3～5分钟,治疗以肩、肘、腕关节为重点部位。继以一指禅推法施于肩部、上臂、前臂、腕部,以循经络推穴道,刺激阿是穴、肩髃、曲池、手三里、外关、阳池、合谷、养老、中渚诸穴,反复治疗3～5分钟。此法可放松肌肉,活络通经,疏通经穴,达到通则不痛之目的。

(2)体位同上,术者以五指拿法施于患肢肩部三角肌,上臂、前臂内外侧肌群,由上至下往返抓拿3～5遍,接用拇指按揉肩髃、肩贞、肩髎、曲池、尺泽、小海、手三里、外关、合谷诸穴,反复操作3～5分钟。手法要求力达肢体组织深层有胀感为度。

(3)嘱患者坐位,术者位于患肢侧方,以一手扶持其肩部,另一手握托住前臂肘部,肘关节呈屈曲位,使患者侧前臂放在术者前臂上,然后做肩关节顺时针及逆时针方向的环转摇法,各向摇动3～5圈。接着做肘关节屈曲、伸直和内收内旋、外展外旋摇转活动,反复操作3～5次;再以一手握住其前臂远端,以另一手握住掌指部,做腕关节屈伸及左右环转摇动,反复操作,各做3～5次。此法使肩、肘、腕诸关节经脉舒松,气血通畅,关节滑利。

(4)接上势,术者以掌擦法施于患肢内、外侧,三阴、三阳经脉走行部位,上下往返操作直至肌肤发热渗透入里为度。继以双手掌搓揉患肢肩、肘、腕,自上而下往返操作2～3遍。再以抖上肢法,捻、勒手指法操作片刻,结束上肢部操作。

2.下肢部

(1)患者俯卧于治疗床上,术者位于其患侧,先用法施于臀部,沿膀胱经向下至大腿后腘窝、小腿肚、足跟部,往返操作3～5遍,治疗同时配合做髋关节后伸、外展、内收及膝关节屈曲、伸直和踝关节屈伸及环转摇动的被动活动,各2～3次。然后用拇指点法、按揉法施于环跳、居髎、承扶、风市、委中、阳陵泉、承山、昆仑诸穴,反复操作3～5分钟。治疗重点是以髋关节、膝关节、踝关节为主。

(2)接上势,术者用一手五指端并拢叩击臀部肌群,大、小腿后、内、外侧肌群,由上而下往返操作3～5遍。在穴位处作为重点治疗部位,如环跳、居髎、风市、承扶、委中、承山等诸穴。继以掌拍法施于患肢臀部依次拍打至大腿、小腿到足踝部,往返操作2～3遍。再以掌推抹法施于患肢臀部,沿足太阳膀胱经、足少阳胆经路线,由臀部向下顺经推抹至大腿、小腿到足踝部,往返操作3～5遍。

(3)嘱患者仰卧于治疗床上,术者位于患肢侧方,先施法于大腿前部及内、外侧,膝部,向下至小腿内、外侧到足踝部,上下往返操作3～5遍。在治疗的同时要配合髋关节屈伸、外展内收,膝关节屈伸和踝关节屈伸及摇转被动运动,反复操作,各做2～3次。继以拿捏法施于大腿前侧肌群及小腿内、外侧肌群由上至下反复活动2～3遍。再以拇指按揉箕门、伏兔、梁丘、血海、鹤顶、膝眼、阳陵泉、足三里、悬中、昆仑、丘墟、解溪诸穴,反复操作2～3分钟,治疗重点以膝、踝关节为主。

(4)体位同上,患侧下肢呈屈曲位<130°,术者以双手掌指部夹住大腿根部两侧,以搓揉法依次向下搓揉,沿下肢内、外侧至踝部,往返操作2～3遍。接用掌推抹法沿下肢前侧,从大腿前侧,由上向下至足背部,反复操作2～3遍。再以踝关节拔伸、摇转法,足趾关节捻、捏、抹法反复操作持续片刻。

3.拔伸牵引方法

(1)指间关节拔伸牵引法:患者坐位,术者位于患手侧方,以一手握住患指根掌部,以另一手拇指与食指捏住患指末节,然后双手向不同方向用力拔伸牵引,持续片刻时间,与此同时做指关节左右摇转被动运动,反复操作各3～5次。此法可使指间关节滑利、消瘀止痛、伤筋归原。

(2)腕关节拔伸牵引法:患者坐位,术者位于患腕侧方,以一手握住患肢前臂下1/3处,以另一手握住其掌指部,两手相对用力,做相反方向拔伸牵引腕关节,持续拔牵片刻,与此同时做腕关节屈伸及左右侧屈运动,反复操作各做2～3次。或以两人操作。患者体位同上,助手位于患肢旁,用双手握住其前臂下方1/3处,以用力固定之。术者以双手握住患手掌部,并用力向远端拔伸牵引腕关节,在持续拔牵情况下,做一次顿错性用力拔牵,与此同时做腕关节背屈、腕屈及左右侧屈被动运动,反复操作2～3次。此法适用于体质健壮,晚期腕关节畸形僵硬患者,具有滑利腕关节、理筋正复脱位之功。

(3)肘关节拔伸牵引法:患者坐位,术者位于患肘侧方,以双手握住患肢前臂下部,助手位于患肢后方,用双手握住患肢上臂中部,然后术者与助手同时用力做对抗拔伸牵引肘关节,持续片刻,用力以术者为主,助手以稳固肢体为主。在持续拔伸牵引时要配合做顿错性拔牵2～3次。此法可使肘关节滑利,矫正肘部畸形。

(4)肩关节拔伸牵引法:患肢坐位,术者位于患肩侧方,以一手扶持其肩部,另一手握住患肢远端,并适当用力拔伸牵引,向下拔牵肩关节,持续片刻,同时配合做外展、上举、后伸运动,反复操作2～3次。或乘上势,术者用双手握住患上肢远端,适当用力做拔伸牵引肩关节持续片刻时间,于此同时做手臂平举上抬及内、外侧摆动活动,反复操作2～3次。此法可使肩关节滑利,错筋整复。

(5)趾间关节拔伸牵引法:患者坐位或仰卧位,患下肢膝关节呈屈曲位,术者位于一侧或体前,以一手捏拿住趾间关节末节,以另一手拿捏住趾间关节根部,做有节律性拔伸牵引趾间关节,持续片刻,与此同时,配合做趾间关节被动屈伸活动,反复操作2～3次。此法具有舒筋活络,理筋整复之功。

(6)踝关节拔伸牵引法:患者仰卧位或坐位,术者位于患足端,以一手握住足跟部,另一手握住其跖骨部,用适当力量拔伸牵引踝关节,持续片刻。与此同时,配合做踝关节屈伸活动和左右旋转被动活动,反复操作2～3次。如病情重者,仅做踝关节垂直的屈伸活动。若陈旧性踝关节损伤者,则踝关节屈伸和左右旋转被活动并用。此法具有解除关节僵硬、滑利关节之功。

(7)膝关节拔伸牵引法:患者仰卧位,术者站于床尾,以双手握住患肢踝部,助手两手固定其大腿,然后沿下肢纵轴方向用力拔伸牵引膝关节,持续片刻,在拔伸中配合做1～2次顿错性拔牵动作。与此同时,做膝关节屈伸被动活动2～3次。此法具有松解经脉痉挛、滑利关节之功。

(8)髋关节拔伸牵引法:患者仰卧位,患肢伸直,助手以双手固定其骨盆,术者站于床尾,以双手握住患肢踝部,然后用力沿患肢纵轴方向拔伸牵引髋关节,持续操作1～3分钟。或接上势,术者用双手紧握其踝关节,向下用力拔伸牵引髋关节,持续操作1～3分钟。或嘱患者仰卧位,双膝关节呈屈曲位,术者用双手分别尽力抱膝,同时向腹部方向收紧,用力向下压,以协助拔伸髋关节屈曲被动活动,反复操作 1～3 次。上述 3 种方法,临证时根据髋关节伤情不同选一法即可。本法具有松解粘连、滑利关节、矫正髋部畸形之功。

(五)注意事项

(1)晚期已发生关节畸形和关节僵硬时,手法宜轻柔,切忌生硬粗暴手法,以免发生骨折等不良后果。

(2)要坚持持之以恒有规律地锻炼每一个受损关节,防止关节僵硬和畸形。

(3)注意保暖,避免风寒侵袭,预防导致病情加重的一切诱发因素。

(4)忌食螃蟹等寒性食物。

(六)自我保健推拿

1.指间关节

(1)用一手掌根部按揉对侧掌指关节及指间关节 1～3 分钟。

(2)用一手拇指端点揉劳宫、大陵、合谷穴各 10～20 次。

(3)用一手拇指和食指夹持对侧指间关节两侧及掌、背面,上下捻揉 3 分钟。

(4)用一手拇食指捏对侧手指末节,做轻快屈伸运动 10～20 次。

(5)用一手四指并拢伸直,反复擦对侧手的指间、手掌、手背,使局部温热为宜。

2.腕关节

(1)一手拇指与四指相对捏拿前臂下段肌肉数分钟。

(2)用一手拇指或中指点揉对侧曲池、尺泽、太渊、大陵、神门、阳溪、阳池、合谷、腕骨穴各半分钟。

(3)用拇指与四指相对捏揉对侧腕部掌面与背面,再以拇食指相对揉关节两侧。

(4)一手握着对侧掌指部做腕关节屈伸、摇摆运动 10～20 次。

3.肘关节

(1)一手拇指按揉肘关节周围 1～3 分钟。

(2)用拇指或中指点揉天井、曲池、尺泽、曲泽、手三里、合谷各半分钟。

(3)活动肘关节 10～20 次。

(4)用掌擦法反复擦肘关节周围,使局部发热为宜。

4.肩关节

(1)按揉或拿捏肩井、肩髃、肩贞、风池各 10～20 次。

(2)摇肩关节 10～20 次。

(3)抬肩 10～20 次。

(4)前后扩胸 10～15 次。

(5)掌揉肩关节半分钟,后虚拳叩击捶打肩关节半分钟。

5.趾间关节

(1)取坐位,一手握足背,使患足固定,另一手拇指、食指拿住患趾趾根,上下捻动 5～10 遍。

(2)接上式,一手拇指食指拿握患趾末节,轻轻牵拉并向外、内侧旋转 10～20 次。

6.踝关节

(1)用拇指指腹和指峰推揉解溪穴,指力由轻到重,使局部有胀麻感,推揉 1～2 分钟。

(2)用拇、食两指拿住太溪、昆仑,逐渐加大指力,使跟腱和足部有重、紧、胀、酸、麻、热感,持续操作 1～3 分钟。

(3)用拇指和食指推揉患部内、外踝关节周围 1～3 分钟。

(4)一手持握足前掌,一手托握踝关节上部,分别左右缓慢旋转,摇动关节各 10 次。

7.膝关节

(1)取坐位,屈膝 90°,用两手掌根相对揉压膝部及大腿下部 1～3 分钟。

(2)用两掌心相对叩击膝关节两侧 10～20 次。

(3)用拇指或食指点揉箕门、血海、风市、鹤顶、膝眼、阴陵泉、阳陵泉等穴 5 分钟。

(4)用掌部搓擦膝关节周围,使其发热深透为宜。

8.髋关节

(1)取站位,双掌摩臀部两侧肌肉 5～10 次。

(2)双手直推或分推臀部 5～10 次。

(3)单拳或双拳揉环跳穴 1 分钟。

(4)双拳叩击髋部 2～3 分钟。

(5)双手扶髋部,掌心按在环跳穴上,然后髋部进行旋转摇髋 20～30 次。

六、护理

(一)护理目标

(1)对于关节活动受限、生活不能完全自理者做好生活护理,增强舒适感。

(2)预防并发症对长期卧床者,要保持床单位及皮肤的清洁干燥,防止压疮发生。按时翻身叩背咳痰,防止呼吸系统并发症等。对严重关节功能障碍者,注意防跌倒、骨折等意外发生。

(3)通过康复治疗、护理延缓疾病进展,减轻残疾,提高生活质量。

(二)护理措施

1.正确休息

急性炎症期,需卧床休息,关节用夹板制动,采用医用热塑型塑料板材,按不同部位和要求加热制成。固定期间,应将关节置于最佳功能位置,但过分的静止休息容易造成关节僵硬、肌肉萎缩等,故应每天除去夹板做主动或主动辅助 ROM 训练。夹板固定的作用是保护和固定炎症组织,最终目的是保存一个即可活动又具有功能的有用关节。长期卧床能引起骨质疏松、高钙血症、高钙尿症、肌萎缩(一周内能丧失肌容积 30%,1 个月内减少肌力 5%)、无力、心动减慢,故急性炎症期间也应进行相应的运动疗法,一般每天只进行一次主动 ROM 训练。

2.体位康复护理

(1)注意保持正确体位,以免发生畸形。尽可能采取水平位休息,枕头不宜过高,除头部用枕外,其他部位均不宜用。床垫应质地较致密松软,过软易使臀部下沉,形成双膝、双髋屈曲畸形。久卧床者,为避免双足下垂,应在足部放置支架,将被服架空,以防被服下压双足加速垂足出现,同时鼓励患者定期将双足前部蹬于床端横档处,用于纠正和/或预防足下垂,仰卧和侧卧交替采用。侧卧时注意避免颈椎过度前屈畸形,鼓励患者俯卧(此时应避免踝关节因体位所致过伸)由数分钟增至 1 小时,每天 2 次。

(2)关节功能位的保持:很明显,不适当的体位和不良姿势常常引起肢体的挛缩。不适当姿势由不正常的关节位置所造成。故站立时,头部应保持中立,下颌微收,肩取自然位,不下垂,不耸肩,腹肌内收,髋、膝、踝均取自然位。

在关节具有一定活动度时,应力争将关节活动保持于最低功能活动度。如关节制动,应将关节固定于功能位。

(3)应避免的体位:一些关节在特定体位下,关节内部压力较低,可以减痛,但非功能位,一旦这种体位保持超过 8 周,因关节囊粘连、挛缩等原因就难以恢复正常。如髋屈曲外旋位、膝屈曲 40°位、肘屈曲 90°位,虽能减痛,均应避免。同时避免长时间保持同一体位不变。

3.常见症状的康复护理

(1)疼痛的护理:急性期疼痛较严重,持续时间较长,常伴有关节僵硬、晨僵现象,主要与关节炎性渗出、肿胀有关。慢性期疼痛主要发生于活动时,与关节活动功能障碍、关节承重能力下降有关。关节疼痛和肿胀严重时应让关节制动或固定,这样可以减轻疼痛和避免加剧炎症,将关节用夹板固定来消肿止痛效果优于任何其他方法。尚可采用镇痛药物、理疗、针灸、运动疗法及心理治疗等方法来缓解疼痛。

(2)晨僵的护理:晚上睡眠时可使用弹力手套保暖;早上起床后进行温水浴或盐水浸泡僵硬关节,起床后应活动关节;积极参加日常活动,避免长时间不活动;晚间进行轻微的 ROM 训练能明显减少晨僵。

(三)心理康复护理

对 RA 患者,病程长,反复发作,后期活动受限,日常生活、工作受影响,常表现为忧郁、焦虑、失望、悲观等,因此,心理护理是本病治疗方案中的重要组成部分。应认真倾听患者对病情及要求的叙述,耐心解释患者提出的问题,与患者建立良好的信任关系,减轻患者精神负担,使其能正确对待本病,尤其是对急性活动期患者,病情一时不能控制,情绪急躁,求愈心切,更需加以宽慰,说明本病反复发作的特征,提高治疗的信心及积极性,提高患者的依从性,才能使病情控制稳定,得到缓解。

(四)康复健康教育

(1)注意合理饮食,戒烟限酒,进食富含蛋白质、维生素、钙、铁、清淡、易消化的非辛辣、刺激性食物。既要营养丰富,纠正贫血,又要避免出现超重、肥胖,因为体重每减轻 1 kg 能减轻髋关节负重 3～4 kg。

(2)平时选用宽松、透气衣服,室内温度恒定,注意关节的保暖、防潮,避免在寒冷、潮湿的环境中生活,寒冷易引起肌肉痉挛,不应在寒冷环境中锻炼。

(3)药物治疗疗程长,有不良反应,要按医师指导方法和注意事项按时服药,不能随便停药、换药、增减药物用量,避免药物严重不良反应,才能达到缓解疾病的效果。

(4)类风湿关节炎患者在日常生活中应重视保护关节,合理使用关节,这样可以减轻关节炎症及疼痛,减轻关节负担,避免劳损,预防关节损害及变形,减少体能消耗。

(5)关节保护原则。①姿势正确:休息时要让关节保持良好的姿势,工作时应采用省力姿势及采用省力动作,并常更换姿势和动作,以免关节劳损和损伤。②劳逸结合:工作和休息合理安排。需长时间持续工作时,应在中间间插休息。工作过程中最好能让关节轮流休息。③用力适度:不要勉强干难胜任的重活,用力应以不引起关节明显疼痛为度。④以强助弱:多让大关节、强关节为小关节、弱关节代劳,以健全的关节辅助有炎症的关节,减轻它们的负担。⑤以物代劳:使用各种辅助具协助完成日常生活活动,以弥补关节功能缺陷,减轻关节负担。⑥简化工作:在工作之前先做好计划,并做好一切准备工作,把复杂的工作分成多项简单工作来完成。充分利用省力设备或器材完成工作。

七、社区家庭康复指导

(一)疾病知识的指导

(1)让患者了解自己的病情及康复治疗的目的、重要性等,调整心态,学会自我心理调节,避免不良情绪,树立与疾病长期斗争的理念。

(2)对患者家属进行相关知识的教育,使他们辅助和督导患者服药、功能训练等,多体贴关心患者,增强患者的治疗信心。

(3)指导患者积极预防各种诱发因素,如预防和控制感染;避免受风、受潮、受寒,关节处要注意保暖,不穿湿衣、湿鞋、湿袜等。夏季不要贪凉,空调不能直吹,不要暴饮冷饮等,秋冬季节要防止受风寒侵袭等,注意保暖是最重要的。

(二)建立科学的行为方式

(1)进行某一工作时,尽可能让各病变关节轮流交替参加,避免关节过度使用。

(2)取物时,以掌心、前臂同时将物件托起,使重量分布于掌心和手臂,减少病变关节的负重。用手握持瓶、壶把手时,前臂和手应成一线,避免掌指关节、腕关节尺侧偏。开启瓶盖时,用腕力,右手开瓶盖,左手关瓶盖,以免增加尺偏畸形。

(3)携带重物时,应将重物化整为零,分别拿取或采用带车轮的小车推行,不拉行。当膝、髋关节受累时,搬运物件重量每次不超过体重的10%。

(4)拿取物件时,采用“抱”的方式,即将所拿物贴近身体,挺直腰背。物品越接近人体重力线,重臂越短,越省力安全。对关节产生扭转力少,对关节损伤的机会也越少。

(5)髋关节病变,尽量减少上、下楼梯活动,因对髋关节应力较大;膝关节病变避免快走。当负重关节疼痛加重时,多数为长期站立、快走或行走在不平整场地所致,应尽量避免。

(6)避免长时间采用同一体位,一般不超过半小时,良好的姿势可以尽量减少对特殊关节的应力。

(7)需要时采用合适的辅助装置、夹板,改变工作性质、程序,以减轻对关节应力。

(8)手指关节受累时,尽可能采用粗柄、大把手用具。如用粗杆笔方便抓握,同时可减轻手指负担。

(9)多个关节受累时,尽可能使用最大的病变关节。如提取重物时使用肘关节而不用手,减轻手指关节负担;关抽屉时,用手臂力量或侧身力量取代用手推,避免加重受累腕关节的炎症。

(三)避免出现不良姿势

(1)坐位时采用硬垫直角靠椅,椅高以双足平置地面为准,同时膝、髋应力争取功能位,不可以坐沙发。

(2)坐位时,避免双膝交叉,防止双下肢出现畸形。

(3)避免做牵拉、弯腰工作,能够坐着工作就不要站着,因站位比坐位时完成活动要多消耗25%的能量。

(四)坚持必要的运动

保持关节活动度和肌力的锻炼。锻炼时,切勿超过自己的耐受力,适可而止,活动量应逐步增加,循序渐进。锻炼必须持之以恒,方能发生效力。但已有强直的关节禁止剧烈运动。

(五)注意体能保持

(1)最大限度增加关节的生物力学效率,提高手功能,使用各种自助具,衣着应合适,以免影响能量的消耗。

（2）要避免不必要的重复劳动、无效劳动。保持 ROM 和肌力,注意正确姿势,姿势明显改变会使肌肉对抗重力、牵拉付出更多能量。

(六)日常生活活动环境的改造

1.厨房的设施与布局

炊具、洗涤池、冰箱等集中于工作区。各种电器插座的高度、常用物件应放置方便使用,易于拿取。

2.日常生活的安排

窗帘拉线,下端系以大环便于手拉。电器开关采用按压式,桌凳的高度能调节,椅扶手应便于抓握且与肘部同高等。

3.其他安排与设计

将高台阶改为低斜率坡道,地毯铺设不可过厚,以免增加行走时阻力。房门应便于轮椅进出,浴室装扶手,备有防滑垫。

4.自身照顾

备有长柄取物器、长鞋拔、松紧鞋、长柄牙刷、纽扣钩、拉链等,衣着质地轻柔、保暖、防皱、易洗等,采用松紧式裤带。

（王迎春）

参 考 文 献

[1] 潘雷.普外科临床思维与实践[M].北京:科学技术文献出版社,2019.

[2] 周庆云,褚青康.内科护理[M].郑州:郑州大学出版社,2018.

[3] 张阳.外科护理学理论基础与进展[M].北京:科学技术文献出版社,2020.

[4] 何文英,侯冬藏.实用消化内科护理手册[M].北京:化学工业出版社,2019.

[5] 于红,刘英,徐惠丽,等.临床护理技术与专科实践[M].成都:四川科学技术出版社,2021.

[6] 张翠华,张婷,王静,等.现代常见疾病护理精要[M].青岛:中国海洋大学出版社,2021.

[7] 李燕,郑玉婷.静脉诊疗护理常规[M].北京:人民卫生出版社,2021.

[8] 刘巍,常娇娇,盛妍.实用临床内科及护理[M].汕头:汕头大学出版社,2019.

[9] 孙爱针.现代内科护理与检验[M].汕头:汕头大学出版社,2021.

[10] 刘爱杰,张芙蓉,景莉,等.实用常见疾病护理[M].青岛:中国海洋大学出版社,2021.

[11] 高淑平.专科护理技术操作规范[M].北京:中国纺织出版社,2021.

[12] 马雯雯.现代外科护理新编[M].长春:吉林科学技术出版社,2019.

[13] 张俊英.精编临床常见疾病护理[M].青岛:中国海洋大学出版社,2021.

[14] 丁明星,彭兰,姚水洪.基础医学与护理[M].北京:高等教育出版社,2021.

[15] 郑祖平,林丽娟.内科护理[M].北京:人民卫生出版社,2018.

[16] 郭丽红.内科护理[M].北京:北京大学医学出版社,2019.

[17] 金莉,郭强.老年基础护理技术[M].武汉:华中科学技术大学出版社,2021.

[18] 刘毅.外科护理技术指导[M].北京/西安:世界图书出版公司,2019.

[19] 安利杰.内科护理查房手册[M].北京:中国医药科技出版社,2019.

[20] 王青霞,宋文,颜春英.消化内镜专科护理[M].北京:化学工业出版社,2022.09.

[21] 丁四清,毛平,赵庆华.内科护理常规[M].长沙:湖南科学技术出版社,2019.

[22] 张薇薇.基础护理技术与各科护理实践[M].开封:河南大学出版社,2021.

[23] 姜雪.基础护理技术操作[M].西安:西北大学出版社,2021.

[24] 赵静.新编临床护理基础与操作[M].开封:河南大学出版社,2021.

[25] 刘峥.临床专科疾病护理要点[M].开封:河南大学出版社,2021.

[26] 初钰华,刘慧松,徐振彦.妇产科护理[M].济南:山东人民出版社有限公司,2021.

[27] 张宏.现代内科临床护理[M].天津:天津科学技术出版社,2018.

[28] 刘萍.内科临床护理技能实践[M].汕头:汕头大学出版社,2019.

[29] 王秀兰.外科护理与风险防范[M].哈尔滨:黑龙江科学技术出版社,2021.

[30] 丁琼,王娟,冯雁,等.内科疾病护理常规[M].北京:科学技术文献出版社,2018.

[31] 王为民.内科护理[M].北京:科学出版社,2019.

[32] 高清源,刘俊香,魏映红.内科护理[M].武汉:华中科技大学出版社,2018.

[33] 覃周韦,郭钦源,来玉芹.中医护理适宜技术操作规程[M].西安:西北大学出版社,2022.05.

[34] 赵风琴.现代临床内科护理与实践[M].汕头:汕头大学出版社,2019.

[35] 陈素清.现代实用护理技术[M].青岛:中国海洋大学出版社,2021.

[36] 李梅.推拿按摩联合中药熏蒸与中医护理治疗腰椎间盘突出症的效果[J].中外女性健康研究,2022(9):98-99.

[37] 黄先飞.推拿手法联合拔罐技术在腰椎间盘突出症患者护理中的应用[J].中外女性健康研究,2022(14):86-87,94.

[38] 刘亚男,李明哲,陈泓磊,等.环节护理在克罗恩病消化道狭窄内镜下球囊扩张术中的效果分析[J].中华炎性肠病杂志,2018(4):296-299.

[39] 汪曲新.食管癌术后经空肠造瘘早期肠内营养的规范化护理操作[J].吉林医学,2020,41(4):981-982.

[40] 张娟,赵丹丹,温贤秀.1例二次空肠造瘘、肠梗阻术后感染性休克合并脑出血患者的护理[J].全科护理,2020,18(2):255-256.